全国中医院校协编教材

中医美容美体学

主　编　张建华

副主编　周　典　彭红华　叶启晓
李丽琼　傅玉娟

编　委　(按姓氏笔画排列)
王　靖　王福波　刘长征　刘世敏
纪　薇　芦　源　周密思　柏亚萍
柴　雁　冀黎平

绘　图　李承建

上海浦江教育出版社
(原上海中医药大学出版社)

内容提要

本书是一本中医美容理论和实践相结合的教材，又是一本爱美之人的科普读物。书中突出了中医审美，反映了中医古代审美和现代审美的异同。较全面地介绍了针刺、灸法、拔罐、按摩、中药化妆品、中药内服、刮痧、药膳食疗、芳香疗法、药浴疗法、中医皮肤护理等11种中医美容、美体方法，叙述详尽、条目清楚，便于自学。书中共收集了26种临床常见的损容性病症，特别对其中的粉刺、黄褐斑、肥胖作了重点介绍，病因病机分析明了，辨证论治准确。损容性病症治疗采用中医传统的方法，如中药、针灸、按摩等，内服、外治相结合。中医驻颜抗衰也是本书的重点内容，在皱纹、眼袋、上胞下垂、须发早白、润面泽面章节有详尽的论述。

本书全面展示了中医传统美容学的理论和方法，具有较高的美容实用价值。本书既可作为高等中医院校的教材或参考书，又是广大美容爱好者进行美容保健的良师益友。

图书在版编目(CIP)数据

中医美容美体学/张建华主编. —上海：上海浦江教育出版社，2012.7

ISBN 978-7-81121-223-5

Ⅰ. ①中… Ⅱ. ①张… Ⅲ. ①美容—中医学 Ⅳ. ①R275②TS974.1

中国版本图书馆CIP数据核字(2012)第073138号

上海浦江教育出版社(原上海中医药大学出版社)出版

社址：上海市海港大道1550号上海海事大学校内(201306)

分社：上海市蔡伦路1200号上海中医药大学校内(201203)

电话：021-38284923 51322547 传真：021-38284916

上海图宇印刷有限公司印装 上海浦江教育出版社发行

幅面尺寸：185 mm×260 mm 印张：19 字数：462千字

2012年8月第1版 2012年8月第1次印刷

责任编辑：倪项根 封面设计：赵宏义 责任校对：刘艳群

定价：48.00元

前言

中医美容美体具有悠久的历史和丰富的文化底蕴。《黄帝内经》奠定了中医药的理论基础，也为中医美容美体提供了理论依据。其后《神农本草经》、《千金翼方》、《外台秘要》、《本草纲目》、《鲁府禁方》、《御药院方》、《太医院秘藏膏丹丸散方剂》、《清太医院秘录医方配本》等文献，记载有大量的美容美体中药、验方、秘方。美容美体方法在这些古代文献中也有丰富论述。

中医美容美体学是中医学与中国传统美学相结合的学科。中医学的主要精髓是整体观念和辨证论治。中国传统美学则反映在天人合一、中和之美、文质之美、神韵之美等理论。两者结合体现出中医美容美体学审美，损容性缺陷掩饰、矫正或治疗的特色。

美，是人类永恒的主题。人们在对美的不断追求中，创建了与中医学紧密结合的许多中医美容美体方法，如针刺美容、灸法美容、拔罐美容、按摩美容、中药化妆品美容、耳穴美容、中药内服美容、刮痧美容、药膳食疗美容、芳香疗法美容、药浴疗法美容等。

近年来，随着改革开放和社会发展，生活水平不断提高，人们对美充满着向往和追求。崇尚自然美是一个社会热点。中医美容美体运用传统方法，符合大众对自然美的需求，人们的认可和好评，使中医美容美体得以迅速发展。

学科的发展和总结是必然的规律。发展到一定阶段，进行总结，是为下一阶段发展奠定基础。我们编写《中医美容美体学》就是对该学科发展的总结。

本书是一本中医美容理论和实践相结合的教材，又是一本爱美之人的美容美体读物。书中突出了中医审美，反映了中医古代审美和现代审美的异同。较全面地强调了针刺、灸法、拔罐、按摩、中药化妆品、中药内服、刮痧、药膳食疗、芳香疗法、药浴疗法、皮肤护理等 11 种中医美容、美体方法。书中共收集了 26 种临床常见的损容性病症，特别对其中的粉刺、黄褐斑、肥胖作了重点介绍。损容性病症治疗采用中医传统的方法，如中药、针灸、按摩等，内服、外治相结合。中医驻颜抗衰也是本书的重点内容，在皱纹、眼袋、上胞下垂、须发早白、润面泽面章节有详尽的论述。

本书编著邀请到从事中医美容美体教学和临床工作的专家有：广西中医学院彭红华，云南中医学院李丽琼，长春中医药大学傅玉娟，辽宁中医药大学芦源，安徽中医学院柴雁和纪薇，湖北中医药大学周密思，浙江中医药大学柏亚萍，江西宜春学院美容医学院刘长征，上海中医药大学周典、叶启晓、刘世敏、冀黎平、王靖和王福波。本书编写得到了上海中医药大学教学处经费资助及教材科的具体指导，在此一并表示衷心的感谢。本书在编写过程中，得到了上海浦江教育出版社领导和编辑鼎力相助，深表谢意。

在本书即将付梓之际，心中不免惶恐。由于水平有限、经验不足，书中不完善处难免，恳切希望广大读者给予斧正。

上海中医药大学中医美容研究生导师、教授　张建华

2012 年 3 月 8 日

目　录

第一章　概　论

第一节　中医美容与美体学的概念和特点

一、中医美容与美体学的概念

中医美容与美体学是以中医理论和人体美学理论为基础，研究损容性疾病的防治、损容性生理缺陷的掩饰或矫正，以达到防病健身、延年驻颜、维护和创塑人体神形之美的学科。

中医美容与美体学，属中医学的范畴，它是其中的一分支。中医美容与美体学，属医学美容，但它在方法、手段上，又有别于现代医学美容。中医美容与美体，与生活美容也有一定的不同。生活美容是指运用美容化妆品或服饰等掩盖、修饰或矫正人体外部缺陷，或使无缺陷的体表部分锦上添花，使人赏心悦目的美容手段。

中医美容与美体学涉及的基础学科主要有中医理论和人体美学理论。中医理论部分涉及的有中医基础理论、中医诊断学、中药学、方剂学、经络学、腧穴学、中医营养学、中医养生学、中药制剂学等。人体美学理论部分主要涉及的有阴阳五行、天人合一、中和、神韵、文质等的传统美学理论。

中医美容与美体学涉及的临床学科主要有中医皮肤科学、中医内科学、中医眼科学、中医妇科学、针灸学和推拿学等。

中医美容与美体学强调人体神形之美。神、形，二者合称为神形。神是指人生命活力的外溢，指精神、意识、思维、心灵、气质等的外在表现；形是指形体，即人体外部的形态、状态。

二、中医美容与美体学的特点

（一）整体观念

整体观念体现的是统一性和完整性。中医美容与美体学重视人体本身的统一性和完整性。虽然人体由不同的脏腑组成，但在结构上是不可分割的，功能上是相互依存的，病理上是相互影响的。人体是一个有机整体，当出现损容性疾病时，不管在分析病因病机、还是在治疗中，必须将整体观念贯穿其中。

（二）辨证论治

辨证论治是中医学的基本原则，当然也是中医美容与美体学基本准则。证，是机体在疾病发展过程中某一阶段的病理概括。证，包括了病变部位、原因、性质，以及邪正关系，反映了疾病发展中某一阶段病理变化的本质。证比症状更全面、更深刻、更准确地揭示疾病的本质。辨证，是指将望、闻、问、切即四诊所采集的信息，通过分析、综合，辨清疾病的原因、性质、部位，以及邪正关系，并进行判断、概括。论治，是指根据辨证的结果，确定相应的治疗方法。辨证是决定治疗的前提和依据，论治是辨证后治疗疾病的手段和方法。辨证论治是中医美容与美体学重要特点之一。

（三）理论丰富

中医美容与美体学有丰富的理论基础，主要涉及中医药理论基础和中国传统美学理论基础。《内经》是中医学理论基础的源泉，内容十分丰富，全面论述了人与自然的关系，人的生理、病理，疾病的诊断、治疗及预防，也阐述了脏腑、经络、病因、病机、病证、诊法等内容。《内经》之后，医家经临床实践，又不断发展、丰富了中医理论基础。中医美容与美体学是中医学的分支，丰富的中医理论基础，滋养、促进了中医美容与美体学的发展。中国传统美学理论基础也同样有悠久的历史，早在《荀子》、《易传》、《吕氏春秋》和《乐记》等古籍中已有记载。隋唐以后，演变更新，推陈发展，日渐完整丰富。近期美学研究学者，在继承中国传统美学理论基础上，推陈出新，使其得到了进一步发展。

（四）方法众多

经过长期美容与美体实践，反复的检验、提炼、总结，产生了众多的美容与美体方法。现在主要有针刺美容与美体、灸法美容与美体、拔罐美容与美体、按摩美容与美体、中药美容与美体、中药化妆品美容与美体、刮痧美容与美体、药膳食疗美容和美体、芳香疗法美容与美体、药浴疗法美容与美体、气功美容与美体和音乐美容与美体等。

（五）安全有效

中医美容与美体方法大致可分为二大类，即外用法和内服法。外用中医美容与美体方法明显多于内服中医美容与美体方法。中医美容与美体方法与其他美容方法比较，有明显的安全有效的优势。安全有效特点是鉴于历代医家和百姓的反复应用、验证、筛选，去粗取精、去伪存真的结果。

（六）神形俱美

中医美容与美体学强调神韵美、气质美；同时，也注重人健康基础上的形体美，两者并重，是缺一不可的。

（七）文质并重

文，是说人的外在之美，包括人的仪表、化妆美容等等；质，即本质之美，有道德、精神美之意。文质并重强调内在美与外在美的和谐统一，它也是中医美容与美体学的特点之一。

第二节 中医美容美体发展简史

中华民族是一个勤劳、勇敢、聪慧的民族。在遥远的旧石器时代，崇尚美和追求美就已成为先民生活行为的重要部分，人们对于美容美体的愿望更是随着社会文明的发展而日益高涨。秦汉以来，随中医理论的逐渐成熟，先民们的美容美体实践不断在中医理论指导下升华，逐渐成为一门具有鲜明民族特色的科学，源远流长。

一、远古至先秦时期

在古老的华夏中国，先民们形成崇尚美的意识和追求美的行为至少可以追溯到几十万年前。在泥河湾小长梁遗址和东谷坨遗址发现，人们已从审美的角度选用各种美丽颜色的燧石加工石器，出土的小刮削器、尖状器和钻具等不仅工艺熟练，而且表现出制作者的美学追求；晋西南的匼河遗址和后来的丁村人遗址、许家窑人遗址等出现的多面体石球和正球体石球更清楚地体现出先民们追求“对称美”的审美理念。旧石器晚期，锯切削磨钻等制作工艺成熟，人们不仅用之加工石器和武器，也加工出精美的石、骨、角、牙等质料的美饰用品，这种情况在山西峙峪、河南小南海、河北虎头梁和著名的周口店山顶洞等遗址中清楚地表现出来。当时，人们不仅用动植物鲜艳的浆汁涂染美饰身体，也用树叶和枝条遮掩身体私密之处，还利用静静的水面作“镜子”来观察欣赏和美饰修饰自己。

在此基础上，从新石器时代到夏商周，人们美饰修饰身体的行为越来越普遍，不仅崇尚美的欲望不断升温，美容美体行为也逐渐上升到“礼”的层面，成为上流社会和贵族礼仪行为的规范，这种情况从《太平御览》载“妇人不饰不敢见舅姑”可窥一斑。这时颜面敷粉、增白染赤的美容风格已渐成风尚。大概商周之际，燕地一种能制成红汁膏剂或粉剂的化妆品渐渐流行于上流社会，其涂于面部肌肤犹如鲜润桃花，白中透红，成为美容饰面之上品而尤受爱美女性青睐，它被称之“燕脂”（也称“燕支”或“焉支”），即今之胭脂。随后，美容部位不断细化，面脂、唇脂，文眉用的黛黑和美发用“泽”及各种美发用各式簪钗、步摇、梳篦、发夹用具、珠翠花饰用品等都频频出现，目不暇接。

从各地墓葬中出土的大量美容美饰器物及相关典籍的记载看，这时期美容美体活动已经由原先简单维护性美容美体活动，向修饰美容、医学美容和养生美容美体发展。审美观念在相关理论指导下，由原来只追求仪容外表美，向调理生机、医治伤病，追求内在的“质”的健康美和由内向外表现出的全身心的整体美发展。如《山海经》所载许多医疗美容药物，都是药效确定并经过临床验证的美容药物；道家的“气化论”、“恬静益寿”，管仲的“静而养生”理论，《吕氏春秋》中的“动静结合”养生，儒家的修身养性和中庸之道等，都为中华民族的养生美容美体观念转变提供了理论指导。更重要的是，在马王堆汉墓出土的大量帛简中，清楚地记载着先贤们应用中药、针灸、膳食、运动、气功和生活调理等手段，从医治、调理内在体质入手却病养生，实现健康长寿和体貌肌肤美的美容美体效果，反映出这时国人的美容美体活动已经初步走上了以中医药理论为指导的科学发展阶段。

二、秦汉至三国时期

这一时期的重要进展主要有两个方面：一是中医学理论为美容美体活动奠定了理论基础，使之向一门科学转变；另一方面是民间美容美体、养生健体活动进一步普及，美容健体方式方法不断出新，美容养生用品种类不断增加。

秦汉时期，是中医药学理论体系形成的重要时期。《黄帝内经》不仅为中华医药学奠定理论基础，也为中华民族的美容美体活动植下了理论根基。《黄帝内经》对“人”的基本认识，它的整体观念、精气学说、阴阳学说、藏象学说、经络学说、气血津液学说，以及天人相应和情志学说等理论都渗透到中华民族的美容美体养生活动中，为中医美容美体学的内调内治美容、经络按摩美容、针灸美容、食疗养生美体美容、情志调理美容等提供了坚实的理论基础。《神农本草经》则为中医药膳——药膳美容列出了丰富的药膳中药餐饮资源，并为中医美容保健治疗提供了用膳用药的科学依据。《黄帝明堂经》总结完善了中医经络腧穴理论，为中医针灸美容和腧穴按摩美容奠定了基础。张仲景的《伤寒杂病论》虽然论及美容的内容不多，却确立起理、法、方、药的中医辨证论治原则，不仅推动了中医临证医学的发展，也推动了中医美容美体中各种证候的辨证分析，为中医美容美体的临证医学提供了方法并为其科学发展指明了方向。

这一时期，由于社会生产力的发展，特别是经济、文化日趋繁荣，民间美容美体、养生健身之风渐盛，其法术、方式亦频频出新，美容养生养颜用品种类不断增加。汉代华佗强调生命在于运动，他继承古代气功导引原理，模仿虎、鹿、熊、猿、鸟五种动物的活动姿态创立“五禽戏”，使人运动而健美。三国时，皇甫隆的导引养生术，嵇康的气功养生健美功，寇谦所习“服气导引口诀之法”而“气盛体轻，颜色殊丽”等都在美容美体方法创新方面积累了经验。秦汉至三国时期，美容美体养生用品种类不断增加，尤其“方士炼丹”和“西药东来”影响较大。炼丹术兴起于秦汉，秦始皇四处求觅“仙丹”，汉淮南王刘安和汉武帝刘彻都热衷于炼丹术，东汉魏伯阳编著了世界上现存第一部炼丹术著作《周易参同契》，人们热衷炼丹的主要目的是为了求取“长生不老药”，以求美寿如仙。但当时炼丹的主要原料是五金、八石、三黄等，炼成的“丹”多为砷、汞和铅的合成物，吃下去非但不能延寿，反而会中毒伤身，因此它将人们健美益寿的美好追求引向了歧途。两汉时期，又是“丝绸之路”的形成时期，张骞、班固先后出使西域，促进了东西经济、文化、医药的交流，西域的美容用品、饰品、药膳药物等大量流入中国，从珍贵的螺子黛到普通的胡桃、红花、龙眼、琥珀、犀角、麝香、羚羊角等都成为中国美容美体中喜用的物品，极大地丰富了国内美容品的不足，促进了中医美容美体事业的发展。

三、两晋南北朝至隋唐五代时期

这一时期是中医美容美体理论体系走向成熟的时期。首先是西晋葛洪在《抱朴子》中阐述的美学思想，至今对中医美容美体的理论与实践具有指导意义：他主张的“内修外养”健身方法和他专研论及的茯苓、地黄、麦冬、黄连、石韦等都成为现代常用的、具明显效果的中医美容驻颜的植物药物；他的《肘后备急方》不仅有专篇论及美容与保健的方药，还较深入广泛地论及现代常见的皮肤科、五官科，甚至齿败口气臭、齿根动欲脱等损容性病症的医治方法。葛洪的理论与实践提升和丰富了中医美容美体养生的学术水平，其著作也是中医美容美体学发展历史中重要的理论成果。南北朝陶弘景在《养性延命录·服气疗病篇》中，归纳出12种调理气血的方法，自称为愈病长生术；在《导引按摩篇》中阐述若干“动功”方法以驱邪、养颜、健体。《刘涓子鬼遗方》中的美容方剂，特别是对痱子、热疮、发秃等的治方对后世影响颇大。

隋代巢元方著《诸病源候论》，成为第一部中医病因病理学专著，其对近百种损容性病症进行的病因病机分析辨证，直接推动了中医美容美体学的理法方药体系确立和发展。唐代孙思邈则将中医美容美体学的方法论推上了新的高度，他除精研针灸、膳食和气功与养生等健体美容方法外，广觅历代医方、验方、秘方、泊来方6 000余首，撰出《千金方》巨著堪称杏林瑰宝。《千金方》中的《面药篇》和《妇人面药篇》汇集美容秘方近300首，全书共载有关美容、美体、保健、养生、益寿等方面的调理、治疗内服与外敷用方约800余首，不仅继承保存了大量古方和当时流行的验方、名方，也为中医美容美体学理论与实践体系的发展完善作出了重大贡献。

四、宋金元至明清时期

这一时期，伴随朝代更迭，观念变迁，中医美容美体事业和中医药发展大势同步，进入一个相对平稳的发展阶段。在理论上，美容美体学进一步消化整理前人成果并加以推广和发展。最突出的变化和发展有三个方面。其一是自宋至清，社会美学观念在程朱理学思想影响下一改晚唐流行的“盛装浓饰”美学风格，逐步形成“淡雅含蓄”追求自然美的时代风尚。其二是学术研讨活跃，医界百家争鸣，金元四大家及其学术思想(刘完素的火热论、张从正的攻邪论、李杲的脾胃论和朱震亨的相火论)等各流派中医理论推动中医药学的发展，也推动中医美容美体学理论的完善和发展。其三是在前人基础上中医美容美体学的方药整理研究更加系统，更加完善，更加科学。宋代翰林医官王怀隐等的《太平圣惠方》汇方 16 834 首，并论述病因病机、证候、药效之关系，载药膳养生、治面、面脂、治体臭、美须、美发、治损容疾患、补益驻颜等美容美体方药近千种，使中医美容美体方药体系日臻完备；《圣济总录》集方 2 万余首，除载诸多美容美体方外，更注重病因病机研究，强调内调内治和整体调理；《证类本草》则在方药性味、主治、鉴别和归经理论方面详加考释论证，又将药物理论与药物图谱、古今验方相配合，成为后世本草学著作之范例；元代许国桢的《御药院方》珍集宋金元三代宫廷秘方千余首，其中包括此前未见的宫廷美容保健秘方百余首；更重要的是明代李时珍《本草纲目》的出现，把中医本草学推向了巅峰，《本草纲目》载美容美体药物数百味，其药物鉴别、功效、主治、用法齐备，分类严谨，论述周详，涉及内容丰富，是中医美容美体研究的珍贵文献；此外还有《太平惠民和济局方》、《开宝本草》及《苏沈良方》、《济生方》、《普济方》、《养寿丛书》、《景岳全书》、《寿世保元》、《东医宝鉴》、《医宗金鉴》等，诸多载有美容美体医方的官方民间医书面世，极大地推动了中医美容美体学理论的发展。

在实践领域，伴随美容美体需求的普及，这一时期修饰美容日益活跃，美容美体用品需求不断增加。自宋代起，社会化妆品生产营销已具规模，南宋都城临安已是当时重要的“脂粉”生产地，至明清所产脂粉誉称“杭粉”而远销海内外，其产粉种类十数种，尤以鹅蛋粉最负盛名，它细腻滑爽，留香持久，多供宫廷享用，因亦称“宫粉”或“贡粉”。当时的扬州，除生产脂粉外，还产有香佩、香囊、香珠、熏香和桂花油、冰麝头油等，民间使用十分广泛。同时，随社会美容美体需求不断扩大，药物、药膳、按摩、气功、养生美容美体全面发展，宋代老年养生成为时尚，元朝忽思慧《饮膳正要》中的羹、粉、汤、面、粥、饼、馍等成为民间追求养生益寿的营养佳品，明代王肯堂的《证治准绳》等书指导和推动了中医美容外科实践活动的开展，杨继洲的《针灸大成》引导和促进了中医针灸美容美体学的实践与发展，清代的《外科大成》、《洞天奥旨》、《外科证治全生集》和《疡医大全》等中医著作都支撑着中医损容性皮肤疾患的美容美体学临床实践的深入开展。

五、近现代时期(民国至今)

1840 年，西方列强的坚船利炮叩开了中华封建帝国的大门，中国逐渐沦为半封建半殖民地国家。政局不稳、军阀割据、连年战乱、天灾人祸使得科学难以发展；同时，西学东渐，民间医学需求不减，又使得中医药行业和中医美容美体行业进入一个复杂而曲折发展的时期。这一时期中医美容美体学的发展特点是在本学科继续惯性发展的过程中，西医西药开始渗入学科体系，临证医学也开始借鉴和吸纳西方解剖学和外科学的现代手段。

在理论上，随着基础医学的发展，生物学、病理学、生物化学、寄生虫学、微生物学、卫生学等理论推动药理学、中药学和方剂学不断发展。张若霞的《草药新纂》、郑修成的《药性类纂》、周志林的《本草用法研究》、王一仁的《饮片新参》、温敬修的《最新实验药物学》，以及丁福保的《中西医方会通》、陈继武的《中西验方新编》和王焕文对中药茯苓的现代研究、于达里对中药“使君子”化学成分及醚溶性与醇溶性成分的研究、俞风宾对“中药红升丹之制法功用及其化学成分”的研究等，都明显地反映出西方现代医药理论融入中医药体系的特点。这些变化均对中医美容美体学理论建设产生了积极影响。

在实践中，随着临床医学不断完善，内、外、妇、儿、五官、骨伤、针灸等分科日益细化，医治理念、方法、手段也随现代生产力水平的提高而不断推新。特别是张山雷的《疡科纲要》、达摩的《易筋经》、赵熙等的《绘图针灸传真名医刺法》、承淡安的《中国针灸治疗学》、吴炳耀的《针灸纂要》，以及康维恂的《眼科菁华录》和陈滋的《中西眼科汇通》等，都成为这一时期美容美体临证医学的科学依据。同时，随美容美体的普及，化妆品的社会需求进一步扩大，推动了化妆品生产由过去家庭作坊式生产向工业化工厂化发展，生产方式由过去的手工半手工操作向机械化电气化转变，生产力水平大幅提高，上海中华化妆品厂、上海明星花露水厂和宁波凤苞化妆品厂等一批现代工厂的出现，标志着我国化妆品工业已形成规模。

新中国成立后的前 30 年，由于医治战争创伤，恢复经济和大规模工业建设，自然灾害和政治运动、观念束缚等因素，国内的美容美体行业发展相对缓慢。80 年代后，改革开放的春风，吹绿了中医美容美体肥沃的田野，使之如同雨后春笋般迅猛发展。在理论上，多种中医美容、美体专著陆续面世，每年有大量中医美容、美体、养生、保健等学术论文发表。在高等教育中，全国有近 30 所院校先后开设美容专业。在学术组织方面，国家和地方各级学会、专业委员会、分会、学科组等纷纷建立；地方、国家和国际间的学术会议、学术交流、学术研讨、学术互访活动日益活跃。在国家层面上，卫生部颁布了《医疗美容服务管理办法》，确立了中医美容的学科地位。在改革开放的中国社会，美容化妆品生产与消费不断升温，不仅生产厂商不断增加，而且产品质量不断提高、品种日益增多，国际上许多品牌美容美体用品企业、厂商、产品也纷纷进入（落户）中国，极大丰富了中国的美容美体用品市场。目前，以中医美容为主体的各类美容机构至少有 100 余万家，美容行业从业人员近千万人，中国美容美体市场之大，令世人瞩目。中医美容美体学正在以其科学性、有效性和安全性而日益受到国际社会的关注，它的理论与实践也正在与现代理念、现代科技相结合，不断向新的高度发展。

第三节 皮　　肤

一、皮肤的结构

（一）表皮

表皮位于皮肤的最浅层，为复层扁平上皮。由深层至浅层可分为 5 层：基底层、棘层、颗粒层、透明层和角质层（图 1-1）。

1. 基底层：又称生发层。位于表皮的最下层，与真皮接触。基底细胞层与真皮的交界面为波浪状。基底层细胞具有很强的分裂增殖能力，能不断产生新的细胞，并向表层推移，逐渐分化为其他各层细胞，最后替代表层衰老脱落的细胞。基底层细胞排列整齐，呈矮柱状或立方行，细胞核椭圆形、染色深，胞质较少，嗜碱性。细胞质含有黑色素颗粒，多位于细胞核的上方，呈帽状。细胞质内还含有线粒体、粗面内质网、中心粒、张力细丝和有较多游离核糖体等结构。

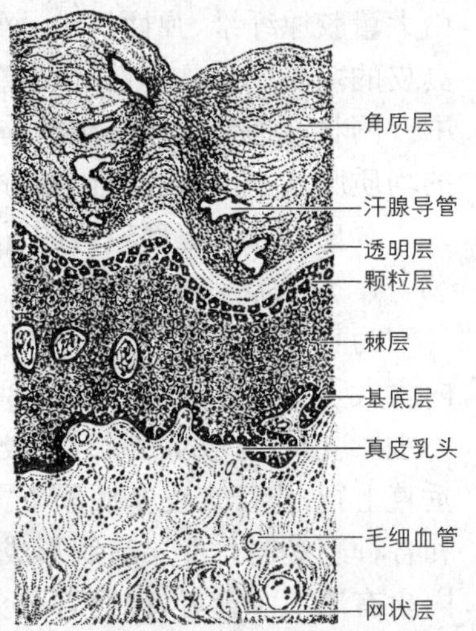

图 1-1 皮肤的组织结构

黑色素细胞单个存在于表皮的基底层细胞之间，数量约占 4%～10%。黑色素细胞为多突起细胞，有长而不规则的突起，伸入基底层和棘层细胞间。黑色素细胞胞质透明、不着色，细胞核较小。电镜下可见胞质内有丰富的粗面内质网、核糖体和高尔基复合体，有不同时期的黑素颗粒等结构。黑色素细胞能合成黑色素，以黑色素颗粒存在，黑色素颗粒向细胞突起内移动，并释放至黑色素细胞之外，临近的基底细胞和棘细胞可吞噬这些黑色素颗粒。

人类皮肤不同肤色是由黑色素决定的，甚至同一人体不同部位肤色的差异，也决定于黑色素的含量多少和颗粒大小。不同种族表皮内的黑色素细胞数目相差不多，但黑色素颗粒的大小、数量及表皮细胞内的含量不同，从而使不同种族人肤色各异。黑色素有吸收紫外线，保护组织结构的功能。

2. 棘层：又称棘细胞层。该层细胞位于基底层浅部，有 4～10 层细胞组成，它们由基底细胞分化而来。细胞呈多边形，核圆形，色深而大，胞体亦大。细胞内张力原纤维发达，特别在常受摩擦和挤压部位的皮肤，张力原纤维尤为丰富，纵横交错，以适应外界各种方向来的压力。胞质伸出有较多的棘状突起，细胞之间以棘状突相连。

3. 颗粒层：位于棘层的浅面，有 2～3 层细胞组成，由棘层细胞分化而来。细胞呈扁平形。颗粒层细胞核呈卵圆形，着色较浅，有萎缩退化的趋势。该类细胞已趋于退化，最大的特点是胞质内有较多的大小不一的透明角质颗粒。透明角质颗粒呈均质状，嗜碱性，染色深，常以胞吐方式排入细胞间隙形成多层膜状结构，成为阻止物质透过表皮的主要屏障，同时有助于细胞之间的黏合和防止水溶性物质的流失。此层细胞逐渐固缩，核和细胞器逐渐退化。该层细胞为深层活细胞向浅层角化死亡的过渡细胞层。细胞无分裂增殖能力。

4. 透明层：为角质层前期，位于颗粒层与角质层之间，有 3～4 层薄扁平细胞构成。该类细胞由颗粒层过渡而来。透明层在手掌和足底表皮肥厚处尤为明显；在薄的表皮处，此层薄而不完整或缺如。透明层细胞界限不清楚，排列呈波浪带状，已失去细胞结构，呈均质透明状，嗜酸性，折光性强。透明层富含疏水性的磷脂，有防止水分和电解质通过的屏障作用。

5. 角质层：为表皮的最浅层，由几层至几十层扁平的角质细胞组成。角质细胞实为死亡细胞，已完全角质化，无细胞核、细胞器，透明角质呈均质状，已融合为一片，称角质蛋白。最浅表的角质细胞呈片状脱落，称皮屑。角质蛋白能抵御一定的酸、碱和物理因素的刺激。角质层使皮肤能耐受摩擦，防止外来物质入侵伤害，是人体重要保护层。

（二）真皮

位于表皮的深面，由结缔组织构成，内含有大量胶原纤维、弹性纤维、网状纤维、神经及神经末梢、血管、淋巴管和皮肤的附属器等结构。皮肤具有很大的弹性和很强的韧性，主要由大量胶原纤维、弹性纤维、网状纤维决定的。胶原纤维呈束状，并交织成网，约占95%，是真皮的主要成分。弹性纤维富有弹性，大多绕在胶原纤维束上及皮肤附属器和神经末梢周围。网状纤维是胶原纤维的前身。在上述的纤维、细胞等结构之间有基质。基质是无定形的均质胶状物，有成纤维细胞产生，是含有水分、电解质、黏多糖和蛋白质的复合物。

真皮可分为上部较薄的乳头层和下部较厚的网状层(图1-1)。

1. 乳头层

为真皮层的浅层，外与表皮相连接，内与网状层相邻。乳头层为一薄层疏松结缔组织，内含大量的胶原纤维和少量弹性纤维，并交织成网，网眼内有许多细胞，细胞以成纤维细胞为主。乳头层内的胶原纤维较细，不结成束，其排列方向不规则。弹性纤维细小，纤维几乎垂直上行，止于表皮基底膜下方。此外，乳头层内还含有丰富的毛细血管、淋巴管、神经末梢和各种感受器。此层组织形成许多突向表皮基底层的乳头状隆起，称真皮乳头。真皮乳头内含有毛细血管者，称血管乳头；含有触觉小体者，称神经乳头。

2. 网状层

位于乳头层深面，与乳头层之间没有明确的分界。网状层比乳头层厚。网状层由致密结缔组织构成，内含有粗大的胶原纤维，并相互交织成网，另外，还有弹性纤维和网状纤维存在，使皮肤有很大的韧性和弹性。网状层内的胶原纤维比乳头层内的胶原纤维粗大，并呈水平方向排列为主。胶原纤维抗拉力，但缺乏弹性。弹性纤维有较好的弹性，其在网状层下部较多，且与胶原纤维交织在一起，当胶原纤维被牵拉时，弹性纤维帮助恢复原状。网状纤维少。网状层内有较大的血管、淋巴管、汗腺、皮脂腺、毛囊、平滑肌，有较丰富的神经纤维及其终末部分形成的神经末梢结构，例如感受压觉的环层小体等。

在面部皮肤的网状层内，可见有表情肌肌纤维伸入，因此，表情肌收缩时，皮肤产生运动，产生各种表情。

(三) 皮下组织

皮下组织，又称浅筋膜。位于皮肤的最内层，在真皮的深面。皮下组织有疏松结缔组织和脂肪组织构成。疏松结缔组织是由细胞、纤维和基质三种成分构成。脂肪组织是由大量脂肪细胞密集而成，是构成皮下组织的重要成分。皮下组织的厚度，可随年龄、性别、部位和健康状况有很大的差异。皮下组织内含有较大的血管、淋巴管和神经，具有维持体温、缓冲外来压力作用。

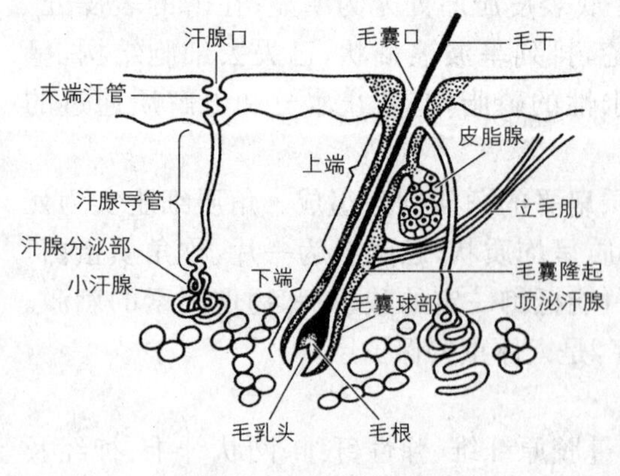

图1-2 皮肤附属器

二、皮肤的附属器

皮肤的附属器包括毛发、皮脂腺、汗腺(图1-2)和指(趾)甲等。

(一) 毛发

毛发主要化学成分是角蛋白。全身体表大部分区域均有毛发分布，但手掌面、足底面、指(趾)屈面、唇红区、乳头、龟头、包皮内面、小阴唇、大阴唇内侧和阴蒂等处没有毛发。

1. 毛发的结构：毛发由毛干和毛根两部分构成。毛干为露出皮肤以外的部分，毛根为皮肤内的部分，斜插在毛囊内。毛根末端膨大，称毛球。毛球底部呈凹陷状，有结缔组织、血管、神经末梢突入，称毛乳头(图1-2)。毛乳头内有丰富的血管和神经，以供应毛球的营养。毛球处细胞增生分裂活跃，是毛发的生长点，故又称这团细胞为毛母基，细胞不断分裂增殖形成毛发，并沿毛囊渐向体表推移，细胞也逐渐角化、干燥，毛梢细胞不断老化脱落。毛球内散在有黑色素细胞，为毛发提供色素。

每根毛发由三层结构组成，由中心向外周依次为毛髓质、毛皮质、毛小皮(图1-3)。

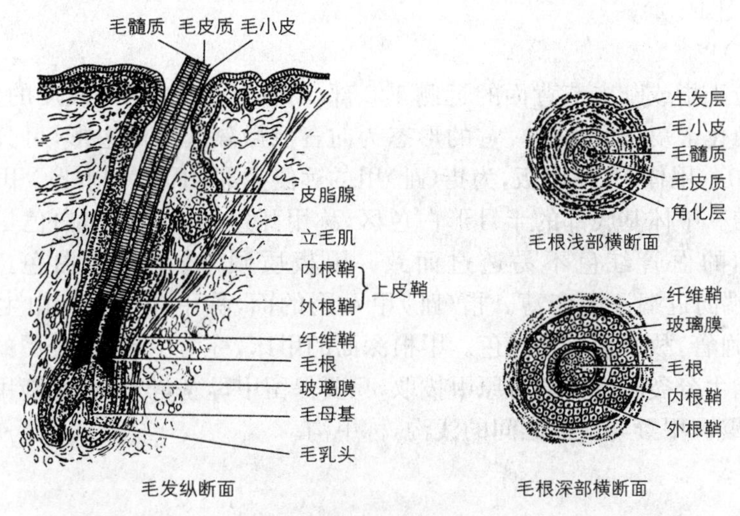

图1-3 毛发的结构

2. 毛囊的结构：毛根外有圆筒状的毛囊，毛囊开口于皮肤表面，近开口处有皮脂腺导管开口(图1-3)。毛囊系表皮陷入真皮的上皮小管。

在真皮内有一斜行走向的平滑肌纤维束，称立毛肌(图1-3)。立毛肌一端附着于毛囊的毛囊隆起，另一端终止于真皮浅层(乳头层)。该肌由交感神经支配，收缩时能使毛发竖立，并有促进皮脂腺分泌的功能。

毛囊以毛囊隆起为界，将毛囊分为上、下两段。上段，位于毛囊隆起上方；下段，位于毛囊隆起下方。上段，又以毛囊上的皮脂腺开口为界，上部为漏斗部，下部为毛囊峡部。下段，也分为上部的茎部，下部的球部。

(二) 皮脂腺

皮脂腺为泡状腺体，位于真皮的毛囊与立毛肌之间，即附于毛囊浅层的1/3旁，以短的导管开口于毛囊(图1-2、图1-3)。当立毛肌收缩，可促使皮脂腺的排泄。在无毛发和毛囊的体表，如唇红区、乳头、小阴唇、包皮内面等处，皮脂腺导管直接开口于体表。

皮脂腺为哺乳动物所特有，人体面部和背部分布最多，但手掌、足底等处无皮脂腺，故冬天干燥时，手掌、足底等处易发生皲裂。皮脂腺分泌部由复层腺上皮围成，无腔隙。最外层为立方形嗜碱性基底细胞，胞质内很少有脂滴。皮脂腺中心部腺细胞体积较大，胞质内含有许多皮脂颗粒，其内的细胞器和细胞核退化、消失。分泌时，整个腺细胞崩解，形成皮脂。皮脂腺是一种全浆分泌腺，整个细胞破裂即为分泌物。皮脂腺导管部为复层鳞状上皮构成。皮脂腺导管开口于毛囊，皮脂经皮肤的毛囊口排出体外。皮脂含有多种脂肪酸，具有润滑皮肤及毛发的作用。

当皮脂腺开口阻塞，则皮脂滞留形成皮脂囊肿；当皮肤表面的毛囊口堵塞，皮脂排泄不畅，在痤疮杆菌等的作用下，形成粉刺（痤疮）；如金黄色葡萄球菌等感染，可导致疖肿。

性激素有促进皮脂腺的发育和分泌作用，故年轻人易生粉刺；雄激素的促进作用更强，故男性皮脂分泌较女性多。

（三）汗腺

汗腺，为人类特有，并非常发达。老年人出汗明显减少，在高温条件下易中暑。人的汗腺为单管状腺（图 1－2）。

（四）指（趾）甲

指（趾）甲位于指或趾末节背面的远侧 1/2 部。指（趾）甲相当于表皮的角化层，为排列紧密而坚实的角化上皮增厚而成。它的形态为向背侧微隆起的四边形，可分为甲体和甲根两部分（图 1－4）。甲体，又称甲板，为指（趾）甲的远侧大部；甲根为指（趾）甲的近侧小部分，表面有皮肤覆盖。甲体基底部的半月形白色区，称甲弧影。甲弧影呈白色是由于此处上皮较厚，因此下面的血管红色不易透过而致。甲板质硬，透明或带白色，厚度约 0.3～0.65 mm，从远端向近端逐渐变薄。指（趾）甲贴附的面，称甲床。甲床由生发层和真皮构成，内有丰富的血管，故甲板呈粉红色。甲根深面的甲床，称为甲母基，是甲的生长区。该区角质形成细胞增生分裂旺盛。若将原甲拔取，只要保留甲母基，仍可再生新甲。甲床两侧的皮肤皱襞，称甲襞。甲襞与甲床之间的浅沟，称甲沟。

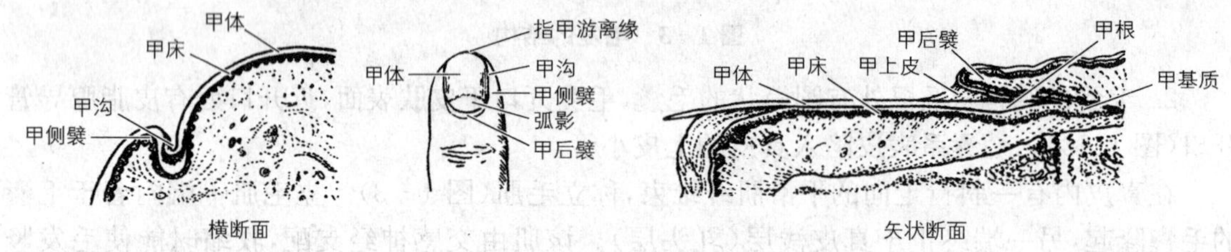

图 1－4　指甲的构造

正常指（趾）甲表面平滑光亮，色泽红润；但当疾病、营养不良和受到不良刺激时，指（趾）甲会失去光泽和变形。

第二章　中医人体审美理论和方法

第一节　古代人体审美

在中国，人们很早就对自己的身体具有审美趣味。《诗经·硕人》写道："手如柔荑，肤如凝脂，领如蝤蛴，齿如瓠犀，巧笑倩兮，美目盼兮。"二千余年前的审美评价就已具体到身体各个部分。暂概括为面部"三停五眼"定位法、异方分型法和体察形色法。

一、面部"三停五眼"定位法

（一）正面"三停"

1. 大"三停"

指脸型长（高）度，从发缘点至眉间点、眉间点至鼻下点、鼻下点至颏点，将面部分为三个基本相等的部分（图2-1）。这是根据比较稳定的表面解剖标志而定的，因此在临床应用时需一定的条件保证。例如面上部要依靠头发的完整性，面下部要依靠牙列的完整性。

2. 小"三停"

即面下部的"三停"。鼻底至口裂点、口裂点至颏上点（颏唇沟正中点）、颏上点至颏点，将人的面下1/3区域分为三个基本相同的等分（图2-2）。

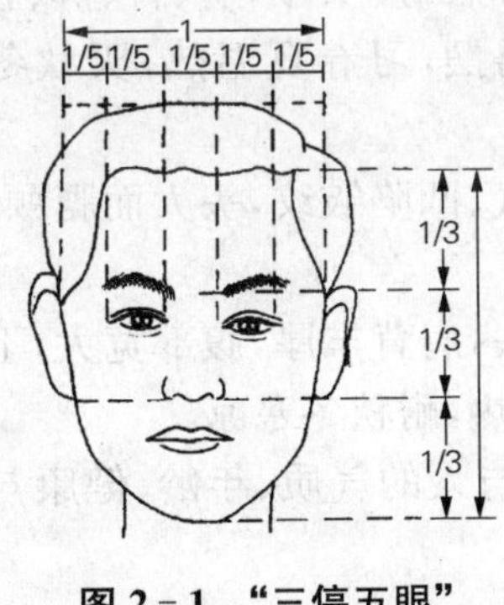

图2-1　"三停五眼"

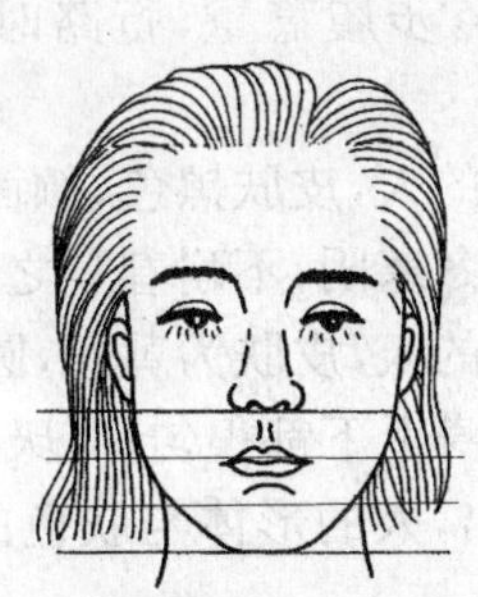

图2-2　小"三停"

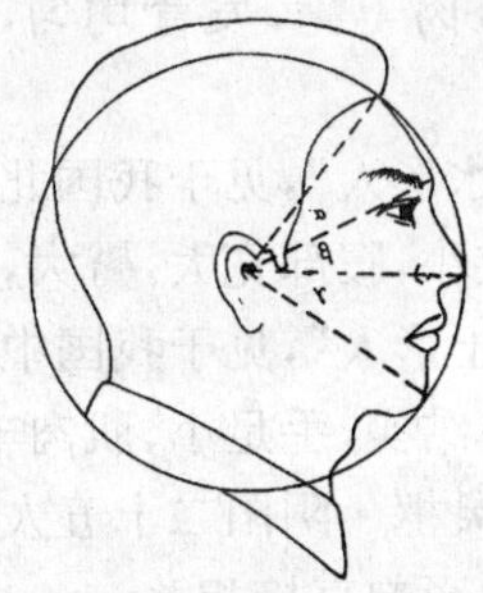

图2-3　侧面"三停"

（二）侧面"三停"

以耳屏中心为圆心，耳屏中心到鼻尖的距离为半径，向前面画半月形弧。再以耳屏中心向发缘点、眉间点、鼻尖、颏前点画四条线，将脸的侧面划分为3个扇形的三角，即为侧面"三停"（图2-3）。形成的夹角为三个近似三角形，其夹角之差小于10°为美。此法既可一目了然地观察颏的前伸后退位置（颏最突点恰好落在此弧线上，称为美容颏），又可较精确地判断鼻背线的高低曲直。

（三）“五眼”

指面部宽度，双耳间正面投影的宽度为五个眼裂的宽度，即左右外眦至耳孔、两眼、两眼内眦间距各一眼裂宽度，共是五个眼裂宽度，称“五眼”（图 2-1）。

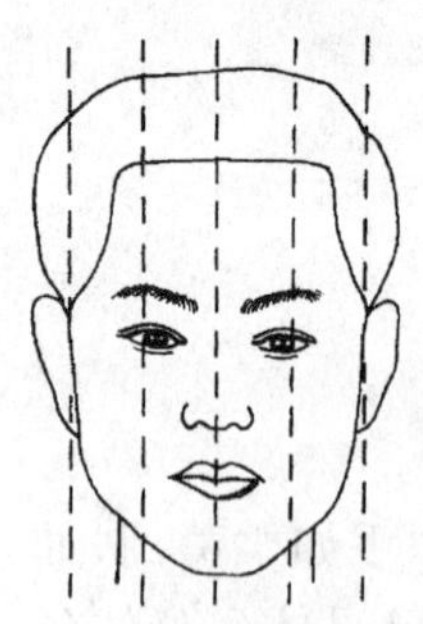

图 2-4　面部正面“四等分”

“三停五眼”的标准比例关系，源于我国古代论著《写真古诀》。以面部正面来分析，还可将其纵向分为四个等分（图 2-4），即从面部中线向左右各通过虹膜外侧缘和面部外侧界作垂线，纵向分割成四个相等的部分。这一方法对于做面部器官手术定位和术前设计都有指导意义，当前为美容外科界广泛应用。

二、异方分型法

所谓异方分型，是指中医学在阴阳五行学说指导下，首先按照五行学说原理，将中国东西南北中五个地区的人群分别定位“木形人”、“金形人”、“火形人”、“水形人”、“土形人”共五大类别；又将各形人再分为五个形态人，故称“阴阳二十五人”（《灵枢·阴阳二十五人》）。从其划定的各形人的具体形态与禀性特征来看，对于中医人体审美的参照意义并不显著。但这一论述所划定的东西南北中五方人形态特征，是类同于《素问·异法方宜论》篇所论述的由于东西南北中五方地理环境、气候条件、食物品类和生活习惯不同，而出生和成长于该地区的人的形体状态与健康状况的特点，所划分的五种类型的人，这在医学人体审美实践中具有一定的指导意义。例如：

“木形人”，即我国东部地区的人，皮肤呈苍色、头小、面长、大肩宽、直身、小手足，适应春夏生长之气，不耐秋冬肃杀之气。

“金形人”，见于我国西部地区的人，皮肤白色，颜面方正，头小，肩背较小，腹皮薄，手足小而坚实，足跟坚厚，骨骼劲实而行动轻快，耐秋冬寒凉，不耐春夏温热。

“火形人”，见于我国南部地区的人，皮肤呈赤色，脊背宽广，面瘦头小，肩、背、髀、腹等各部的肌肉丰满，发育均匀，手足小，步履稳重，行路时身体摇摆，习春夏温热，厌秋冬寒凉之气。

“水形人”，见于我国北部地区的人，皮肤黑色，颜面多傲气、凹陷皱纹，头大而腮颐清瘦，两肩狭小，腹部宽大，臀大，耐受秋冬寒阴，不耐春夏之阳热。

“土形人”，见于我国中原地区的人，皮肤为黄色，圆面大头，肩背丰厚，腹部宽大，下肢股胫肥厚结实，手足小，肌肉丰满，全身上下都很匀称，厌春夏温热，耐秋冬寒凉。

《灵枢·阴阳二十五人》篇指出，人的形体与肤色的变化与人的气质、年龄、健康与气血的变化影响直接相关。

三、体察形色法

所谓体察形色方法，是中医观察面部的青、赤、黄、白、黑五色，以诊断内脏疾病的一种方法。面部皮肤的色质状况也是人体审美的重要内容，因此体察人体面部色质变化，也是中医诊断损容性疾病的方法之一。

《灵枢·五色》篇专论人体脏器和肢节的信息点在面部的分布位置及其与五色相配的关系，并以此指导对损容疾病的诊断。云：“色者青赤黑白黄。”“以五色命脏，青为肝，赤为心，白为肺，黄为脾，黑为肾。”又说：“青色和黑色主疼痛，黄色和红色主热，白色主寒。”通过体察五色在面部的表现，推知内脏疾病的变化。《素问·痿论》说：“肺热者色白，心热者色赤，肝热者色黄，肾热者色黑。”又说：“五色各见其部，察其沉浮，以知深浅；察其泽夭，以观成败；观其散抟，以知远近；视色上下，以知病处。”即五色在面部的表现有一定的部位，与疾病有一定的关系。审察面色或沉或浮，可知病邪属深属浅。审察面色润泽与枯晦，可知疾病预后吉凶；审察面色散在或聚集，可知病程久远或短暂；审察面部病色在上在下，可知脏腑疾病的部位；审察面部病色的行向，还可知疾病发展趋势，如病色上行则病势加重，下行则病势好转。《灵枢·阴阳二十五人》篇亦云：“美眉者，足太阳之脉气血多；恶眉者，血气少；其肥而泽者，血气有余；肥而不泽者，气有余血不足；瘦而无泽者，气血与不足。”还指出：“审察其行气有余或不足而调之，可以知逆顺矣。”即眉目清秀者是太阳经血气充盛；眉毛枯萎不泽者是气血少；体胖而气色不润泽者，是气有余而血不足；体瘦而皮肤不润泽者，是气血两虚。如能从体表特征去审察形体病变，并依法调治，则可掌握疾病逆顺，而避免误治。《素问·刺热》篇亦论及观病者面色变化，作为诊治热病的依据，说道：“肝热病者，左颊先赤；肾热病者，颐先赤。”而且主张“病虽未发，见赤色者刺之，名曰治未病”。总之，体态、形色都是人体美的要素，这种体察形色的诊病实施，同样是中医医学审美的要求。

第二节　现代中医人体审美

现代科学的发展，科学技术的进步，人类生活方式的改变向审美社会学提出一系列新课题，尤其是作为社会前进火车头的科学技术的日新月异的发展，把世界带进一个崭新的天地，给现代文化带来生机，同时也为人类审美文化带来活力和朝气。

现代人，尤其是青年人，因受西方文化的影响，人体审美较之古代已有很大的不同。如西方人对女性形体美的理想尺度倾向于用“三围”（胸围、腰围、臀围）来衡量。与西方人“三围”尺度相对，中国人形体由于受人为改造束缚，较少呈现“形态自然”的特征，不特别强调曲线造型。由于改革开放，东、西方人体审美观念和实践相互会合，双方开始认同一些共同追求的形体美尺度，如对健康、青春，对修长苗条又不失丰满形体的偏好等等。又如，现代女人已非柔弱的象征，“肩弱削成，腰如约素”的传统女性审美观已动摇。现代时装设计师认为大骨骼才是美，所以他们利用肩垫来强调肩膀的宽阔。再如樱桃小嘴已不大受欢迎，代之而起的是较大较丰满的唇型。溜肩、扁平胸不但不被认为美，反被认为是一种美的缺陷。然而，美毕竟是一种客观存在，审美感受具有共同性，如孟子所说：“目之于色也，有同美焉。”（《孟子·告子上》）在同一渊源的文化思想的影响和熏陶下，我国乃至于东方民族，在人体审美上，从古至今在某些方面的感受是一致的。现参考我国古代人体审美观和现代人的审美习惯，结合人体健康标准，提出现代中医美容学人体审美参考标准。

一、容貌美

容貌又称相貌、面貌、容颜，是指人的头面部与五官的结构形态、质感、轮廓及其神态和气色。其结构主要包括颅面骨骼、肌肉、皮肤、毛发及五官。容貌美是指脸型、眼（眉）、鼻、口（齿）、耳及皮肤的综合之美。目前，人们已公认的容貌美标准为：端正的五官，形态正常的眉、眼、鼻、唇、颏；轮廓清晰，富有立体感的面型；健康、润泽的颜面皮肤；自然闭合的双唇，微笑时不露牙龈；侧貌见鼻、唇、颏突度适宜；面部双侧对称，颧颊及腮腺咬肌区无异常肥大或凹陷；牙列整齐，牙齿洁白，咬合关系正常等等。

（一）脸型

脸型正面根据图形分类法，将脸型分为8种形态（图2-5）：椭圆形、卵圆形、圆形、方形、长方形、菱形、梯形和倒梯形。

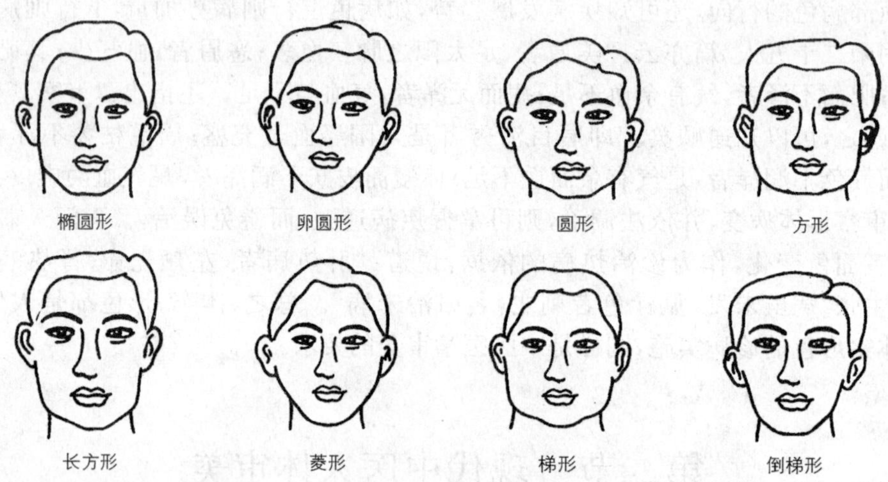

图2-5 常见脸型

1. 椭圆形脸：额部比颊部略宽，颏部圆润适中，轮廓线自然柔和。
2. 卵圆形脸：额部较宽、圆钝，颏部较窄、带圆，颧颊饱满。
3. 圆形脸：上下颌骨较短，面颊圆而饱满，下颌下缘圆钝，五官集中。
4. 方形脸：前额较宽，下颌角方正，脸的长度和宽度相近，面部短阔。
5. 长方形脸：额骨有棱角，上颌骨长，鼻长，下颌角方正，面型长而窄。
6. 菱形脸：面颊清瘦，颧骨突出，尖下颏，面上下有收拢趋势，呈枣核型。
7. 梯形脸：额窄，下颌骨宽，两眼距离较近。
8. 倒梯形脸：额宽，下颌骨较额窄，双眼距离较远。

脸型侧面轮廓中，鼻、唇、颏三者协调匀称，在容貌美学中占有重要地位，历来受到医学界和美学界的重视。额部圆润微凸，鼻部突出；鼻、唇、颏三者关系协调匀称，鼻尖点与软组织颏前点相连构成假想平面，上、下唇恰及平面为美。

（二）眼睛

双眼对称，大小与面部其他器官和谐；眼窝深浅适中；眼裂宽长适度，眼裂左右径为30～34 mm，上下径为10～12 mm。两眼内眦间距30～36 mm，约一个眼裂的长度（图2-6）。直视正前方时，上睑覆盖角膜约2 mm，下睑缘与角膜下缘相接触；内眦角圆钝，无内眦赘皮；角膜和巩膜黑白二色对比鲜明，黑珠与眼白露出适中，晶莹透明，炯炯有神；眼睑无松弛下垂，无睑黡。上下睑缘生有睫毛，排列呈2～3行。上睑睫毛多而长，较粗，颜色较浓，向前上方弯曲或伸直。下睑睫毛短而少，稍向前下方弯曲。

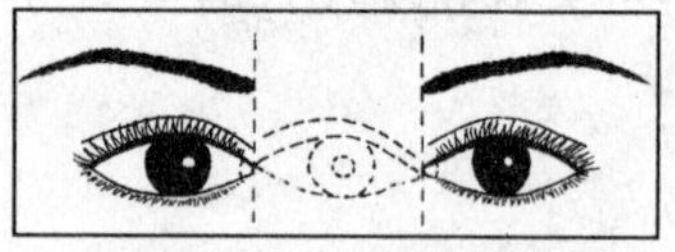

图2-6 眼睛的形态

（三）眉

眉的美学标准与形态：眉型与面型和谐，长宽适度，位置基本符合以下标准：眉头在内眦角与鼻翼边缘连线的延长线上，两眉头间距近于一个眼裂长度（图 2-6）；眉峰在鼻翼与瞳孔外缘（两眼平视时）连线的延长线上，或在自眉梢起的眉长中外 1/3 交界处；眉梢在鼻翼与外眦角连线的延长线上；从眉头内下缘至眉尾的连线为水平线。

眉毛的长势与排列：眉毛属硬质短毛，分上、中、下三层相互交织重叠而成。眉头部分较宽，眉毛斜向外上方；眉腰部眉毛较密，大体上是上列眉毛向下斜行，中列眉毛向后倾斜，下列眉毛向上倾斜生长；眉梢部分基本一致斜向外下方生长。

眉毛的浓淡相宜，富有立体感，其弯度、粗细、长短、稀疏均得体适中且与其脸型、眼型比例适度和谐方能显出美感。

（四）鼻

鼻长为颜面的 1/3；鼻宽（左右鼻翼点之间的距离）约为一眼的宽度［图 2-7(1)］，这也是我国古代画家所谓的“横三”、“竖五”。

鼻根高不低于 9 mm；鼻梁侧面观呈直线型或稍凹曲；鼻尖高（鼻下点到鼻尖点之间的投影距离）相当鼻长的 1/3～1/2。

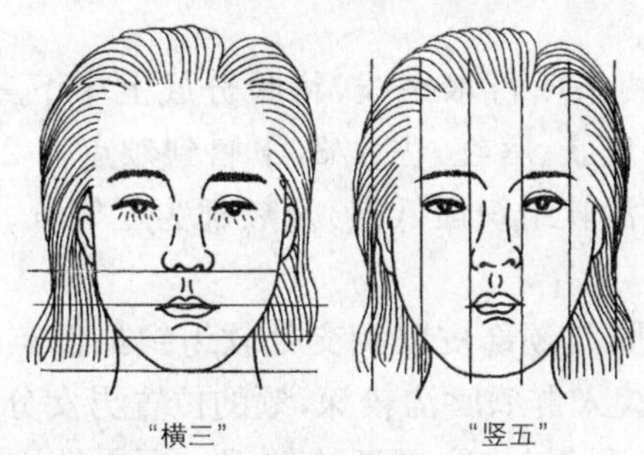

图 2-7 理想的外鼻(1)

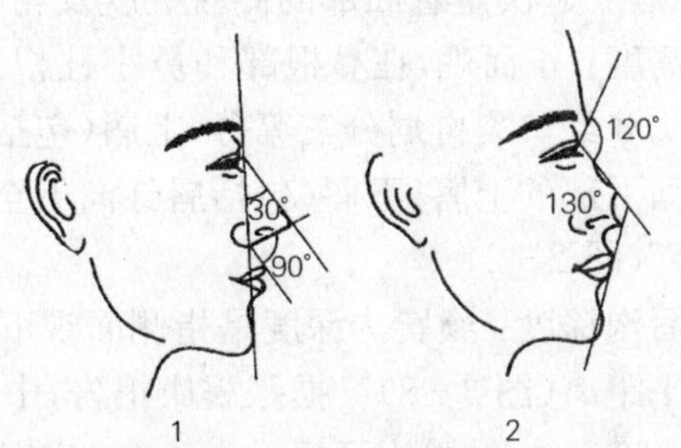

图 2-7 理想的外鼻(2)

鼻面角，是前额至门齿的垂直线与前额至鼻尖的倾斜线所形成的角度。此角度在高鼻的高加索人种为 30°～40°，在我国则为 25°～30°。鼻唇角，是鼻小柱与人中之间的夹角，一般为 90°。由鼻背至额部的角度为鼻额角，此角在欧美人为 120°，在我国应该更大一些。由鼻背经鼻尖至颏突的角度为鼻颏角，在欧美人为 130°，在我国应该稍小一些［图 2-7(2)］。

鼻底为一等边三角形。鼻小柱的长度为三角形高度的 1/3，并等于鼻尖的长度。鼻小柱的宽度应与鼻孔的宽度相同，鼻孔呈卵圆形［图 2-7(3)］。

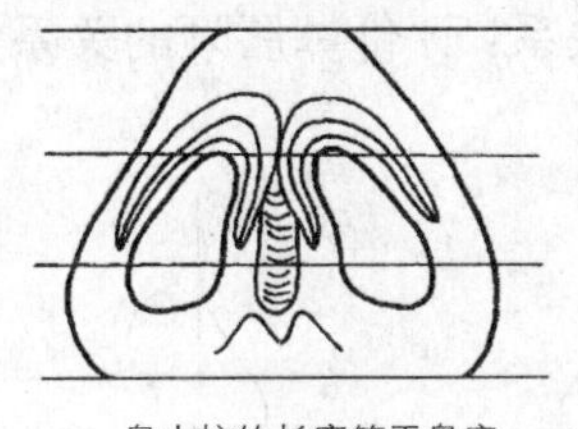

鼻小柱的长度等于鼻底三角形高度的 1/3

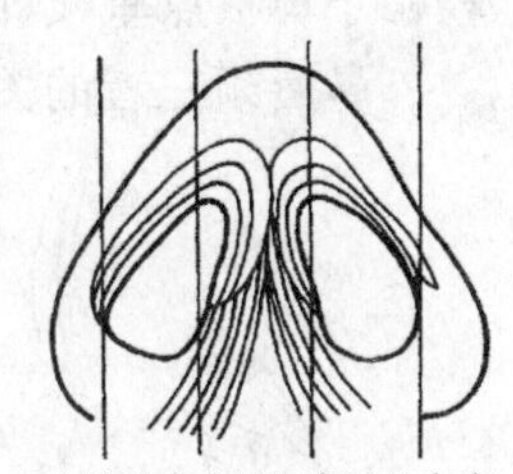

鼻小柱的宽度等于鼻孔的宽度

图 2-7 理想的外鼻(3)

（五）唇

口裂位于鼻底至颏点连线的中上 1/3 交界处，口裂宽度约为两眼平视时两瞳孔间距离之长；上唇呈弓形而又微翘起，唇珠突出，女性上唇唇红中央高约 5～8 mm，下唇唇红中央高约 10～13 mm，男性比女性厚 1～1.5 mm；唇色红艳，唇质润泽。

上唇皮肤部正中为人中，人中部中央纵行的凹陷为人中凹。人中凹上接鼻小柱，下续唇谷，高度约为 13～18 mm。两侧隆起的边缘为人中嵴，也称人中柱，其下方正是唇峰的最高点。

唇弓也称唇红线，是上唇皮肤部和唇红交界处呈现出的弓形曲线。唇弓的曲线起伏弧度变化，形成了上唇的唇峰（唇弓嵴）和唇谷（唇弓凹）。

唇谷位于唇弓的中央最低凹处。此谷上续人中凹，下与唇珠相毗邻。唇谷中央凹处形似钝角称为中央角，国人一般为 150°～160°。中央角两边呈弧形曲线，向两侧外上方分形续于唇峰内侧边。

唇峰是唇谷两侧的两个高高凸起部，位于唇弓与人中嵴交界处，构成唇弓的最高部。唇峰中央最高凸起部也形似钝角形，称左右外侧角，国人一般约为 210°～240°。两侧唇峰的两边向外续于嘴角，向内侧为唇谷两边。两侧唇峰的最高点比唇谷最低点高出约 3～5 mm。

唇珠是位于上唇唇弓中央唇谷下前方的一个结节状突起。突而欲滴的唇珠存在，为唇形增添了美感。

（六）颏

颏俗称下巴，是构成颏、唇、鼻关系的基础。位于面下部，其上部通过颏唇沟与下唇皮肤相延续，下部为颏下点，也是整个面部的最下点，左右两侧皮肤与颊部相延续形成唇颊部。颏与鼻、唇一起决定着面部的侧貌突度及轮廓。

颏高度：正面观，在鼻根部和鼻小柱根部作两条横行水平线，将脸分成上中下三等分，在面下 1/3 经口裂再划分三等分，上唇（包括上唇皮肤、唇红）占 1/3，下唇到颏点占 2/3。也就是说面下部的上唇、下唇（包括唇红向下至颏唇沟软组织最低点）及颏部为三等分，相当于小“三停”（图 2－2）。

颏唇沟深度：颏唇沟深度是指侧面观下唇皮肤与颏部皮肤相交处软组织最低点至颏前点的水平距离（图 2－8）。据张震康报告，中国美貌人群颏唇沟较深，颏的位置男女分别向前 13 mm 和 7 mm，这样才可显示出一个和谐而微微翘起、轮廓清晰的颏部。而男性则表现出更为明显的轮廓。

颏突度：侧面观，先将耳屏上和眶下缘作一水平线，再自软组织鼻根点引出一条垂直线，向下延伸至颏部，另外眶下缘的前方也引出一条同样的垂线。理想的颏突度应是颏前点轻贴于鼻根点垂线（图 2－9）。

鼻唇颏三者的关系：评价鼻唇颏的关系是否协调匀称，常用的有三种方法（图 2－10）。

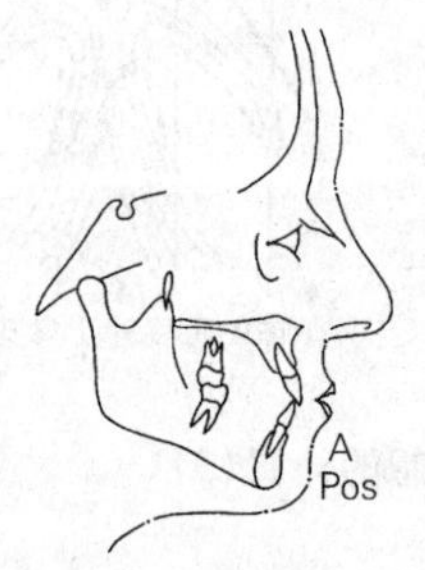

图 2－8　软组织颏前点

A：下唇皮肤与颏部皮肤相交处软组织最低点　Pos：颏前点

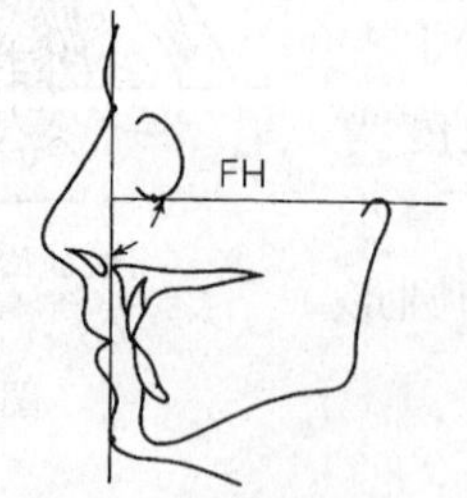

图 2－9　理想的颏突度

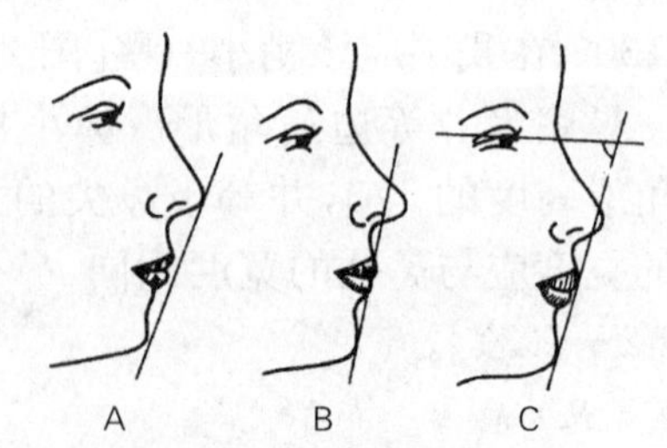

图 2－10　美容侧面评价

A：Ricketts 的 E 线；B：Steiner 的美容平面；C：Merrifeld 的 Z 角

瑞氏(Ricketts)审美平面：从鼻尖点至软组织颏前点联想的审美平面(也称E线)。其要求上唇距此线比下唇距此线略远一点，一般认为上唇约距4.0 mm，下唇约距2.0 mm。

斯氏(Steiner)审美平面：鼻尖至人中呈S形曲线，该曲线的中点与软组织颏前点的联想平面。美的容貌应是上下唇突点与该平面接触。

莫氏(Merrifeld)的Z角：从软组织颏前点到最突出的唇做一连线，此线与眶耳平面形成一个夹角称为Z角，为80.5°。

理想的颏部形态应是颏前点位于瑞氏平面上，上唇高与下唇颏高度比为1∶2(女性可稍小)，颏唇沟较深，颏轮廓清晰，微微上翘，鼻唇颏关系协调，鼻根点与颏前点的连线垂直于眶耳平面是颏部突出的理想程度。

(七) 牙

洁白晶莹，无缺损；排列整齐，齿间无缝隙；单个牙齿较小；微笑时不露出牙龈，上切牙约显露唇面的2/3，下切牙显露1/2。上前牙略向前倾斜覆盖下前牙，但不超过3 mm。

(八) 耳

耳郭呈"3"形。一般耳长62～65 mm，耳宽30～33 mm。耳郭位于头颅两侧壁呈30°左右夹角。耳长轴与鼻背线基本平行。外耳上缘在眉水平。耳郭下端与鼻小柱基底连线基本平行。耳垂长度占全耳长度的1/5左右。中国人认为海螺耳为最美。

(九) 皮肤

1. 肤色：皮肤的色泽是视觉审美过程的重要特征。皮肤色泽的变化，可以引起视觉审美心理的强烈反应。黄种人的肤色，在正常情况下，微红稍黄是健美的肤色。

2. 光泽：皮肤的光泽是具有生命活力的体现，健康的肌肤应是滋润光泽，表面光滑的，无皱纹、污秽、斑点、赘生物等瑕疵。

3. 滋润：滋润是皮肤代谢功能良好的标志。

4. 细腻：细腻的皮肤无论是从视觉还是从触觉的角度来讲，都给人以无限的美感，细浅的皮沟，小而平整的皮丘，细小的汗孔和毛孔是皮肤美学特点之一。

5. 弹性：肌肉富于弹性，不松弛；男子的肌肉发达，女子的肌肉不过分坚硬和垒块隐现，较柔和。皮下脂肪适量，富有弹性。

二、毛发美

毛发清洁，无头垢；发丝粗细适中，软硬适中，滑润有光泽，富有弹性；色黑或黑褐色，色泽一致，疏密适中，不油不干，没有头屑，无断发、分叉，耐受性好。

三、体形美

骨骼发育正常，关节不显得粗大和凸起，胸椎、腰椎、臀骨、腿骨发育良好，无畸形；头、躯干、四肢的比例以及头颈胸的联结适度，比例符合"黄金分割定律"。

体形匀称，不高不矮，不胖不瘦。正面视：肩稍宽，双肩对称，脊柱无侧弯。侧面视：脊柱曲度正常，胸廓隆起，正面略呈"V"形；女子乳房丰满而不下垂，臀部圆满适度且略翘向后上方，形成"S"曲线；腰细而圆实，微呈圆柱形，腹部扁平，男子腹肌垒块隐现。腿长，大腿线条柔和，小腿腓侧稍突出。

四、姿态美

身体姿态包括站、坐之静态和行走、表情、肢体屈伸的动态。

（一）站

表情自然，头、躯干和腿的纵轴在同一垂直线上，梗颈、挺胸、收腹、收臀，两肩放松，双臂自然下垂，手放松；两腿挺直，互相并拢，足跟相靠，足间夹角为45～60°，身体重心在两足中间脚弓前端的位置上。

（二）坐

上体正直舒展，两肩放松，保持平稳。挺胸收腹，端庄大方。身体前倾的角度不宜超过25°，重心落在臀部上。可有轻度转体和侧身，但腰要向后收，肋骨向上提，头颈向上升，肩部放松下降，下颌和颈部成直角。四肢摆放规矩端正，双手掌心向下放在沙发或椅子的扶手上，或双手自然伸开放在双膝上；双腿不能分得太开或太大，给人举止粗鲁的印象；也不要一腿跷在另一腿的膝盖上。女性双腿并拢正放或侧放，也可以双膝稍移向一边，而双脚移向另一边，靠外侧的脚略放在前面。下坐时，应先站在椅子的边缘，两脚前后立，然后臀部正常，上体从腰部起略向前倾，轻轻坐下。起坐时，双脚一前一后，从脚部起略向前倾，后脚把身体向上推，前脚起平衡作用，同时脊柱保持直立。

（三）行

保持站立时正确、优美的姿态，举步时双目向前平视，梗颈、头颈与躯干垂直；微收下颌，双肩舒展，挺胸、收腹、收臀，上体保持直立时的姿势，两臂自然下垂，由上臂带动前臂和手，自然前后摆动，前摆幅度不超过30°，后摆幅度以15°内为宜。手肘可自然微曲；膝盖正对前方，脚尖略偏向外侧，落地时脚跟着地过渡到脚的中部着地，最好到前脚掌。在把身体重量从后脚移向前脚时，步伐一定要柔和轻快，稳健有力。举前脚时，后脚不可在地面拖，脚部一定要直，保持身体抬高的姿势。两脚跟要在同一条直线的左、右侧，两腿交替前移的弯曲程度不要太大，步幅为前足的脚跟与后脚的脚尖为一足长；女性举步时抬腿高度适宜，举止轻盈。上楼（或上坡）时，上体保持正直，全脚掌放在阶梯上，膝略弯曲，然后积极伸直，臀肌收缩，重心上升，不用手扶撑大腿或扶栏杆，同时保持头部端正；在下楼（或下坡时），膝部不僵直，柔和屈曲，重心下降，全脚掌柔和着地，脚趾略向外，一步一步地向下走，上体保持正直。

表情、肢体屈伸的动态因人因情而各成不同的美，很难一言以蔽之，无法定出参考标准。

五、风度美

（一）精神

品德高尚，情趣高雅，理想远大，积极向上，精力充沛，才思敏捷，豁达大度，乐观开朗，仁义慈善，公正诚信。

（二）仪态

衣着时尚，容貌漂亮，谈吐高雅，语言流畅，举止得体，彬彬有礼，自然潇洒，亲切大方。女性端庄贤淑，或活泼伶俐，男性沉稳憨厚，或幽默风趣。

由于美的不确定因素很多，美的本质尚未完全阐明，故以上各项标准以定性化为主。随着对人体美本质的探索加强以及审美评价方法的现代化、科技化，对人体美的评价将会逐渐向定量化发展。

第三章　针刺美容美体技术

第一节　腧穴定位方法

一、骨度分寸法

骨度分寸法古称“骨度法”，即以骨节为主要标志测量周身各部的长短，并依其尺寸按比例折算作为定穴的标准。本法最早见于《灵枢・骨度》篇，取用时，以患者本人的身材为依据，将设定的骨节两端之间的长度折成为一定的等分，每一等分为1寸。不论男女老幼、肥瘦高矮，一概以此标准折量作为量取腧穴的依据。现将全身各部骨度折量寸列表、图示如下（表3-1、图3-1）。本定位法是目前针灸临床应用最为广泛的腧穴定位法。

表3-1　常用骨度分寸表

部位	起止点	折量寸	度量法	说明
头部	前发际至后发际	12寸	直寸	如前发际不明，从眉心至大椎穴作18寸，眉心至前发际3寸，大椎穴至后发际3寸
	前额两发角之间	9寸	横寸	测量头前部的横寸
	耳后两完骨（乳突）之间	9寸	横寸	测量头后部的横寸
胸腹部	天突至歧骨（胸剑结合）	9寸	直寸	胸前部取穴直寸，一般根据肋骨计算，每1肋骨折作1.6寸（天突穴至璇玑穴可作1寸，璇玑穴至中庭穴，各穴间可作1.6寸计算）
	歧骨至脐中	8寸	直寸	
	脐中至横骨上廉（耻骨联合上缘）	5寸	直寸	
	两乳头之间	8寸	横寸	胸腹部取穴横寸，可根据两乳头之间的距离折量，女性可用锁骨中线代替
背腰部	大椎以下至尾骶	21寸	直寸	背腰部腧穴以脊柱棘突作为定位标志。两肩胛骨下角连线平第7胸椎棘突；两髂嵴最高点连线平第4腰椎棘突
	两肩胛骨脊柱缘之间	6寸	横寸	
身侧部	腋以下至季胁（第11肋下缘）	12寸	直寸	身侧部取穴直寸
	季胁以下至髀枢（股骨大转子高点）	9寸	直寸	
上肢部	腋前纹头（腋前皱襞）至肘横纹	9寸	直寸	用于上肢手三阴、手三阳经穴位的骨度分寸
	肘横纹至腕横纹	12寸	直寸	

续 表

部位	起止点	折量寸	度量法	说明
下肢部	横骨上廉至内辅骨上廉(股骨内侧髁上缘)	18寸	直寸	用于下肢手三阴、手三阳经穴位的骨度分寸
	内辅骨下廉(胫骨内侧髁下缘)至内踝尖	13寸	直寸	膝中的水平线,前平膝盖下缘,后平腘横纹,屈膝时可平犊鼻穴
	髀枢至膝中	19寸	直寸	
	臀股沟至膝中	14寸	直寸	
	膝中至外踝尖	16寸	直寸	
	外踝尖至足底	3寸	直寸	

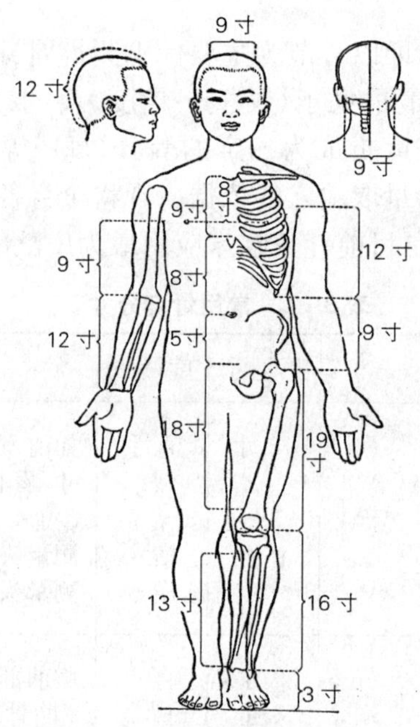

图3-1 常用骨度分寸示意图

二、体表标志定位法

体表标志定位法是以人体的各种体表标志为依据来确定腧穴位置的方法,也称自然标志定位法。体表标志主要是分布于全身体表的骨性标志和肌性标志及皮纹标志,可分为固定标志和活动标志两类,分述如下。

(一) 固定标志

固定标志定位是指利用五官、毛发、爪甲、乳头、脐窝和骨节凸起、凹陷及肌肉隆起等固定标志来取穴的方法。比较明显的标志,如鼻尖取素髎;两眉中间取印堂;两乳中间取膻中;脐旁 2 寸取天枢;腓骨头前下缘取阳陵泉;俯首显示最高的第 7 颈椎棘突下取大椎等。

(二) 活动标志

活动标志定位是指利用关节、肌肉、皮肤随活动而出现的孔隙、凹陷、皱纹等活动标志来取穴的方法。如耳门、听宫、听会等应张口取,下关应闭口取;取养老穴时,应正坐屈肘,掌心向胸，当尺骨茎突桡侧骨缝中取之。

人体体表标志，尤其是固定标志的位置恒定不变，用这些标志定穴是准确性最高的取穴法，故此法是确定腧穴位置的主要依据。但由于全身腧穴中分布于体表标志处的仅限于部分穴位，故此法须配合骨度分寸法一同使用。

三、手指比量法

手指比量法是以患者本人的手指为尺寸折量标准来量取穴位的定位方法，有中指比量法、拇指比量法和横指比量法三种。

（一）中指比量法

中指比量法是以患者中指屈曲时中节桡侧两端纹头之间的距离为 1 寸（图 3－2）。

（二）拇指比量法

拇指比量法是以患者拇指指间关节之宽度为 1 寸（图 3－3）。

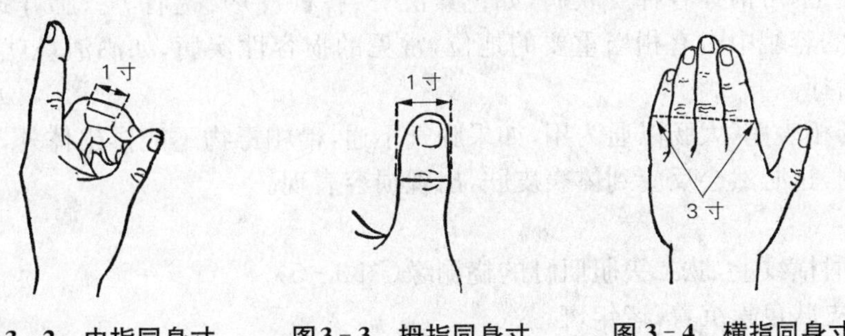

图 3－2 中指同身寸　　图 3－3 拇指同身寸　　图 3－4 横指同身寸

（三）横指比量法

横指比量法是当患者第 2～5 指并拢时中指近侧指间关节横纹水平的四指宽度为 3 寸，古称“一夫法”（图 3－4）。

四、简易取穴法

简易取穴法是临床运用的总结，适用于某些腧穴的使用。如两上肢自然下垂，中指尖处取风市穴；半握拳，当中指端所指处取劳宫穴等。

第二节 经络和腧穴

一、经络概念

经络是经脉和络脉的总称，是人体内运行气血的通道。经，有路径的含义，经脉贯通上下，沟通内外，是经络系统中的主干；络，有网络的含义，是经脉的分支，较经脉细小，纵横交错，遍布全身。

经络系统由经脉和络脉组成，是由经脉与络脉相互联系、彼此衔接而构成的体系。其中经脉包括十二经脉、奇经八脉、以及附属于十二经脉的十二经别、十二经筋、十二皮部；络脉包括十五络脉、孙络、浮络等。

经络内属于脏腑，外联系四肢、五官、百骸；而腧穴即位于经脉的外行路线上，是人体脏腑经络之气输注于体表的部位。《灵枢·海论》："夫十二经脉者，内属于府藏，外络于肢节。"明确指出脏腑—经络—腧穴之间的关系。

腧穴一般可分为十四经穴、经外奇穴和阿是穴三类。十四经穴是指归属于十二经脉和任、督脉的腧穴；经外奇穴是指未归入十四经穴范围，而有具体位置和名称的经验效穴；阿是穴是指既无具体名称，又无固定位置，仅以压痛点或其他反应点作为腧穴取穴点者。

二、常用美容和美体腧穴

（一）手太阴肺经经穴

肺经腧穴主治胸、肺、喉病及经脉循行部位的其他病证。

肺外合皮毛，可治疗各种皮肤病，如色素沉着、各种皮疹、脱屑等。肺开窍于鼻，鼻居面部正中，在人的容貌中占有相当重要的地位，常见的损容性疾病，如酒渣鼻就可以用肺经的腧穴来进行治疗。

肺与大肠相表里，大肠以通为用，如果肺气不通，糟粕毒物不能排出体外，就会影响到人体的正常代谢，也必然会反应到体表皮肤，出现损容表现。

1. 尺泽

【定位】肘横纹上，肱二头肌肌腱的桡侧缘（图 3－5）。

【主治】皮肤色素沉着，老年斑。

【针法】直刺 0.5～0.8 寸；或点刺出血。

2. 列缺

【定位】桡骨茎突上方，腕横纹上 1.5 寸（图 3－5）。

【主治】口眼歪斜，痤疮，酒渣鼻。

【针法】向肘部斜刺 0.3～0.5 寸。

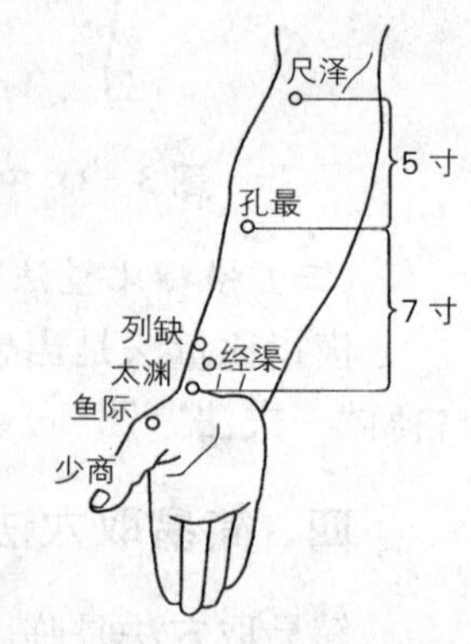

图 3－5 前臂、手部手太阴肺经穴位

3. 鱼际

【定位】第 1 掌骨中点，赤白肉际（图 3－5）。

【主治】酒渣鼻，痤疮。

【针法】直刺 0.5～0.8 寸。

4. 少商

【定位】拇指桡侧，指甲旁开 0.1 寸（图 3－5）。

【主治】酒渣鼻、痤疮。

【针法】浅刺 0.2～0.3 寸；或点刺出血。

（二）手阳明大肠经经穴

大肠经腧穴主治头面五官病、咽喉病、热病以及经脉循行部位的其他病证。

大肠与肺相表里，大肠主津，主传导糟粕，以通为用。比如，一个人长期便秘，他的皮肤一定比正常人衰老得早，这时应取大肠经以疏通糟粕之去路，保持正常的体液代谢，使皮肤得以濡养。另外，手阳明大肠经上走头面，头面部的各种疾病亦可取大肠经腧穴进行治疗。

1. 合谷

【定位】第1、第2掌骨之间,约当第2掌骨中点的桡侧(图3-6)。

【主治】面部皱纹,口眼歪斜,酒渣鼻,痤疮,眼睑下垂,斜视,面肌痉挛,面部色素沉着,手癣。

【针法】直刺0.5~0.8寸。

2. 阳溪

【定位】腕背横纹上,拇长伸肌腱和拇短伸肌腱之间的凹陷中(图3-6)。

【主治】手癣,冻疮,目赤肿痛。

【针法】直刺0.3~0.5寸。

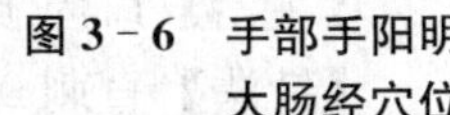
图3-6 手部手阳明大肠经穴位

3. 曲池

【定位】肘横纹上,尺泽与肱骨外上髁连线的中点(图3-7)。

【主治】面部色素沉着,痤疮,酒渣鼻,口眼歪斜,目赤肿痛,头癣,手足癣,神经性皮炎,脱发。

【针法】直刺0.8~1.2寸。

4. 迎香

【定位】鼻翼中点旁,当鼻唇沟中取穴(图3-8)。

【主治】面瘫,酒渣鼻,面肌痉挛,面肿。

【针法】直刺0.1~0.2寸;或斜刺0.3~0.5寸。

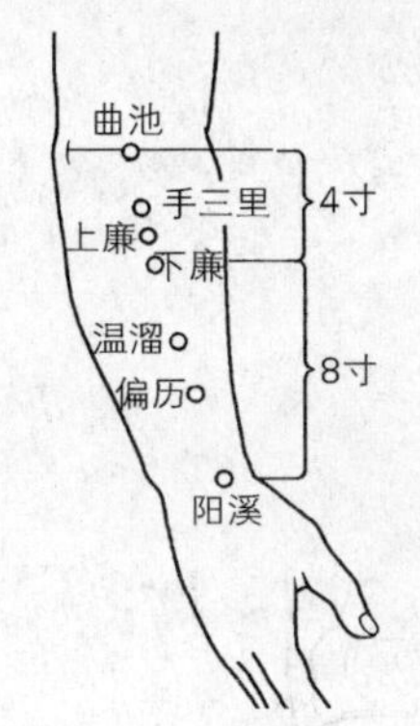

图3-7 前臂手阳明大肠经穴位

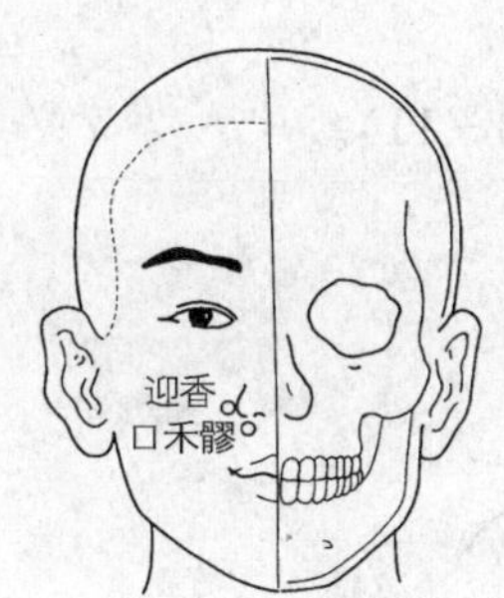

图3-8 头部手阳明大肠经穴位

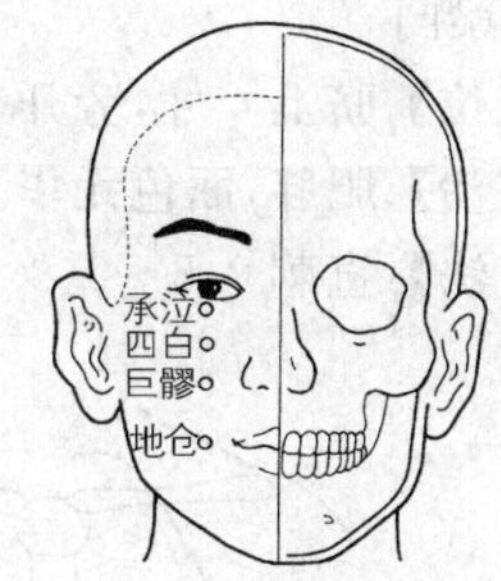

图3-9 头部前面足阳明胃经穴位

(三)足阳明胃经经穴

胃经腧穴主治胃肠病、头面、目、鼻、口齿病、神志病以及经脉循行部位的其他病证。

气血津液全赖后天之本脾胃,消化水谷而生成,气血津液充盈则皮肤毛发濡润光泽。调节本经经气可促进消化吸收,有减肥效果。足阳明胃经还可调整内分泌,治疗面部痤疮、口眼歪斜,改善面部皮肤颜色。同时还有隆胸丰乳,促进乳腺发育的作用。

1. 承泣

【定位】瞳孔直下,眼球与眶下缘之间(图3-9)。

【主治】眼睑浮肿,眼袋,斜视,眼睑瞤动,目赤肿痛,面瘫。

【针法】紧靠眶下缘缓慢直刺 0.3～0.7 寸，不提插，以防刺破血管引起血肿。

2. 四白

【定位】瞳孔直下，眶下孔中(图 3-9)。

【主治】目赤肿痛，眼睑瞤动，面瘫，面部色素沉着，目生白翳。

【针法】直刺 0.2～0.3 寸。

3. 地仓

【定位】瞳孔直下，平口角处(图 3-9)。

【主治】口周皱纹，面瘫，面肌痉挛，颊肿。

【针法】直刺 0.3～0.5 寸。

4. 颊车

【定位】咬肌隆起的最高点(图 3-10)。

【主治】面颊部皱纹，面瘫，咬肌痉挛，颊肿。

【针法】直刺 0.3～0.5 寸；或向地仓穴斜刺 0.7～1 寸。

5. 下关

【定位】颧弓下缘，下颌切迹之间的凹陷中(图 3-10)。

【主治】面颊部皱纹，面瘫。

【针法】直刺 0.3～0.5 寸。

6. 头维

【定位】头侧部，当额角发际上 0.5 寸(图 3-10)。

【主治】头痛，脱发。

【针法】平刺 0.5～1 寸。

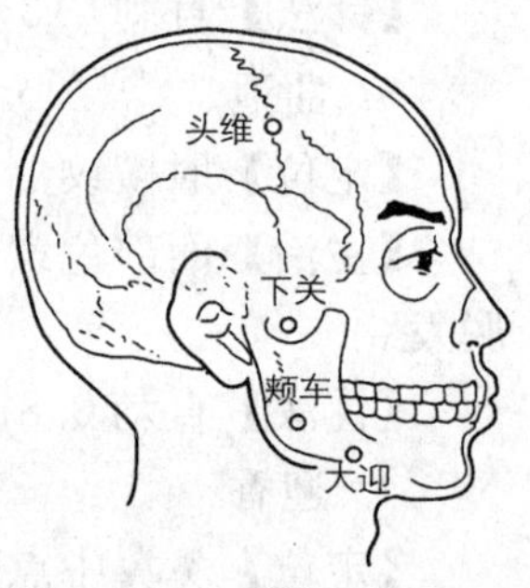

图 3-10 头部侧面足阳明胃经穴位

7. 梁门

【定位】脐上 4 寸，旁开 2 寸(图 3-11)。

【主治】肥胖，面色无华。

【针法】直刺 0.5～0.8 寸。

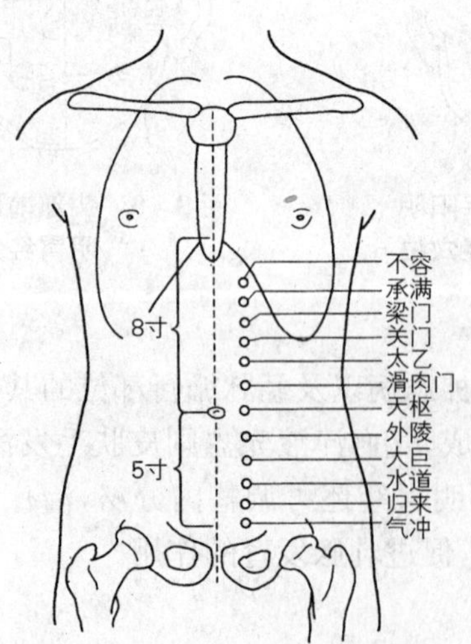

图 3-11 腹部足阳明胃经穴位

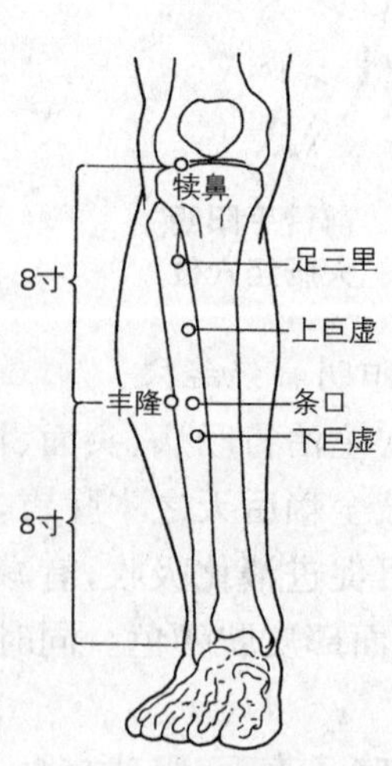

图 3-12 小腿足阳明胃经穴位

8. 天枢

【定位】正中线旁开 2 寸，平脐(图 3－11)。

【主治】腹部脂肪沉积。

【针法】直刺 0.8～1.2 寸。

9. 足三里

【定位】犊鼻下 3 寸，胫骨前嵴旁开一横指(图 3－12)。

【主治】消瘦，肥胖症，面部色素沉着，面肌痉挛，浮肿，早衰，皮肤过敏，脱发，面部皱纹。

【针法】直刺 0.8～1.2 寸。

10. 丰隆

【定位】犊鼻下 8 寸，胫骨前嵴旁开二横指(图 3－12)。

【主治】肥胖症，面部肿胀。

【针法】直刺 0.8～1.2 寸。

11. 内庭

【定位】足背，第二、三趾间的缝纹端(图 3－13)。

【主治】口眼歪斜，瘾疹。

【针法】直刺或斜刺 0.3～0.5 寸。

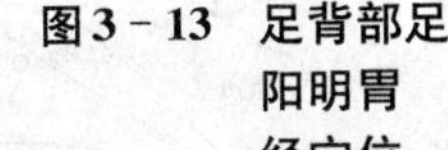

图 3－13 足背部足阳明胃经穴位

(四) 足太阴脾经经穴

脾经腧穴主治脾胃病、妇科病、前阴病以及经脉循行部位的其他病证。

一切营养物质都要依赖于脾的运化转输，人体肌肉的丰满与否和脾的关系密切。本经经穴既可用于肥胖者减肥，也可用于形体瘦削者肥健，还可以治疗面色无华或萎黄，皮肤粗糙，神疲乏力，毛发稀疏脱落等症。

1. 公孙

【定位】第 1 跖骨基底部前下方凹陷中的赤白肉际处(图 3－14)。

【主治】肥胖症，消瘦。

【针法】直刺 0.5～0.8 寸。

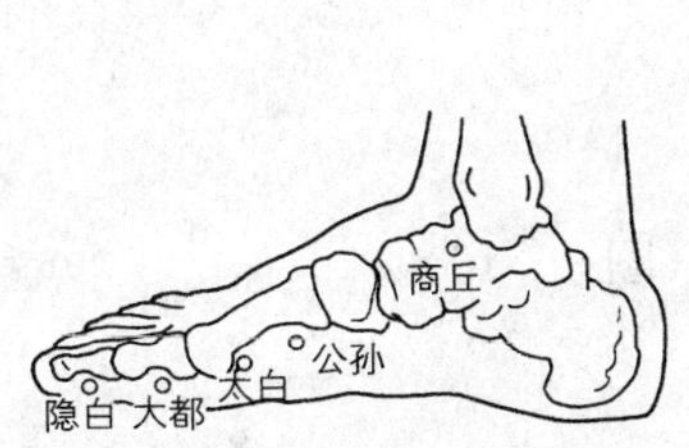

图 3－14 足部足太阴脾经穴位

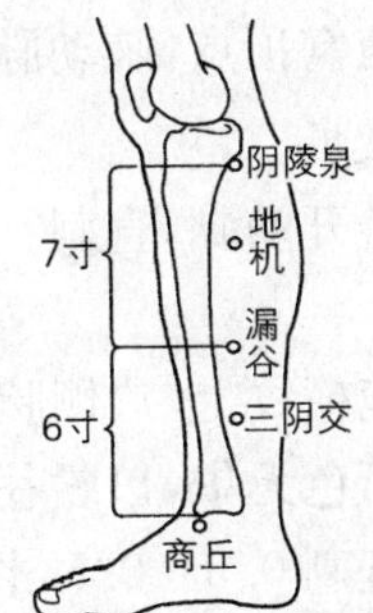

图 3－15 小腿足太阴脾经穴位

2. 三阴交

【定位】内踝尖上 3 寸，胫骨内侧面后缘(图 3－15)。

【主治】面部色素沉着，眼睑下垂，面肌痉挛，目赤肿痛，浮肿，脱发，荨麻疹，神经性皮炎，偏瘫。

【针法】直刺0.5～1寸。

3. 血海

【定位】髌底内侧端内上2寸(图3-16)。

【主治】面部色素沉着，痤疮，神经性皮炎，皮肤瘙痒症，脱发，多毛症。

【针法】直刺0.8～1.2寸。

4. 大横

【定位】脐旁4寸(图3-17)。

【主治】腹部脂肪沉积，肥胖症。

【针法】直刺0.8～1.2寸。

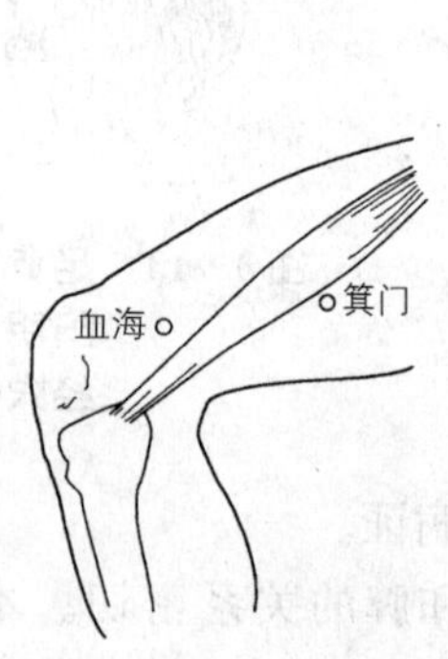

图3-16 大腿足太阴脾经穴位

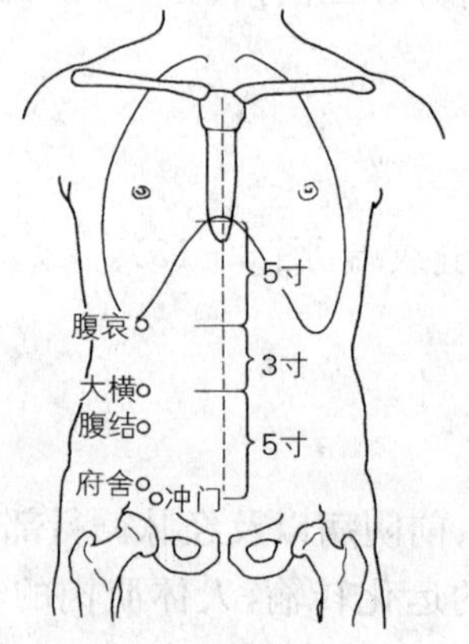

图3-17 腹部足太阴脾经穴位

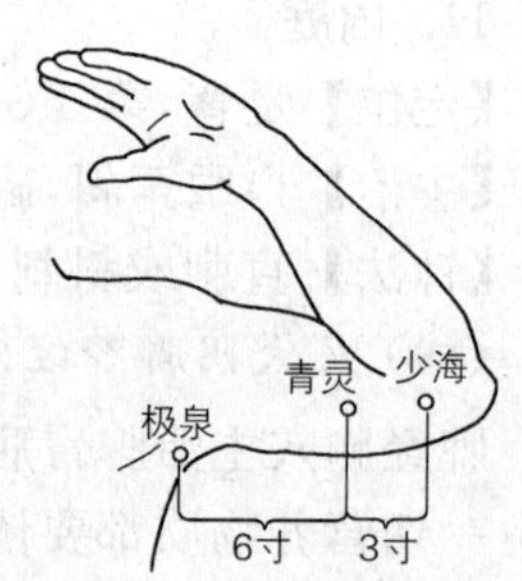

图3-18 臂部手少阴心经穴位

（五）手少阴心经经穴

心经腧穴主治心、胸、神志病以及经脉循行部位的其他病证。

心主血，主神明，心经系“目系”。神清目明，精神焕发，容貌则有光泽。调节心经可治疗神经衰弱、失眠、情绪不稳定，也可消除疲劳，治疗烦躁、面色无华、口唇苍白或黯紫等症。

1. 极泉

【定位】腋窝顶点，腋动脉搏动处(图3-18)。

【主治】腋臭。

【针法】避开动脉，直刺0.2～0.3寸。

2. 神门

【定位】腕横纹上，尺侧腕屈肌腱桡侧凹陷处(图3-19)。

【主治】面色无华，口唇苍白或黯紫。

【针法】直刺0.3～0.5寸。

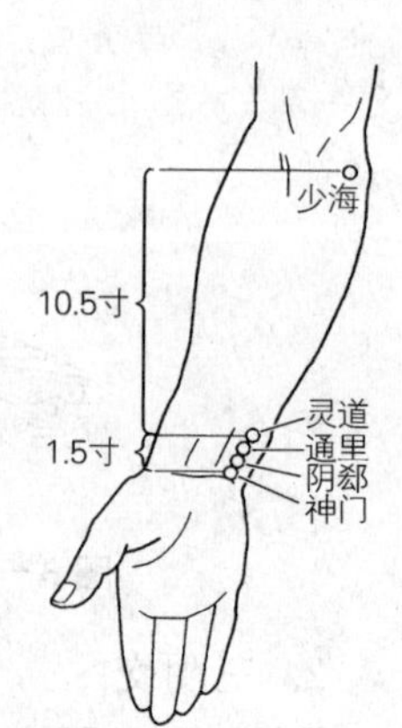

图3-19 前臂手少阴心经穴位

（六）手太阳小肠经经穴

小肠经穴主治头、项、耳、目、咽喉病、热病、神志病以及经脉循行部位的其他病证。

手太阳小肠经对于神志和精神方面有调节作用，对津液也有调整作用。同时小肠经又经过面部，在面部美容中占有很重要的地位。小肠对于营养物质的吸收起着关键作用，所以通过调节小肠功能来减肥瘦身有一定的疗效。

1. 后溪

【定位】第 5 掌指关节后缘凹陷中的赤白肉际处(图 3－20)。

【主治】面肌痉挛。

【针法】直刺 0.5～0.8 寸。

2. 支正

【定位】阳谷穴与小海穴的连线上，阳谷穴上 5 寸(图 3－21)。

【主治】疥疮、疣。

【针法】直刺 0.3～0.5 寸。

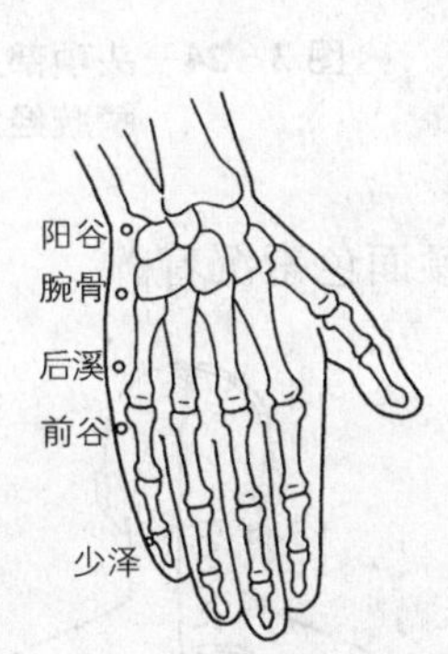

图 3－20　手部手太阳小肠经穴位

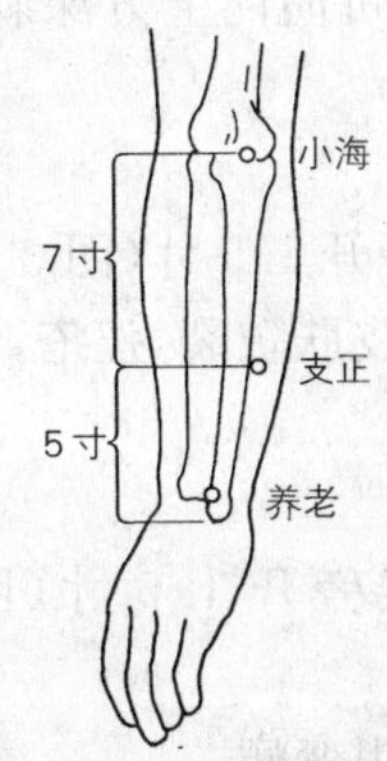

图 3－21　前臂手太阳小肠经穴位

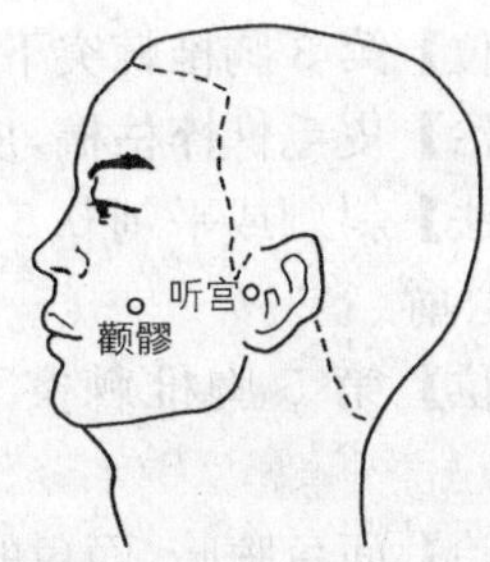

图 3－22　头部手太阳小肠经穴位

3. 颧髎

【定位】目外眦直下，颧骨下缘凹陷处(图 3－22)。

【主治】口眼歪斜，眼睑瞤动，颊肿，面部皱纹。

【针法】直刺 0.2～0.3 寸。

4. 听宫

【定位】耳屏中点前，下颌骨髁状突后方，张口凹陷中(图 3－22)。

【主治】面部色素沉着，面部皱纹。

【针法】直刺 0.5～1 寸。

(七) 足太阳膀胱经经穴

膀胱经穴主治头、项、耳、背、腰、下肢部病证、神志病，背部第 1 侧线的背俞穴以及第 2 侧线相平的腧穴，主治与其相关的脏腑病证和有关的组织器官病。同时膀胱经上有各脏腑的背俞穴，可调节全身各脏腑的功能，治疗各种损容性疾患，如减肥瘦身，促进消化，增进体质，调节内分泌，治疗月经不调、经前期综合征，及雀斑、黄褐斑、皮肤过敏等等。

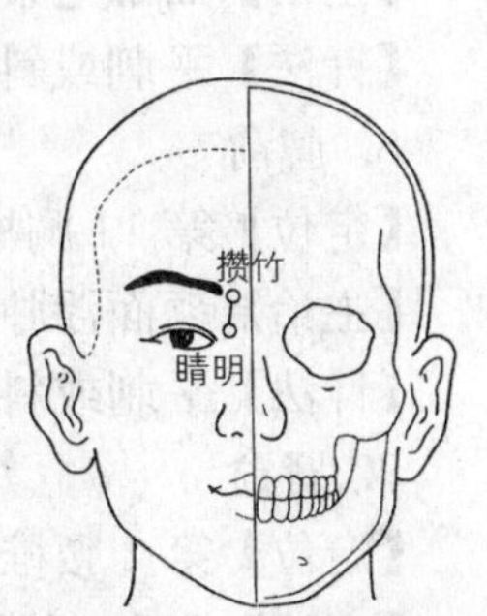

图 3－23　面部足太阳膀胱经穴位

1. 睛明

【定位】目内眦角稍上方凹陷处(图 3－23)。

【主治】眼睑瞤动，口眼歪斜，眼部皱纹。

【针法】针沿眼眶内侧边缘缓慢刺入 0.3～0.5 寸，不宜作大幅度的提插捻转。

2. 攒竹

【定位】在眉头凹陷中(图 3-23)。

【主治】口眼歪斜，眼睑下垂，眼部皱纹。

【针法】斜刺或平刺 0.3～0.5 寸。

3. 天柱

【定位】后发际正中直上 0.5 寸，哑门穴旁开 1.3 寸，当斜方肌外侧缘凹陷中(图 3-24)。

【主治】脱发、头痛。

【针法】直刺或斜刺 0.5～1 寸，不可向内上方深刺，以免伤及延髓。

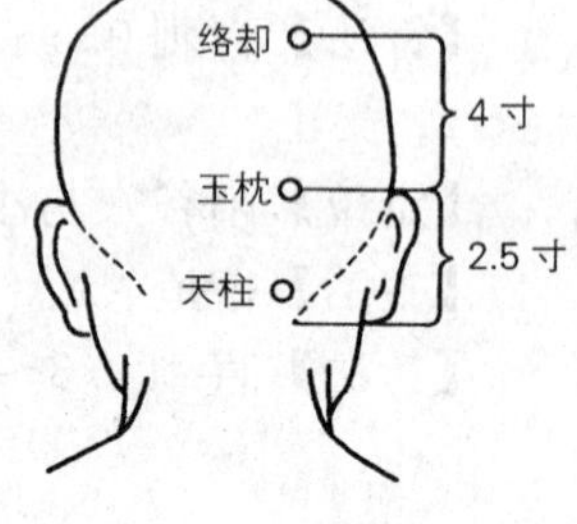

图 3-24 头项部足太阳膀胱经穴位

4. 肺俞

【定位】第 3 胸椎棘突下，正中线旁开 1.5 寸(图 3-25)。

【主治】皮毛憔悴枯槁，皮肤干燥，皮肤皲裂，痤疮，酒渣鼻，颜面色素沉着。

【针法】斜刺或平刺 0.5～0.8 寸。

5. 心俞

【定位】第 5 胸椎棘突下，正中线旁开 1.5 寸(图 3-25)。

【主治】面色晦暗，面色㿠白，面部黑变病。

【针法】平刺或斜刺 0.5～0.8 寸。

6. 膈俞

【定位】第 7 胸椎棘突下，正中线旁开 1.5 寸(图 3-25)。

【主治】皮肤粗糙，黄褐斑，毛发枯黄，面色无华，神经性皮炎，痤疮，酒渣鼻，皮肤瘙痒症。

【针法】平刺或斜刺 0.5～0.8 寸。

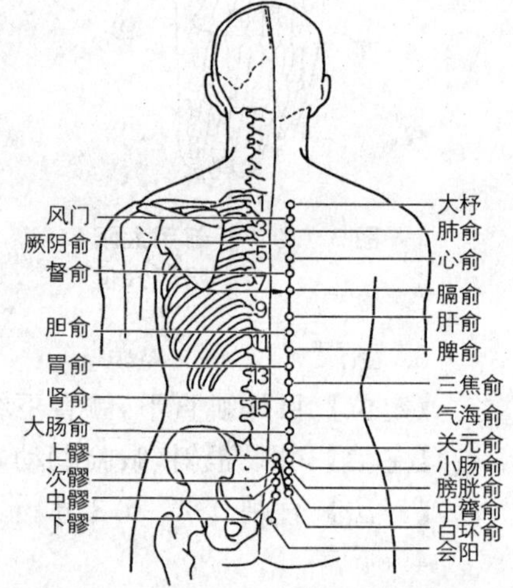

图 3-25 背部足太阳膀胱经穴位

7. 肝俞

【定位】第 9 胸椎棘突下，正中线旁开 1.5 寸(图 3-25)。

【主治】面部色素沉着，眼睑下垂，斜视，爪甲软，爪甲无华，脱发及多毛症。

【针法】平刺或斜刺 0.5～0.8 寸。

8. 脾俞

【定位】第 11 胸椎棘突下，正中线旁开 1.5 寸(图 3-25)。

【主治】颜面浮肿，面色无华，眼睑下垂，肥胖，肌肉松弛，脱发，面部皱纹。

【针法】平刺或斜刺 0.5～0.8 寸。

9. 肾俞

【定位】第 2 腰椎棘突下，正中线旁开 1.5 寸(图 3-25)。

【主治】脱发，少白头，头发稀少，浮肿，面部色素沉着。

【针法】平刺或斜刺 0.5～0.8 寸。

10. 昆仑

【定位】在外踝后方，当外踝尖与跟腱之间的凹陷中(图 3-26)。

【主治】头痛，眼睑下垂，胞轮振跳。

【针法】直刺 0.5～1 寸。

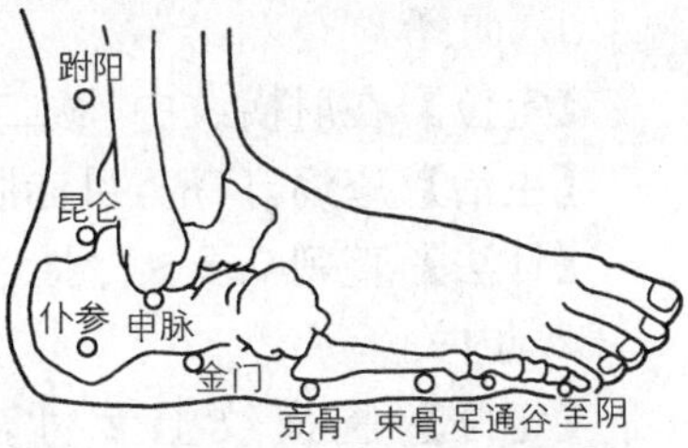

图 3-26 踝部足太阳膀胱经穴位

(八) 足少阴肾经经穴

肾经腧穴主治妇科病、前阴病、肾、肺、咽喉病以及经脉循行部位的其他病证。

肾是先天之本，与五脏六腑有着密切的关系。因此临床各种遗传性皮肤病、变态反应性病、生殖发育及衰老的病证多从肾论治。

肾主骨生髓，其华在发，开窍于耳。齿为骨之余，发为血之余，牙齿的生长与脱落，发的生长与脱落，润泽与枯槁，全赖于精和血的濡养，与肾中精气的盛衰密切相关。

1. 涌泉

【定位】在足底(去趾)前、中 1/3 折点处(图 3-27)。

【主治】口疮，足冻疮，足皲裂。

【针法】直刺 0.5～0.8 寸。

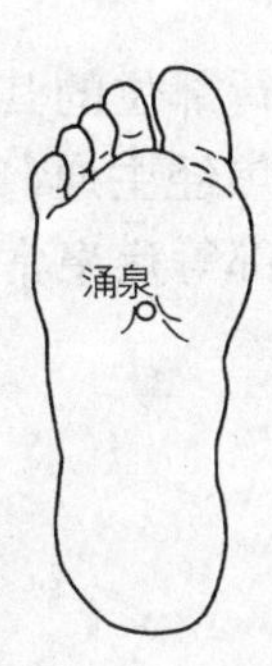

图 3-27 足底足少阴肾经穴位

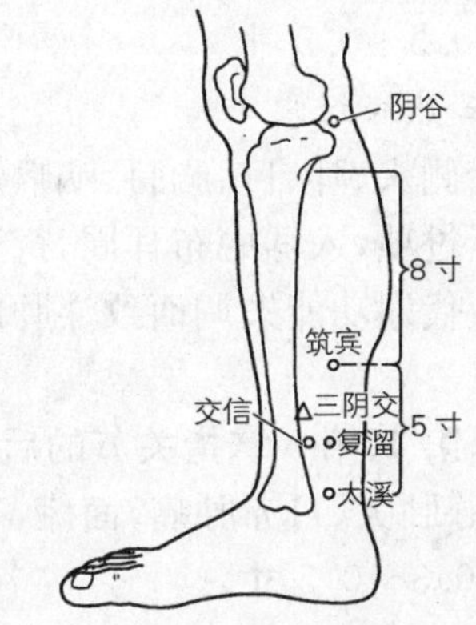

图 3-28 小腿足少阴肾经穴位

2. 太溪

【定位】内踝尖与跟腱之间的凹陷中(图 3-28)。

【主治】面黑，水肿，冻疮，面部皱纹。

【针法】直刺 0.5～0.8 寸。

3. 复溜

【定位】太溪直上 2 寸(图 3-28)。

【主治】手足多汗，四肢肿胀，腰脊强痛。

【针法】直刺 0.8～1 寸。

(九) 手厥阴心包经经穴

心包经腧穴主治心、脾、胃、神志病以及经脉循行部位的其他病证。

临床上，热邪扰心、温邪内陷及疹癣疮疡等疾病常可从心包经着手治疗。

1. 曲泽

【定位】在肘横纹中，肱二头肌肌腱的尺侧缘(图 3-29)。

【主治】疮疡，口疮，目赤肿痛，疥癣，风疹，疔疮，面紫黯。

【针法】直刺 0.8～1 寸。

2. 内关

【定位】腕横纹上 2 寸，掌长肌腱与桡侧腕屈肌腱之间(图 3-29)。

【主治】带状疱疹，面紫黯，冻疮。

【针法】直刺 0.5～1 寸。

3. 大陵

【定位】腕掌横纹上的中点，掌长肌腱与桡侧腕屈肌腱之间(图 3-29)。

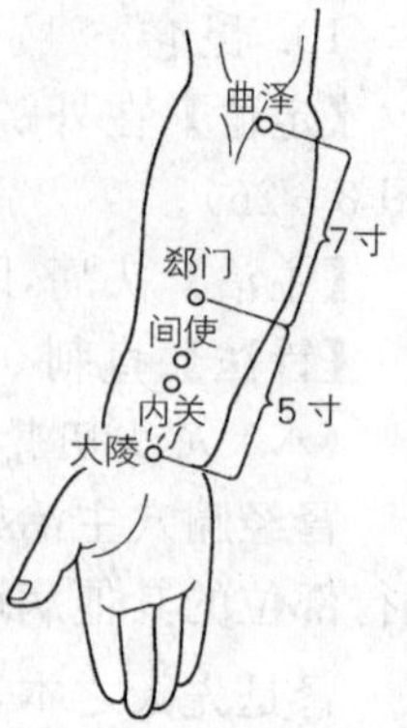

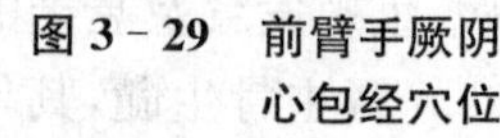

图 3-29 前臂手厥阴心包经穴位

【主治】疥癣，手皲裂，天疱疮。

【针法】直刺 0.5～1 寸。

4. 劳宫

【定位】掌心，第二、三掌骨后方凹陷中，握拳屈指时，中指指尖处是穴(图 3-30)。

【主治】口疮，冻疮，疥癣，手皲裂，天疱疮。

【针法】直刺 0.3～0.5 寸。

(十) 手少阳三焦经经穴

三焦经穴主治侧头、耳、目、胸胁、咽喉病、热病以及经脉循行部位的其他病证。

三焦经脉循行过项，入耳中布耳周，行至面颊，抵眼眶。三焦经主通行元气，为水液运行的通道。故因水液代谢功能失调而致浮肿以及颈项、头面和耳部等疾患常取此经施治。

1. 中渚

【定位】手背，第 4、第 5 掌指关节的后方凹陷处(图 3-31)。

【主治】甲状腺肿大，目赤肿痛，面瘫，手部冻疮。

【针法】直刺 0.3～0.5 寸。

2. 外关

【定位】腕背横纹上 2 寸，尺骨与桡骨之间(图 3-32)。

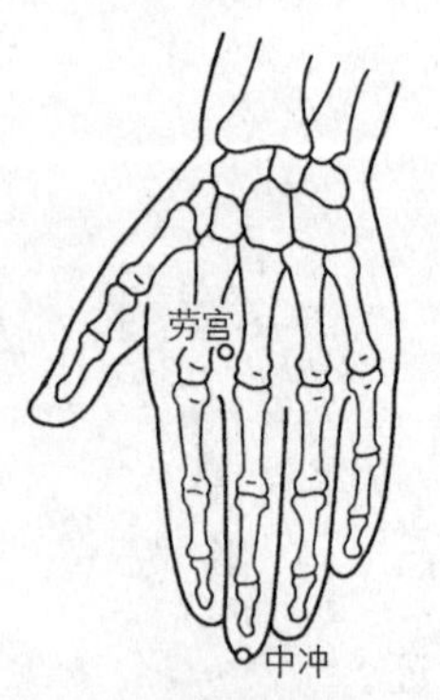

图 3-30 手部手厥阴心包经穴位

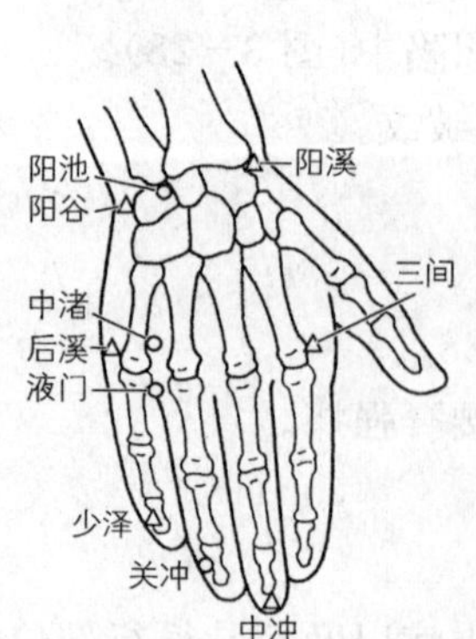

图 3-31 手部手少阳三焦经穴位

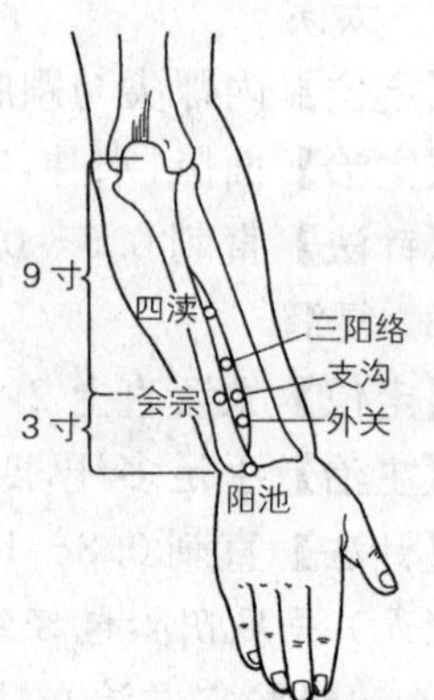

图 3-32 前臂手少阳三焦经穴位

【主治】面瘫，面肌痉挛，目赤肿痛，冻疮，手癣，神经性皮炎。

【针法】直刺 0.5～1 寸。

3. 支沟

【定位】腕背横纹上 3 寸，尺骨与桡骨之间（图 3－32）

【主治】面瘫，面肌痉挛，目赤肿痛。

【针法】直刺 0.5～1 寸。

4. 翳风

【定位】乳突的前下方，平耳垂后方的凹陷中（图 3－33）。

【主治】面瘫，面肌痉挛，面疮，面颊肿痛，痄腮，脱发，头面疥癣，风疹，神经性皮炎。

【针法】直刺 0.8～1.2 寸。

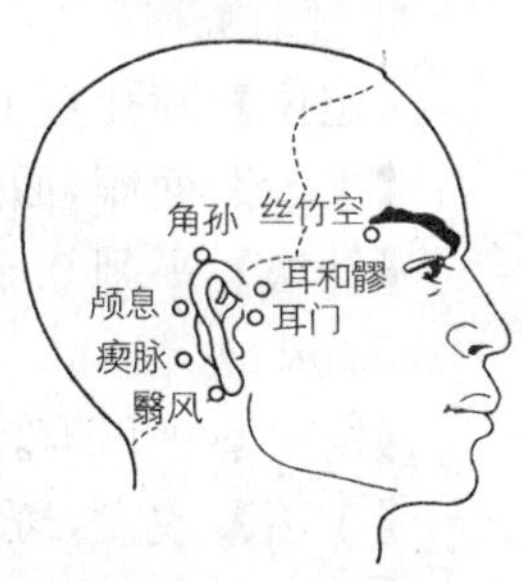

图 3－33　头部手少阳三焦经穴位

5. 角孙

【定位】折耳郭向前，耳尖直上入发际处（图 3－33）。

【主治】痄腮，脱发，耳部红肿。

【针法】平刺 0.3～0.5 寸。

6. 耳门

【定位】屏上切迹的前缘，下颌骨髁状突后缘，张口有凹陷处（图 3－33）。

【主治】面瘫，面部色素沉着，面部皱纹。

【针法】直刺 0.5～1 寸。

7. 丝竹空

【定位】眉梢处的凹陷中（图 3－33）。

【主治】面黑，水肿，脚气，冻疮，延缓衰老，面部皱纹。

【针法】直刺 0.5～0.8 寸。

（十一）足少阳胆经经穴

胆经腧穴主治侧头、目、耳、咽喉病、神志病、热病以及经脉循行部位的其他病证。

胆经经脉布胸胁，循头项两侧，过额至眼眶周围。故临床上主治肝胆湿热所致目赤肿痛、带状疱疹、遍身瘙痒、黄疸等症，以及眼角皱纹、脱发、耳聋、耳鸣诸疾多配合胆经施治。

1. 瞳子髎

【定位】目外眦旁，眶骨外缘凹陷处（图 3－34）。

【主治】目赤肿痛，斜视，眼角皱纹，口眼歪斜，面肌痉挛。

【针法】平刺 0.3～0.5 寸。

2. 听会

【定位】屏间切迹的前方，下颌骨髁状突的后缘，张口有凹陷处（图 3－34）。

【主治】面瘫，面部皱纹。

【针法】直刺 0.5～0.8 寸。

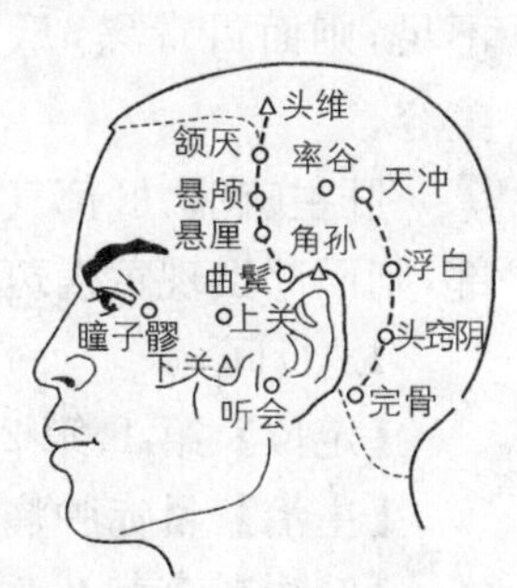

图 3－34　头部足少阳胆经穴位（1）

3. 率谷

【定位】角孙穴直上入发际 1.5 寸（图 3－34）。

【主治】脱发，斑秃，头癣。
【针法】平刺0.5～1寸。
4. 阳白
【定位】瞳孔直上，眉上1寸(图3-35)。
【主治】面瘫，面肌痉挛，眼睑下垂，面部皱纹，迎风流泪。
【针法】平刺0.5～0.8寸。
5. 风池
【定位】平风府，胸锁乳突肌与斜方肌之间的凹陷中(图3-35)。
【主治】脱发，斑秃，发际疮，面瘫，面肌痉挛，瘙痒症，风疹，疥癣，痤疮，神经性皮炎。
【针法】向鼻尖方向斜刺0.5～0.8寸。
6. 悬钟
【定位】外踝尖上3寸，腓骨前缘(图3-36)。
【主治】斜颈，雀斑。
【针法】直刺0.3～0.5寸。

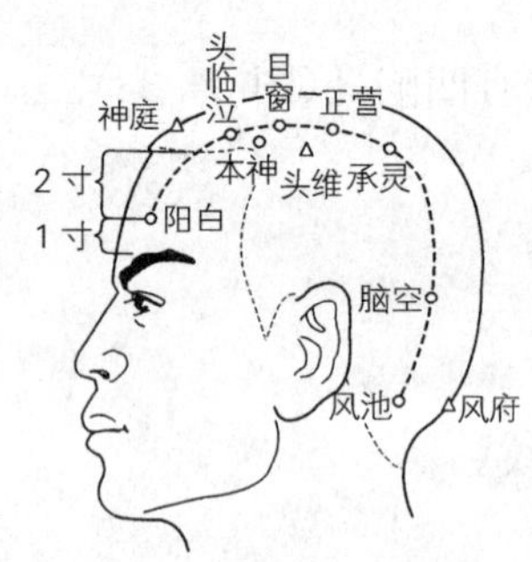

图3-35 头部足少阳胆经穴位(2)

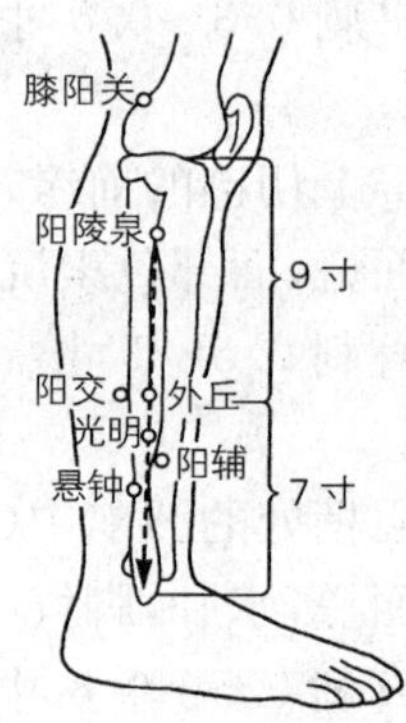

图3-36 小腿足少阳胆经穴位

(十二) 足厥阴肝经经穴

肝经腧穴主治肝病、妇科病、前阴病以及经脉循行部位的其他病证。

肝藏血，开窍于目。肝血充盈，则面部红润，双目有神，爪甲坚韧明亮，红润光泽；肝血不足，则面目青黑，爪甲软薄，枯而色夭，甚则变形脆裂，目混不清，目斜上视，从而影响美容。

肝主疏泄，肝郁气滞，气郁日久化热，致使颜面气血失和，血瘀于面部，则面部出现黄褐斑。

1. 行间
【定位】第1、第2趾之间的缝纹端(图3-37)。
【主治】目赤肿痛，口眼歪斜，半身不遂，面黑。
【针法】直刺0.5～0.8寸。
2. 太冲
【定位】第1、第2跖骨结合部前方的凹陷中(图3-37)。
【主治】各种眼疾，面部黄褐斑，面瘫，唇肿，慢性湿疹。

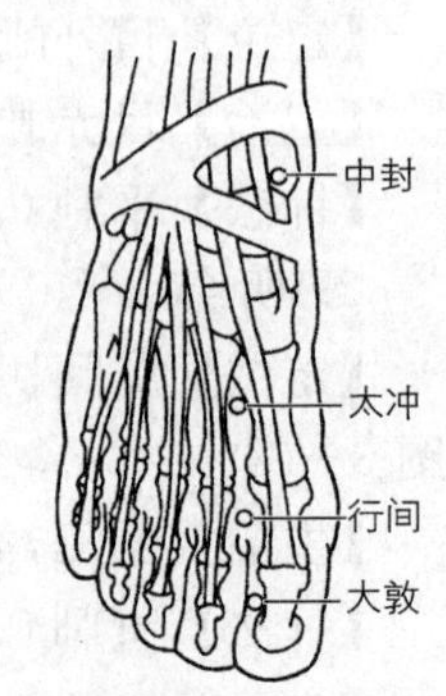

图3-37 足背足厥阴肝经穴位

【针法】直刺 0.5～0.8 寸。

3. 期门

【定位】乳头直下，第 6 肋间隙中(图 3-38)。

【主治】面部黄褐斑，消瘦，湿疹。

【针法】斜刺 0.5～0.8 寸。

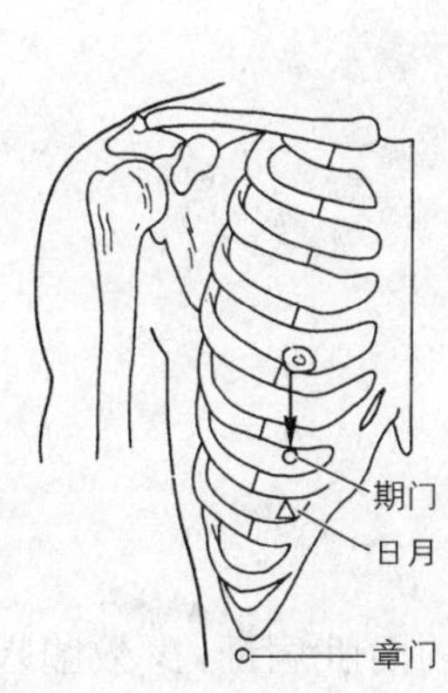

图 3-38　胸部足厥阴肝经穴位

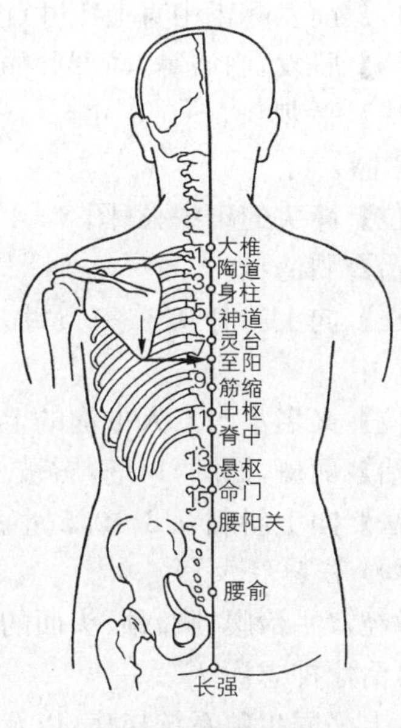

图 3-39　背部督脉穴位

(十三) 督脉经穴

督脉经穴主治神志病、热病、腰骶、背、头项局部病证以及相应的内脏病证。临床上热证、鼻部疾患及毛发病多以督脉经穴为主治疗。

1. 命门

【定位】第 2 腰椎棘突下凹陷中(图 3-39)。

【主治】面色无华，毛发枯槁，硬皮病，身肿，荨麻疹。

【针法】直刺 0.5～1 寸。

2. 大椎

【定位】第 7 颈椎棘突下凹陷中(图 3-39)。

【主治】痤疮，面部黄褐斑，荨麻疹，湿疹，银屑病，红斑狼疮，疔疮。

【针法】斜刺 0.5～1 寸。

3. 风府

【定位】后发际正中直上 1 寸，枕外粗隆下缘的凹陷中(图 3-40)。

【主治】脱发，风疹，瘙痒症。

【针法】向下颌方向缓慢刺入 0.5～0.8 寸，不可向上斜刺，以免误入枕骨大孔，损伤延髓。

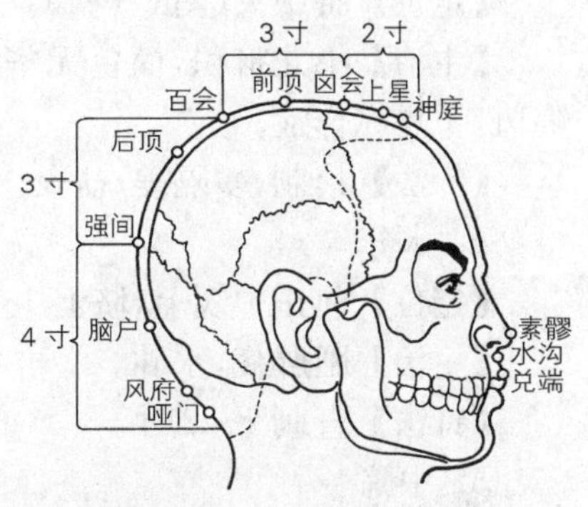

图 3-40　头部督脉穴位

4. 百会

【定位】前发际正中直上5寸，或两耳尖连线的中点处(图3-40)。

【主治】脱发，头发早白，斑秃，湿疹。

【针法】平刺0.5～0.8寸。

5. 上星

【定位】前发际正中直上1寸(图3-40)。

【主治】脱发，酒渣鼻，面部肿痛，头发早白。

【针法】平刺0.5～0.8寸。

6. 素髎

【定位】鼻尖的正中央(图3-40)。

【主治】酒渣鼻。

【针法】向上斜刺0.3～0.5寸。

7. 人中

【定位】又名水沟。人中沟的上、中1/3交界处(图3-40)。

【主治】面瘫，面肿，口疮，唇皱。

【针法】向上斜刺0.3～0.5寸。

(十四) 任脉经穴

任脉经穴主治腹、胸、颈、头面的局部病证以及相应的内脏病证，少数腧穴具有强身健体作用或可治疗神志病。

临床上泌尿生殖系统疾病，以及延缓衰老、减肥、丰乳隆胸等多取任脉经穴。

1. 关元

【定位】脐下3寸(图3-41)。

【主治】早衰，消瘦，面色无华，肥胖症。

【针法】直刺1～2寸。

2. 气海

【定位】脐下1.5寸(图3-41)。

【主治】肥胖症，面肿，脱发，衰老，面色无华或萎黄。

【针法】直刺1～2寸。

3. 神阙

【定位】脐中央(图3-41)。

【主治】小儿疳积，面色无华或萎黄，衰老，消瘦，面部黄褐斑，干燥综合症。

【针法】禁刺，多隔姜、盐灸。

4. 水分

【定位】前正中线上，脐上1寸(图3-41)。

【主治】肥胖症，水肿。

【针法】直刺1～2寸。

5. 中脘

【定位】脐上4寸(图3-41)。

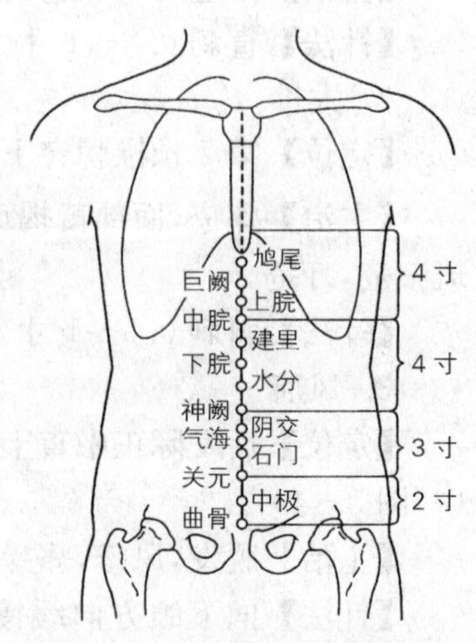

图3-41 腹部任脉穴位

【主治】肥胖症，消瘦，荨麻疹。

【针法】直刺1～1.5寸。

6. 膻中

【定位】前正中线上，平第4肋间隙(图3-42)。

【主治】黄褐斑，可用于健胸丰乳。

【针法】平刺0.5～0.8寸。

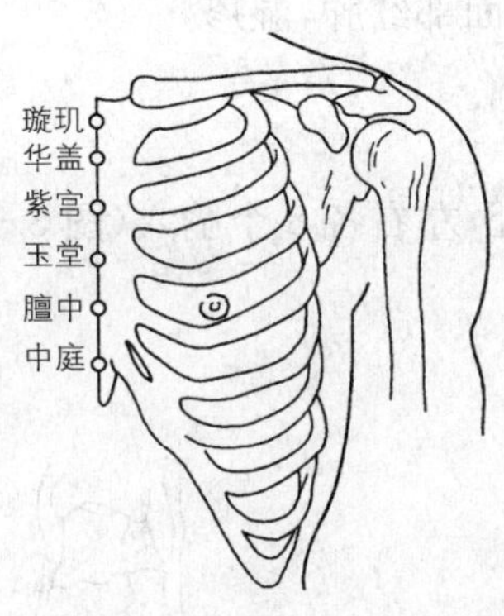

图3-42　胸部任脉穴位

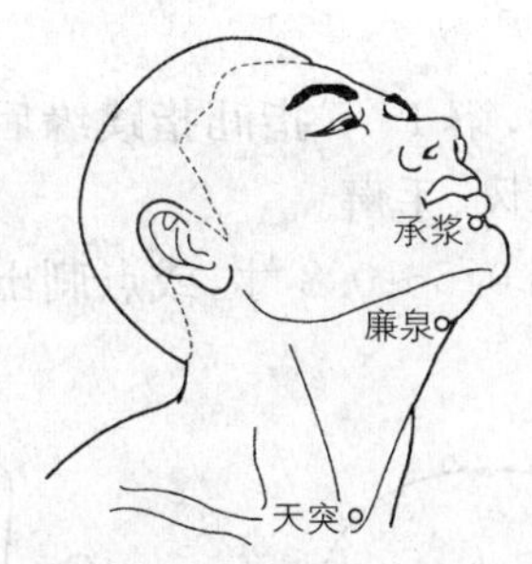

图3-43　头颈部任脉穴位

7. 承浆

【定位】颏唇沟正中的凹陷中(图3-43)。

【主治】面瘫，流涎，口疮，唇皲，面肿，龈肿。

【针法】斜刺0.3～0.5寸。

(十五)经外奇穴

1. 四神聪

【定位】百会穴前后左右各旁开1寸，共四穴(图3-44)。

【主治】脱发，斑秃，湿疹，神经性皮炎。

【针法】平刺0.5～0.8寸。

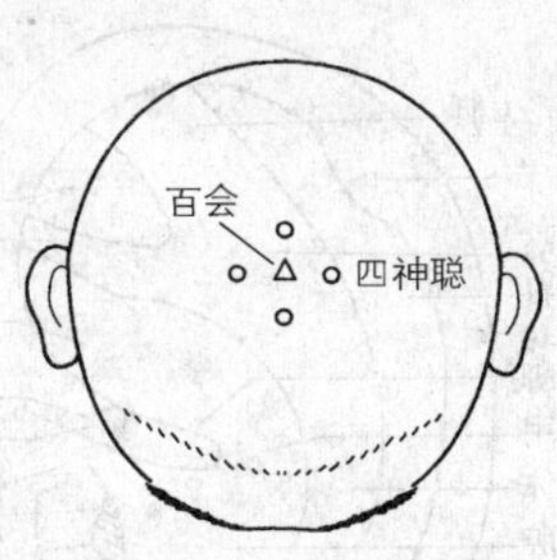

图3-44　头顶经外奇穴

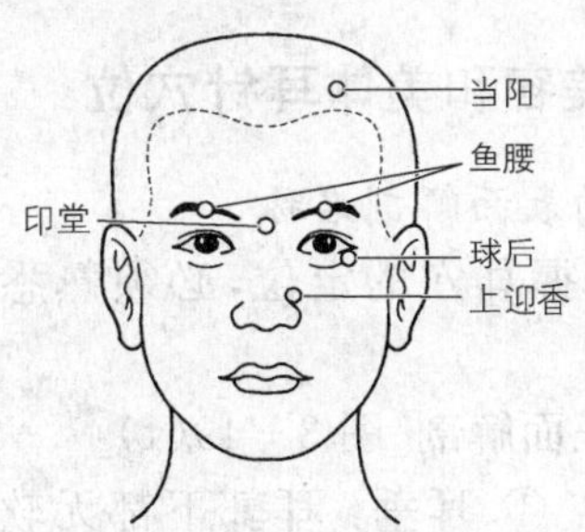

图3-45　面部前面经外奇穴

2. 印堂

【定位】两眉头之间(图3-45)。

【主治】酒渣鼻，痤疮，麦粒肿，额纹。

【针法】向下平刺0.3～0.5寸。

3. 鱼腰

【定位】瞳孔直上，眉毛中央(图 3－45)。

【主治】眼睑润动，上睑下垂，斜视，眉毛脱落，额纹，鱼尾纹，面瘫。

【针法】平刺 0.3～0.5 寸。

4. 太阳

【定位】眉梢与目外眦中点，向后约一横指的凹陷中处(图 3－46)。

【主治】面瘫，目赤肿痛，斜视，鱼尾纹，眼睑下垂，面部红肿，湿疹。

【针法】斜刺 0.3～0.5 寸，或点刺出血。

5. 八邪

【定位】手背，第 1～5 指间指蹼缘后方赤白肉际处，左右各 8 个腧穴(图 3－47)。

【主治】鹅掌风、手癣。

【针法】斜刺 0.5～0.8 寸，或点刺出血。

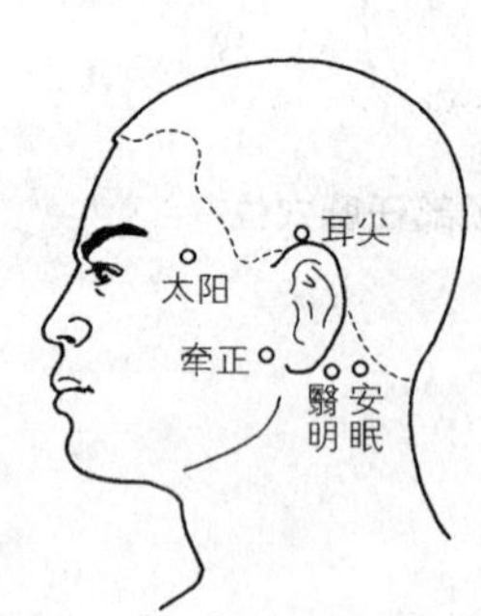

图 3－46　面部侧面经外奇穴

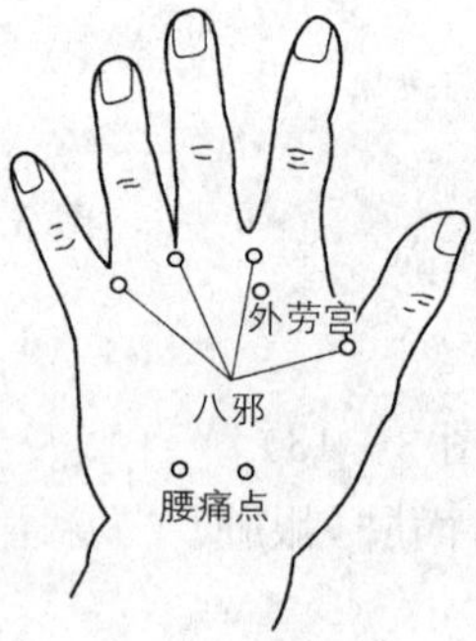

图 3－47　手背经外奇穴

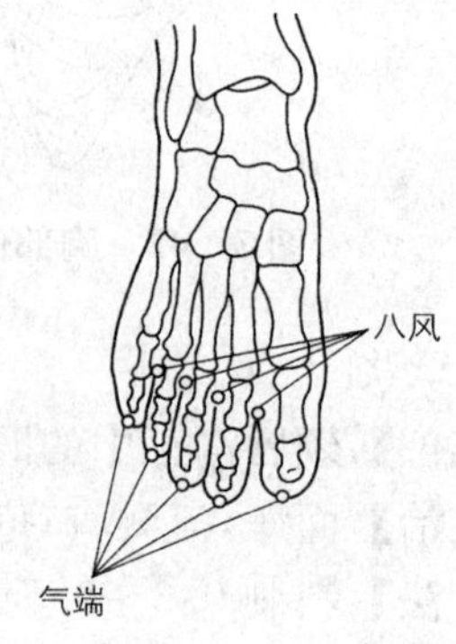

图 3－48　足背经外奇穴

6. 八风

【定位】足背，第 1～5 指间指蹼缘后方赤白肉际处，左右各 8 个腧穴(图 3－48)。

【主治】鹅掌风、足癣。

【针法】斜刺 0.5～0.8 寸，或点刺出血。

三、常用美容和美体耳针穴位

（一）耳郭的表面解剖名称

为了便于掌握耳穴的定位，必须熟悉耳郭的表面解剖名称。

1. 耳部的正面解剖[图 3－49(1)]

(1) 耳垂部：① 耳垂：耳郭下都无软骨的部分；② 耳垂前沟：耳垂与面部之间的凹沟。

(2) 耳轮部：① 耳轮：耳郭卷曲的游离部分；② 耳轮脚：耳轮伸入耳甲部分；③ 耳轮脚棘：位于耳轮脚和耳轮之间的软骨隆起；④ 耳轮脚切迹：位于耳轮棘前方的凹陷处；⑤ 耳轮结节：位于耳轮后上方的膨大部分；⑥ 耳轮尾：耳轮向下移行

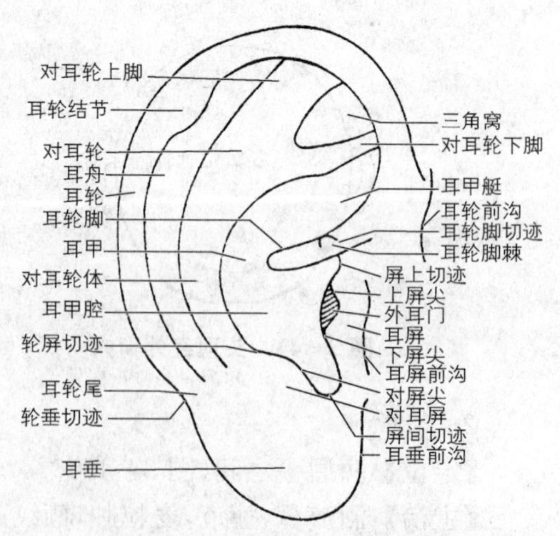

图 3－49(1)　耳郭正面解剖图

于耳垂的部分；⑦ 轮垂切迹：位于耳轮与耳垂后缘之间的凹陷处；⑧ 耳轮前沟：耳轮与面部之间的浅沟。

(3) 对耳轮部：① 对耳轮：与耳轮相对，呈“丫”字形的隆起部，由对耳轮体、对耳轮上脚与对耳轮下脚三部分组成；② 对耳轮体：对耳轮下部呈上下走向的主体部分；③ 对耳轮上脚：对耳轮向上分支的部分；④ 对耳轮下脚：对耳轮向前分支的部分；⑤ 轮屏切迹：对耳轮与对耳屏之间的凹陷处。

(4) 三角窝部、三角窝：对耳轮上、下脚与相应耳轮之间的三角形凹陷。

(5) 耳甲部：① 耳甲：部分耳轮和对耳轮、对耳屏、耳屏及外耳门之间的凹陷，由耳甲艇、耳甲腔两部分组成；② 耳甲艇：耳轮脚以上的耳甲部；③ 耳甲腔：耳轮脚以下的耳甲部；④ 外耳门：耳甲腔前方的孔窍。

(6) 耳屏部：① 耳屏：在外耳门前方呈瓣状的软骨隆起；② 屏上切迹：耳屏与耳轮之间的凹陷处；③ 上屏尖：耳屏游离缘上面的隆起部；④ 下屏尖：耳屏游离缘下面的隆起部；⑤ 耳屏前沟：耳屏与面部之间的浅沟。

(7) 对耳屏部：① 对耳屏：位于耳垂上方，与耳屏相对的瓣状软骨隆起；② 对屏尖：对耳屏游离缘的隆起部；③ 屏间切迹：耳屏和对耳屏之间的凹陷处。

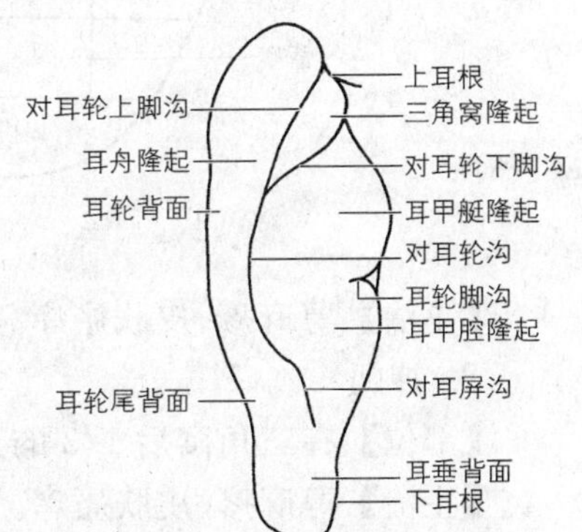

图 3-49(2) 耳郭背面解剖图

2. 耳郭的背面解剖[图 3-49(2)]

(1) 耳轮背面：耳轮背部的平坦部分。

(2) 耳轮尾背面：耳轮尾背部的平坦部分。

(3) 耳垂背面：耳垂背部的平坦部分。

(4) 耳舟隆起：耳舟在耳背呈现的隆起。

(5) 三角窝隆起：三角窝在耳背呈现的。

(6) 耳甲艇隆起：耳甲艇在耳背呈现的。

(7) 耳甲腔隆起：耳甲腔在耳背呈现的。

(8) 对耳轮上脚沟：对耳轮上脚在耳背。

(9) 对耳轮下脚沟：对耳轮下脚在耳背呈现的隆起。

(10) 对耳轮沟：对耳轮体在耳背呈现的凹沟。

(11) 耳轮脚沟：耳轮脚在耳背呈现的凹沟。

(二) 耳穴的分布规律

耳穴是分布在耳郭上的一些特定区域。耳穴在耳郭的分布犹如子宫内的胎儿，呈倒置状。按《耳穴名称与部位的国家标准方案》，共计 91 个耳穴，其分布具有规律性：与头面相应的耳穴在耳垂和对耳屏；与上肢相应的耳穴在耳舟；与躯干和下肢相应的耳穴在对耳轮体部和对耳轮上、下脚；与内脏相应的耳穴集中在耳甲，其中与腹腔脏器相应的耳穴多在耳甲艇，与胸腔脏器相应的耳穴多在耳甲腔，与消化道相应的耳穴多在耳轮脚周围(图 3-50)。

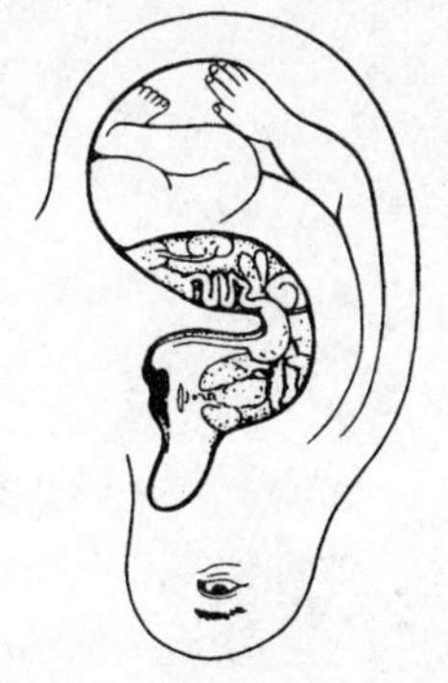
图 3-50 耳穴分布规律示意图

(三) 常用美容耳穴的定位和主治(图 3-51)

1. 耳中

【部位】在耳轮脚处，即耳轮 1 区。

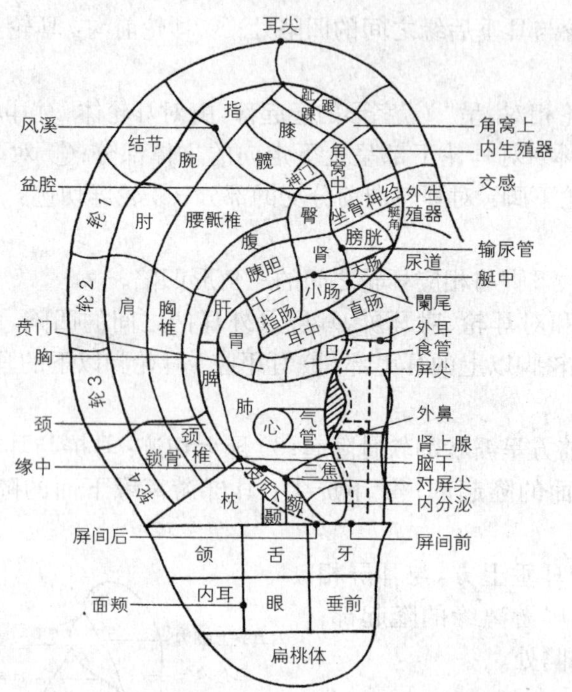

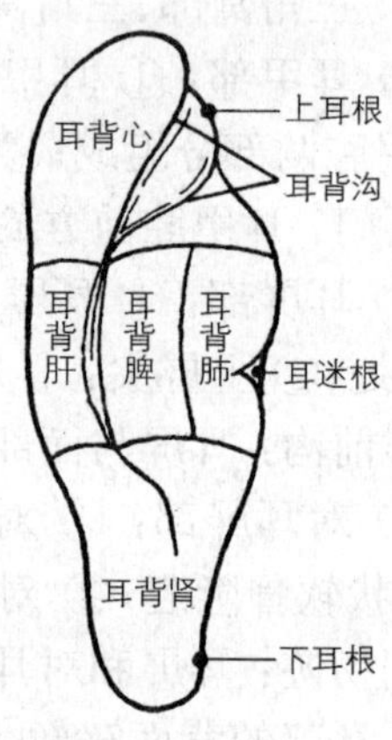

图 3-51 常用耳穴图解

【主治】荨麻疹、皮肤瘙痒。

2. 神门

【部位】在三角窝后 1/3 的下部，即三角窝 5 区。

【主治】荨麻疹、皮肤瘙痒。

3. 额

【部位】在对耳屏外侧面的前部，即对耳屏 1 区。

【主治】额部色素沉着、痤疮。

4. 对屏尖

【部位】在对耳屏游离缘尖端，即对耳屏 1 区、2 区、4 区交点处。

【主治】皮肤瘙痒。

5. 皮质下

【部位】在对耳屏内侧面，即对耳屏 4 区。

【主治】近视。

6. 口

【部位】在耳轮脚下方前 1/3 处，即耳甲 1 区。

【主治】面瘫，口腔炎。

7. 胃

【部位】在耳轮脚消失处，即耳甲 4 区。

【主治】肥胖，消瘦，面色无华。

8. 小肠

【部位】在耳轮脚及部分耳轮与 AB 线之间的后 1/3 处，即耳甲 6 区。

【主治】肥胖，消瘦。

9. 大肠

【部位】在耳轮脚及部分耳轮与AB线之间的前1/3处，即耳甲7区。

【主治】痤疮。

10. 肾

【部位】在对耳轮下脚下方后部，即耳甲10区。

【主治】脱发，少白头，头发稀少，浮肿，面部色素沉着。

11. 肝

【部位】在耳甲艇的后下部，即耳甲12区。

【主治】面部色素沉着，近视，斜视，爪甲软，爪甲无华。

12. 脾

【部位】在BD线下方，耳甲腔的后上部，即耳甲13区。

【主治】颜面浮肿，面色无华，眼睑下垂，肥胖，皱纹，肌肉松弛。

13. 肺

【部位】在心、气管区周围处，即耳甲14区。

【主治】皮肤干燥，声音嘶哑，痤疮，酒渣鼻，颜面色素沉着，皮肤瘙痒，荨麻疹，扁平疣。

14. 心

【部位】在耳甲腔正中凹陷处，即耳甲7区。

【主治】面色晦暗，面色㿠白，面部黑变病，口舌生疮。

15. 三焦

【部位】在外耳门后下，肺与内分泌之间，即耳甲17区。

【主治】水肿。

16. 内分泌

【部位】在屏间切迹内，耳甲腔的前下部，即耳甲18区。

【主治】痤疮。

17. 面颊

【部位】在耳垂正面眼区与内耳区之间，即耳垂5,6区交界处。

【主治】周围性面瘫，痤疮，扁平疣。

18. 耳背心

【部位】在耳背上部，即耳背1区。

【主治】面部晦暗，面部黑变病。

19. 耳背肺

【部位】在耳背中内部，即耳背2区。

【主治】皮肤瘙痒。

20. 耳背脾

【部位】在耳背中央部，即耳背3区。

【主治】消瘦，肥胖，水肿。

21. 耳背肝

【部位】在耳背中外部，即耳背4区。

【主治】面部色素沉着，近视。

22. 耳背肾

【部位】在耳背下部，即耳背5区。

【主治】脱发，少白头，面部色素沉着。

23. 耳背沟

【部位】在对耳轮沟和对耳轮上、下脚沟处。

【主治】皮肤瘙痒。

四、耳针美容的选穴

耳针美容的选穴，可以根据病变的部位，结合中医基础理论，现代医学知识和临床经验等进行。如面部的黄褐斑，按部位可选面颊，因肝主疏泄，气血郁滞可选肝，黄褐斑与内分泌失调有关，故选内分泌。面颊、肝、内分泌三穴组成面部黄褐斑的耳穴处方。

美容耳穴的选取必须精练，一般每次以2～4穴为宜。一侧病取同侧穴，两侧病或内脏病取双侧穴；也可左病取右，右病取左；或两侧交替使用。7～10次为1个疗程，疗程间歇2～3天。

五、耳针美容的操作方法及注意事项

（一）耳针美容的操作方法

1. 耳穴探察

在应用耳针治病时，除可按照耳穴分布图在耳郭上寻找穴位外，还应结合探查法来确定耳穴刺激点的位置，以提高疗效，常用的探查法有。

（1）肉眼观察法：直接通过肉眼或借助放大镜在自然光线下，对耳郭由上而下，由内而外，分区观察，仔细查找与疾病有关的变色、变形、丘疹、充血、脱屑等阳性反应。

变色：耳穴部位的颜色不同于周围耳郭皮肤的颜色，常见的变色有点状、片状或环状红晕、暗红、暗灰、苍白、褐色、中央白色边缘红晕等，这一阳性反应在各种疾病中约占45%左右。

变形：常见的变形有点状凹陷、条索状或结节状隆起等。这一阳性反应在各种疾病中约占20%左右。

丘疹：指耳穴部位点状隆起高于周围皮肤，有水泡样，红色、白色丘疹。这一阳性反应在各类疾病中约占15%左右。

充血：耳穴部位的血管过于充盈或扩张，这一阳性反应在各类疾病中约占10%左右。

脱屑：呈白色片状糠秕样皮屑，不易擦去，这一阳性反应在各种疾病中约占10%左右。

（2）压痛点探查法：用弹簧探棒等在与疾病有关的部位由周围向中心，以均匀的压力仔细探查，或自上而下，自外而内对整个耳郭进行普查。在探压时取得患者密切配合的情况下，探找出压痛最敏感的部位作为耳穴刺激点。

（3）电测定法：采用一定的仪器，测定耳穴电阻以及电位的变化，以电阻值降低，导电量增加，形成良导点作为耳穴刺激点。

2. 针刺

（1）消毒：耳穴皮肤消毒应先以2.5%的碘酒消毒，再用75%的酒精脱碘。

(2) 进针：医者左手拇、食二指固定耳郭，中指托着针刺部的耳背，右手拇、食二指持针，用快速插入的速刺法或慢慢捻入的慢刺法进针皆可，一般刺入 2～3 分即可达软骨，其深度以毫针能稳定而不摇晃为准，但不可刺透耳郭背面皮肤。

(3) 手法：针刺手法以小幅度捻转为主，刺激强度应根据患者的病情、体质、耐痛度而灵活掌握。若局部感应强烈可不行针。

(4) 留针：留针时间一般是 20～30 min，慢性病、疼痛性疾病可适当延长，小儿、老人不宜多留。

(5) 出针：左手托住耳背，右手起针，并用消毒干棉球压迫针孔以防出血，必要时再用 2.5%碘酒棉球涂擦 1 次。

3. 埋针

先以 2.5%的碘酒消毒，再用 75%的酒精脱碘后，左手固定耳郭，绷紧埋针处皮肤，右手用镊子夹住已消毒的揿针针柄，轻轻刺入所选耳穴的皮内，一般刺入针体的 2/3，再用胶布固定。通常仅埋患侧单耳，必要时可埋双耳。每天自行按压 3 次，留针 3～5 天。

4. 压籽

使用前，将王不留行籽用沸水烫洗后晒干，贮瓶中备用。压籽时，将王不留行籽贴附在小方块胶布中央，然后贴敷于耳穴上，每天患者可自行按压数次，留针 3～5 天。

5. 刺血

先按摩耳郭使其充血，严格消毒后，用三棱针点刺法快速刺入，旋即退出，并轻轻挤压针孔周围，使之少许出血。最后用消毒干棉球按压针孔。隔天一次，急性病可 1 天 2 次。

(二) 耳针美容的注意事项

1. 严格消毒，防止感染　因耳郭暴露在外，表面凹凸不平，结构特殊，针刺前必须严格消毒。针刺后针孔发红、肿胀应及时涂 2.5%碘酒，或涂擦消炎抗菌类软膏，严重者加服抗生素，防止化脓性软骨膜炎的发生。

2. 耳郭上有湿疹溃疡、冻疮破溃等，不宜用耳针治疗。

3. 有习惯性流产的孕妇禁用耳针治疗；妇女怀孕期间也应慎用，尤其不宜用子宫、盆腔、内分泌、肾等耳穴。

4. 对年老体弱、有严重器质性疾病、高血压病者，治疗前应适当休息，治疗时手法要轻柔，刺激量不宜过大，以防意外。

5. 耳针治疗时亦应注意防止发生晕针，万一发生应及时处理。

第三节　毫针、针刺方法和针刺异常情况

一、毫针

(一) 毫针的构成

毫针由针尖、针身、针根、针柄、针尾五部分组成。针尖又称针芒，是针身的尖端锋锐部分；针身又称针体，是针尖至针柄间的主体部分；针根是针身与针柄连接的部分；针柄是针根

至针尾的部分；针尾是针柄的末端部分(图 3-52)。

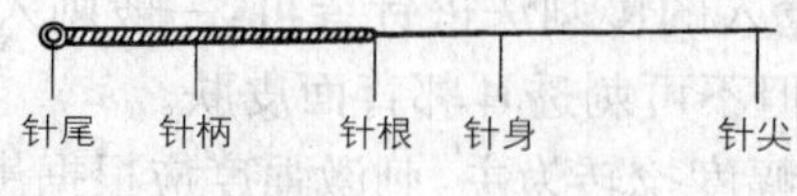

图 3-52 毫针的构造

(二) 毫针的规格

毫针的规格，是以针身的直径和长度区分(表 3-2、3)

表 3-2 毫针的长度规格表

规格(寸)	0.3	1	1.5	2	2.5	3	4	4.5	5	6
长度(mm)	15	25	40	50	65	75	100	115	125	150

表 3-3 毫针的粗细规格表

号　数	26	27	28	29	30	31	32	33	34	35
直径(mm)	0.45	0.42	0.38	0.34	0.32	0.30	0.28	0.26	0.24	0.22

一般以粗细为 28～32 号(0.38～0.28 mm)、长度为 1～3 寸(25～75 mm)的毫针最为常用。

(三) 毫针的选择

毫针在使用前，尤其是消毒前必须认真检查。如发现损坏和不符合要求的针具，必须剔除。在选择毫针时应注意以下几点：

1. 针尖：针尖应端正不偏，尖中带圆，形如“松针”，切不可有钩曲或过钝。水针针头不可阻塞。

2. 针身：针身光滑挺直，圆正匀称，坚韧而富有弹性，如出现针身粗糙、斑剥锈蚀，或有折痕，应给予剔除。

3. 针根：针根处不可有剥蚀伤痕，所以针根处一定要仔细加以检查。

4. 针柄：针柄缠丝要牢固不松脱，与针身的连接应紧密，如发现有松动，立即弃之不用。

二、毫针针刺方法

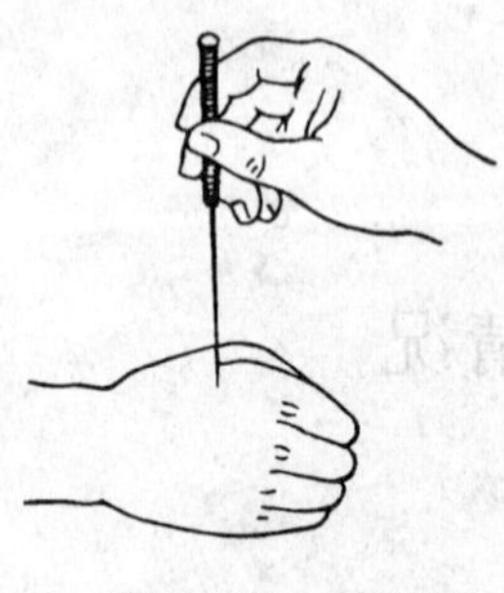

图 3-53 持针法

(一) 持针法

临床一般以右手持针操作，主要是拇、食、中指夹持针柄，状如持笔(图 3-53)。

(二) 进针法

针刺前，针具、患者穴位皮肤和医者手指先消毒。临床常用的进针方法有以下几种：

1. 指切进针法：又称爪切进针法。用左手拇指或食指的指甲切按在穴位皮肤上，右手持针、针尖紧靠左手指甲缘速刺入腧穴(图 3-54)。此法适宜于短针的进针。

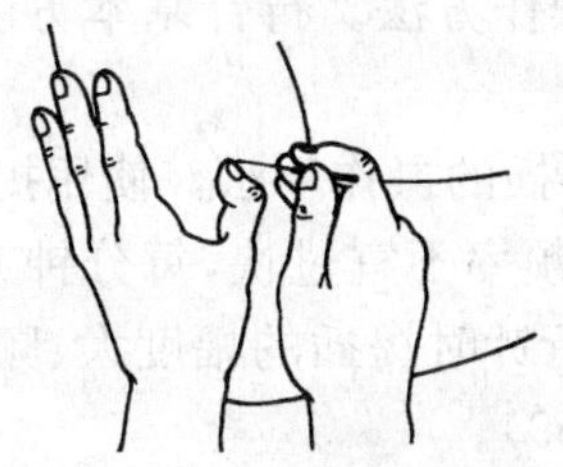
图 3-54 指切进针法

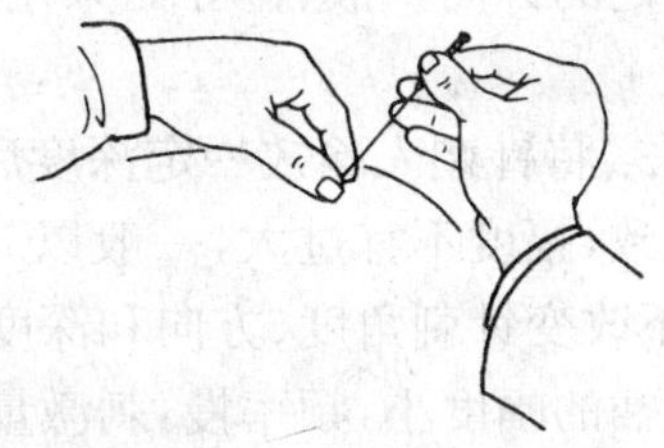
图 3-55 夹持进针法

2. 夹持进针法：用左手拇、食二指持捏消毒干棉球，夹住针身下端，露出针尖，右手拇、食指扶持针柄，将针尖对准穴位，当贴近皮肤时，双手配合动作，协同用力将针迅速刺入皮肤，直至所要求的深度（图 3-55）。此法适宜于长针的进针。

3. 舒张进针法：用左手拇、食二指或食指、中指将所刺腧穴部位的皮肤向两侧撑开，使皮肤绷紧固定，右手持针从左手二指间将针刺入穴位（图 3-56）。此法适宜于皮肤松弛部位的腧穴。

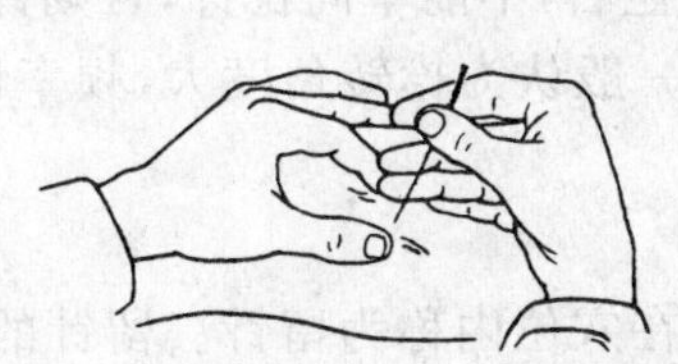
图 3-56 舒张进针法

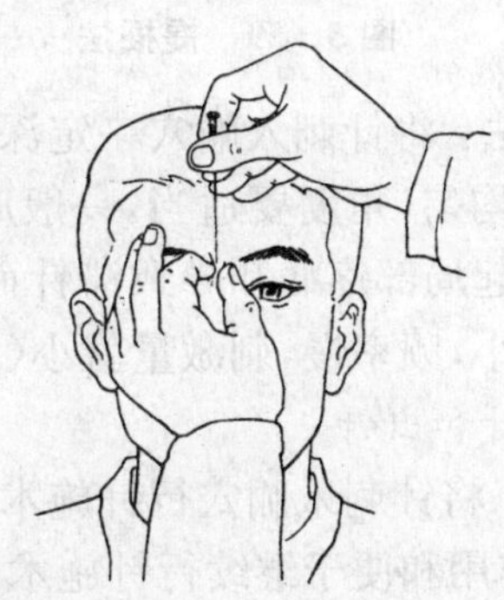
图 3-57 提捏进针法

4. 提捏进针法：用左手拇、食二指将腧穴部位的皮肤捏起，右手持针从捏起的皮肤上端将针刺入（图 3-57）。此法适宜于皮薄肉浅部位的腧穴。

以上均属双手进针法。

5. 单手进针法：用刺手的拇、食指持针，中指指端紧靠穴位，中指指腹抵住针身下段；当拇、食指向下用力按压时，中指随势屈曲，将针刺入，直刺至所要求的深度。

6. 管针进针法：用金属、塑料或有机玻璃等制成长短不一的细管，辅助进针的方法。选用长短合适的平柄针或管柄针置于针管内，针尾露于套管的上口，针管下口置于穴位上，用手指拍打或弹压针尾将针尖刺入腧穴皮下，然后将套管抽出。也可用安装有弹簧的特制进针器进针（图 3-58）。

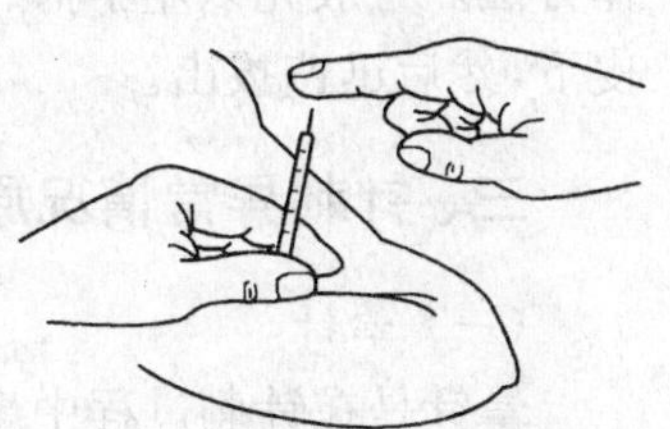
图 3-58 管针进针法

上述进针方法，在临床上应根据腧穴所在部位的解剖特点，针刺的深浅和手法的要求灵活选用，以便于进针和减少患者的疼痛。

（三）行针基本手法

行针又称运针，是指针插入腧穴后，为了使患者产生针刺感应，或调整针感的强弱，以及调节针感向特定的方向扩散、传导而采用的各种针刺操作方法。行针基本方法有提插法和捻转法两种。

1. 提插法：将针刺入腧穴一定深度后，施以上提下插的操作手法。使用提插法时，指力一定要均匀一致，幅度不宜过大，一般以3～5分为宜；频率不宜过快，每分钟60次左右，保持针身垂直，不改变针刺角度、方向和深度。一般认为行针时提插的幅度大、频率快，刺激量就大；反之，提插的幅度小，频率慢，刺激量就小(图3-59)。

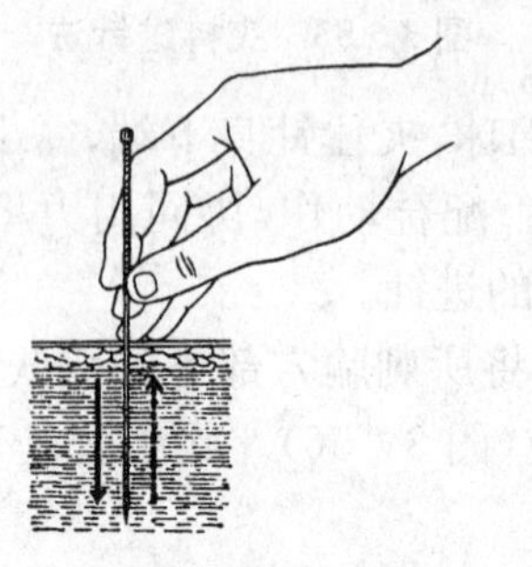

图3-59　提插法

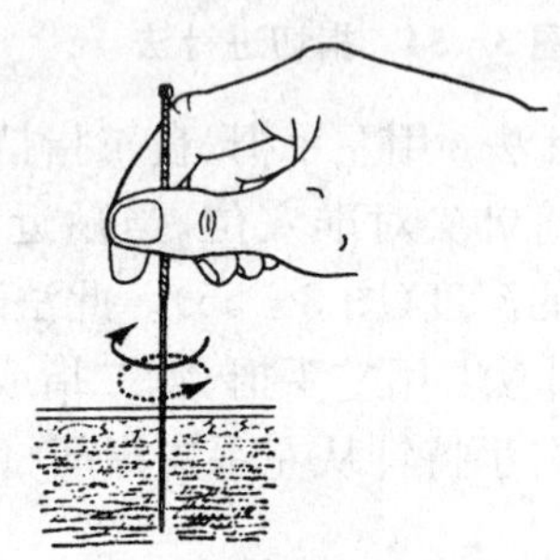

图3-60　捻转法

2. 捻转法：将针刺入腧穴一定深度后，施以向前向后捻转动作的操作方法。使用捻转法时，指力要均匀，角度要适当，一般应掌握在180°左右，不能单向捻针，否则针身易被肌纤维等缠绕，引起局部疼痛和导致滞针而出针困难。一般认为捻转角度大，频率快，刺激量就大；捻转角度小，频率慢，刺激量就小(图3-60)。

(四) 留针和出针

1. 留针：将针刺入腧穴行针施术后，把针留置在穴位内称为留针。留针的目的是为了加强针刺的作用和便于继续行针施术。

一般病症只要针下得气(酸胀重麻等的针刺感应)，即可出针或留针10～20 min；但对某些特殊情况，则应适当延长留针时间，有时甚至可达数小时之久，主要是便于在留针过程中作间歇性行针，以增强、巩固疗效。如果不得气时，亦可留针候气。针刺施术后留针与否以及留针时间久暂，应视患者体质、病情、腧穴位置而定。在留针过程中可作间歇性行针，以增强和巩固疗效。

2. 出针：又称起针、退针。指施行针刺手法或留针达到预定针刺目的后，将针拔出的操作方法。一般先以左手拇、食指或食、中指固定被刺腧穴周围皮肤，右手持针轻微捻转退至皮下，然后迅速拔出。

三、针刺异常情况原因、处理和预防

(一) 晕针

晕针是在针刺过程中患者发生晕厥的现象。多见于患者体质虚弱，精神紧张，或疲劳、饥饿、大汗、大渴、大吐之后，或体位不当，或医者在针刺时手法过重等因素。

患者表现为突然出现精神疲倦，头晕目眩，面色苍白，恶心欲吐，多汗，心慌，四肢发冷；或神志昏迷，仆倒在地，唇甲青紫，二便失禁，脉微细欲绝。

一旦发生晕针，应立即停止针刺，将针全部起出。使患者仰卧位，头低脚高，注意保暖，休息片刻后大多即可恢复正常。

晕针贵在预防。如初次接受针刺治疗或精神过度紧张者，应先做好解释，消除其对针刺的顾虑，同时选择舒适持久的体位，最好采用卧位。选穴宜少，手法要轻。若饥饿、疲劳、大渴时，应令其进食、休息、饮水后再予针刺。医者在针刺治疗过程中，要精神专一，随时注意观察患者的神色，询问患者的感觉。一旦有不适等晕针先兆，应及早采取处理措施，防患于未然。

（二）滞针

滞针是在行针时或留针后医者感觉针下涩滞，行针、出针均感困难而患者感觉疼痛的现象。多由于患者精神紧张，当针刺入腧穴后，患者局部肌肉强烈收缩；或行针手法不当，向单一方向捻针太过，以致肌肉组织缠绕针身所致。若留针时间过长，患者体位移动，有时也可出现滞针。

滞针时，术者捻转、提插、出针均感困难，同时，患者痛不可忍。可稍延长留针时间，嘱咐患者不要紧张；或于滞针腧穴附近进行循按，或在附近再刺一针，以宣散气血，缓解肌肉紧张。

（三）弯针

弯针是指进针时或针刺入腧穴后，针身在体内形成弯曲的现象。或因术者手法不熟练，用力不当，以致针尖碰到坚硬组织或患者在针刺或留针时移动体位，或因针柄受到某种外力压迫、碰击等造成弯针。

当出现弯针后，不能再行提插、捻转等手法，应顺势将针取出。若因患者体位移动所致，可使患者慢慢恢复原来体位，局部肌肉放松后，再将针缓缓起出，切忌强行拔针，以免针断入体内。

（四）折针

折针又称断针，是指针身折断在人体内的现象。多因针具质量欠佳，针身或针根有损伤剥蚀，术者进针前失于检查，针刺时将针身全部刺入，行针时强力提插、捻转，导致施针部位肌肉强烈收缩所致；也可见于患者在留针期间随意变更体位，或弯针、滞针未能及时正确处理等因素。如折针，医者必须镇静，并嘱患者不需恐慌，保持原有体位，防止残端陷入内部。若断端针体部分露于皮肤之外，可用镊子钳出。若断端与皮肤相平或稍低，断端可见者，可用拇、食两指在针旁按压皮肤，使残端露出皮肤之外，用镊子将其拔出。若折断部分全部深入皮下不可见，须在X线下定位，施行外科手术取出。针前认真细微地检查针具；针刺时避免将针身全部刺入；一旦发生弯针，则立即退针，勿强行刺入；滞针和弯针发生后，应及时妥善处理，不可强拉硬拔，即可防患于未然。

（五）气胸

气胸是指由于针刺伤及肺组织，空气进入胸膜腔而出现的一系列症状。轻者出现胸痛、胸闷、心慌、呼吸不畅，严重者则见呼吸困难、唇甲青紫、出冷汗、血压下降等症状。体检时，可见患侧胸部肋间隙变宽，胸部叩诊呈过清音，气管向健侧移位，听诊时呼吸音明显减弱或消失。有部分患者针刺当时并无明显异常症状，隔数小时后才逐渐出现临床症状。

一旦发生气胸，应立即起针，并让患者采取半卧位休息，要求患者心情平静，切勿恐惧而翻转体位。一般漏气量少者，可自行吸收。严重病患需及时组织抢救，如胸腔排气、少量慢速输氧等。

（六）出血和皮下血肿

是指针刺部位出现的皮下出血或血肿的现象。多因针尖带钩，刺伤血管所致。若少量出血，一般不必处理，待其自行吸收消退；若局部肿胀疼痛较剧，青紫面积大且影响到活动功能时，可先做冷敷止血，再做热敷以促使局部瘀血消散吸收。

(七) 针刺引起脊髓、延髓等损伤

是指由于针刺的角度和深度不正确而引起的脊髓或延髓损伤。若针刺后头部的一些腧穴,如风府、哑门、大椎、风池等腧穴,方向和角度不当,均可伤及脊髓或延髓,造成严重后果。如误伤延髓,可出现头痛、恶心、呕吐、呼吸困难、休克和神志昏迷等。如刺伤脊髓,可出现触电样感觉向肢端放射,甚至引起暂时性肢体瘫痪,有时可危及生命。

当出现上述症状时,应及时出针。轻者,需安静休息一段时间,待其自行恢复。重者则应及时邀请神经外科等相关科室会诊、抢救。

(八) 针刺引起脏器损伤

是指由于针刺的角度和深度不正确而造成的相应内脏损伤。主要是术者缺乏解剖学知识,对腧穴和脏器的部位不熟悉,加之针刺过深,或提插幅度过大所致。

常见症状有:刺伤肝、脾,可引起内出血,肝区或脾区疼痛,有的可向背部放射。如出血量较大,聚集于腹腔,则可能出现急腹症症状。刺伤心脏,轻者出现刺痛,重者有剧烈撕裂痛、心外射血,即刻休克等危重情况。刺伤肾脏,可出现腰痛、肾区叩击痛、血尿、严重时血压下降、休克。刺伤胆囊、膀胱、胃、肠等空腔脏器,可引起疼痛、腹膜刺激征或急腹症等症状。轻者,可待其自愈;重者,应及早采取综合处理措施。

第四节　针刺美容和美体的治疗原则

一、针刺美容取穴规律

针刺取穴规律是临证选穴治疗应遵循的基本法则,包括近部取穴、远部取穴、辨证对症取穴。近部取穴和远部取穴是针对病变部位而确定腧穴的取穴原则,辨证对症取穴是针对疾病表现出的证候及病因病机或症状而取穴的原则。

1. 近部取穴:是根据腧穴能治疗病变局部和邻近部位病症这一规律而提出的取穴方法,是腧穴局部治疗作用的体现,多用于局部症状比较明显的病证,又称局部取穴。如黄褐斑取四白、颧髎等穴。

2. 远部取穴:是根据腧穴具有远治作用的特点提出来的,就是在病变部位和相关的经络上,距病位较远的部位选取腧穴的方法,又称远端取穴,是“经络所过,主治所及”治疗规律的体现。如腹部肥胖,选用足三里等。

3. 辨证对症取穴:是根据疾病的证候特点或某些症状而选取腧穴的原则。如荨麻疹属血热证者,选用曲池、血海;清热选大椎、化痰用丰隆等。

二、针刺处方中施术的法则

包括针灸疗法的选择、操作方法的选择和治疗时机的选择等内容。

1. 针灸疗法的选择:是指针对患者的病情和具体情况而确立的适宜的治疗手段。毫针刺法、灸法、拔罐法、耳针疗法、皮肤针疗法等虽同属针灸疗法,但作用各有所长。在确定腧穴后,应考虑用针、用灸或针灸并用,还是用拔罐法、皮肤针法等,才能确定具体操作。

2. 操作方法的选择:当确立了疗法后,要对疗法的操作进行说明,如毫针刺法是补是泻，是深刺还是浅刺；艾灸用悬灸还是温针灸等。此外，针刺治疗疾病的频率如何，几次治疗为一个疗程等，也应尽可能明确。

三、针刺美容常用配穴法

临床上穴位配伍的方法多种多样，但总体可归纳为按部配穴和按经配穴两大类。

1. 按部配穴：是结合机体上腧穴分布的部位进行穴位配伍的方法，主要包括远近配穴法、上下配穴法、前后配穴法、左右配穴法。

(1) 远近配穴法：是以病变部位为依据，在病变局部和远部同时选穴配伍的方法。如牙痛以局部的颊车和远部的合谷相配等。

(2) 上下配穴法：是指将人体上部腧穴和下部腧穴配合应用的方法。如胃脘不适可上取内关、下取足三里。

(3) 前后配穴法：是指将人体前部和后部的腧穴配合应用的方法，又称腹背阴阳配穴法，在《内经》中称"偶刺"。本配穴法常用于治疗脏腑疾患，如胃痛前取中脘、后取胃俞。

(4) 左右配穴法：是指将人体左侧和右侧的腧穴配合应用的方法。如胃痛选双侧足三里、梁丘等；面瘫选同侧的太阳、颊车、地仓和健侧的合谷。

2. 按经配穴：是以经脉和经脉互相联系为基础而进行穴位配伍的方法，主要包括本经配穴法、表里经配穴法、同名经配穴法和子母经配穴法。

(1) 本经配穴法：是指某一脏腑、经脉发生病变时，即选该脏腑、经脉的腧穴组成处方。如胃火循经上扰导致的牙痛，可选颊车、内庭。

(2) 表里经配穴法：是以脏腑、经脉的阴阳表里配合关系为依据的配穴方法。如风热袭肺导致的感冒咳嗽，可选肺经的尺泽和大肠经的曲池、合谷。

(3) 同名经配穴法：是将手足同名经的腧穴相互配合的方法。如少阳头痛取手少阳经的外关配足少阳经的足临泣。

(4) 子母经配穴法：是根据脏腑、经脉的五行属性，基于"虚则补其母，实则泻其子"的理论而选取穴位的配伍方法。如肺虚咳嗽，除肺经穴和肺俞等之外，可同时选用脾经的太白和胃经的足三里。

第四章 灸法、拔罐美容美体技术

第一节 灸法美容与美体

一、艾灸制品

（一）艾炷

将纯净的艾绒放在平板上，用拇指、食指、中指三指边捏边旋转，把艾绒捏制成大小不同的圆锥形艾团，称艾炷。大者如半截橄榄大小，炷高约 1 cm，炷底直径 1 cm，可燃烧 3～5 min；中者为大者之半，如枣核大；小者如麦粒（图 4－1）。大者和中者多用于间接灸，小者多用于直接灸。

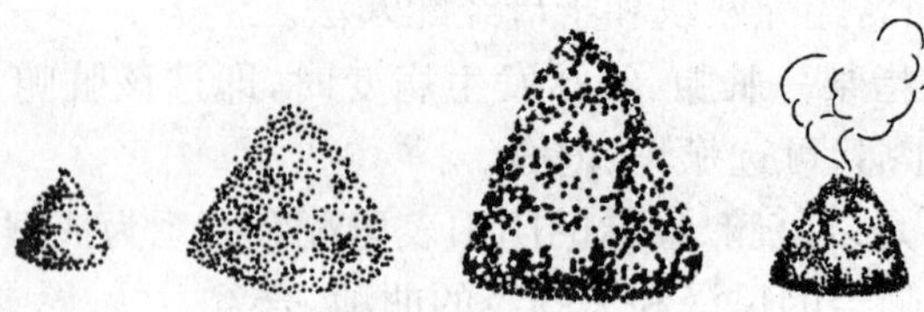

图 4－1 艾炷

（二）艾条

将桑皮纸中间包裹艾绒，卷成直径约为 3～5 cm 左右的圆筒形状称为艾条，又称艾卷。

有关艾条的记载最早见于明代朱权的《寿域神方》一书，书中载到：“用纸实卷灸，以纸隔之点穴，于隔纸上用力实按之，待腹内觉热，汗出即瘥。”此后，又将艾绒内加进其他药物制成艾条，称药物艾卷。

二、艾炷灸法

每烧尽一个艾炷称为灸一壮，艾炷灸分为直接灸和间接灸。

（一）直接灸

直接灸又称明灸、着肤灸，即将艾炷直接放在施灸皮肤上的一种方法（图 4－2），根据对施灸部位皮肤刺激强度的不同，又分为瘢痕灸、无瘢痕灸两种。

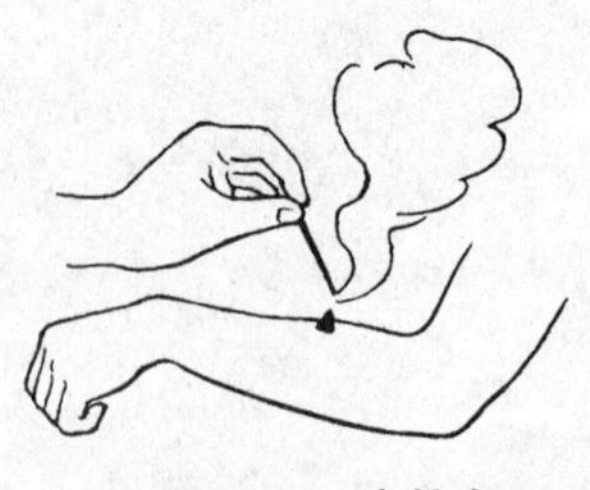

图 4－2 直接灸

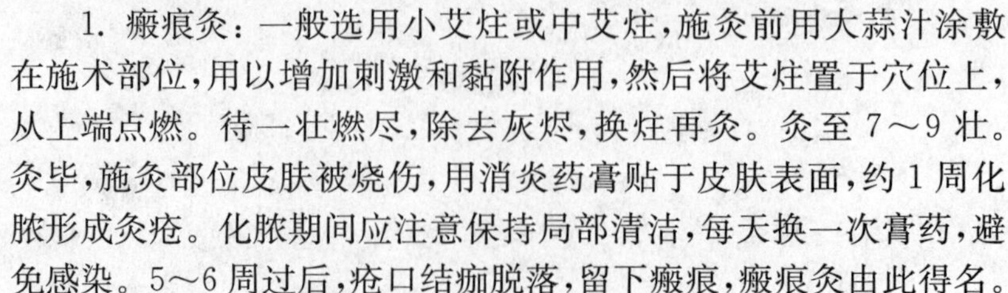

1. 瘢痕灸：一般选用小艾炷或中艾炷，施灸前用大蒜汁涂敷在施术部位，用以增加刺激和黏附作用，然后将艾炷置于穴位上，从上端点燃。待一壮燃尽，除去灰烬，换炷再灸。灸至 7～9 壮。灸毕，施灸部位皮肤被烧伤，用消炎药膏贴于皮肤表面，约 1 周化脓形成灸疮。化脓期间应注意保持局部清洁，每天换一次膏药，避免感染。5～6 周过后，疮口结痂脱落，留下瘢痕，瘢痕灸由此得名。

就灸疮本身而言，是局部组织烫伤后产生的无菌性化脓现象，对穴位产生持续性刺激，达到治病保健作用。瘢痕灸临床一般用于治疗黑痣、疣目及局部难治的皮肤病。注意，此法不要用于面颈部，且灸之前需征得患者的同意。

2. 无瘢痕灸：又称非化脓灸，临床一般用中、小艾炷施灸。术前将施灸部位涂以少量凡士林，以增强黏附性，放置艾炷于上，从上端点燃。当患者自觉微有灼痛，立即用镊子夹去艾炷，另换一炷，再灸。直至患处或穴位处皮肤红晕、无烧伤、患者自觉舒适为度。由于其灸后不留瘢痕且不至烫伤，无瘢痕灸由此得名，临床较广泛的被患者所接受。此法适用于癣、湿疮、痣、疣目等疾患。

（二）间接灸

间接灸又称隔物灸、间隔灸，即在艾炷与施灸部位的皮肤之间加衬隔物隔开而施灸的一种方法（图 4－3）。

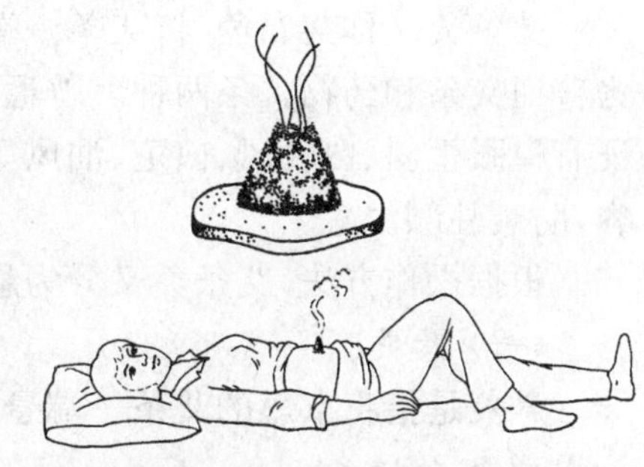

图 4－3 间接灸

所隔的物品多为中药，根据病情，药物有单方也有复方，根据病证选用不同药物。施灸的同时既能发挥药物的功效，又能发挥艾炷的作用，因而具有特殊疗效和广泛的适应证候。又因其治疗不留瘢痕，患者易于接受，临床更广泛的应用在中医美容美体的各种治疗方法之中。根据艾炷与皮肤之间的隔衬物的不同，可分为多种灸法。

1. 隔姜灸：取鲜生姜切成厚约 0.2～0.3 厘米，直径约 2～3 厘米的薄片，中间用针穿刺少量细孔，将艾炷置于生姜上，放置于施灸部位，点燃艾炷灸之。艾炷燃尽，可根据情况易炷再灸。以局部皮肤出现红晕且不至发泡或不被烫伤为度。初灸患者会感觉局部灼痛，可将姜片略提起，待灼痛感消失重新放下再灸，随着施灸时间延长灼痛会继而减轻。一般每次施灸 5～10 壮，每天或隔天一次，10 次为 1 个疗程。生姜味辛，性微温，具有解表、散寒、温中、止呕之功效。隔姜灸适用于一切虚寒病证，如风寒湿痹、呕吐、腹泻、不孕、痛经、遗精、阳痿、早泄、外感风寒表证等。还可用于治疗肾阳虚衰型黧黑斑以及虚寒性体质的改善和治疗。

2. 隔蒜灸：取鲜独头大蒜切成 0.2～0.3 厘米的薄片，中间以针穿刺数孔，将蒜放置于施灸穴位，选小号或中号艾炷置于其上，点燃施灸。炷尽易之再燃。临床可根据情况，灸至 5～7 壮。也可以将大蒜捣成泥状，置于施灸部位，在蒜泥上点燃艾炷施灸。因大蒜汁对皮肤有较强的刺激作用，灸后易发泡，应加以防护。若患处皮肤感到灼热可将蒜片向上提起或缓慢移动蒜片，可不致发泡或烫伤。本法每天或隔天 1 次，不分疗程，以愈为期。大蒜味辛，性温，有解毒，健胃杀虫之功效。此法多用于治疗肺痨、腹中积块及疮疡的初期，还可以用于未溃破化脓的痈、疽、疮、疖及蛇蝎毒虫等的治疗。一般不用于面部。

3. 隔盐灸：因本法只适用在脐部，故又称神阙灸。患者仰卧屈膝，用纯净干燥的精制盐填平脐部，使之与脐平，如患者脐部凸出，可用湿面条围脐部如井口，再添盐于脐部。盐上放置姜片，目的是隔开食盐和艾炷，以免食盐遇火起爆。姜上置艾炷，点燃施灸。稍感灼热即更换艾炷，此法可选用大艾炷连续施灸，不拘于壮数，直至汗起脉升，体温回升，证候改善。此法温肾回阳，益气固脱，常用于急性寒证腹痛、小便不利、痢疾、四肢厥冷、虚脱以及肢冷脉沉之亡阳证。

4. 隔附子灸：此法可分为附子片灸和附子饼灸。附子片灸是将熟附子用水浸透后，切成0.3～0.5厘米的薄片，中间以针穿数孔，放在施灸部位，上置艾炷，点燃灸治。附子饼是将生附子研成粉末，用黄酒调和，制成直径约2～3 cm，厚约0.8 cm的附子饼，中间针刺数孔，放在应灸腧穴，上置艾炷，点燃施灸。本法每天或隔天1次，不分疗程，以愈为期。附子味辛，性热，能温肾回阳救逆，此法多用于各种阳虚证治，如命门火衰而致的阳痿、早泄、遗精、不孕证以及疮疡久溃不敛，阳虚冻疮久治不愈，各种阴性脓疡等。初灸患者或皮肤娇嫩者可在药下衬垫纱布，以免烫伤。

三、艾条灸

艾条灸又称艾卷灸，将艾条一端点燃，对准穴位或患处施灸的方法称为艾条灸。艾条分为普通艾条和药物艾条两种。普通艾条又称为清艾条或纯艾条。该法应用较广，主要适应证有口眼歪斜、白驳风、白疕、油风等损美性疾病及眼袋、皱纹等美容缺陷，并可用于保健美容，防衰驻颜。

根据操作方法，艾条灸又分为悬灸、实按灸两种。

（一）悬灸

悬灸是指将点燃的艾条一端悬于施灸部位的一种艾条灸法。悬灸法根据操作方法又分为温和灸、雀啄灸。

1. 温和灸

将艾条的一端点燃，对准应灸的穴位或患处约2～3 cm进行熏烤（图4-4），以患处有温热感而无灼痛为度。对于昏厥、局部感觉或婴幼儿施灸时，术者可将中、食二指分张，置于施灸部位两侧，以通过医者的手指感觉测知患者局部的受热程度，来随时调节施灸的距离和时间，以防烫伤。灸时艾条固定不移，一般每穴灸10～15 min左右。对于头面部，施灸时，取一厚纸，中间剪出直径约2.5 cm左右的圆孔，将纸覆盖在施治部位，圆孔对准患处，将点燃的艾条对准圆孔处施灸，以患者施灸部位有温热感为宜。本法每天或隔天1次，10次为1个疗程，疗程间隔为5～7天。此法适用于损容性疾病的治疗。灸面部腧穴或病灶时，患者应取坐位，以免烫伤。

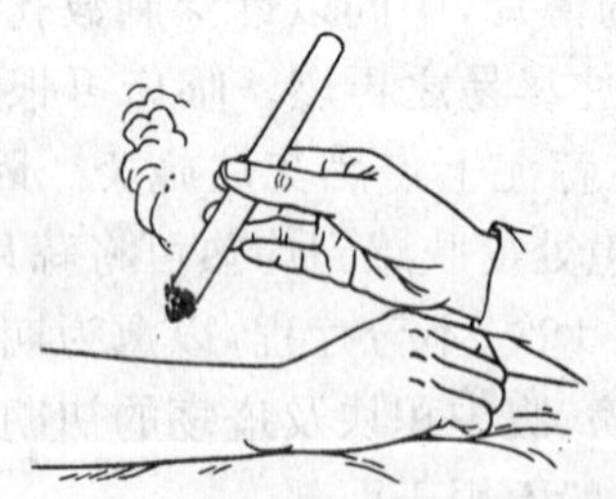

图4-4 温和灸

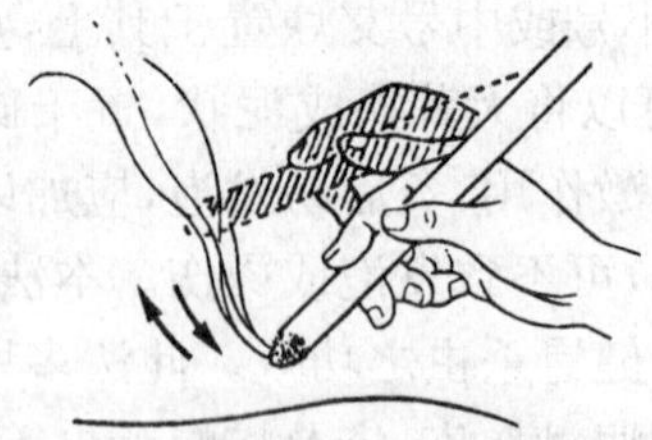

图4-5 雀啄灸

2. 雀啄灸

施灸时将艾条点燃的一端对准所选腧穴和患处，艾条并不固定在某一部位，而是一上一下活动的施灸，因动作像鸟雀啄食而得名（图4-5）。艾条与皮肤的间隔距离不宜过大，也不宜过小，过大则热力不够，过小则宜烫伤，以达到患者的最大耐受程度为宜。临床多在1～4 cm的范围活动最佳。一般每个腧穴或患处施治5 min左右，本法每天1次或隔天1次，必要时也可每天2次或数次。10次为1个疗程。该法适用于急性损容性疾病，也适合较小或较集中的病变部位。灸面部腧穴或病灶时，患者应取坐位，以免烫伤。

3. 回旋灸

将艾条点燃一端与施灸部位保持约 2 cm 的距离施灸，但并不固定同一部位，而是均匀的前后做直线移动或曲线旋转移动。注意艾条在移动和停顿的间隔要均匀，不宜过快，以免热力不够而达不到应有的疗效(图 4－6)。施灸以皮肤有温热感但不感灼痛为佳，施灸部位潮红即可停止。此法每天 1 次或隔天 1 次，必要时也可每天 2 次或数次。10 次为 1 个疗程。疗程间隔 3～5 天或不间隔。本法适用于损容性疾病、泛发性皮肤病以局部疼痛为主者。灸面部腧穴或病灶时，患者应取坐位，以免烫伤。

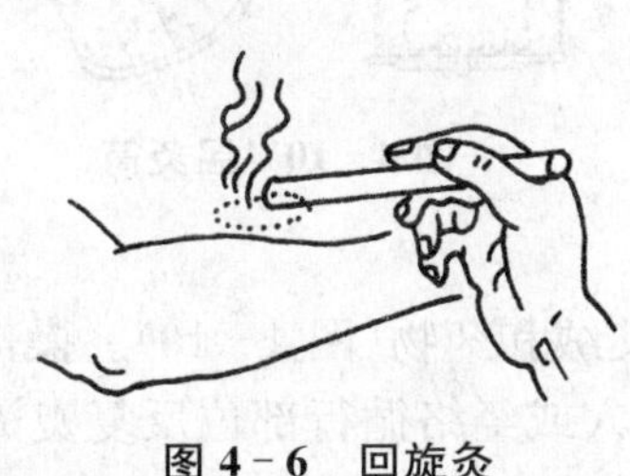

图 4－6　回旋灸

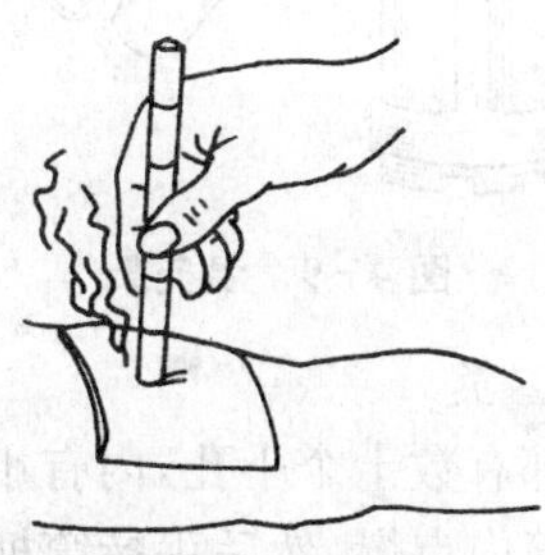

图 4－7　实按灸

(二) 实按灸

施灸时先在施灸部位或患处垫上布或纸数层，然后将药物艾条一端点燃后，趁热按到施灸部位，使药效随着热力的深入渗透到机体。操作时也可将药条的一端点燃，以粗布包裹，趁热熨于所取腧穴或患处(图 4－7)。若火熄灭，再点再按。如此 6～7 次。根据艾条中所掺入药效的不同，实按灸分为太乙神针和雷火神针。

太乙神针处方：艾绒 100 g，硫磺 6 g，麝香、乳香、没药、松香、桂枝、杜仲、枳壳、皂角、细辛、川芎、独活、穿山甲、雄黄、白芷、全蝎各 1 g，上药研成细末，和匀。以桑皮纸 1 张，约 30 厘米见方，摊平，先取艾绒 24 g，均匀铺在纸上，次取药末 6 g，均匀掺在艾绒内，然后卷紧如爆竹状，外用鸡蛋清涂抹，再糊上桑皮纸一层，两头留空 3 cm，捻紧即成。

雷火神针处方：沉香、木香、乳香、茵陈蒿、穿山甲、羌活、干姜各 9 g，麝香少许，艾绒 100 g。其制法与太乙针相同。

四、温针灸法

温针灸是针刺与艾灸相结合使用的一种方法。又名针上加灸、针柄灸、烧针尾等。具体操作方法是在针刺得气后，予以适当补泻手法，将针留在适当深度，用 10 cm 见方的厚纸，套在针周围皮肤，然后将长约 2 cm 左右的艾绒搓捏在针柄上，点燃施灸，直待燃尽。可根据病情，换炷再灸(图 4－8)。其热力可通过针身传入体内，达到针与灸共同作用的治疗目的。每天或隔天 1 次，10 次为 1 个疗程，疗程间隔 5～7 天。此法适用于既需要留针又需要施灸的各种损容损形性病证，如口眼歪斜、面肌萎缩、眼袋、皱纹等。

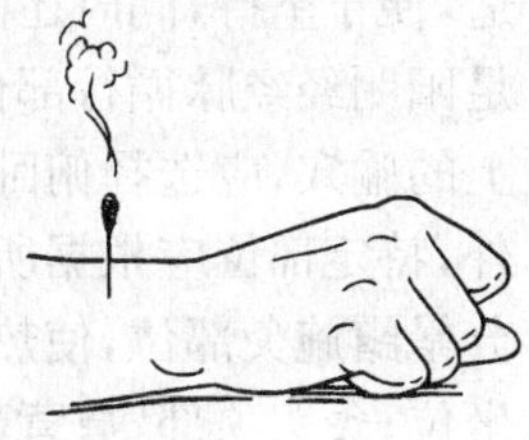

图 4－8　温针灸

五、温灸器灸法

温灸器灸法是用特制的灸疗器施灸。根据器械的方式分为温灸架、温筒器灸和温盒灸等。

（一）温灸架灸

将灸架放置于施灸部位，点燃艾条后，将点燃的一端插入灸架的顶孔，灸架下部对准穴位施灸，用橡皮筋将艾条固定在灸架中，施灸完毕后把剩余的艾条插入灭火管中（图 4－9）。此法适合全身穴位的灸治。

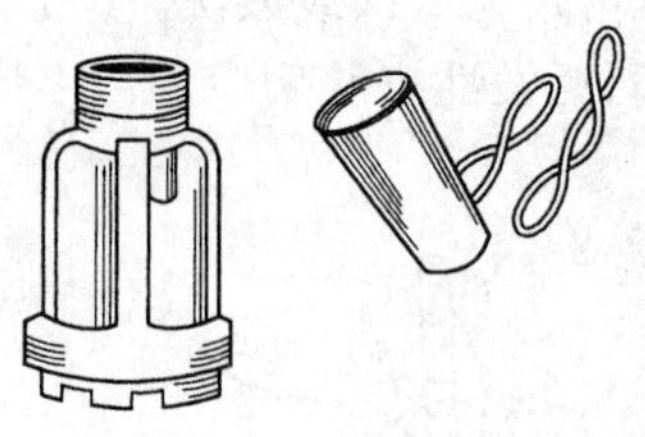

图 4－9　温灸架

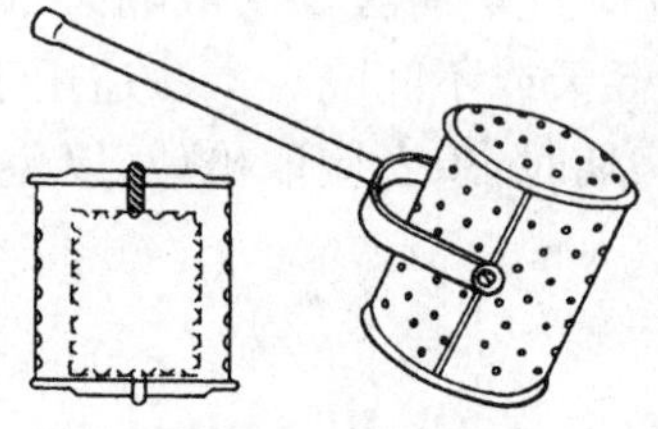

图 4－10　温灸筒

（二）温筒器灸

温筒器底部有数十个小孔，内有小筒，用于装艾绒和药物（图 4－10）。操作时，先将艾绒和药末放入小筒内点燃，然后手持筒柄在拟灸的腧穴或经络循行部位反复熨烫，直到局部发红为止。本法患者易于接受，故在损美损容性疾病的治疗中运用较多。

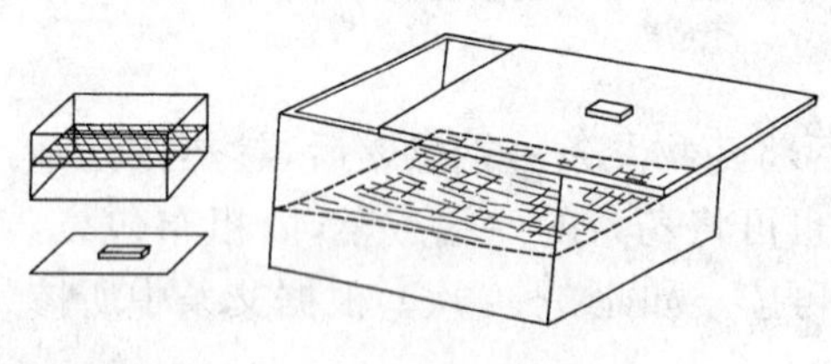

图 4－11　温灸盒

（三）温盒灸

温盒内有一金属网，操作时将艾绒放置于金属网上，点燃艾绒，将灸盒放于施灸部位。此法适用于腰部腹部等较大面积部位的灸治（图 4－11）。

六、艾灸疗法注意事项

（一）艾灸体位和施灸顺序

1. 艾灸体位

临床施灸，应尽可能选取卧位，包括仰卧位、俯卧位及侧卧位等。目的使就医者感到舒适，便于坚持，同时还能满足施术者操作，不影响准确取穴。如灸胸腹部，取任脉、足三阴经、足阳明经经脉循行部位上的腧穴，应选择仰卧位；灸腰背部，取督脉、足太阳经经脉循行部位上的腧穴，应选择俯卧位；灸身侧部，取足少阳经经脉循行部位上的腧穴，应选择侧卧位。此外，特定部位应根据所施灸部位选取特定体位，以保证施灸部位肌肉处于放松状态，并能充分暴露施灸部位，使热力集中于腧穴，充分发挥疗效。如在面部腧穴施灸，应让患者保持端坐位；灸头项部、肩背部位腧穴，应保持俯伏坐位；灸颈前，上胸部位的腧穴，应保持仰靠坐位；灸上肢手三阴经经脉循行部位上的腧穴，应选择卧位或坐位仰掌式；灸上肢手三阳经脉循行部位上的穴位，应选择卧位或坐位的屈肘式；灸下肢膝关节的内侧或外侧的腧穴，应选择卧位或坐位的屈膝式。

2. 施灸顺序

对于施灸的顺序古代文献中有明确的论述，如《明堂灸经》主张“先灸上，后灸下；先灸少，后灸多”。《千金要方》认为“凡灸当先阳后阴……先上后下”。一般施灸原则应先灸上部，后灸下部；先灸背部，后灸腹部；先灸头部，后灸四肢；先灸阳经，后灸阴经。但还应根据具体病情，灵活应用。如对于需要长时间施灸的损美性疾病，应先灸面部腧穴，其他部位穴位次之。在不影响治疗的前提下，面部和其他取穴部位也可以同时施灸。另外还可以根据治疗需要，先灸病灶的主穴部位，然后再灸其他配穴部位。

（二）施灸禁忌和注意事项

1. 施灸禁忌

（1）睛明、丝竹空、瞳子髎、水沟等穴禁灸。

（2）心脏虚里处、大血管处、睾丸、乳头、阴部及孕妇腰骶部和小腹部不宜施灸。此外，颜面五官、乳头、有大血管分布等部位不宜选用直接灸法，关节活动部位不宜使用瘢痕灸法。

（3）施灸应辨证论治，临床对阴虚阳亢或热毒壅盛等证型，或属邪实内闭者，凡见脉象数疾者应慎灸。高热、抽搐或极度衰竭、形瘦骨弱者不宜灸。

（4）空腹、过劳、极度疲劳和对灸恐惧患者应慎施灸。对于体弱患者，灸时艾炷不宜过大，刺激过强。

2. 施灸注意事项

（1）施灸时，应注意安全，防止艾绒脱落，烧损皮肤或衣物。

（2）施灸时，一般先灸上部，后灸下部；先背部后腹部；先头部后四肢；先阳经后阴经。

（3）施灸的壮数先少后多，火力由弱增强。胸、头项、四肢艾炷宜小，壮数要少；腰、背、腹部施灸艾炷宜大，壮数可多。青壮年可多灸，老人、妇女、小儿宜少灸。此外，施灸壮数的多少还需结合病情而定。

（4）施灸后，如皮肤起泡，小者可不做任何处理，数月后可自行吸收；大者可用消毒毫针刺破，放出液体，涂以龙胆紫，外敷消毒纱布即可。

（5）瘢痕体质者，在灸疮化脓期间，1个月之内，慎做重体力劳动，并注意适当休息。保持疮面清洁，防止感染。如因护理不当，并发感染，灸疮脓液呈黄绿色或有渗血现象者，可用消炎药膏或玉红膏涂敷。

此外，临床上应用炷的大小，壮之多少，根据病证及施灸部位以及患者的年龄、体质不同而有所区别。正如《扁鹊心书》所云："大病灸百壮，……小病不过三五七壮。"《千金方》中也说："头面目咽，灸之最宜生少；手臂四肢，灸之须小熟，亦不宜多，胸背腹部灸之尤宜大熟，其腰脊欲须少生。"所谓生熟，是指灸的程度。《外台秘要》曰："凡灸有生熟，候人之盛衰及老少也。衰老者少灸，盛壮强实者多灸。"可以看出，久病深重者，艾炷宜大，壮数宜多；新病轻浅者，艾炷宜小，壮数宜少；施灸部位在头胸或四肢末皮肉浅薄之处，艾炷宜小，壮数宜少；施灸部位在腰腹以下皮肉深厚之处，艾炷宜大，壮数宜多。凡体质壮实者，艾炷宜大，壮数宜多；体质虚弱者艾炷宜小，壮数宜少；青壮年人艾炷宜大，壮数宜多；老人及幼儿艾炷宜小，壮数宜少。灸治的疗程长短亦应随着病情缓急而调整，急性病一般只需灸1～2次即可痊愈，慢性病则可灸至数月甚至半年。对于需要长期施灸的患者，初灸时，每天1次，3次后改为2～3天1次。

第二节　拔罐美容与美体的罐具、方法、临床应用

拔罐法是以罐为工具，借助热力或其他方法排出罐中的空气，产生负压，使之吸附于腧

穴或病变部位，使局部皮肤充血、瘀血，以达到防治疾病的一种疗法。拔罐法又称“角法”，最早见于晋代葛洪著的《肘后备急方》中，是用挖空的兽角来吸拔脓疮的外治方法。拔罐法具有行气、活血、散风、祛寒等作用，并常与针刺配合使用。该法适用于多种损美性疾病，如粉刺、白驳风、摄领疮、各种癣等。

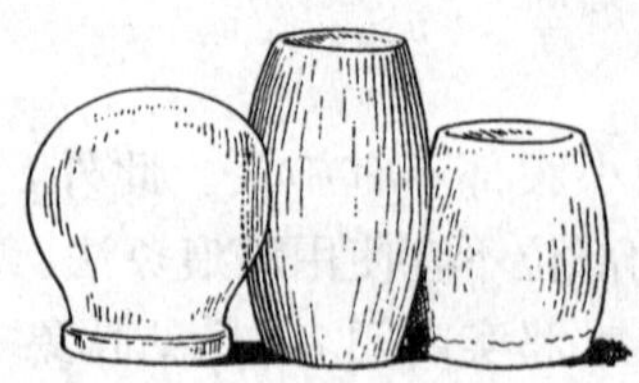

图 4-12 火罐（玻璃罐、竹罐和陶罐）

一、常用罐具

常用罐具有竹罐、陶罐、玻璃罐、抽气罐等（图 4-12）。

（一）竹罐

将直径 3～5 cm 的竹子，截成 6～10 cm 长的竹筒，一端留节作罐底，一端留作罐口，罐口打磨光滑即成。竹罐的特点是轻巧廉价，取材容易，制作简单而不易损坏，适于药煮。但其吸附力弱，易燥裂漏气。

（二）陶罐

用陶土烧制而成，罐体两端较小，中部略向外凸出，状如腰鼓。罐口平滑，口径大小不一，口径大者略长，口径小者则较短。陶罐的特点是吸附力强但质地较重，易摔碎损坏。

（三）玻璃罐

用耐热的玻璃制成，罐口平滑，形如球状，中间向外凸出，口边微厚而略向外翻，分为大、中、小等多种型号。玻璃罐的特点是质地透明，便于直接观察拔罐部位的皮肤变化，便于施治时间的掌握，但易破碎。

（四）抽气罐

抽气罐分为连体式与分体式两类。

1. 连体式：将罐与抽气器连结为一体，其上半部为圆柱形抽气唧筒，下半部是呈腰鼓型的罐体，采用双逆止阀产生负压，其真空度由 0～18kg/cm^2 负压值，穴位吸附力可随意调整。此罐既便于临床应用，又不易破损。

2. 分体式

（1）带有活塞嘴的透明塑料罐：分为大、中、小多种规格。配有一外接抽气唧筒。使用时，罐底一端吸附在皮肤上，罐口一端与抽气唧筒对接，抽气的同时加大罐对穴位和施治部位皮肤的刺激。

（2）橡皮排气抽气罐：罐顶有一排气球，挤压排气球，即可将气体排出，使其吸附于皮肤上。

（3）电动抽气罐：经穴电动拔罐治疗仪就属于其中的一种，罐的一端连接有测压仪表，可以直观的观察负压值对皮肤的刺激程度，较为直观。

抽气罐的特点是操作简便，负压可以随意多次调节，便于掌握，可避免烫伤，但刺激强度弱于火罐。

二、操作方法

1. 火罐法：用燃烧时火的热力，排出空气，形成负压，将罐吸附于皮肤穴位上。火罐的吸附力大小与罐的深浅度，罐内燃火的温度，扣罐的快慢及扣罐后再进入罐内的空气等因素有关。如想加大吸附的范围和力度，可选取罐口较大的罐具，在火旺时将罐吸附于施治部位，扣罐动作宜快。增大或减小吸附的力度可根据治疗需要灵活掌握。临床常用具体操作有以下几种方法。

(1) 闪火法：用镊子夹住沾有95%酒精的棉球，点燃后在罐内迅速环绕1～3圈，注意不要将罐口烧灼，以免烫伤皮肤。将火抽出，再速将罐口置于穴位皮肤(图4-13)。此法操作较安全，是临床应用最多的拔罐方法。

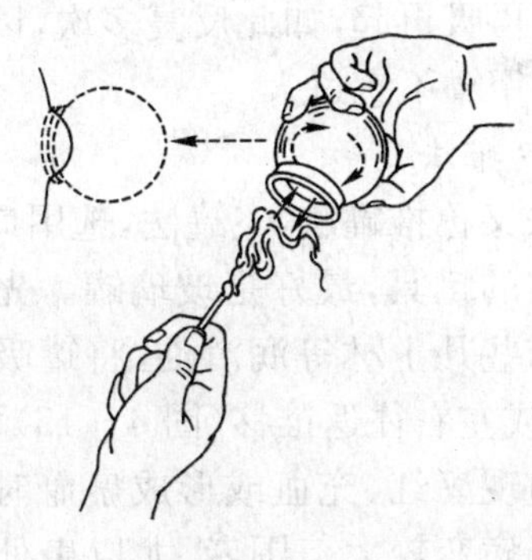

图4-13 闪火法

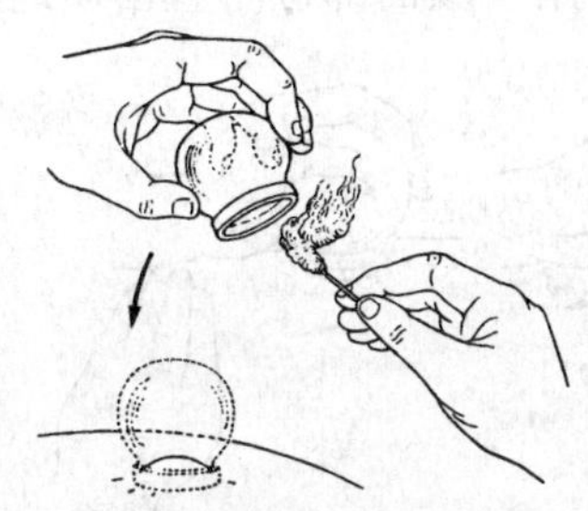

图4-14 投火法

(2) 投火法：将纸片点燃后投入火罐内，趁火旺时迅速将罐口罩于选定部位上(图4-14)。此种方法有较强的吸附力，适用于侧面横拔。

(3) 贴棉法：取大小适宜棉花一片，浸入95%的酒精中，贴于罐壁中下段，用火点燃后，将罐迅速吸附在施治部位。运用此种方法要注意酒精棉中不要含有太多酒精，否则燃烧的酒精易滴落灼伤皮肤。

(4) 滴酒法：用95%酒精溶液，滴入罐内1～3滴，沿罐壁摇匀，点燃酒精并迅速将罐口吸附于施治部位。此法注意酒精不要滴入过多或过少，过多容易滴落灼伤皮肤，过少则不易燃着。

2. 水罐法：一般选用竹罐倒置于锅内加水煮沸，使用时用卵圆钳倒挟竹罐的底端，甩去罐内沸水，迅速用湿毛巾捂紧罐口，趁热将竹罐扣在应拔部位。此法适用于任何部位拔罐，因其吸拔力小、操作需快捷。

3. 抽气罐法：使用时先将抽气罐罐口置于选定部位上，然后用抽气唧筒将罐内空气抽出，形成负压而吸附于皮肤，若罐大而吸拔力强时，可适当缩短留罐的时间，以免起泡。此法较火罐法安全，可免于灼伤皮肤之忧。

三、临床应用

临床拔罐时，可以根据病情的需要，具体运用拔罐时可采用以下几种方法。

(一) 单罐法

单罐法适用于部位范围较小的地方。临证可根据需要，选择适当大小的单个火罐。

(二) 多罐法

多罐法又称排罐法，多用于范围较广泛的部位。可按照局部解剖形态和肌束的体表位置选取多罐成行排列。操作时注意罐与罐之间保留一定距离，排列不宜过近，以免互相牵拉，引起疼痛及相互排挤，影响拔牢。

(三) 留罐法

留罐法又称坐罐法，即拔罐结束后再继续将罐子留置在原吸附处约10～15 min，然后再将罐子起下。根据罐的大小，吸拔时间的强度，可以适当增加或减少留罐的时间，以免造成留置时间不足或起泡等。一般病情重、病灶深者留罐时间可稍长，病情轻、病灶浅者可缩短留罐时间；肌肉较厚处留罐时间宜长，肌肉较薄处留罐时间宜短；冬季留罐时间宜长，夏季宜短。留罐法适用范围较广，而且单罐、多罐均可使用。

（四）闪罐法

闪罐法即将罐吸附在施治部位，旋即起下，再拔再吸再起，如此反复多次，以使皮肤潮红为度。此法多用于颜面部位不宜留瘀斑的部位。所用罐不宜过大。

（五）走罐法

走罐法又称推罐法，飞罐法，选用口径较大且罐口平滑厚实的罐具，最好是玻璃罐。先在罐口或施治部位涂抹些凡士林等润滑油，将罐吸拔于皮肤上后，向上下或左右往返推移（图 4－15），直至所拔部位的皮肤出现潮红、充血或形成瘀血时，将罐起下。此法适用于病变较大范围者，尤以患处肌肉丰厚部位为宜，如腰背部、大腿部等处。注意不能在骨突起处推拉，以免损伤皮肤，或使火罐漏气脱落。

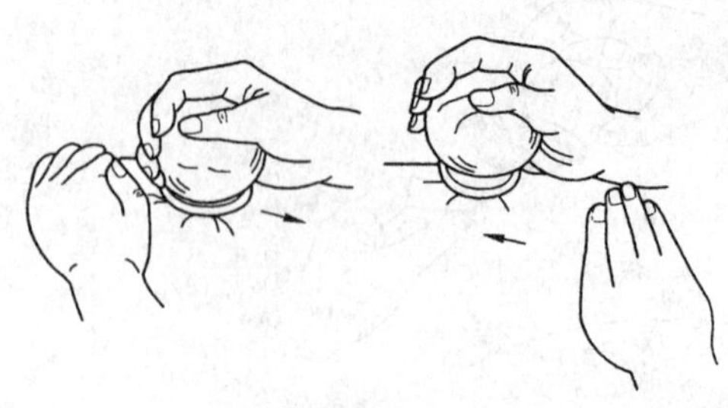

图 4－15　走罐法

（六）针罐法

针罐法是将针刺和拔罐相结合应用的一种方法。先针刺得气后留针，再以针为中心点，将火罐拔上，留置 10～15 min，然后起罐留针。拔针罐时，选择罐具宜大，毫针针柄宜短，以免吸拔时，针柄与罐身接触，将针撞入深处，造成损伤。在胸背部拔针罐尤应注意此点，这也是导致气胸的原因之一。针刺时毫针外留长度与罐内高度相适宜，以免因火罐将针具下压造成疼痛和深度改变。针罐吸力不宜过强，否则，可引起局部肌肉强烈收聚，使针体弯曲，造成滞针或断针，亦可同时在相对应处加一火罐，使拉力均衡而防止弯针、折针。起罐时宜缓慢放气，以防压力突变而弯针。此法刺激性较强，能大大缩短病程，收效迅速，适合病情较重患者。

（七）药罐法

药罐法常用的有两种。

1. 煮药罐：即中药处方中的药物熬制到一定浓度后，将罐具放入药液中煮 15 min 左右。使用时按照水罐法，用卵圆钳倒挟竹罐的底端，甩去罐内药液，迅速湿毛巾捂紧罐口，趁热将竹罐吸附在施治部位。煮罐法在发挥对局部皮肤的熨烫和刺激的同时，也能加强皮肤对药物的吸收，达到双重治疗功效。药物处方根据患者病情辨证论治。常用药物有：羌活、独活、麻黄、艾叶、生乌头、木瓜、曼陀罗花、桑枝、乳香、没药等。操作时须甩尽罐内热水，以免烫伤皮肤。煮罐吸附力度弱于火罐，操作动作要迅速。此法多适用于痹证、中风偏瘫、肌肉麻痹、痤疮、痈疽的阴证治疗等。

2. 贮药罐：将中药液先盛贮在抽气罐内，然后按照抽气罐的操作方法，抽去罐中空气，将罐吸附在施治皮肤上。药物根据病情配置相关药液，常用药物有蝉蜕、川芎、葛根、防风、秦艽、桂枝、麻黄、荆芥等，此法常用于损美性疾病如摄领疮、痤疮、湿疹、荨麻疹等。

（八）刺络拔罐法

先在选定部位上用三棱针或梅花针点刺出血，然后将罐吸附于点刺出血部位，以加强刺血效果，出血量一般掌握在 1～3 mL 左右。起罐后，于被刺部位外敷消毒纱布，胶布固定，4～5 h再除去。此法常用于痤疮、黧黑斑、摄领疮、白癜风的疾病的治疗。

以上各种方法的留罐时间为10～15 min，刺络拔罐以10 min为宜。待拔罐处皮肤充血或出现瘀血时，将罐取下。也可根据病情的轻重、罐吸附力的强弱适当缩短或增加留罐时间。

四、起罐法

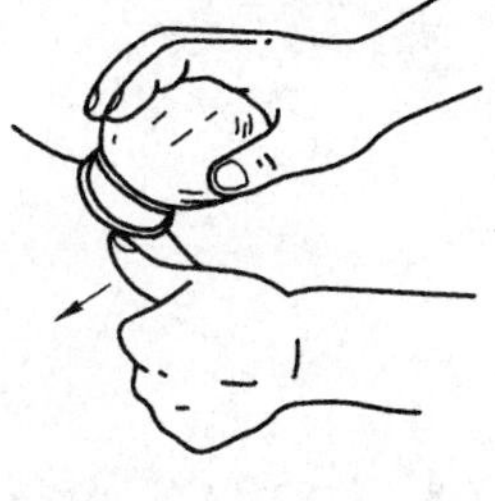

图4-16 起罐法

起罐也称脱罐，是指拔罐后将火罐除去之意(图4-16)。

(一) 一般罐起法

起罐时常先用手指按压罐口边的皮肤，另以一手将罐体略向对侧扳动，使罐口与皮肤间形成一个孔隙，让空气进入罐内，罐即松脱。起罐时，用力宜轻缓，不可硬拉强扳或旋转，以免损伤皮肤。

(二) 抽气罐起法

抽气罐起罐与一般起罐法相同。

(三) 水(药)罐起法

起罐前先备好吸纸放在罐周，根据选取罐具的种类或关闭仪器的电源，使其压力逐渐消失；或先用手指按压罐口边的皮肤，另以一手将罐体略向对侧扳动，同时慢慢起罐，让液体流到纸上，再擦干皮肤。

第三节 拔罐美容与美体的注意事项、异常情况原因、处理和预防

一、注意事项

(1) 皮肤有过敏、溃疡、水肿及大血管分布部位，不宜拔罐；高热抽搐者和孕妇的腹部、腰骶部位，亦不宜拔罐。

(2) 拔罐时要注意选择适当体位和肌肉丰满的部位，骨骼凹凸不平、毛发较多的部位均不宜拔罐。

(3) 要根据所拔部位的面积大小而选择大小适宜的罐具。操作时必须迅速，才能使罐吸附有力。

(4) 用火罐时应注意勿灼伤或烫伤皮肤。若烫伤或留罐时间太长而皮肤起水泡时，可任其自行吸收，仅敷以消毒纱布，防止擦破即可。若水泡较大，应用消毒毫针将水放出，涂上龙胆紫药水，或用消毒纱布包敷，以防感染。

二、常见异常情况原因、处理和预防

在留罐过程中，有时可发生晕罐，常出现头晕、眼花、心慌、恶心或呕吐、面色苍白甚则四肢厥冷、出冷汗、脉微弱、血压下降等，其原因或为初诊患者，有恐惧心理；或饥饿，疲劳，体弱；或体位不适，吸力过大等。处理时，施术者要镇静，安慰患者不要害怕，安静片刻，即可缓解。同时将患者头部放低，给饮些热水，再诊察是否有其他病因。为减免晕罐的发生，对初次接受治疗的患者，要耐心的作好解释工作，消除患者顾虑。操作时体位尽可能采取卧位，动作要敏捷轻柔。在留罐中随时注意患者的面色表情，应及时发现，及时处理。

第五章　按摩美容美体技术

第一节　美容美体按摩概述

美容和美体按摩是以中医脏腑学说和经络学说为基础，运用手、腕、肘等部位，按照一定的技术要求施加于一定身体部位，起到疏通经络、调和气血的作用，达到防治损容性疾病及美容、美体保健的目的。

一、美容和美体按摩作用机理

按摩通过相应手法刺激人体某一部位或腧穴，可起到协调脏腑，调和阴阳的作用。具体而言，有以下几方面作用。

(1) 深入刺激皮下组织，增加细胞活力，促进细胞代谢，延缓衰老。

(2) 改善皮肤血液循环，促进皮肤组织对营养物质和氧气的吸收，使皮肤红润，富有光泽。

(3) 促进皮肤淋巴循环，加速皮肤淋巴液回流，减轻皮肤水肿现象，有利于减肥塑形；同时皮肤废物加速排出，使皮肤恢复白皙光泽。

(4) 刺激真皮纤维组织，恢复胶原纤维和弹性纤维活性，增加皮肤弹性，保持皮肤年轻紧致。

(5) 放松肌肉组织，减少乳酸堆积，减轻疼痛感觉，舒缓紧张的情绪。

(6) 疏通经络，调和气血，柔和筋骨，美颜美肌。

二、美容和美体按摩的特点

美容美体的按摩手法属于中医传统推拿按摩手法的分支之一，因而其按摩手法也强调柔和、均匀、持久，以产生一定的深透感。此外，手法应准确，应用熟练，力求功力深厚，所谓“一旦临症，机触于外，巧生于内，手随心转，法从手出”。

手法操作人员还需要掌握必要的解剖知识和皮肤、毛发等美容美体相关的理论知识。

三、美容和美体按摩的适应症

根据中医经络学说，在局部或全身施以按摩手法，具有平衡阴阳、疏通气血、补虚泻实、调理脏腑的功效，针对由于肝郁气滞、脾虚湿盛、肾气不足等因素导致的肥胖、黄褐斑、痤疮、脱发以及其他损容性疾病有一定的疗效，并对女性常见的便秘、腹胀、腹痛、痛经、月经不调、腰痛等问题有良好的治疗和保健作用。

四、美容和美体按摩注意事项

(1) 手法由轻到重,宜柔、宜贴,不可遽用暴力。

(2) 操作时精神宜集中,除操作部位外,尽量不接触客人其他部位。

(3) 手法要熟练、自然,运用合理,一气呵成,不可生硬。

(4) 孕妇、女性行经期间及产后不久禁止按摩。

(5) 施术部位有肿瘤、骨折、炎症、溃疡、手术切口未愈合以及皮肤破损等禁止按摩。

(6) 患有传染性疾病且未脱离传染期者、患有出血性疾病或有出血倾向者均不宜按摩。

(7) 皮肤在湿疹、荨麻疹、银屑病、体癣等皮肤病发作期不宜按摩。

第二节　美容和美体手法

(一) 揉法

即用手掌大鱼际、掌根或手指着力于一定的部位或穴位上,作轻柔缓和,环转回环的转动。用手指操作的,称为指揉法[图 5-1(1)];用手掌的大鱼际部分操作的,称为大鱼际揉法[图 5-1(2)];用全掌或掌根操作的,称为掌揉法[图 5-1(3)]。

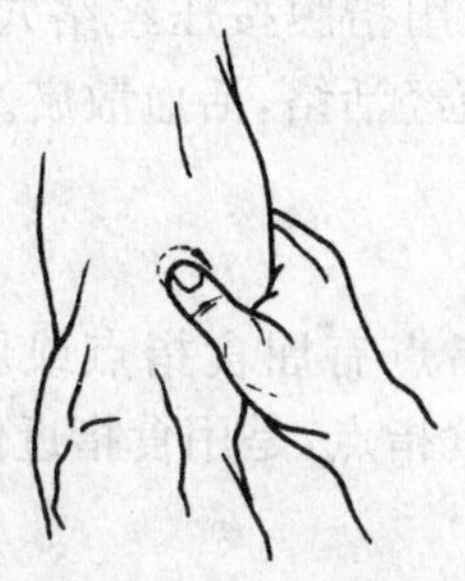

图 5-1　(1) 指揉法

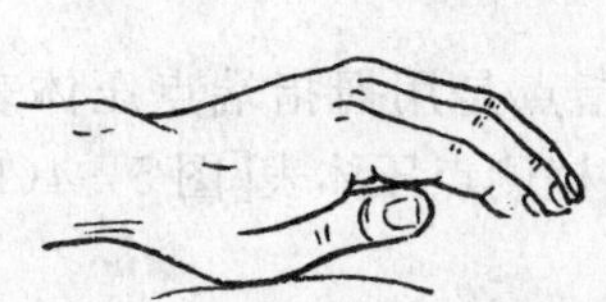

图 5-1　(2) 大鱼际揉法

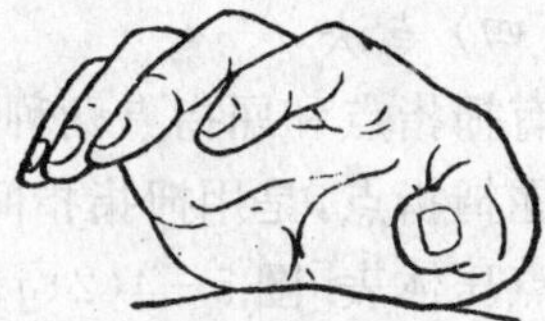

图 5-1　(3) 掌揉法

【操作要领】揉法是由摩法衍化而来的,故揉法在手法操作上与摩法相似。但两法在施力的轻重及其作用部位深浅上,又有程度上的不同。摩法施力较揉法轻,作用部位一般仅在皮肤或皮下组织;而揉法施力较摩法重,作用部位可达皮下筋肉组织。揉动的频率每分钟 120~180 次,动作要协调而有节奏。

【应用】揉法轻柔缓和,具有调和经络、气血的作用,可理气松肌,活血化瘀。可适用于全身各部,头面部多用大鱼际揉法。

【适应证】可用于头面部保健美容,防皱泽肤,腹部减肥。

(二) 抹法

是用单手或双手拇指螺纹紧贴皮肤,作上下、左右或弧形曲线的往返移动。用手指操作的称为指抹法(图 5-2);用手掌掌根操作的,称掌抹法。

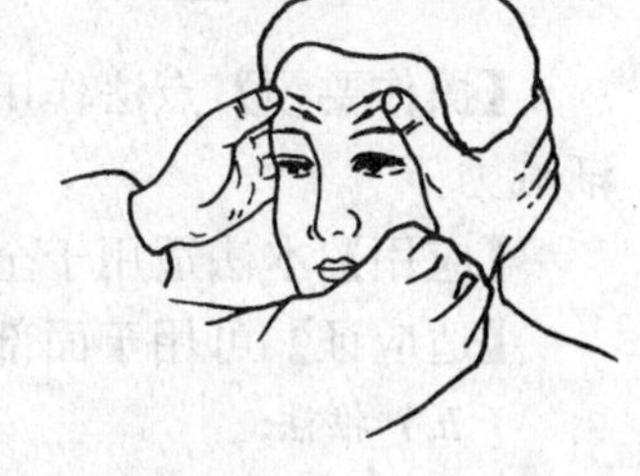

图 5-2　抹法

【操作要领】压力应均衡,抹动速度宜缓慢,作用力可浅在皮肤，深及筋肉。操作时用力要轻而不浮，重而不滞。双手操作施力应对称，动作要协调一致。

【应用】此法可扩张皮肤血管，防止皮肤衰老，消除颜面皱纹。适用美容按摩、保健。

【适应证】黧黑斑，面颈部皱纹。

（三）按法

是用手指、手掌或肘尖着力于体表某一部位或穴位上，逐渐用力下压。按法可分为指按[图 5－3(1)]、掌按[图 5－3(2)]、肘按法三种。

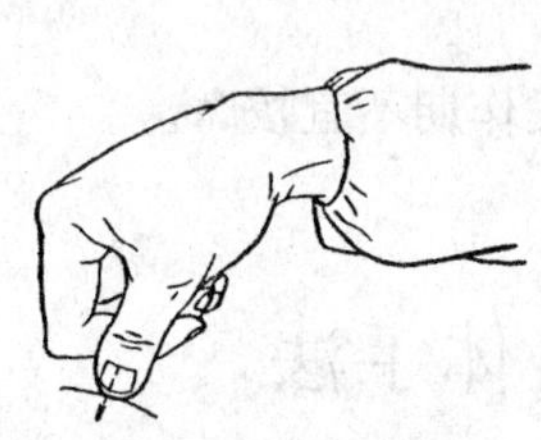

图 5－3 （1）指按法

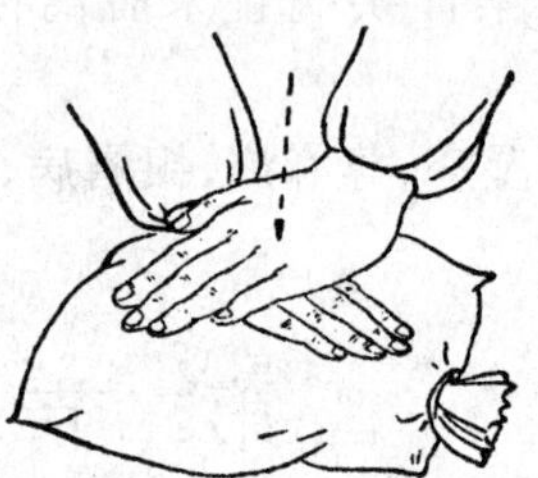

图 5－3 （2）掌按法

【操作要领】按压方向要垂直，用力要由轻到重，稳而持续，使刺激充分透达到肌体组织的深部，忌猛然发力。此法常与揉法合用，即在按压重量达到一定深度时，再作小幅度的缓慢移动。

【应用】美容按摩以拇指按法为常用。其方法是将拇指伸直，用指腹按压经络穴位，其余四指张开起支持作用，协同用力。此法可放松肌肉、开通闭塞，疏经活络，活血散瘀。

【适应证】头面部保健美容。

（四）点法

有拇指点和屈指点两种。拇指点是用拇指端点压体表。屈指点有屈食指点或屈拇指点。屈拇指点，是用拇指指间关节桡侧点压体表[图 5－4(1)]；屈食指点，是用食指近侧指间关节点压体表[图 5－4(2)]。

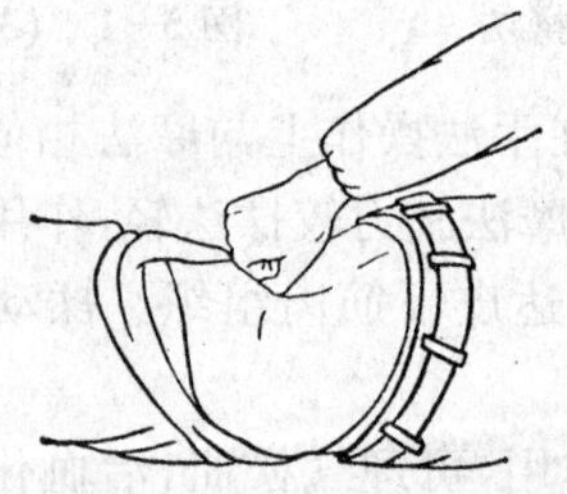

图5－4 （1）屈拇指点法

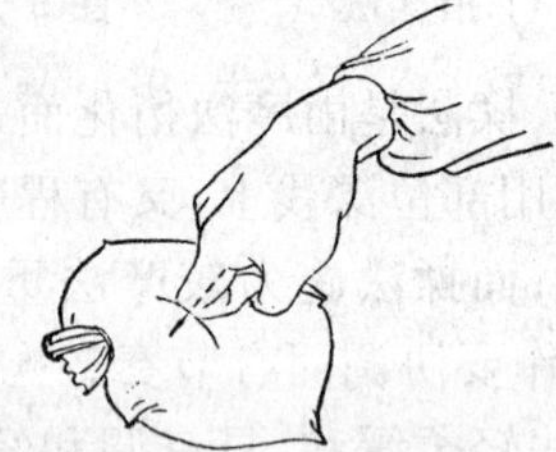

图5－4 （2）屈食指点法

【操作要领】点法作用面积小，刺激量大，操作切忌暴力，而应按压深沉，逐渐施力，再逐渐减力。

【应用】本法适用于全身各部位。可开通活血，调整脏腑。

【适应证】可用于面部、全身保健美容，治疗各种损容性疾病。

（五）推法

用指、掌或肘部着力于一定的部位上进行单方向直线移动。用手指操作的称指推法

[图 5-5(1)];用手掌操作的称掌推法[图 5-5(2)];用肘部操作的称肘推法。沿经脉、经筋循行分布或筋肉等组织的结构形态作直线或向两侧推动。

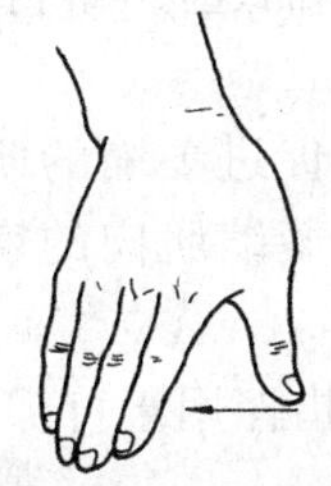

图 5-5 (1) 拇指推法

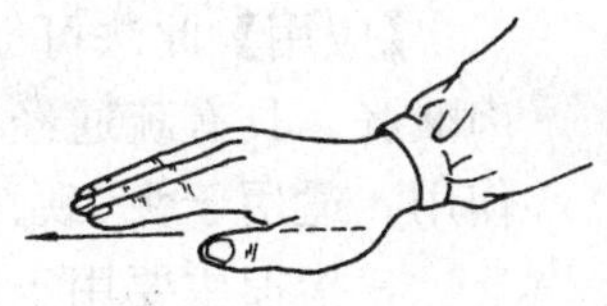

图 5-5 (2) 掌推法

【操作要领】指、掌、肘的着力部位应着实在所选用的穴位或部位上,以均匀的力量作上下或左右的缓慢推动。推法施力较重,对皮肤的刺激强度大,为了防止损伤皮肤,常配用介质以滑润。推法所及的深度与所施力的轻重有直接关系,临症时,应依据病位的深浅而决定施力的轻重。

【应用】提高肌肉兴奋性,促进血液循环,舒筋活络,舒肝健脾。

【适应证】面颈部皱纹,肥胖症。

(六)擦法

是用指、掌、大鱼际、小鱼际着力于体表的一定部位上进行来回摩擦。又称平推法。可分为指擦法、掌根擦法、鱼际擦法[图 5-6(1)、(2)]。

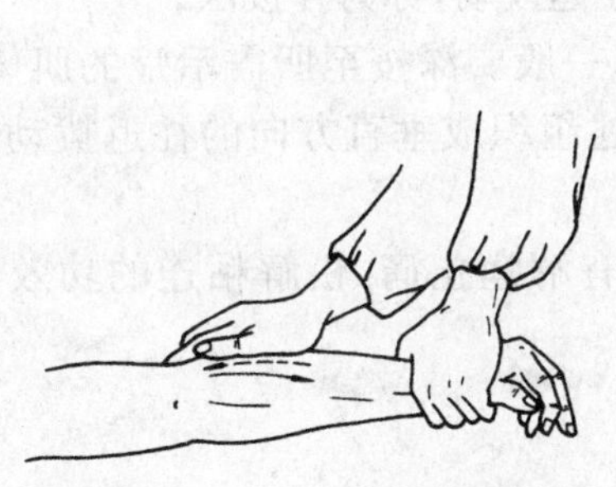

图 5-6 (1) 大鱼际擦法

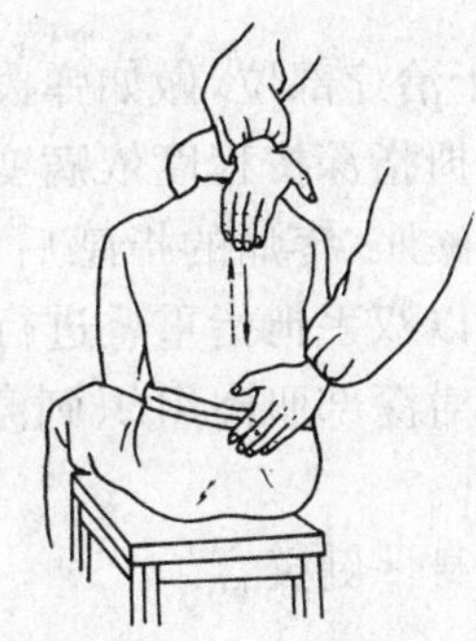

图 5-6 (2) 小鱼际擦法

【操作要领】上肢放松,手指自然平伸,将手的着力部位紧贴在治疗部位上,以肘关节的屈伸活动来带动手的着力部位,在治疗部位上作直线往返摩擦运动,动作要均匀连续,其频率每分钟 120 次左右。被操作部位可涂上适量的润滑油。用擦法后不宜在施术部位再使用其他手法,防止擦破皮肤。

【应用】此法施力较摩法重。由于高速度的摩擦,产生热量大,可深透其深部组织,所以具有温煦清洁光泽皮肤,改善汗腺和皮脂腺功能,减少多余皮下脂肪,祛风散寒,温通经络,疏通气血,祛瘀消肿,镇静安神,健脾和胃等功效。

【适应证】可用于皮肤保健美容及肥胖症。

(七)捏法

是用手指对置在所选用的经筋部位的两侧,相对着力夹挤,并沿其分布或其外形轮廓辗

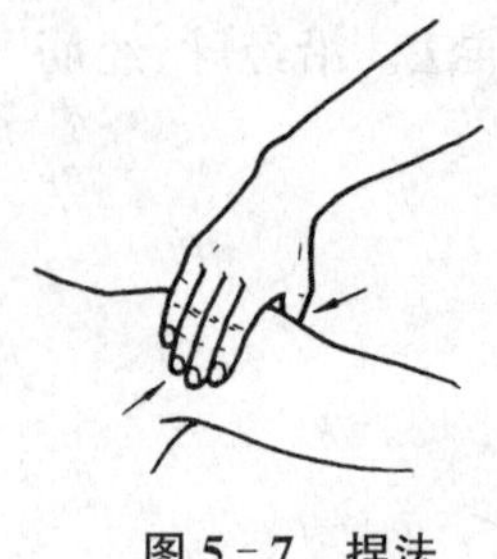
图 5－7 捏法

转前进(图 5－7)。用拇指和食、中指操作的,称为三指捏法;用拇指和食、中、无名、小指操作的,称为五指捏法。

【操作要领】操作时动作要轻快柔和而连贯,不得扭转皮肤。动作要做到刚中有柔,柔中有刚。

【应用】此法可促进局部血液循环,促进萎缩的肌肉恢复,消除肌肉酸胀。具有疏通经络、调理气血,促进萎缩肌肉的恢复,增强体质的作用。适用于头、颈、肩和四肢部位。

三指捏主要用于四肢及肩、颈部;五指捏用于背部。

【适应证】局部肥胖症,面颈部皮肤衰老。

(八) 拿法

是用拇指和其余手指对置于所选用的部位或穴位,相对着力持取,将患部的皮肉、筋膜捏拿提起(图 5－8)。用拇指和食、中指操作的,称为三指拿法;用拇指和其余四指操作的,称为五指拿法。

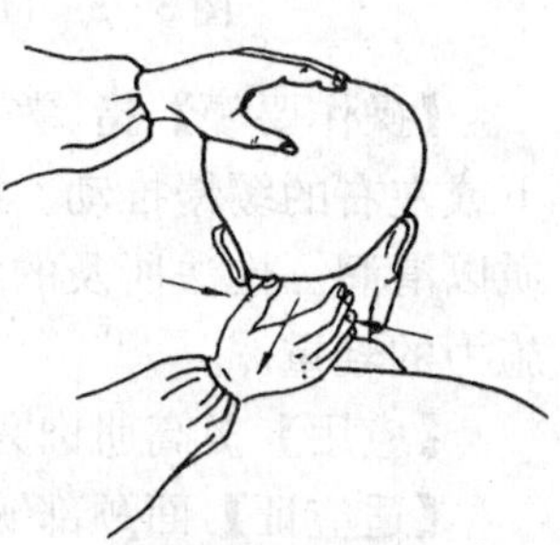
图 5－8 拿法

【操作要领】腕关节要放松灵活,用指端着力,用劲要由轻到重,不可突然用力,以被持拿的部位出现明显的酸、胀、麻的得气感为度,并使患者能耐受。手法要做到“重而不滞”和“刚中有柔”。

【应用】此法对肌肉神经组织有较强烈的刺激,具有疏通经络,调理气血等作用,适用于颈项、肩部、四肢等部位。

【适应证】肥胖症。

(九) 弹拨法

用拇指深按于治疗部位,做如弹拨琴弦样的往返拨动,称为弹拨法。

【操作要领】拇指深按程度依病变组织而定,一般要深按至所需治疗的肌肉、肌腱或韧带组织,待出现有酸胀、疼痛的指感后,再作与上述组织成垂直方向的往返拨动。若单手拇指指力不足时,可以双手拇指重叠进行弹拨。

【应用】本法对深部肌肉组织刺激较强。具有解痉止痛,松解粘连的功效。适用于四肢、颈项、腰背诸部。

【适应证】全身保健美容。

(十) 击法

是用各种不同手势,在患者一定部位上进行轻快而有节律的敲打。用食指、中指、无名指、小指指端敲打者,为指尖击法;用双手尺侧部作交替性击打者,为侧击法;一手按于受术者被治疗部位,用另一手的掌根部,击打按手的手背者,为掌根击法。

【操作要领】击法用力要由轻到重,循序渐进,用力垂直下落,不可带任何角度,不能有拖抽动作,动作要快速而短暂。

【应用】舒筋通络、活血祛瘀、调和气血。指尖击法常用于头面部;侧击法常用于腰背及四肢部,亦可用于头部及肩部;掌根击法常用于头顶部。

【适应证】可用于全身保健美容。

(十一) 弹法

用一手指的指腹紧压住另一手的指甲,用力弹出,连续弹击治疗部位的手法。

【操作要领】弹击力要均匀,每分钟弹击 120～160 次。

【应用】舒筋通络，祛风散寒。本法适用于全身各部，尤以头面、颈项部最为常用。

【适应证】全身保健，面部美容。

（十二）抖法

用双手或单手握住患肢远端，轻轻用力做小幅度的上下连续颤动，称为抖法。

【操作要领】操作时，医者握住患肢末端，用腕力使患肢随着抖动似波浪样起伏，用力均匀有力而持续，节奏由慢至快、抖动幅度要小，并配合拔伸的力量，使抖动的力量能达到远处关节。

【应用】具有疏通经络，滑利关节的作用。常用于治疗四肢肌肉和关节的损伤、粘连等病证。

【适应证】四肢部疾患。

（十三）拔伸法

用双手分别握住肢体的远、近端，做相反方向用力牵拉；或利用肢体自身的重量做反牵拉力，两手握住肢体远端，向上或向前牵拉的手法。

【操作要领】操作时要顺其自然，因势利导，切忌粗暴。拔伸力量和方向取决于患者的关节生理活动范围、患者体质强弱、年龄大小及耐受程度等。

【应用】舒筋活血，松解粘连，滑利关节。常用于四肢关节、颈项和腰部。

【适应证】全身保健美容。

（十四）摇法

用一手握住或扶住被摇关节的近端肢体（有时起固定肢体的作用）；另一手握住关节的远端肢体，作缓和的环转运动，使关节产生顺时针方向或逆时针方向的转动，称为摇法。

【操作要领】摇法的方向和幅度要在生理许可的范围内进行，或者在患者能忍受的范围内进行，由小到大，逐渐增强。用力要柔而稳，速度要缓而匀。

1. 颈项部摇法：患者取坐位，颈项部放松，医者立于患者的后外侧，一手扶其头顶部，另一手托住下颌部，双手协调以相反方向缓缓地使头按顺时针方向或逆时针方向摇动（图 5－9）。

2. 肩关节托肘摇法：患者取坐位，肩部放松，患侧肘关节屈曲。医者立于其侧方，一手扶助肩关节上部，另一手托起患肢肘部（使患者手臂搭在医者的前臂上），然后缓缓地做顺时针或逆时针方向的肩关节摇动（图 5－10）。

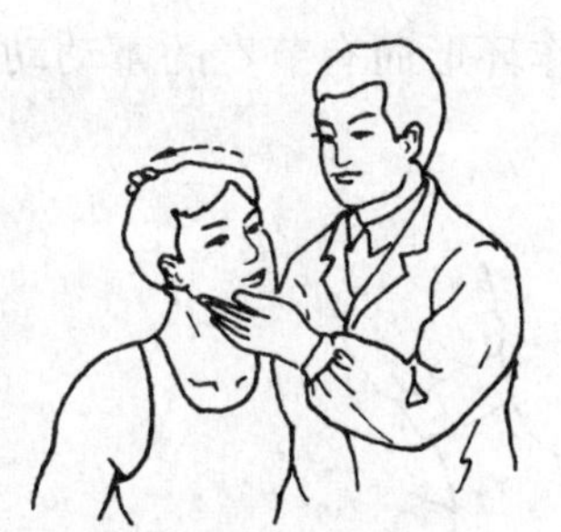

图 5－9 颈项部摇法

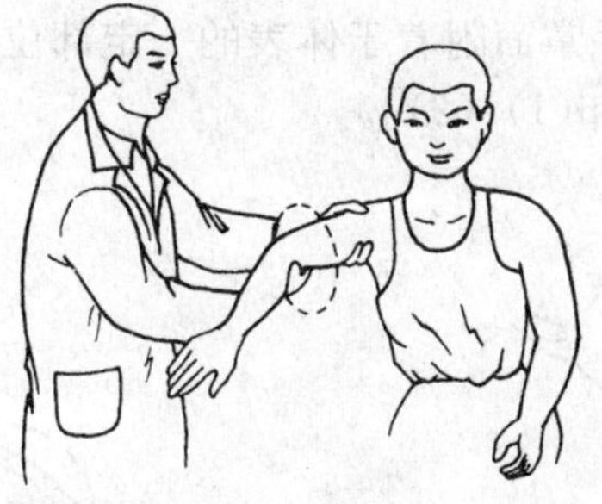

图 5－10 托肘摇肩法

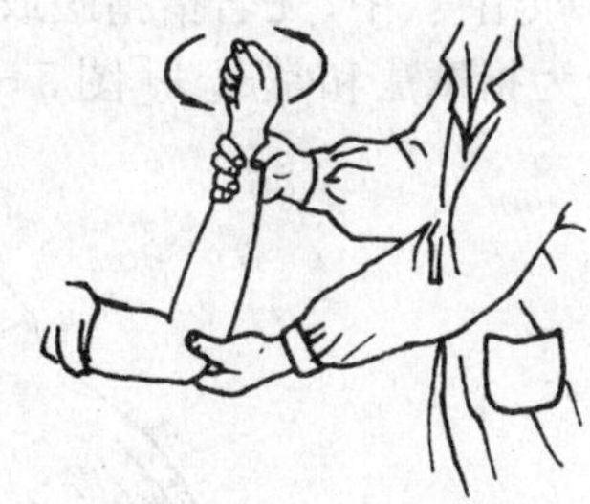

图 5－11 肘关节摇法

3. 肘关节摇法：患者取坐位，患肘关节半屈曲位。医者一手托住患肘关节后部，另一手握住患肢的腕部，使肘关节做顺时针或逆时针方向的摇动（图 5－11）。

4. 腕关节摇法：患者取坐位或仰卧位，医者立于患侧。一手握住患肢腕关节近端，另一手握住其掌部，使腕关节做顺时针或逆时针方向的摇动(图 5-12)。

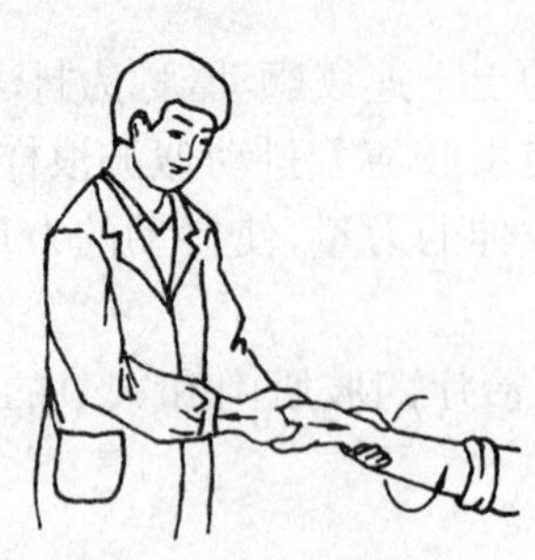

图 5-12 腕关节摇法

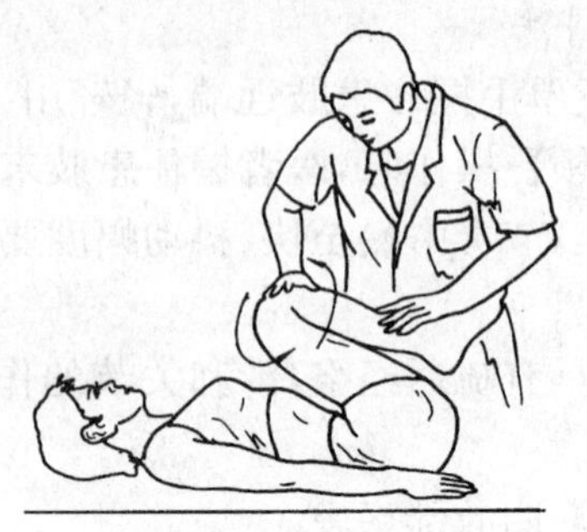

图 5-13 摇腰法

5. 摇腰法：患者取仰卧位，两下肢并拢，屈膝屈髋。医者双手分按其两膝部或一手按膝，另一手按于足踝部，两手臂协调用力，做环形摇转运动(图 5-13)。

6. 摇髋关节法：患者仰卧位，下肢自然放松。医者立于患侧，一手扶住其膝前，另一手托起足跟(或握住踝关节)，先将患肢屈膝、屈髋，达 90°左右后双手协同做髋关节顺时针或逆时针方向的摇动(图 5-14)。

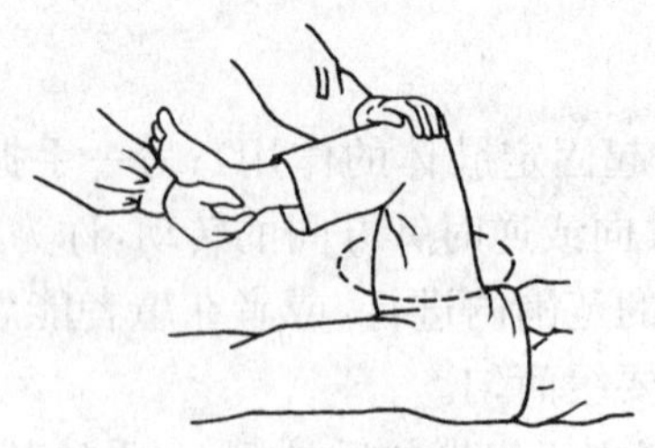

图 5-14 摇髋关节法

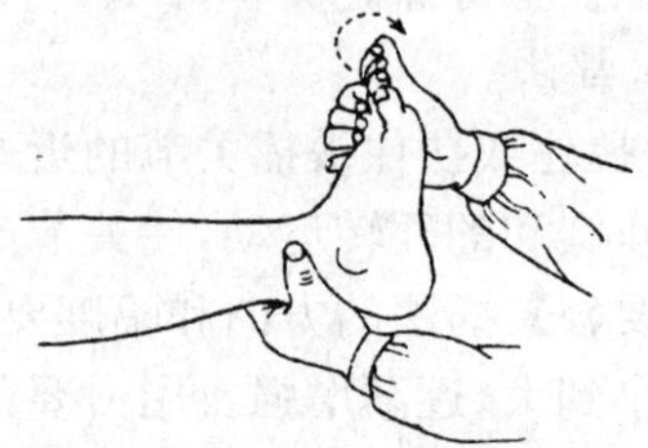

图 5-15 摇踝关节法

7. 摇踝关节法：患者仰卧位，下肢自然伸直。医者立于足端，一手托起足跟以固定，另一手握住其足趾部，双手配合做踝关节顺时针或逆时针方向的摇动(图 5-15)。

【应用】舒筋活血，松解粘连，滑利关节。常用于四肢关节、颈项和腰部。

【适应证】全身保健。

(十五) 摩法

即用食、中、无名指指腹或手掌面附着于体表的一定部位，作环形而有节奏的摩动动作，可分为指摩法和掌摩法[图 5-16(1)、(2)]。

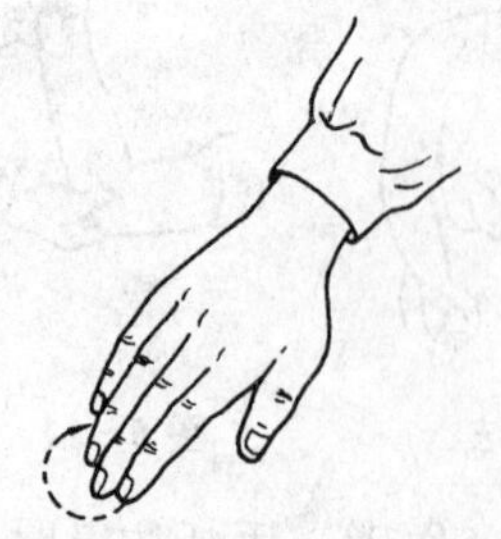

图 5-16 (1) 摩法(指摩法)

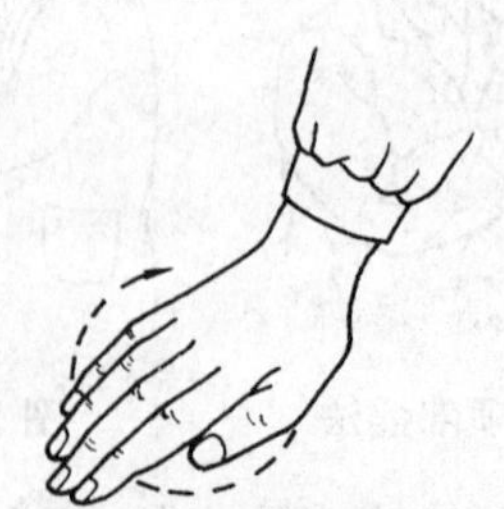

图 5-16 (2) 摩法(掌摩法)

【操作要领】施法时肘关节微屈，腕部放松，指掌自然伸直放在体表的一定部位上，连同前臂作缓和协调的环绕摩动。顺、逆时针方向均可。频率约每分钟 120 次左右。

【应用】此法柔缓舒适，适用于全身各部位。具有活运气血，和中理气，消积导滞，祛瘀消肿等功用。

【适应证】用于头面部保健美容及腹部减肥。

（十六）㨰法

是用小鱼际着力，掌指附着于患部，以前臂的摆动带动腕关节之灵活滚动（图 5－17(1)、(2)）。

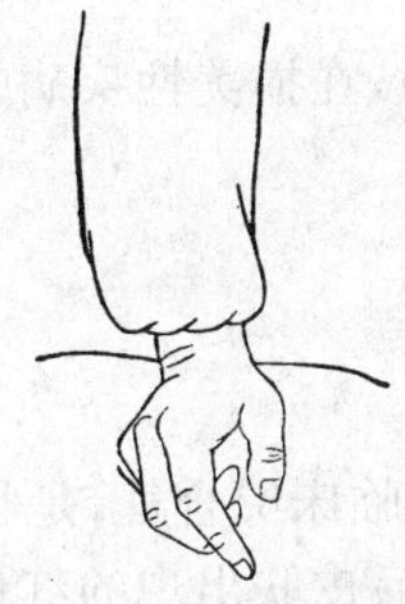

图 5－17　㨰法(1)

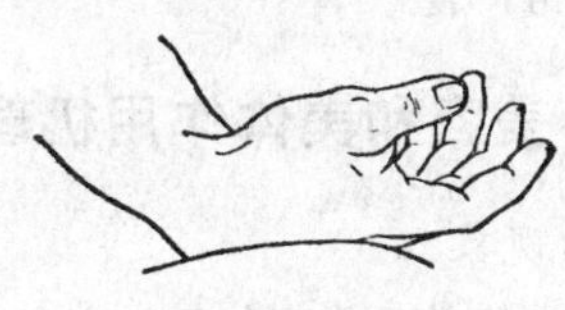

图 5－17　㨰法(2)

【操作要领】手微屈，呈半握拳状；肘关节微屈，使上臂的夹角约 120°左右。手法要柔和、深透、有力，要防止手背跳动和在治疗部位上拖曳摩擦。频率适中，每分钟 120～160 次。

【应用】此法可祛风散寒，疏经活络，活血止痛，滑利关节，缓解肌肉、韧带痉挛，增强肌肉、韧带活动力，消除肌肉疲劳。适用于腰背及四肢部位。

【适应证】臀腰背腿部位减肥，全身保健。

（十七）一指禅推法

用拇指指端、螺纹面或偏峰着力于一定部位或经络穴位上，沉肩垂肘，以腕关节悬屈，运用腕关节的摆动带动拇指关节作屈伸活动，使之产生的功力轻重交替、持续不断地作用于经络穴位上的手法，称为一指禅推法[图 5－18(1)、(2)、(3)]。

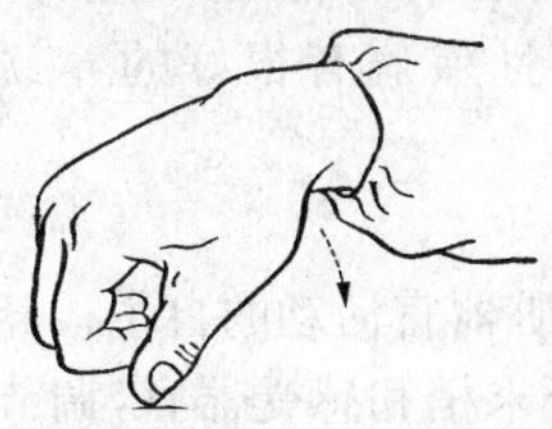

图 5－18　(1) 一指禅推法

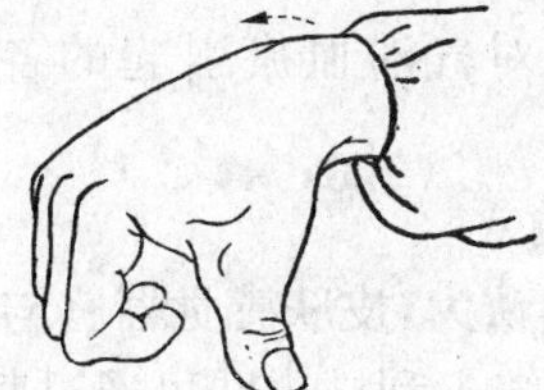

图 5－18　(2) 一指禅推法

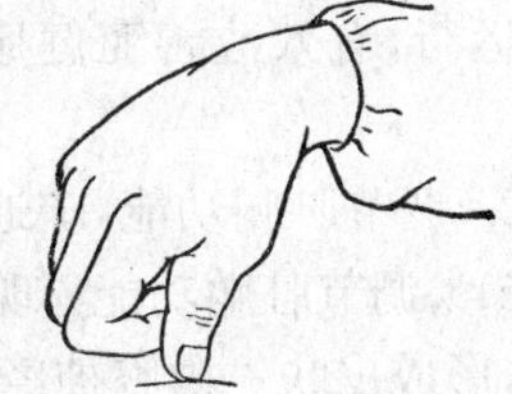

图 5－18　(3) 一指禅推法

【操作要领】上肢肌肉放松，不可有蛮劲，手掌虚握拳。主要要领为沉肩，垂肘，悬腕，掌虚，指实，紧推慢移，蓄力于掌，处力于指，着力于指螺纹面。

【应用】本法接触面积较小，但深透度大，可适用于全身各部穴位，具有舒筋活络，调和营卫，祛瘀消积，健脾和胃的功效。

【适应证】适用于全身各部穴位。常用于全身保健、头面部美容。

第六章　刮痧美容美体技术

第一节　刮痧美容美体概述

刮痧疗法是一种常用的中医美容技法，因其简便有效，在损美性疾病的防治和日常美容护理中应用非常广泛。

一、刮痧美容和美体作用机理

（一）痧的现象

“痧”，又称“痧胀”、“痧气”。痧象是一种毒性反映的临床综合征，是临床许多疾病的共同症候。刮痧疗法中的“痧”指的是通过器具在肌体刮拭后皮肤出现的红色、紫红色、黑青色的丘疹、斑片，这就是通常所说的“出痧”，在临床上可以根据出痧的部位、颜色、形态来判断机体的健康状况。

（二）刮痧的作用原理

1. 净化体内环境，促进气血运行

(1) 净化体内环境：生命的过程就是机体进行新陈代谢、吐故纳新的过程。刮痧时通过刮板的压力，刮拭使含有体内代谢“毒素”的血液通过毛细血管壁渗漏出来，富含氧气和营养素的新鲜血液补充进来，毛细血管的通透性迅速恢复正常，出痧停止。因此刮痧疗法可以疏通血液、淋巴液和组织间液的循环，迅速缓解局部组织的缺氧状态，使病变的组织器官细胞得到充足的养分供应，活化细胞功能。

(2) 促进气血运行：“不通则痛”、“痛则不通”，气血运行不畅发生气滞血瘀是很多损美性疾病发生的主要原因。刮痧疗法通过痧板等工具的物理刺激作用，能激发经气，促进气血运行，有效改善亚健康状态，对气滞血瘀引起的各种损美性疾病有很好的养颜美容效果。

2. 调节脏腑功能，疏通经络腧穴

(1) 调节脏腑功能：现代医学认为，皮肤感觉器官与支配内脏器官活动的自主神经关系密切，形成皮肤—内脏神经反射系统。刮拭皮肤可通过刺激神经末梢和感受器官，调节神经系统的传导和反射，改善脏腑器官的功能活动。根据中医经络学说，皮肤是脏腑功能状态外在表现部位，刮痧治疗后局部的良性改变会通过经络系统使相对应的脏腑器官发生良性调整反应。

(2) 疏通经络腧穴：经络系统具有沟通内外、运行气血的作用，是调节脏腑组织器官的信息反馈系统。皮肤是经络在体表皮部的循行部位，分布着各脏腑器官的全息穴位，与脏腑、四肢、五官九窍的功能密切联系。通过刮拭皮肤，刺激经络皮部和全息穴位，鼓舞和激发经络整体性、双向性的良性调控作用。

3. 提高机体防御功能，养容颜延缓衰老

（1）提高机体防御功能：刮拭时渗出血脉之外的痧作为身体的异物，被机体具有免疫功能的淋巴细胞及血液中的吞噬细胞识别出来后，将其分解吞噬代谢出体外。经常刮痧，可以激发机体的免疫系统，快速有效的清除病理产物，提高机体的应激能力和组织创伤的修复能力，达到预防和治疗疾病的目的。

（2）养容颜延缓衰老：刮痧疗法中刮拭刺激皮肤，使气血运行通畅，宣泄体内秽浊之气；疏通经络，把阻滞的病理代谢产物排泄于体外，使脏腑组织得到充分的营养供给，达到防病治病的效果。同时血脉畅通，气血通达五脏六腑，润泽肌肤，达到驻颜美容的效果。

二、刮痧常用器具和辅助材料

器具和辅助材料的选择直接关系到刮痧美容美体的效果。刮痧时还必须配合使用刮痧油、刮痧乳等作为润滑剂，减小刮痧工具与皮肤之间的摩擦力，防止刮伤皮肤，引起感染等不良后果。

（一）刮痧常用器具

1. 古代常用的刮痧器具

（1）铜钱：铜钱外缘为圆形，中间有方孔。使用时，拇指、食指捏住铜钱中间，将边缘蘸少量清水、麻油或其他介质在皮肤上轻轻刮拭。

（2）瓷勺：瓷勺为居家常用的餐饮工具，取材方便，是家庭中常用的刮痧方法。使用时，单手握住勺柄，用瓷勺头部边缘光滑处蘸少量清水、麻油或其他介质在皮肤上轻轻刮拭。瓷勺刮拭时要注意其边缘是否毛糙，以免刮伤肌肤。

（3）木梳背：木梳的背部光滑呈弧形，使用时蘸少量清水、润滑油等即可刮拭。使用于旅途中来不及寻找其他刮痧工具时做应急之用。

（4）线团：是一种古老的刮拭方式。用苎麻丝或棉线等绕成一团，一边用水蘸湿，一边在身体上刮摩，直到皮肤出现大片紫黑色或紫红色斑点。苎麻味甘性寒，具有清热凉血的作用，可用于治疗热病烦渴、小便黄赤、胎动不安等病症。因此，苎麻丝团多用于湿热型的痧证。注意苎麻丝较硬，刮痧时动作要轻，不可刮破皮肤，更不要直接用干燥的苎麻丝团刮痧，否则很容易擦伤皮肤，造成感染等不良后果。棉线团较柔软，多数情况下可取代苎麻丝团使用。

（5）蚌壳：海边渔民常挑选大小合适，边缘光滑润泽浑厚的蚌，洗净晾干变硬后作为刮痧板使用。由于蚌壳边缘锋利，容易有缺损，日常很少用之作为刮痧工具，渔民经常户外劳动，容易出现中暑、昏厥等病症，境况紧急下常用蚌壳刮痧急救。

2. 现代常用的刮痧器具

（1）火罐：玻璃火罐罐口边缘平整光滑厚实，用罐口边缘蘸少量按摩膏、润滑油等作为润滑剂在人体体表刮拭。也可以用润滑油涂罐口和皮肤，再吸拔后，在人体一定部位来回走罐，使身体局部出现痧象即可。

（2）玉质刮板：玉性味甘平，入肺经，具有清音哑，止烦渴，定虚喘，安神明、滋养脏腑等功效，是具有清纯之气的良药，可避秽浊之邪气，是自古以来的美容上品。玉质刮痧板使用疗效优于一般材质的刮痧工具，但因其取材较难，价格昂贵，且易于摔碎，使用和保存要非常小心。

(3) 水牛角刮板：水牛角性寒，具有清热凉血解毒之功效，是现在最常用的刮痧工具，根据刮痧部位不同有各种形状的刮痧板，均是边缘光滑，四角钝圆，不会损伤皮肤。使用时美容刮痧多用厚的一侧，治疗疾病时多用薄的一侧。

3. 刮痧板的清洁和保存

(1) 刮痧板的清洗：水牛角和玉石制成的刮痧板，刮拭完毕后应立即用肥皂水洗净擦干，再以酒精擦拭消毒，不可高温消毒。

(2) 刮痧板的保存：水牛角材质的刮痧板不可长时间置于潮湿之处或浸泡在水中，也不可长期置于干燥的环境中，以免产生裂纹，影响使用寿命。正确的做法应该是洗净擦干消毒后放在布袋或皮套中保存。玉石刮痧板不怕水泡也不忌干燥，但在保存时应避免磕碰。

(二) 刮痧常用介质

1. 清水：是紧急情况下最常用的辅助材料，尤其是户外活动时突然发生的痧证，在一时找不到别的润滑剂，水即可充当重要的辅助材料。清水的润滑作用不如其他润滑油，也无其他介质所具有的特殊功效，因此在美容保健中很少使用。

2. 香油：香油是由芝麻的种子榨取加工而成，其性甘味平，具有润燥通便，解毒生肌之功效。刮痧时用香油做润滑剂，可以显著减小摩擦阻力，防止刮伤皮肤。此外，香油中还可浸入红花、赤芍、当归、丝瓜络等活血通络的药物，加强活血祛瘀的功效。

3. 菜油：菜油是由油菜籽经榨取加工而成，具有补阴益气，行气化痰之功效。刮痧时使用菜油，除了作为润滑油使用外，还可以利用其行气化痰之功效，对于暑湿困重的痧证疗效尤佳。

4. 茶油：茶油是从油茶树树籽中榨取加工而成。具有清热化湿，杀虫解毒、乌发明目养颜等功效，可作为刮痧时的润滑剂，适用于身体虚弱、精神不振、疳积等体虚病证的治疗。

5. 花生油：花生油是常见食用油，味甘性平，具有润肺和胃的功效，可治疗燥咳、反胃、乳少等病症。刮痧时作为润滑剂使用。

6. 刮痧油：刮痧油由很多种具有舒筋通络、活血化瘀、消肿止痛、软坚散结的中药与渗透性强的润滑油提炼而成。是目前最常用的刮痧专门用油，不但可以减轻刮拭时的疼痛感，还可以保护皮肤，预防感染，使刮痧治疗安全有效。

7. 刮痧乳：由于液体刮痧油在面部刮痧时易流入眼睛，操作不方便，所以在面部刮痧时可以选用特制的美容刮痧乳。刮痧乳渗透性强，润滑性好，且气味芳香宜人，适合面部美容刮痧时使用，具有改善面部气血运行，滋养肌肤的功效。

三、刮痧的时间、疗程和注意事项

(一) 刮痧的时间和疗程

为了保护皮肤，避免宣泄过度，伤及正气，每次刮痧有一定的时间限制，一般以 20～25 min 为宜，初次治疗时间不宜过长，手法不宜过重，不可一味追求出痧。第二次也应间隔 5～7 天或待痧消退后，方可进行下次治疗。通常 7～10 次为 1 个疗程，间隔 10 天再进行下个疗程。

(二) 刮痧的注意事项

1. 刮痧时应避风，注意保暖。以免感受风寒之邪，影响治疗效果，甚至引发新的疾病。

2. 不宜大面积连续刮拭。应根据患者的体质状况决定刮痧的部位和时间。

3. 刮痧时，严禁过分追求出痧，防止刮拭过度，损伤皮肤，消耗正气。

4. 刮痧后瞩患者适当饮用温开水，促进代谢产物排泄。

5. 刮痧治疗后需等 3 h 左右，方可洗浴，以免风寒之邪侵袭。

6. 皮肤有化脓、渗液、溃烂以及红肿热痛处，不可直接刮拭皮损处，可在皮损周围轻刮。

7. 年老体弱、空腹患者，忌重力刮痧。

四、刮痧疗法的禁忌证和种类

(一) 刮痧疗法的禁忌证

1. 有出血倾向的疾病，如血小板减少症、活动性出血性疾病、血友病、白血病、凝血机制障碍等。

2. 心、肾、呼吸衰竭者。

3. 急性脊髓炎、结核性关节炎以及外科手术瘢痕处。

4. 原因不明肿块及恶性肿瘤，禁止刮痧。

5. 身体极度消瘦、恶病质。

6. 妇女经期及妊娠期。

(二) 刮痧疗法的种类

刮痧方法有徒手操作和持具操作两大类。徒手操作包括揪痧法、扯痧法、挤痧法、焠痧法、拍痧法；持具操作包括刮痧法、挑痧法、放痧法。

1. 刮痧法：刮痧法又分为直接刮痧法和间接刮痧法两种。

(1) 直接刮痧法：指在操作部位涂上刮痧介质后，利用刮痧板等工具直接接触患者皮肤，在体表的特定部位反复刮拭直至皮下出现痧痕的操作方式(图 6－1)。

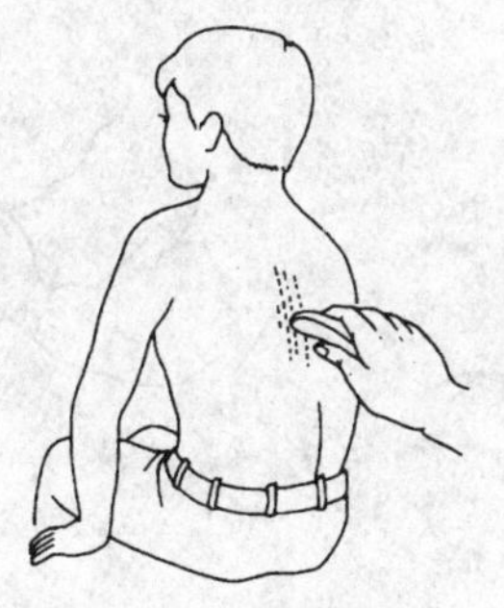

图 6－1 直接刮痧法

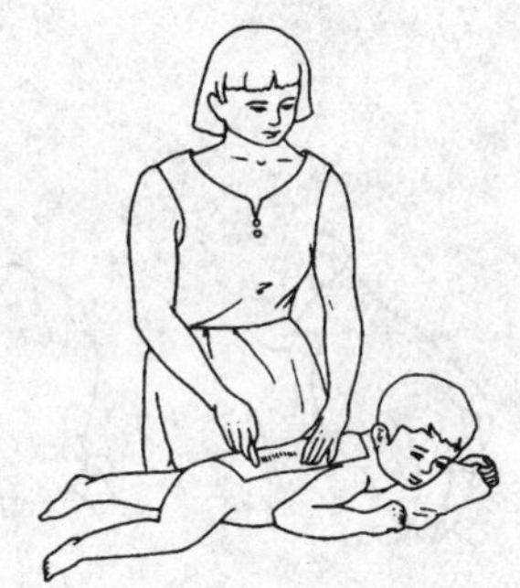

图 6－2 间接刮痧法

(2) 间接刮痧法：指先在患者操作部位放一层薄布，然后再用刮拭板在布上进行刮拭，称为间接刮痧法。此法可保护皮肤，使用于儿童、年老体弱、及某些皮肤病患者等(图 6－2)。

2. 挑痧法：指的是用针挑刺患者体表的一定部位，以治疗疾病的方法。具体方法是：局部常规消毒后，一只手捏起挑刺部位的皮肤，另一只手持三棱针，对准部位，将针斜刺入皮下，挑断皮下白色纤维组织或青筋，有白色纤维组织的地方，要挑尽为止；青筋的地方，挑 3～5 次，挤出淤血即可。术后消毒，敷上无菌纱布，胶布固定(图 6－3)。

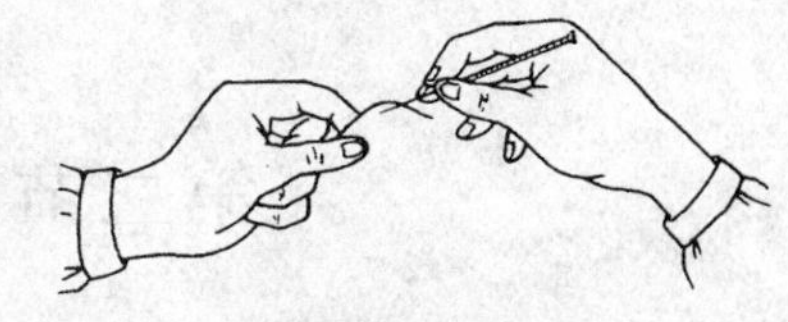

图 6－3 挑痧法

3. 放痧法：属于放血疗法的范畴。具体操作方法是，取局部静脉怒张处或推按局部使血液积聚于针刺部位，常规消毒后，对准操作部位迅速刺破皮肤，轻轻挤压针孔周围，使出血少许即可，此法可助瘀血排出，毒邪得泄，适用于治疗中暑、急性腰扭伤、丹毒等。注意无菌操作，以防感染；点刺时动作轻快，出血不宜太多，以免耗伤正气。另外病后体弱、孕妇和有贫血或自发性出血倾向者不宜使用。为防止晕针，操作时患者最好采取卧位，术后休息观察片刻再离开(图 6－4)。

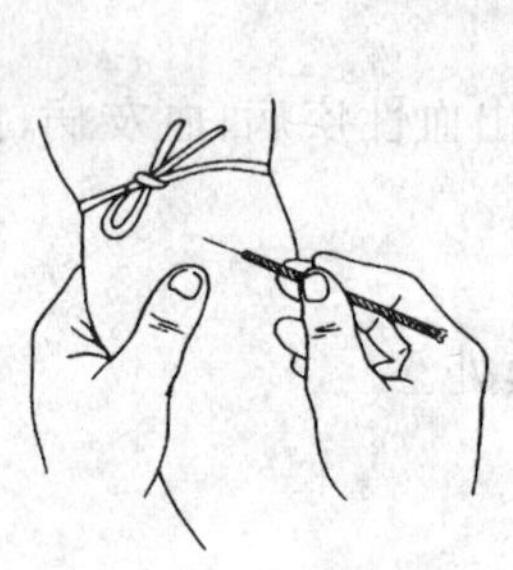

图 6－4 放痧法

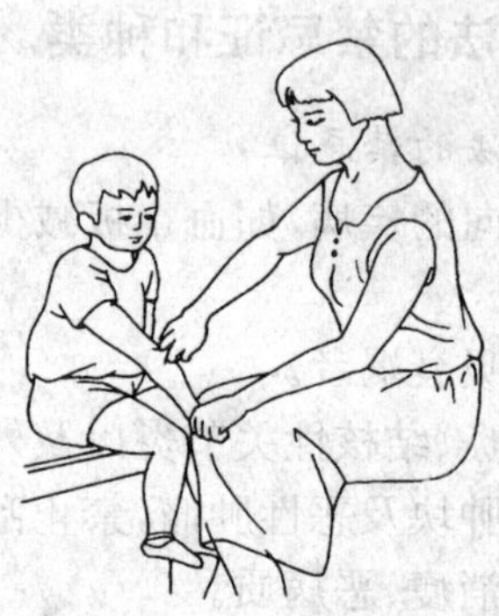

图 6－5 揪痧法

4. 揪痧法：在操作部位涂上介质后，操作者五指屈曲，用食、中指的第二指节对准操作部位，揪起皮肤和皮下组织，然后瞬间用力向外滑动再松开，这样一揪一放，反复操作，在同一部位连续重复 6～7 遍，直到皮肤出现痧象(图 6－5)。

5. 扯痧法：操作者是用食指、大拇指用力提扯局部皮肤，直至出现紫红色或暗红色的痧斑。此法可用于颈项部以及头面部的太阳穴和印堂穴等(图 6－6)。

6. 挤痧法：操作者用大拇指和食指在操作部位用力挤压，连续操作直至局部出现紫红色的痧象(图 6－7)。

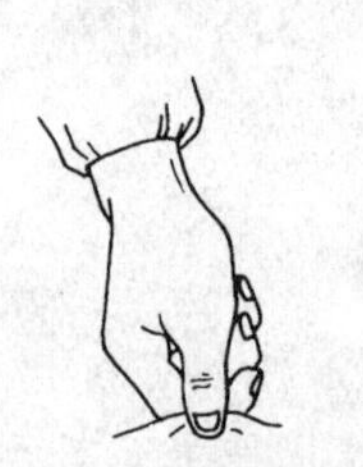

图 6－6 扯痧法

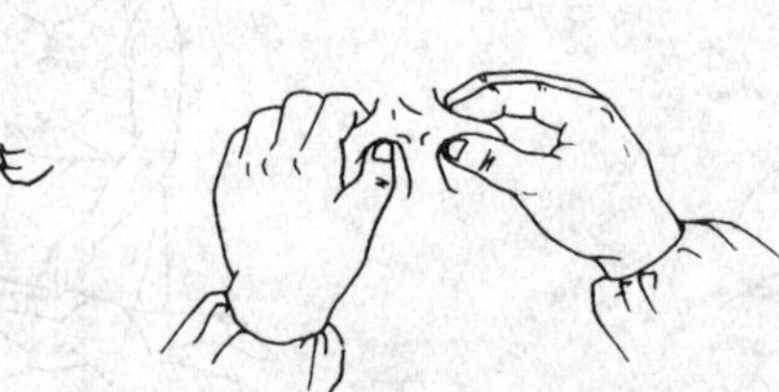

图 6－7 挤痧法

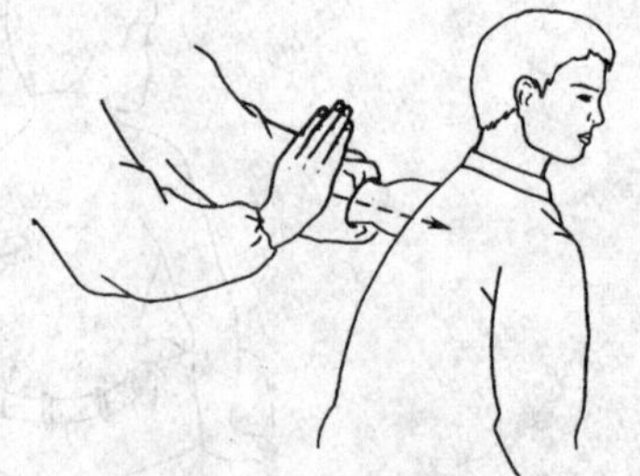

图 6－8 拍痧法

7. 焠痧法：用灯芯草蘸麻油在酒精灯上点燃后，在患者皮肤表面上红点处快速点按，可听到十分清脆的爆破声。此法适用于寒证，如寒性腹痛、手足发冷等。

8. 拍痧法：反复用虚掌或直接用刮痧板拍打体表痛痒或胀麻的部位，直至局部出现紫红色或暗红色的痧象，达到缓解症状的作用(图 6－8)。

第二节 刮痧美容和美体的手法

掌握正确的刮痧手法，可以减轻患者的疼痛不适感，增强刮痧治疗的效果，同时也减轻了操作者的劳动强度。

一、持板方法

常用的持板方法是以手掌握住刮痧板，将刮痧板的一边横靠在手掌心部位，大拇指与其余四指稍弯曲分别放在刮痧板的两侧(图 6－9)。操作时用掌心的部位向下按压施力。具体操作时也可根据刮痧板的形状自己调整持板方法，找到既舒适省力又可以缓解患者不适感的手法进行操作。

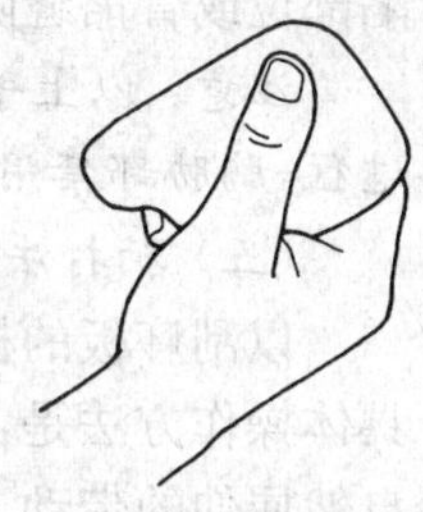

图 6－9　持板方法

二、刮拭方法

刮痧方法是根据具体身体操作部位的解剖形态特点和经络腧穴治疗的需要而定，常用的刮痧方法有以下几种。

(一) 刮法

以刮痧板的薄边、厚边和棱角为着力点，在人体皮肤上进行横向或竖向地反复刮拭，称为刮法。具体操作方法是：手持刮痧板，根据操作部位的需要，将刮痧板的长边部分或全部接触皮肤，刮痧板向刮拭方向倾斜 45 度角左右，自上而下或由内而外地向同一方向刮拭，不可来回刮。刮拭方向一般颈、背、腹、上下肢是从上向下刮拭；胸部是从内侧向外侧刮拭。需治疗疾病时，可用刮痧板的薄边为着力点，用力刮拭尽可能让患者皮肤出现痧象；需美容保健时，可用刮痧板的厚边为着力点进行适度刮拭，不必一味追求出痧。

注意：刮拭前应先在操作部位涂抹刮痧润滑油或刮痧乳，刮拭时力度要均匀，有一定的刮拭长度。

(二) 揉法

以刮痧板的厚边或角部平面为着力点，在施治部位的穴位或出痧的“病灶点”附近进行前后左右回旋揉动的方法称为揉法。具体操作方法是：手握刮痧板，以薄边对掌心，以刮痧板的厚边或角部平面着力于患者皮肤，手臂放松，腕关节灵活自如地旋转揉按，动作连续，着力由轻渐渐加重，再由重逐渐减轻，均匀持续而轻柔的旋转。

注意：操作时腕部放松，用手臂带动腕部旋转移动，避免触打或跳跃。此法适用于全身各部位，局部操作时间以 2～3 min 为宜。揉法常用于对人体有补益强壮作用的穴位，如足三里、内关、肾俞穴等，也可用于面部美容以及后颈、腰背部疼痛反应点的治疗。

(三) 角推法

用刮痧板的厚边角部为着力点，在人体皮肤的一定部位稍施压力，做单向直线推移运动，称为角推法。具体操作方法是：操作者手臂放松，沉肩垂肘、悬腕，将力量贯注于刮痧板的厚边角部，有节奏的往返呈直线向前推进，使之产生持续均匀的推力和压力，作用于经络、穴位和病灶点。

注意：施推过程中，腕部要摆动自如、灵活，不可跳跃。此法可在刮法出痧后使用，亦可单独使用。

(四) 点按法

将刮痧板的一角或专门的砭石点穴棒与穴位呈 90 度垂直，由轻到重逐渐用力向下按压深层组织，按而留之，称为点按法。具体操作方法是：用刮痧板的一角或点穴棒的尖端垂直接触皮肤，由浅而深，缓慢用力，以臂腕之合力以贯之。达到一定深度时或患者受术部位有明显酸麻胀痛感时，可停留 5～10 秒，缓缓提起，一起一伏，反复 10 余次。点按法常用于凹陷部位或骨骼缝隙处，如太阳穴、人中穴、膝眼穴等。

注意：以上手法可多次重复，但要注意动作要连贯。点按法刺激性大，操作中不宜用力过猛，胸胁部禁用。

（五）拍打法

以刮痧板的板面或直接将手掌弯曲成半弧形拍打需施治的穴位或病灶处，称为拍打法。具体操作方法是：操作者以单手轻握刮痧板的一端，以刮痧板的板面接触皮肤，在腕关节的自然屈伸的带动下，一起一落有节奏的拍打局部皮肤。也可直接将手掌弯曲成半弧形拍打皮肤。拍打法多用于四肢肘窝和腘窝处，其他部位慎用。

注意：操作中不宜用暴力，小儿及年老体虚者慎用。

（六）摩擦法

以刮痧板的面侧为着力点，紧贴在施治部位的皮肤上，以腕关节为中心，做有节律的旋转运动，称为摩法；以刮痧板的面侧在施治部位的皮肤上做直线往返的摩擦运动，使之产生热量并向身体深部透入，称为擦法。摩擦法具体操作时应肩臂放松，用力平稳，频率适中。

注意：用摩擦法时均应先涂抹刮痧润肤油或刮痧乳，以免损伤皮肤。摩擦法会产生热量，操作结束后可在施治部位敷上热毛巾，助其热量透入体内。

（七）叩击法

以刮痧板的厚边为着力点，用力快速而垂直地叩击患者体表部位，称为叩击法。具体操作时要有节奏，一起一落地叩击时要干脆利落。

注意：叩击法刺激量大，主要用于肩背和下肢。严重心脏病患者及体虚者慎用本法。

（八）梳法

用粗齿刮痧梳的粗齿面为着力点，以患者能接受的刺激量为度，呈圆弧形方式梳理头部，称为梳法。具体操作时速度与力量保持均匀，如梳头样操作。

注意：梳法主要用于头部，可促进头部气血流动，忌用蛮力，以免头部皮肤受损。

（九）抹法

以鱼形刮痧板的长边为着力点，紧贴面部皮肤，上下左右对称地往返涂抹，称为抹法。具体操作时着力轻浮，浮而不急，着而不滞，往返自如，动作连贯。

注意：抹法常用于面部美容刮痧中，操作前需先涂抹刮痧乳。

三、刮痧的补泻手法

刮痧的补泻是由刮拭按压力大小和速度的快慢决定的。临床操作时分为补法、泻法、平补平泻法。以上三种手法分别适用于不同体质、不同病证者和不同的部位。

（一）补法

补法刮拭力度小，速度慢，动作轻柔，短时间施以补法能激发人体正气，增强脏腑功能。临床上多用于年老体弱者、久病重病者或形体瘦弱之虚证患者，对于身体皮下脂肪和肌肉薄弱的部位如胸骨、胫骨前侧、足背处也可用轻柔补法。

（二）泻法

与补法相反，泻法刮拭力度大，速度快，能疏泄病邪，使亢进的功能恢复正常。临床上多用于年轻体质壮实、新病急病的实证患者。

（三）平补平泻法

平补平泻法也叫平刮法，介于补法和泻法之间，广泛适用于正常人美容保健或虚实夹杂证的治疗。有3种刮拭手法。

1. 按压力大，速度慢。适用于疼痛敏感部位。

2. 按压力小，速度快。此法易于损伤肌肤，临床适用较少。

3. 按压力中等，速度中等。此法易于患者接受，较为常用。

选择刮痧手法时，具体应根据患者体质、年龄、病变部位、病证特点等灵活选用。一般先由补法开始，逐渐向平补平泻法过度。对于主要的经络腧穴点或阳性反应点可以适当短时间使用泻法，以增强治疗效果。另外身体不同部位的手法也应有所变化，在皮下脂肪和肌肉肥厚的地方如臀部、肩部等处，以平补平泻法或泻法为主，在皮下脂肪较少，肌肉薄弱的地方如胸骨、手臂等处，以补法为主。

四、刮拭要领

（一）按压力与速度

1. 按压力：刮痧治疗时按压力的大小是影响疗效的关键，只有按压力到达病所才有治疗效果。刮痧时最忌不使用按压力，只在皮肤表面摩擦，这种操作方法，不但起不到治疗作用，还会因为反复的刮擦，损伤肌肤。但并不是按压力度越大越好，具体刮痧时按压力度需要根据患者的胖瘦，刮拭部位脂肪、肌肉的厚薄来决定。个人体质、病情不同，各部位的解剖结构不同，所能承受的按压力度也不相同。所以，不同的患者或同一患者不同部位，刮痧的按压力应有所变化。如在后背或其他脂肪少、肌肉薄的部位，应适当减轻按压力度；在经脉瘀滞的阳性反应点要避免按压力生硬、不平稳、不均匀，加重疼痛感。

正确的刮拭手法，要做到柔中有刚，刚中有柔；同一部位的按压力度应始终保持均匀平稳，既达到治疗目的，又可以减轻患者的不适感。

2. 速度：刮拭时的速度快慢与疼痛程度有直接的关系。刮拭速度越快，疼痛感越明显，速度越慢，疼痛感越轻。因此刮拭速度过快只会增加疼痛感，同时还容易漏掉一些阳性反应点，从而影响到疾病的诊断。另外，刮痧速度过快还会减少按压力的渗透，影响刮痧疗效。

正确的刮拭手法应慢速均匀、力度平稳，这样可以减轻疼痛，有利于诊断和消除阳性反应点。切忌快速或忽快忽慢、忽轻忽重、头轻尾重或头重尾轻。

（二）点、面、线相结合

“点”指的是腧穴，“面”指的是经络在体表的皮部范围，“线”指的是经络循行线。点、面、线相结合的刮拭方法，要求刮痧治疗既要有一定的刮拭宽度和长度，又要有对重点腧穴的刺激。“宁失其穴，勿失其经”，刮痧治疗重在疏通经络，调整气血运行。

（三）刮拭长度

在刮拭刺激经络腧穴时，除凹陷部位外，均要求有一定的刮拭长度。一般以某个腧穴为中心，上下各2～3寸为度。如需要治疗的部位过长，可分段刮拭。另外，刮痧治疗的范围应超出病变的范围，涵盖所治疗的穴区范围。

（四）刮痧与其他外治法的结合

1. 刮痧与拔罐疗法相结合：刮痧疗法必要时可与拔罐疗法相结合，两者同属于中医外治法，作用原理类似，有相辅相成的作用。与刮痧相比，拔罐可以不用直接按压刺激阳性反应点（疼痛点），而是将疼痛点置于罐口中间，没有刮痧时的剧烈疼痛感，可以在一定程度上代替刮痧疗法。同时在大面积刮痧的基础上，对于疼痛敏感点、柔软的腹部、关节部位等可以应用拔罐疗法疏通经络，减轻疼痛。

2. 刮痧与放血疗法相结合：放血疗法是针刺方法的一种，即《内经》中的刺络法，“刺络者，刺小络之血脉也”；“菀陈则除之，出恶血也”。放血疗法是用“三棱针”等针具刺破特定部位或穴位放血，起到疏通经脉，调理气血，促邪外出的作用。在刮痧治疗时，对于一些痧象较重的部位，如出现暗青色或青黑色的斑点、斑片，可以加上刺络放血法，促进“离经之血”的消散，促邪外出，加强刮痧疗法的净化排毒作用。

3. 刮痧与按摩法相结合：刮痧前后可以配合按摩手法来增强效果。先按摩后刮痧可以根据病情在选定的部位或经络穴位上进行各种手法的按摩，按摩结束后再进行刮痧，以增强按摩的效果。先刮痧等皮肤出现紫、黑斑和皮下结节等反应点后，再在反应点使用按摩手法，以消解病灶，促进痧斑的吸收，以增强刮痧的疗效。

第三节 刮痧美容与美体的操作次序、刮痧后的反应

一、刮痧美容与美体的操作次序

（一）准备刮痧器具

备齐专用刮痧板和刮痧润肤油（乳）以及毛巾或清洁、柔软的纸巾。仔细检查刮痧板是否光滑，边缘是否有裂口，有无裂纹及粗糙，以免伤及皮肤。然后做好常规清洁和消毒工作。原则上专人专用一套刮痧板，以免交叉感染。

（二）做好解释说明工作

通过详细询问患者既往的健康状况，采集病史，了解患者的体质状况，明确诊断。根据诊断结果，选定治疗部位、穴位并做好记录，以供下次治疗时参考。对于初次接受刮痧治疗的患者，还应向其介绍刮痧疗法的一般常识、刮痧的注意事项。对于精神紧张或对疼痛敏感者，做好解释安抚工作，取得患者配合。

（三）选择体位

体位的选择要求既能充分暴露操作部位，便于操作，又能使患者感到舒适放松，可以持久配合治疗。具体可有以下 4 种体位。

1. 坐位：应选择有靠背的椅子，根据治疗的需要，患者可以背靠椅背坐位或面向椅背骑座，双臂环抱在椅背上，身体有所依靠便于放松。坐位适合刮拭头、颈、肩、腰背等部位。

2. 仰卧位：瞩患者四肢放松，以舒适的体位仰卧。适宜刮拭头面部、胸腹部以及四肢的伸侧等部位。

3. 侧卧位：以舒适放松的体位侧卧。适宜刮拭侧头部、背部、胸胁部、腰部和下肢的外侧。

4. 俯卧位：瞩患者四肢放松，以舒适的体位俯卧。适宜刮拭头颈部、肩背部、腰骶部、下

肢后侧。

（四）涂刮痧油

在刮拭部位上均匀涂抹刮痧润滑剂，用量宜薄不宜厚。因为刮痧油过多，不利于刮拭，还会顺着皮肤流下，弄脏衣服。面部可用专门的美容刮痧乳来做润滑剂；头部刮痧不需用任何介质。特殊情况下，保健刮痧时也可隔物刮拭。

（五）刮拭

右手持刮痧工具，灵活运用腕力、臂力，忌用蛮力，刮具一般与皮肤呈45度角左右为宜。刮拭用力要均匀适中，由轻渐重。不可忽轻忽重，以患者能耐受为度。刮拭时的按压力要渗透深层组织，刮拭面要尽量拉长。顺着一个方向刮拭，不可来回刮，以皮下出现轻微紫红色或紫黑色痧点、痧斑即可。

（六）刮痧后

刮拭完毕，用清洁、干燥的纸巾按压所刮之处，边擦拭残留油污，边进行按揉，有利于毛孔回缩复原。让患者穿好衣服，适当饮用温开水、淡盐开水、姜茶等。休息15～20 min后即可离开。刮痧治疗后，嘱患者，为避免风寒之邪侵袭，须待皮肤毛孔腠理闭合复原后，方可洗浴，一般约3 h左右。

二、刮痧后的反应及处理

（一）正常反应

1. 痧象：皮肤经刮拭后会毛孔张开，肌肤有发热的感觉。个别部位会出现鲜红色、暗红色、紫色及青黑色的散在或密集分布的斑点、斑块，重者皮肤下面深层能触及大小不一的包块硬结，以上均是正常的刮痧反应，称为“出痧”。一般数天后即可自行消退，无须任何处理。个别患者出痧后1～2天，被刮拭部位的皮肤出现轻度疼痛、发痒、体表有蚁形感或自感体表向外冒冷气、热气，皮肤表面出现风疹样变化等情况，均是正常现象，不用做任何处理。

2. 消退时间：痧消退的时间与患者体质、病情、出痧部位，痧色深浅以及刮痧次数有直接的关系。一般5～7天慢慢消退。快者2～3天，慢者可延迟至2周左右。总的来说，胸背部、上肢的痧、浅色及皮肤表面的痧消退较快，腹部、下肢的痧、深色及皮肤深部组织的痧消退的慢。阳经的痧消退的快，阴经的痧消退的慢。体质强的人痧消退的快，体质弱的人痧消退的慢。初次刮痧的人痧消退的慢，经常刮痧的人痧消退的快。

（二）异常反应及预防处理

个别患者在刮痧过程中，可能会出现头晕目眩、心慌心悸、面色苍白、四肢发冷、恶心欲呕或神昏扑倒等异常现象，应及时停止刮拭，迅速让患者平卧，盖上衣被，注意身体保暖。可适当饮用温糖开水，并用刮痧板的棱角点按患者的百会穴、人中穴，按柔内关穴、足三里、涌泉穴等，静卧片刻后即可恢复，如发现患者异常或不能及时恢复者应及时送就近医院救治。

（三）晕刮的原因及如何预防

1. 晕刮的原因

(1) 患者对刮痧缺乏了解，精神过度紧张，对疼痛特别敏感。

(2) 患者在空腹、熬夜或过度疲劳时接受刮痧。

(3) 刮拭手法不当，对体质虚弱、出汗、吐泻过多或失血过多等虚证，采用了泻法刮拭。

(4) 刮拭部位过多，时间过长，泻刮过度，伤及正气。

2. 晕刮的预防

(1) 对于初次接受刮痧治疗者，提前做好充分的解释工作，消除顾虑。选择舒适、放松的体位，便于配合治疗。

(2) 对于空腹、熬夜或过度疲劳者，应令其先进食、休息后再给予刮痧治疗。

(3) 刮痧师在刮拭过程中，应精神集中，随时观察患者的反应，询问患者感受，一旦有不适情况应及时调整手法，尽早采取必要的处理措施。

(4) 刮拭治疗部位应少而精，治疗时间不宜过长，严格把握刮痧疗法的适应证和禁忌证。

第四节　人体各部刮痧美容和美体操作

一、头面部

1. 头面部刮痧的手法

受术者采取仰卧位躺在治疗床上，刮痧师坐位于受术者头前，常规洁面后在全面部均匀涂抹美容刮痧乳。

(1) 前额区：刮痧师双手各持一个肾形刮痧板，以其凹面紧贴皮肤，由前额正中线向外侧轻轻刮拭5～10次。再以刮痧板的面侧为着力点，紧贴前额皮肤，由内侧向外侧做上下左右对称的涂抹，往返10～15次。前额区的操作范围在前发际与眉毛之间，经过的穴位有印堂、阳白、攒竹、鱼腰、丝竹空等。注意用刮法之补法，力量轻柔，用抹法要着力轻浮，浮而不急，着而不滞，往返自如，动作连贯。

(2) 眼周区：先用刮痧板的一侧角部为着力点，从内向外，分别刮拭上下眼眶5～10次，再用刮痧板的角部分垂直按揉睛明、攒竹、鱼腰、丝竹空、承泣、四白、瞳子髎各3～5次，最后以同样的方法轻轻按揉太阳穴3～5次。眼部较为敏感，刮拭时动作要轻柔连贯，点按穴位时用力要轻重有度。

(3) 面颊区：用刮痧板的平面按揉鼻侧的上迎香穴，用长弧边沿颧骨内上方，向外拉抹至太阳穴，并按揉太阳穴片刻，再用同样的手法由迎香穴经颧髎穴拉抹至耳旁听宫穴；地仓穴经下关穴拉抹至耳后翳风穴，如此各往返3～5次。操作时以向上用力为主，着力轻而不浮、着而不滞，往返自如，动作连贯。

(4) 口周区：以刮痧板的角部轻轻按揉人中穴，再以刮痧板的平面向外过渡至两侧地仓穴；同样的手法在口唇下方由承浆穴过渡至地仓穴，再沿下唇向两侧经嘴角地仓穴、大迎穴刮至颊车穴。如此刮抹操作3～5次。操作时手法宜灵活轻柔，力度适中。

(5) 头部头发所在区：手持粗齿刮痧梳，以受术者能耐受的刺激量，从两侧太阳穴至风池穴一带呈圆弧形梳理头部两侧，再从头顶百会穴开始沿头发自然生长方向，向前发际以及左右方向进行梳理，最后从头顶百会穴开始沿头发自然生长方向，向后发际以及左右方向梳理后头部。头部操作顺序是先是侧头部，再是前头部，最后是后头部，每个部位来回梳理5～

10 次。最后以点按双侧风池穴各 10～15 次，结束整个治疗。

2. 头面部刮痧的功效

(1) 改善头面部气血运行，疏通经络。可以迅速消除脑疲劳。益智健脑，防治神经衰弱、失眠头痛、记忆力减退、脱发等病证。

(2) 面部刮痧可以清洁肌肤，改善面色，有效消除、淡化色斑，减少皱纹，养颜美容，延缓皮肤衰老。

(3) "头为诸阳之会"，全身经脉中所有的阳经都上达于头部，同时头面部也分布有全身各脏腑器官的全息穴区，这些经脉通达全身。所以经常刮拭头面部，刺激经络穴区，可以有效的调整脏腑功能，防治疾病。

3. 头面部刮痧的注意事项

(1) 面部刮痧时需先在面部涂抹美容刮痧乳或无色刮痧油。头部头发所在区则无需任何润滑剂。

(2) 面部刮拭时要求慢、柔、匀、稳，宜手法轻柔，禁止重力刮拭。头部则力度适中，以受术者能耐受为度，对于经脉气血瘀滞的部位重点刮拭以增强保健治疗的效果。

(3) 面部刮痧以疏通经络，促进气血循环为目的，不必出痧。

(4) 头面部有毛囊炎、疖肿、痤疮以及红血丝处要避开刮拭。

(5) 面部刮拭后，可用温水洁面，将面膜加温后敷上。

二、肩颈部

1. 肩颈部的刮痧手法：肩颈部刮痧应取坐姿，有利于肩颈部位的肌肉放松。为了避免刮拭时身体晃动，受术者骑座在有靠背的椅子上，双手臂平放在椅背上，身体微微前倾，头部略低充分暴露颈部。刮痧师应站在受术者的侧面，先在肩颈部均匀涂抹刮痧油，然后一只手轻轻扶住其额头，固定头部防止晃动，另一只手持刮痧板轻轻刮拭。

(1) 颈后部：刮痧师手持刮痧板，以其薄边为着力点，用平补平泻法或补法分段刮拭颈后正中督脉，范围从后发际哑门穴开始至大椎穴，大椎穴可以重点刮拭，但力量宜轻。再将刮痧板的凹面附着在颈部皮肤，以其两侧角部为着力点，分段轻轻刮拭两侧膀胱经，以上每部操作可重复 5～10 次。

(2) 颈侧部：刮痧师一手轻轻扶住受术者的头部并斜向对侧，另一只手持刮痧板，以其薄边为着力点，用平补平泻法或补法分别刮拭颈部两侧至肩部，范围从风池穴开始经肩井穴至巨骨穴一带。这个部位范围较大，可分 3 部完成。即首先用刮痧板厚边的一角为着力点，一轻一重的轻轻点按风池穴 5～10 次，以受术者局部感觉酸、麻、胀、痛感为度；再用刮痧板的薄边为着力点，从上而下刮拭风池穴至颈根部 10～15 次，最后以同样的方法从内侧向外侧经肩井穴刮拭至巨骨穴，往返 10～15 次。肩井穴可以重点点按，以局部酸、麻、胀、痛感为度。

(3) 颈前部：颈前部有甲状腺、气管、食管等器官，无特殊情况下很少在此处刮拭，如需刮痧，可以刮痧板的厚边为着力点在颈前侧从上而下轻轻刮拭 3～5 次即可。不可用力过猛，强行追求出痧效果，以免伤及组织。

2. 肩颈部刮痧的功效

(1) 肩颈部的治疗保健作用。对于颈椎病、落枕、肩周炎、肩颈劳损等引起的疼痛有一定的治疗作用，经常刮拭肩颈部还可以预防以上疾病的发生。

(2) 肩颈是阳经上达于头部的必经之路。经常刮拭肩颈部可以改善头痛头晕、脑供血不足、神经衰弱等。

(3) 防治眼睛、咽喉等处病症，如近视、咽炎等。

3. 肩颈部刮痧的注意事项

(1) 对于体质瘦弱，颈椎棘突突出明显者，不可按压力过大，应以补法慢速轻刮，时间不可过长，以免损伤脊柱。对于肌肉较壮实丰满者，力度可适当加大，以受术者能耐受为度。

(2) 脊髓型颈椎病患者后颈部禁用刮痧。

(3) 颈前侧多为软组织，皮肤较为薄嫩，对疼痛也比较敏感，刮拭时按压力要小，速度要慢。

(4) 用点按手法时应从轻渐渐加重，以受术者局部有酸胀感为度。

三、背部

1. 背部刮痧的手法：背部刮痧包括胸椎部、腰椎部及骶椎部三段。受术者在治疗时一般采取俯卧位或取坐姿，反向骑座在靠背椅上，刮痧师站在受术者的一侧，先暴露待刮拭的腰背部皮肤并常规均匀涂抹刮痧油。

(1) 刮督脉：刮痧师手持刮痧板，以其薄边前段为着力点，用补法刮拭背部正中督脉，从大椎穴开始下至长强穴，分段刮拭，每段操作5～8次，以局部出痧为度。注意手法应轻柔，不可用大力以免伤及脊椎。

(2) 刮夹脊：以刮痧板的双角附着于脊椎两旁的皮肤上，以其薄边为着力点，用补法或平补平泻法分段刮拭背部两侧的夹脊，即脊椎旁开0.5寸的位置，每段操作5～10次，以局部出痧为度。注意手法要沉着有力，频率适中。

(3) 刮膀胱经：以刮痧板的双角附着于脊椎两旁的皮肤上，以其厚边为着力点，用平补平泻法或泻法分段刮拭背部两侧的膀胱经，即脊椎旁开1.5寸和3寸的位置，分段刮拭5～8次。分段刮拭完毕后，从上而下大面积快速连续刮拭10～15遍以梳理经气，使之产生热量向体内渗透。注意操作时应一气呵成，不能有停顿，且用力平稳。

(4) 叩击膀胱经：刮痧师手持刮痧板，以其厚边为着力点，从上而下叩击膀胱经，来回5～10遍。注意操作时要一起一落的击打，速度、力量要均匀。

(5) 揉按膀胱经：刮痧师手持刮痧板，以其厚边的面或厚边的棱角为着力点，手腕及肩臂放松，灵活自如的摆动腕部在背部膀胱经上做前后左右、内旋或外旋揉动。在主要的背俞穴如肺俞、心俞、肝俞、胆俞、脾俞、肾俞等穴位上做重点按揉。

2. 背部刮痧的功效

(1) 健康诊断：背部刮痧可以帮助判断脊椎和脏腑的健康状况。方法一是根据膀胱经上背俞穴的痧象和阳性反应来判断脏腑的健康状况；二是根据刮拭时观察脊柱的棘突曲度是否正常，脊柱两旁的痧象和督脉距离是否相同，以及有无阳性反应来判断脊椎和脏腑器官的功能状态；三是根据脏腑器官体表投影区的痧象和阳性反应来判断脏腑器官的功能状态。

(2) 防治疾病：可以缓解因感受风寒、劳损、肌肉扭伤等引起的腰背部酸痛不适，还可以防治全身五脏六腑的病证，如外感、咳嗽、心悸、胃脘不适、便秘、泄泻、乳腺增生、月经不调等各系统的病证。

（3）保健预防：脊柱是躯体重要的承重器官，容易发生劳损，功能退变，经常刮拭有利于消除疲劳，延缓脊柱的退化，预防骨关节疾病的发生。同时腰背部分布有人体重要的脏腑器官的投射区，经常刮拭，可以及早发现、及时改善亚健康症状，预防疾病的发生。

3. 躯干部刮痧的注意事项

（1）刮拭脊背正中督脉时，应以补法或平补平泻法为主，不可用力过大，伤及脊柱。对于体质瘦弱、脊柱棘突明显者，可不刮脊背正中。

（2）脊柱两侧刮拭可根据患者体质、病情，选用平补平泻法或补法，为保护正气，避免疏泄太过，可每次刮拭一段，不要一次将整个背部刮完。操作时用力要均匀、柔和、连贯，尽量拉长刮拭。

（3）腰骶部督脉部位皮下组织较薄弱，应以补法刮拭，刮拭时间要短，以免伤及骨膜。

（4）刮拭时注意观察脊柱形态和痧象，对于一些主要的阳性反应点可重点刮拭，以增强疗效。

四、胸腹部

1. 胸腹部刮痧的手法

受术者取仰卧位，刮痧师站在受术者的一侧或其头前，先暴露待刮拭的胸腹部皮肤，并常规均匀涂抹刮痧油。

（1）刮胸部任脉：刮痧师手持刮痧板，以其厚边为着力点，用补法刮拭胸部正中任脉，从天突穴开始经膻中穴下至鸠尾穴，自上而下刮拭5～8次，膻中穴可重点刮拭、点按，以局部出痧为度。注意手法力度适中，不可大力以免伤及胸骨。

（2）刮两肋：刮痧师手持刮痧板，以其厚边为着力点，用平补平泻法沿肋骨走向由内向外分别刮拭5～8次。女性要注意避开乳头。手法要轻柔，可不出痧或少量出痧。

（3）刮腹部任脉：刮痧师手持刮痧板，以其厚边为着力点，用补法刮拭腹部正中任脉，从鸠尾穴至水分穴，避开神阙穴，再由阴交至曲骨穴，自上而下分别刮拭5～8次。中脘、气海穴可重点刮拭，得气即可。手法要轻柔，不可用力过大，以免伤及内脏。

（4）刮腹部两侧：用同样的手法自上而下刮到小腹部，自内向外依次是肾经、胃经、脾经、肝经、胆经。刮拭时动作要轻柔并让受术者略鼓气，以免伤及内脏。

（5）摩腹：以刮痧板的一面附着在脐周皮肤上，肩臂放松，以腕关节为中心，带动刮痧板做有节律的环旋运动，以局部透热为度。

2. 胸腹部刮痧的功效

（1）宽胸理气，疏肝解郁。改善心肺功能，防治女性乳腺疾病。

（2）调理肝胆、健脾和胃。防治肝胆疾病及消化系统疾病，还有通便、减脂的作用。

（3）调理冲任、疏利膀胱。防治痛经、月经不调、盆腔炎等泌尿生殖系统疾病。

3. 胸腹部刮痧的注意事项

（1）胸部乳头及腹部神阙穴禁刮。

（2）胸部皮肤薄、敏感；腹部柔软，内有重要脏器，因此胸腹部刮拭时均要动作轻柔，以免增加疼痛不适感，伤及组织。

（3）饭后半小时内禁止腹部刮拭。

（4）腹部减肥刮痧，应嘱受术者收紧腹部肌肉，并适当加大按压力，以增强减肥效果。

(5) 不明原因的腹痛应诊断明确后方可决定是否选择刮痧治疗，对于内脏出血、急腹症等禁止刮拭腹部。

五、四肢部

1. 四肢部刮痧的手法

四肢部刮痧受术者可取卧位或坐位，刮痧师站在受术者的一侧，先暴露待刮拭部位，并常规均匀涂抹刮痧油。

(1) 刮上肢内侧：刮痧师手持刮痧板，以其薄边为着力点，用平补平泻法自上而下刮拭上肢内侧三阴经 5～10 次。可从肩部内侧刮至肘横纹处，再由肘横纹刮至腕横纹处，重点刮拭尺泽、曲泽、内关穴等。手法要刚柔相济，以少许出痧为度。

(2) 拍肘窝：以刮痧板的一面为着力点，用腕关节的屈伸带动刮痧板一起一落有节奏的拍打肘窝，以出痧为度。

(3) 刮上肢外侧：以刮痧板薄边为着力点，用平补平泻法自上而下刮拭上肢外侧三阳经 5～10 次。可从肩部外侧刮至肘关节处，再由肘关节刮至手腕处，重点刮拭手三里、曲池、外关穴等。手法要刚柔相济，以少许出痧为度。

(4) 刮下肢内侧：以刮痧板的薄边为着力点，从大腿内侧经由膝关节至内踝上分别刮拭内侧 3 条阴经 5～10 次。重点刮拭血海、三阴交等穴位。手法要沉稳，速度缓慢，以少量出痧为度。

(5) 刮下肢外侧：以刮痧板的薄边为着力点，分别刮拭大腿外侧 3 条阳经 5～10 次。重点刮拭梁丘、阳陵泉、足三里、丰隆等穴位。手法要沉稳，速度缓慢，以少量出痧为度。

(6) 刮膝关节：先以刮痧板的一角点按双侧膝眼，再从上至下滑动刮拭膝关节上方鹤顶穴，最后分别刮拭膝关节的内、外、后侧。每步操作 5～8 次。

2. 四肢部刮痧的功效

(1) 疏通经络，活血化瘀。防治四肢各关节病变。

(2) 补虚泻实，调和阴阳。调节脏腑功能，防治各系统疾病。

3. 四肢部刮痧的注意事项

(1) 四肢较长，需分段刮拭，避开关节处。

(2) 四肢皮下不明包块、感染病灶、皮肤破溃等处应避开。

(3) 四肢急性骨关节创伤、肌腱、韧带等损伤处，不宜刮痧。

(4) 四肢静脉曲张、水肿处，禁用拍打法，可用刮痧板自上而下的轻柔刮拭。

第七章 芳香美容美体技术

第一节 芳香疗法概述

一、芳香疗法作用机理

芳香疗法是采用特殊香气的植物萃取物——精油，来疗愈身心失调的症状，它是一项健康的辅助疗法。芳香疗法英文“Aromatherapy”源于法文，由被人尊称为“芳香疗法之父”的法国化学家盖特佛塞（Réne Maurice Gattéfossé）命名，aroma 意为“芳香”，therapy 意为“治疗”。

芳香疗法应用非常广泛，人们不仅可以用按摩、吸入、沐浴等方式使用精油，芳香精油本身还可以有三种层次的功效。就“芳香疗法”本身的字义上来研究，我们发现香气扮演很重要的角色。盖特佛塞在解释芳香疗法的精神内涵和护理途径时说：“心理范畴对于香味的感觉，就像是一条心灵传译的道路。”我们可以将精油视为一种影响心灵的药剂，精油也确实可以使我们感觉更好，而感觉更好的话，对于我们的身体不适就会有很大的治疗效果，因为，有许多身体不适，事实上在某种程度上是由于精神压力所造成的。芳香疗法并不单单具备心灵疗效，芳香精油对于生理上的状况也会产生许多实质而直接的影响，就像是用针尖扎在穴位的作用一样。而且有些芳香精油是人们经常使用的抗菌剂。相对于使用抗生素而言，使用芳香精油作为抗菌剂是更为妥善及安全的一个选择。

1. 精油可以通过以下两种方式进入体内发生作用。

(1) 经嗅觉传达：由鼻腔吸入空气中的精油分子，它会被带到鼻子最顶端的嗅区，作用于嗅觉细胞，再经嗅觉传导通路，到大脑嗅觉中枢，传输“香薰”的讯息。精油中的化学物质促发神经化学物质的释放，产生镇定、放松或兴奋的效果；精油也会进入肺部，经过气体交换，进入血液循环。

(2) 经皮肤吸收：通过皮肤按摩的方式直接进入皮肤的毛孔，吸收进入皮肤内，随着血液的流动，精油停留在体内影响各个系统可达数小时、数天甚至数星期之久，依个人的体质和健康状况而定。一般来说，按摩 3 min 精油会渗透到表皮层，5 min 渗透至真皮层，10 min 则渗透至血液与淋巴液中。约在 20～60 min 即可经由血液循环流向全身，对人体各系统产生极佳的疗效。

2. 精油的排出：精油可以通过汗液、尿液、大便以及呼出的气体排出体外。每一种精油功效属性各不相同，排出体外的途径也不尽相同。例如玫瑰精油主要是由汗液排出；檀香精油主要是由尿液排出；广藿香精油主要是由粪便排出；尤加利精油主要是通过呼吸排出。

精油对人体的作用方式如图 7－1 所示。

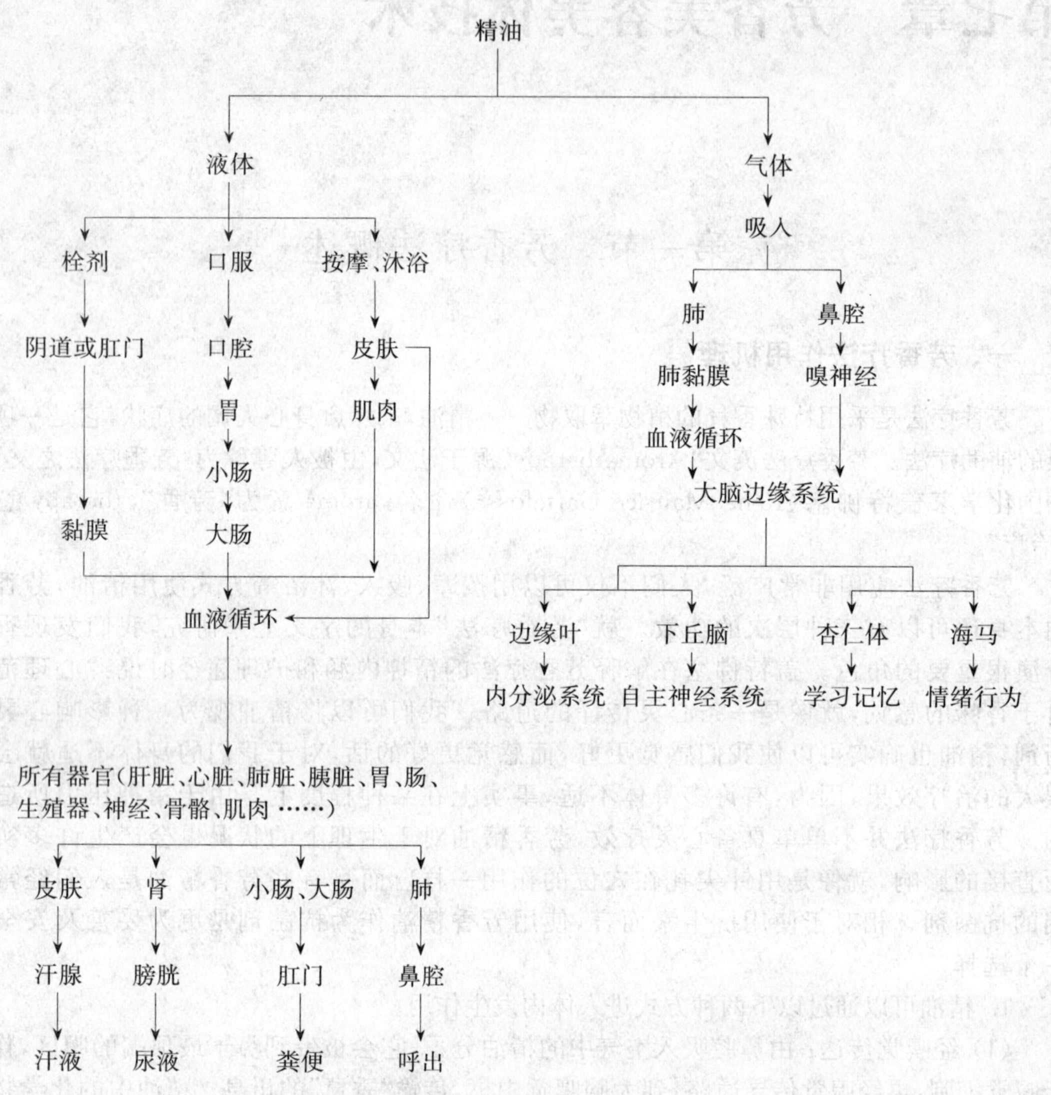

图 7－1　精油对人体的作用方式

二、精油简介

(一) 精油的组成

精油是经过特殊的提炼方法,如蒸馏、压榨或溶剂萃取法等方式,萃取野生或人工栽培的植物的花、种子、叶、茎、根、树皮、树脂等,得到的带有香味,具有挥发性的植物浓缩液。每一种精油都由不同的有机分子组成,成分以及化学结构都非常复杂,目前仍有 1 000 种成分的化合物未被分类、命名和纯化。所有同一种的植物科属拥有相同的植物特征,尤其是一些主要的科属特征。

常见的植物科属与特征见表 7－1。

表7-1　精油植物科名

科　名	拉丁文	功　效	代表精油
番茄枝科	Annonaceae	杀菌、消炎、催情	依兰
伞形科	Apiaceae or Umbelliferae	帮助消化、通便、祛风、温暖身体，食物香料	茴香、胡萝卜籽、欧芹、莳萝、芫荽
菊　科	Asteraceae or Compositae	帮助消化、消炎、调节神经系统	洋甘菊、永久花、万寿菊
橄榄科	Burseraceae	帮助伤口愈合、化痰	乳香、没药
牦牛儿科	Geraniaaceae	收敛皮肤、淡化瘢痕	天竺葵
唇形科	Lamiaceae or Labiatae	杀菌、发汗、通经	罗勒、快乐鼠尾草、薰衣草、薄荷、迷迭香、马郁兰、百里香
樟　科	Lauraceae	刺激、祛虫、祛风、调经、滋补、兴奋	樟树、肉桂、紫檀木
桃金娘科	Myrtaceae	杀菌、帮助排泄、有助于呼吸系统、镇静	尤加利、茶树、白千层、多香果
木樨科	Oleaceae	放松全身系统	茉莉
胡椒科	Piperaceae	止痛、祛痰、激励	黑胡椒
禾本科	Poaceae or Gramineae	强身、杀菌、祛虫	玫瑰草、柠檬香茅
蔷薇科	Roseaceae	调节激素、收敛皮肤、增强免疫	玫瑰
芸香科	Rutaceae	帮助消化、帮助睡眠、激励、杀菌	佛手柑、葡萄柚、柠檬、莱姆、柑橘、橙花、橘子、苦橙叶
安息香科	Styaceae	改善皲裂及过度干燥皮肤	安息香
百合科	Liliaceae	促进血液循环、杀菌、改善关节炎症状	大蒜、洋葱
松柏科	Coniferae Cupressaceae Pinaceae	净化空气、深层清洁皮肤、帮助泌尿系统	柏科：丝柏、杜松 松科：松树、雪松
姜　科	Zinigiberaceae	促进血液循环、镇痛	白豆蔻、姜、郁金香
檀香科	Santalaceae	帮助呼吸系统	檀香
椴　科	Tiliaceae	舒缓神经系统	菩提树花
郁金香科	Turneraceae	改善女性生殖系统功能	达迷草

（二）提取

精油是从植物的不同部位萃取、提炼出来的，又被称为植物的“荷尔蒙”。精油的提炼成本很高，首先在植物的种植过程中就有严格的要求，要采用天然、有机的方式种植，不喷洒杀虫剂和其他化学原料，保持其优良的天然品质；其次，在萃取的过程中，产出率也非常低，如约3 000 kg的玫瑰花瓣萃取1 kg玫瑰精油，约200 kg的新鲜薰衣草萃取1 kg薰衣草精油。精油的萃取方式主要有蒸馏法、脂吸法、压榨法、溶剂萃取法。

1. 蒸馏法：大部分的精油萃取都采用蒸馏法。它主要是利用气压及沸点之间的关系，将两个不相溶的物质——水和精油一起蒸发出来，然后将其冷却、分离。蒸馏法是提炼精油最古老且最普遍的一种方法。由于每一种精油都有各自不同的特性，因此蒸馏法还可细分为水煮式蒸馏法、再蒸馏法、精馏法、水蒸汽蒸馏法和水蒸汽扩散法。

2. 脂吸法：脂吸法的原理是利用脂肪可以吸收精油的物理性质进行萃取。传统的方法是将一片片的花瓣，放在动物性的固体脂肪中，2～3 天再放新的花瓣，直到动物脂肪已吸满花瓣的香气（重复 20 次左右），得到香油脂。当脂肪吸满精油后，再加入酒精，用机器搅拌让精油转溶于酒精中，含有精油的酒精蒸发后留下精油。这种萃取法所得精油是原精。此法需要大量的技术劳动操作，成本高、产量小、耗时长，目前很少采用此法萃取花瓣精油。

3. 压榨法：压榨法是专门用于萃取贮藏在果皮部分的精油的一种方法。柑橘类精油的萃取就采用此法。传统的萃取方法是手工压榨，现代萃取方式是在压碎果皮过程中加水，收集汁液后，用离心机将精油分离出来。

4. 溶剂萃取法：溶剂萃取法用在较难萃取的精油或含量少或怕高温的精油萃取，是树胶、树脂和花类精油的常用萃取方法，例如茉莉、玫瑰、洋甘菊、乳香、没药、檀香等，以此法取代过去的脂吸法。

（三）种类

根据植物精油的种类的不同，精油可以分为柑橘类、花香类、草本类、樟脑类、木质类、辛香类、树脂类以及土质类八大类。

柑橘类：佛手柑、葡萄柚、柠檬、桔、甜橙。

花香类：天竺葵、罗马洋甘菊、玫瑰、依兰、橙花。

草本类：薰衣草、欧薄荷、迷迭香、马郁兰、鼠尾草。

樟脑类：尤加利、白千层、薄荷、茶树。

辛香类：黑胡椒、姜、罗勒。

树脂类：乳香、没药、榄香、白松香。

木质类：西洋杉、檀香、松木、杜松、丝柏。

土质类：广藿香、岩兰草。

第二节　精油的一般使用方法

芳香疗法风靡全球，倍受爱美女士青睐。它能舒心养颜，放松减压。人们通过按摩、吸入、按敷、沐浴、熏蒸等方法，使芳香精油快速融入人体血液及淋巴液中，可以加速体内新陈代谢，促进活细胞再生，增强身体免疫力，进而调节人体神经系统、循环系统、内分泌系统、运动系统、消化系统及泌尿生殖系统等。

一、熏蒸法

熏蒸的用具选用陶瓷做成的熏蒸台及无烟蜡烛为能源。将开水或纯水倒入熏蒸台上方的水盆中，约置 8 成满，可以维持 4～5 h 一支蜡烛烧完而不必中途加水。精油的选择可根据个人的需要，选择一至三种精油按其挥发的快慢先后滴入，总滴数约 4～8 滴，随着熏蒸仪器温度的逐步升高会使精油缓缓蒸发。

蒸脸美容：清洁面部后在干净热水中加入1～3滴精油，让水蒸汽熏脸部10 min，起到美容的作用。蒸脸时也可以用大毛巾盖住头和脸盆，使蒸汽不外泄，加强效果。

二、吸入法

1. 热水蒸汽吸入法：将近沸腾的热水注入玻璃、陶瓷或不锈钢的容器(洗脸盆、碗或杯子)中，滴入精油，以大毛巾或衣服盖住后脑，俯身于容器上方，以口、鼻交替呼吸直到舒适为止。这是治疗感冒及呼吸道感染最速效的方法，也是提神、改善情绪的有效方法。

2. 熏香吸入法：采用扩香振动仪、蜡烛熏香陶器、插电熏香器以及喷雾熏香器等熏香仪器，将滴入其中的精油持续扩散到空气中。这种方法是维护嗅觉顺畅、呼吸自然空气，不受污染物质伤害的最好方法；也可改善环境卫生，净化空气，避免感染病菌；香气可以安抚情绪、改善精神状况、提升情欲等。

3. 简便吸入法：将3～4滴精油滴在面纸或手帕上，用于感冒鼻塞流涕或开会、驾车、搭乘飞机(车、船)或上课时精神不佳者。

4. 喷雾式吸入法：于100 mL的喷雾式容器中注满纯水后，加5～30滴精油摇晃均匀即可喷洒。喷在居室中，香气可扩散到整个空间中。

三、按摩法

纯的植物精油由于浓度太高容易造成皮肤伤害，因此必须通过基础油稀释后才可使用。可以依照个人的需要，配合自身的体质和生理的变化随时调整基础油与纯植物精油的种类和比例，调配出适当的按摩油。利用按摩的手法(指压、淋巴引流等)将植物精油渗透至身体内部，达到保健和治疗的目的。另外，按摩最好的时机是刚洗完澡，趁着身体微湿时效果最好。按摩时力度可视需要而定，较快较重的按摩如搓揉、拍击可提神；而轻柔的抚触、按压则可消除疲劳或有助于睡眠。这种方法可运用在脸部护理、全身按摩、健胸减肥、痛经、腹痛、便秘、淋巴引流等方面。

四、沐浴法

1. 浸泡：放适量水，选好所用的精油(1～3种)，总滴数6～8滴，按精油挥发的等级低、中、高的顺序，逐一滴入浴盆中。单方精油也可以用基础油稀释过再滴入水中。此时精油漂浮于水面，有的精油会扩散，有的凝聚呈圆形，可用手掌以水平姿势快速拍打，使精油均匀的分散在水面上。使用精油沐浴以37～39℃为原则，因为过高的水温会使精油挥发太快且易使人疲劳。进入浴盆之后，就不要再使用任何肥皂或清洁剂，并且可利用反射病理按摩法在自己的相关部位轻柔的按摩。精油的渗透力极强，3 min即可抵达真皮层，5 min可达皮下组织，随着血液运行全身。浸泡时间大约在10～15 min，浸泡时需避免溅到眼睛。此法多用于体质调理、消除疲劳、减轻风湿关节痛、降烧、提高新陈代谢、减肥等。

2. 足浴：对于工作劳累导致的足部肿胀、感冒、冬季足冷、脚气等，都可以利用精油4～6滴泡脚来缓解症状。由于精油为植物的浓缩精华，因此足浴的浴盆最好选择不锈钢质地。足浴时是进行足部病理反射按摩最好的时候，由于精油的关系，只要轻柔的按摩，或在足浴盆中放入弹珠轻踩就可以了。

3. 坐浴：是生理保健的最佳方法，例如：妇科感染、泌尿系统感染。将配好的配方加入温水中进行坐浴，坐浴浸泡时间为10～20 min。

4. 淋浴：将沐浴乳倒入擦澡布中，再滴入1～2滴精油，搓洗全身。

五、按敷法

1. 冷敷：一般用于发烧，流鼻血或运动伤害。头痛、发烧或流鼻血时，将精油2～4滴滴在湿毛巾上，置于额头上，加冰块或冰袋。在镇定、安抚皮肤时，在1～2 L冷水中，加入3～5滴精油混合后用毛巾吸附表层的精油与水，轻盖在治疗部位约15 min即可。冷敷还能帮助治疗急性损伤及痛证，可用于急救。

2. 热敷：痛经时敷于腹部；醒酒时敷于肝脏部位；肌肉疼痛、关节炎、风湿痛除热敷外，还可配合做手足，全身的精油按摩及浸浴和足疗。热敷还可舒缓神经紧张、平复情绪。

第三节　精油的禁忌、选购和保存、使用安全

芳香疗法作为一种整体治疗法越来越被大众所接受。虽然在某些国家和地区（如法国、英国和澳洲）已将其纳入配合药物治疗的医疗范畴，但是在大部分国家它仍仅仅只是辅助疗法。我们在使用精油的过程中，只有了解精油的禁忌、精油的选购和保存以及使用安全，才能够有效避免精油使用不当带来的种种危险，充分享受精油带来的健康与乐趣。

一、精油的禁忌

1. 使用新的精油前做皮肤测试，一旦皮肤出现红肿或其他刺激反应，应停止使用该精油。

2. 选用正规厂家高品质精油，在彻底了解精油性质、疗效后方可使用。

3. 精油一般不要内服，除非有注明可以口服或获得芳香治疗师或医师的许可。

4. 精油是有抗药性的，应该几种替换使用。单方精油不要长时间使用，也可以用复方精油延长使用周期。

5. 精油必须稀释后才能使用，除非有其他特别的建议。

6. 精油不可取代药物。使用精油后如症状未改善，请一定要就医。绝不可因使用精油而放弃原先已在使用的药物。

7. 患有高血压、癫痫和神经及肾脏疾病者应谨慎使用。

8. 孕妇和儿童使用应特别注意，某些精油有活血通经的作用，使用前应检查是否怀孕。

9. 气喘患者避免蒸汽吸入法使用精油。

10. 睡觉前避免使用提神精油，可使用具有镇静、安抚作用的精油来帮助睡眠。

11. 饮用酒类后避免使用精油。饮酒后意识比较模糊，饮酒者容易用精油后发生意外。

12. 阳光下避免使用具有光敏性的精油，例如欧白芷、柠檬、佛手柑等。

13. 皮肤病患者避免按摩。

14. 驾驶时避免使用放松精油。

15. 服用西药后不可立即使用精油，服药 1～2 h 后才可使用精油。

16. 癌症患者不宜随便使用精油，以免癌细胞扩散。

二、精油的选购和保存

（一）精油的选购

精油品质的好坏，直接决定了精油价格的高低。如何选购一款高品质的精油，应了解精油的气味、功效，掌握产品标签所给的信息。

1. 气味：每一种精油虽然气味各有不同，但它们均来自天然植物，是大自然孕育下的产物。纯正的精油都应具有自然的香气，可以感觉香气的细致、精微、曼妙、轻灵、穿透或柔软如丝的特殊性。人工合成精油香气给人感觉厚重、浓烈，没有连续、后劲的香气。天然的精油香气是人工合成精油所不能取代的。

2. 价格：质量纯正的精油在蒸馏的过程中，不能添加任何化学药剂，因此价格通常都不会太便宜。萃取不易的花瓣类如玫瑰、茉莉、洋甘菊等，价格更贵。虽然价格不能绝对代表精油品质的好坏，但低价的精油很可能掺入人工合成的香料或非百分之百纯度。

3. 产品说明包装：精油的品质会直接反应在包装说明上。包括精油的英文名、拉丁学名、纯度、产区、化学类型、萃取部位、萃取方法、批号、生产日期、保存期限、用法、功效、当地认证字号等。

4. 内容物判断

（1）一般精油应该清澈透明，仅有少数如檀香、没药、乳香等精油会比较黏稠不透明。多数精油呈无色或淡黄色，少数呈现特殊颜色，例如德国洋甘菊为深蓝色。

（2）滴一滴精油在白纸或水中判断其纯度。纯精油滴在白纸上挥发后不留痕迹，滴在水中形成薄膜浮于水面；不纯精油滴在白纸上挥发后留下油印，滴在水中形成油滴。

（二）精油的保存

纯植物精油怕光、怕高温、易氧化，储存应使用深色不透光的玻璃瓶避光、避热放置，最好放在恒温 18℃以下的阴暗处。直接的光照和高温都会影响植物精油的质量。吞食精油可能会致命，所以一定要把精油放置在儿童不易拿取的地方。100％的纯精油可以保存几年，如果常开盖子接触空气的话，精油就容易变质。柑橘类的精油不能久放，保存期限都只有两年。若是将精油放置在冰箱里，精油会变得有点混浊，因此，最好不要放于冰箱。薄荷、茴香以及从植物木质部和花中提取的精油相当稳定不易变质。部分精油的特性类似于葡萄酒，即储存的年份愈长，精油的质量愈佳。这类精油包括檀香、玫瑰和茉莉。混合基础油后的精油保存期限较短，约 3 个月。如果要延长保存期限，可以在混合油中再添加 10％小麦胚芽油，可延至 6 个月。

三、精油的使用安全

精油是天然物质，但并不代表它是百分之百安全。在进行芳香疗法时，要特别小心谨慎，切忌粗心大意，如能正确使用精油，精油是很安全的。但某些精油的危险性比较高，任何人在使用时都要特别注意。有些精油的毒性很强，有些精油即使是低剂量或者是毒性很低，长期使用也会蓄积中毒。影响精油使用安全的因素有以下几点。

1. 精油品质：一瓶优良的纯精油放置在深咖啡色或深蓝色瓶中，避免光线直射，恒温恒湿的环境下，可防止精油品质过早变质。如因外界环境因素的改变、包装破坏，精油品质发生改变，进而会引起皮肤过敏或其他副作用。

2. 精油使用剂量：精油是植物的精华，植物的浓缩物，大量的植物才能萃取出少量的精油，因此，只需少量的精油就能发挥很大的效力。大剂量的使用反而会带来身体的不适或伤害。另外，长期使用某一种精油也可能使身体对该精油反应迟钝。一般而言，一种精油使用时间最好不要超过 3 周。但经常频繁更换精油配方也可能使身体无所适从。

3. 使用者：不同使用者对精油的品种、使用剂量、使用方法有不同的要求。了解使用者的基本情况是芳香治疗成功与否的先决条件。

（1）过敏体质者：必须慎重选择精油及植物油，避免皮肤过敏或哮喘的发生。

（2）孕妇和哺乳期妇女：孕妇避免选用通经性质精油。哺乳期妇女避免选用回乳及刺激性精油，还应注意精油使用时间与哺乳时间的间隔，哺乳前擦拭干净乳房，避免影响婴儿健康。

（3）年龄差别：1～5 岁可使用洋甘菊、芫荽、薰衣草、桔、橙花、花梨木、茶树精油，剂量不超过 2%，年龄越小剂量越低；6～12 岁使用剂量是成人的 1/2；12 岁以上即可使用一般成人剂量；65 岁以上老人或体弱者剂量比照婴幼儿用法。

（4）特殊疾病患者：癌症患者应在医师允许下进行芳香疗法，其目的是缓解患者诸多身体不适。采用按摩法时，必须注意避免按压在肿瘤部位，时间也不宜过长。癫痫症患者避免使用含酮精油，以免引起抽搐的发生。肾脏病患者，因其排泄精油的能力较弱，必须以较低的剂量或避免使用杜松这类精油。肝病患者的肝代谢功能较正常人差，因此应低剂量使用精油为佳。

5. 精油使用方法：精油主要是通过嗅觉黏膜及皮肤被人体所吸收。口服精油必须在专业医师或芳疗师的指导下进行，不可盲目采用。对于特殊疾患应避免某些精油使用方法，例如气喘患者不宜使用热水蒸汽吸入法；对于开放的伤口、炎症不宜使用按摩法。

6. 精油的化学成分：每一种精油都是由非常复杂的化学成分所组成。每一种成分的含量各不相同，每项都有特别的性质和气味，组成发挥和谐作用的精油。

第四节　常用精油功效简介

精油是植物的“荷尔蒙”、植物的“精神”、植物的“灵魂”、植物的“生命力”。精油可以从植物的各个部位提炼出来——花、叶、茎、根、树脂、种子或果实中，通过蒸馏法、压榨法、脂吸法或溶剂萃取法等提炼萃取出植物精华。精油由于浓度高且挥发性强，分子量小，极易自皮肤渗透到体内，产生神奇的效用，因此只要一小滴便能发挥意想不到的作用。以下介绍几种常用精油的功效，供学习者选择之用。

一、玫瑰(Rose)

植物科属：蔷薇科蔷薇属。

重要产地：保加利亚、土耳其、摩洛哥、法国。

萃取部位：花瓣。

萃取方法：蒸馏法、脂吸法、溶剂萃取法。

挥发度：低～中。

气味：甜纯的花香。

药学属性：促进胆汁流动、解肝毒；强化神经功效；促进生殖，调经，催情；收缩血管，止血，收敛。

身体疗效：在呼吸系统方面，能明显地减轻喉咙痛、咳嗽以及鼻窦炎等症状；净化消化系统；促进血液循环；有益子宫，促进激素分泌，助孕，催情。

皮肤疗效：适用于所有类型的皮肤，特别有益于成熟、干燥、敏感的肌肤。有效收缩微血管，可治疗微血管扩张。

心理疗效：放松神经，舒缓紧张情绪，缓解压力。

使用禁忌：孕妇忌用。

二、薰衣草(Lavandula)

植物科属：唇形科薰衣草属。

重要产地：法国、保加利亚、乌克兰。

萃取部位：花瓣。

萃取方法：蒸馏法。

挥发度：中。

气味：非常清新的花香味，会带一些苦味。

药学属性：具有强力抗痉挛，镇静，安抚，解除肌肉痉挛，降血压；促进伤口愈合；消炎，止痛；抗病毒感染，抗葡萄球菌。

身体疗效：改善睡眠；降低高血压，镇静心脏，安抚心悸；改善肌肉筋挛；有助于改善呼吸系统；促进胃液分泌，帮助胃蠕动；妇科方面：减少月经流量，改善痛经或临盆时疼痛；杀虫、净化空气。

皮肤疗效：促进细胞再生，平衡皮脂分泌，因此对所有的皮肤类型都有价值；有助于改善面疱、湿疹、干癣、脓疮、晒伤、烫伤皮肤；抑制霉菌生长；促进头发再生，是一种很好的护发剂。

心理疗效：安抚情绪，平衡中枢神经系统，适用于神经系统功能紊乱、失眠、睡眠困扰、焦虑不安者。

使用禁忌：孕妇忌用；用量过大可导致精神呆滞现象。

三、茶树(Tea Tree Oil/Tea Tree Essential Oil)

植物科属：桃金娘科白千层属。

重要产地：澳洲。

萃取部位：叶及枝。

萃取方法：蒸馏法。

挥发度：高。

气味：清新的草药味。

药学属性：激励免疫系统的 IgA 与 IgM；抵抗大部分病菌，抗真菌，抗病毒，抗寄生虫，消炎;保护表皮免受放射线伤害。

身体疗效：强效的抗菌精油，帮助免疫系统抵抗传染性的疾病，对于流行性感冒、唇部疱疹、黏膜发炎和牙龈发炎疗效显著;清除阴道的念珠菌感染，对生殖器感染很有帮助。

皮肤疗效：净化效果绝佳。改善伤口感染的化脓现象以及疖和痈，适用于灼伤、疮痈、晒伤、癣、疣、疱疹和脚气，也可用于头皮过干与头皮屑。

心理疗效：使头脑清新，恢复活力，迎接每一个挑战。特别适合安抚受惊吓后的情绪。

使用禁忌：孕妇禁用。敏感肌肤慎用。

四、迷迭香(桉油醇)(Rosemarinus officinalis)

植物科属：唇形科迷迭香属。

重要产地：法国、西班牙、摩洛哥。

萃取部位：全株药草。

萃取方法：蒸馏法。

挥发度：中。

气味：有着强烈、清新的草药味，但却带着芳香及淡淡的薄荷味。

药学属性：减少痰液分泌;杀灭真菌(白色念珠菌);杀灭细菌。

身体疗效：使头脑清楚，增加记忆力;改善感冒、气喘、慢性支气管炎;改善肝脏功能，增强消化功能;强心，降血压;缓解经痛，增加血流量;舒缓痛风、风湿痛以及过度使用肌肉引起的疼痛，是良好的止痛剂;改善水分滞留症状，减肥及改善桔皮组织。

皮肤疗效：紧实肌肤，改善浮肿和充血现象;改善头皮屑，刺激毛发生长;抑制皮肤瘙痒，可视为皮肤轻微发痒的天然抗痒剂。

心理疗效：增强记忆力，改善紧张情绪。

使用禁忌：具有高度的刺激性，高血压及癫痫患者禁用。避免在怀孕期间使用。

五、尤加利(Eucalyptus)

植物科属：桃金娘科桉属。

重要产地：中国、西班牙。

萃取部位：叶。

萃取方法：蒸馏法。

挥发度：高。

气味：澄清、略冲鼻、有穿透力。

药学属性：化解黏液;抗菌;抗风湿，止痛，退烧;平衡神经。

身体疗效：抗病毒的作用，对呼吸道疾病最有效，能缓和发炎现象;降低体温，改善偏头痛;消除体臭;对生殖泌尿系统也有帮助。

皮肤疗效：适用于油性、毛孔阻塞性皮肤;对皮肤烫伤有明显功效，预防细菌滋生，促进细胞再生。

心理疗效：冷静情绪，使头脑清醒，集中注意力。

使用禁忌：尤加利是一种强效的精油，建议小剂量使用。孕妇禁用。蓝胶尤加利婴幼儿勿用。

六、天竺葵(Geranium)

植物科属：牦牛儿科天竺葵属。

重要产地：欧洲、以色列、埃及。

萃取部位：花和叶。

萃取方法：蒸馏法。

挥发度：中。

气味：带有潮湿味及甜甜的香味，像玫瑰味，又有点像薄荷味。被称为“穷人的玫瑰”。

药学属性：止痛；抗凝血、止血、收缩血管；抗忧郁；降低血糖；利尿；除臭、抗菌；杀虫；治创伤、促进结痂。

身体疗效：调节性激素水平，改善经前症候群及更年期症状；改善乳房充血及发炎；利尿，排出肝、肾毒素，消除水肿；改善消化系统；加强循环系统。

皮肤疗效：适合各种皮肤。平衡皮脂分泌，使油性皮肤、衰老性皮肤得以改善；促进血液循环，使皮肤红润有活力；帮助治疗湿疹、灼伤、带状疱疹、疱疹、癣及冻疮皮肤。

心理疗效：可平抚焦虑、沮丧，还能提振情绪。

使用禁忌：孕妇及敏感肌肤禁用。

七、洋甘菊(Chamomile)

植物科属：罗马洋甘菊为菊科黄春菊属；德国洋甘菊为菊科母菊属。

重要产地：欧洲。

萃取部位：花。

萃取方法：蒸馏法。

挥发度：中。

气味：具有温暖的、甜甜的、水果香气。

药学属性：

罗马洋甘菊：前驱麻醉；抗痉挛，安抚中枢神经；消炎；抗寄生虫。

德国洋甘菊：长于治疗消化和妇科的病症；加强消化系统功能，促消化；似雌激素作用、抗痉挛；消炎，促进伤口愈合，抗过敏。

身体疗效：调节女性月经不调及痛经；抗菌消炎，增强免疫系统；加强消化系统功能，健胃；镇静、消炎；放松运动后的肌肉疼痛。

皮肤疗效：适用于干性、敏感性皮肤；改善面疱、疱疹、湿疹、癣、微血管破裂；消除浮肿，非常优良的皮肤净化保养品；减轻烫伤、水疱、溃疡、发炎伤口。

心理疗效：平衡心灵，改善失眠，松弛神经，减缓紧张与愤怒的情绪。

使用禁忌：孕妇在早期忌用。

八、依兰(Ylang)

植物科属：番茄枝科香水树属。

重要产地：马达加斯加、科摩罗岛。

萃取部位：花。

萃取方法：蒸馏法。

挥发度：低～中。

气味：带着甜甜的、稚嫩及花香的气味。

药学属性：抗痉挛，止痛，平衡神经，抗沮丧；增强性机能，催情；稳定血压，平复心悸；抗糖尿病；激励体内生成脑啡肽与血清素。

身体疗效：降低血压；平衡体内激素分泌，增强生殖系统功能，催情；保持胸部坚挺；松弛神经；抗肠道感染，帮助排便。

皮肤疗效：平衡油脂分泌，对油性和干性肌肤都有益；刺激头皮，有利于头皮及毛发生长。

心理疗效：平衡神经，减轻压力，抗忧郁、抗沮丧、提高自信，使人生机盎然，朝气蓬勃。

使用禁忌：过高剂量可能会导致头痛和反胃，可能会刺激敏感皮肤。

九、薄荷(Peppermint)

植物科属：唇形科薄荷属。

重要产地：中国、日本、美国、欧洲。

萃取部位：叶和开花的顶端。

萃取方法：蒸馏法。

挥发度：高。

气味：气味强劲具有穿透力，带有清新的薄荷草香味。

药学属性：养肝利胆，增强胰脏功能；杀病毒；止痛、止痒、止泻、止晕；作用似雌激素，调节卵巢功能，助产。

身体疗效：对体温调节上有双重作用，热时清凉，冷时暖身；治疗感冒的最佳精油，能抑制发热和黏膜发炎，并促进排汗，退热；清咽润喉、消除口臭；清凉镇痛，减轻头痛、偏头痛和牙痛；祛除胃肠胀气、有助消化；驱赶蚊虫叮咬；通经、回乳。

皮肤疗效：改善湿疹、癣、瘙痒、疥疮等；收缩微血管，清凉皮肤，缓解发痒、发炎和灼伤；柔软皮肤，消除黑头粉刺，对油性发质和肤质极具效果。

心理疗效：冷静愤怒、歇斯底里的情绪，缓解神经紧张和疲劳。

使用禁忌：小于2岁半的婴幼儿勿内服；特定部位宜小心使用(前额、太阳穴、眼角)；不可用量过大；孕妇忌用；哺乳期妇女慎用。

十、杜松(Juniper)

植物科属：柏科芸属。

重要产地：东南亚及热带地区。

萃取部位：浆果。

萃取方法：蒸馏法。

挥发度：中。

气味：有着草木香脂气味。

药学属性：利尿、消水肿；抗结石；抗风湿；增强消化系统功能，利胰脏。

身体疗效：利尿排毒作用强劲，改善水肿及桔皮组织；舒缓痛经，调节月经周期；净化肠道，健脾开胃；强健四肢，缓解风湿疼痛。

皮肤疗效：适合于油性肌肤，减少皮脂分泌，治疗粉刺。

心理疗效：激励、强化神经，消除受迫害的感觉。

使用禁忌：孕妇禁用，肾病患者应少量使用。

十一、快乐鼠尾草(Slay Sage)

植物科属：唇形科鼠尾草属。

重要产地：法国以及欧洲各地。

萃取部位：叶及开花的顶端。

萃取方法：蒸馏法。

挥发度：中～高。

气味：药草气息，愉快而激励人的坚果味，有些厚重的感觉。

药学属性：似雌激素，催情；抗痉挛、抗癫痫、放松紧张情绪；抗糖尿病；抗高胆固醇。

身体疗效：改善更年期病症；调节女性月经周期，助孕；减轻经前症候群的症状；帮助分娩，并可安抚产后抑郁症；缓解胃部不适，改善胆固醇过高。

皮肤疗效：促进毛发再生；抑制皮脂的分泌过盛。

心理疗效：镇定紧张情绪，减轻疲劳，舒缓焦虑的心情。

使用禁忌：不要在开车前及饮酒后使用；孕妇、低血压、乳腺病及癌症患者避免使用；哺乳期妇女禁用。

十二、柠檬(Lemon)

植物科属：芸香科柑橘属。

重要产地：南欧。

萃取部位：果皮。

萃取方法：压榨法。

挥发度：高。

气味：清新、强劲的柑橘香气。

药学属性：抗链球菌；化解结石；镇静情绪；促进循环。

身体疗效：促进消化系统功能，有效改善便秘；提高身体免疫力，增强白血细胞功能，抵抗病菌感染；预防感冒引起的呼吸系统症状，帮助退烧；调理循环系统，使血液循环畅通，减轻静脉曲张部位的压力；减轻头痛、关节痛、痛风等疼痛。

皮肤疗效：具有温和美白作用，能增加皮肤光泽；具有收敛作用，帮助油性肌肤减少皮脂分泌；具有抗皮肤老化作用；去除鸡眼、瘤、疣等皮肤突起。

心理疗效：带来清新的感受，帮助理清思绪。

使用禁忌：使用时必须稀释到低浓度，才不会导致皮肤过敏。有光敏性，使用后避免在太阳下暴晒。

十三、丝柏(Cypress)

植物科属：柏科柏属。

重要产地：法国。

萃取部位：针叶。

萃取方法：蒸馏法。

挥发度：低～中。

气味：有木质和香脂般迷人的琥珀味。

药学属性：祛除体内毒素与废物；缓解前列腺充血肿胀；收敛、止咳；似雌激素作用。

身体疗效：改善痔疮及静脉曲张；减少脚臭、多汗症状；调节肝脏功能，帮助血液循环；针对女性内分泌问题，能减缓经前症候群及更年期症状；缓解痛经和经血过多；改善流行性感冒带来的咳嗽、支气管炎、百日咳及气喘；减轻肌肉酸痛或风湿性关节炎。

皮肤疗效：适用于油性、老化缺水、毛孔粗大的肌肤；极佳的收敛效果，能紧实肌肤、收缩毛孔，改善枯皮组织；促进皮肤血液循环，改善黑眼圈；调整皮肤水油平衡；有利于伤口愈合，促进结痂。

心理疗效：安抚愤怒，净化心灵。

使用禁忌：孕妇禁用；乳房有痛性结节患者禁用。

十四、甜橙(Orange Sweet)

植物科属：芸香科柑橘属。

重要产地：西班牙、以色列、中国。

萃取部位：果皮。

萃取方法：压榨法。

挥发度：高。

气味：带有清新、甜甜的橙味外，还有清淡的花香气味。

药学属性：抗沮丧、抗菌、抗痉挛；祛除肠胃胀气、利消化、促进胆汁分泌；退烧、温和镇静。

身体疗效：安抚紧张状态下的胃部不适；帮助身体吸收维生素C，抗病毒，预防感冒；帮助胶原蛋白形成。

皮肤疗效：滋润皮肤，改善干燥肤质，抗皱；促进排汗，帮助皮肤排除毒素。

心理疗效：抗忧郁，缓解情绪紧张和压力，鼓舞积极的态度，使人心情愉悦，恢复生气。

使用禁忌：有光敏性，使用后避免在太阳下暴晒。

十五、广藿香(Patchouli)

植物科属：唇形科广藿香属。

重要产地：中国、印度、马来西亚、缅甸。

萃取部位：叶。

萃取方法：蒸馏法。

挥发度：低。

气味：辛辣、刺鼻，强烈的香料味，味道持久，神秘的东方气息。

药学属性：激励情绪，助消化，催情；消除淤塞现象（如充血），促进静脉回流；促进细胞再生。

身体疗效：促进伤口愈合；杀菌退烧；抑制食欲，减轻体重；抗忧郁，缓解压力；治疗毒蛇咬伤和有毒昆虫叮咬。

皮肤疗效：适合于一般皮肤；促进细胞再生，紧实肌肤；杀菌作用强，减轻皮肤发炎，促进伤口结痂。

心理疗效：强化中枢神经系统，提神，缓解紧张、焦虑的情绪，消除疲劳，营造平和心态。

使用禁忌：孕妇禁用。

第八章　药浴美容美体技术

第一节　美容美体药浴疗法概述

药浴疗法又称熏浴疗法，是指将药物加水煮沸后利用产生的蒸气熏蒸或用药液洗浴全身或局部皮肤，以防病治病的一种外治方法。它是劳动人民千百年来在与疾病斗争的实践中不断总结和发展起来的。

美容美体药浴疗法是在水中加入中草药或直接采用中草药的煎液浸浴或洗浴、蒸浴全身或局部，利用水的洁净、温热等物理作用及药物的治疗、保健作用，达到防治损美性疾病及护肤养肤、护发养发目的的一种美容方法。它是美容美体治疗学的一个重要组成部分。

一、美容与美体药浴疗法作用机理

药浴疗法属中医外治法范畴，其借助于药物本身的功效和水浴作用，使身体腠理疏通、毛窍开放，起到治疗疾病和美容保健的作用。

药物直接作用于患处或通过肌肤的吸收，经经络，内达脏腑，由表及里，产生效应，起到疏通经络、活血化瘀、驱风散寒、清热解毒、消肿止痛、调整阴阳、协调脏腑、通行气血、濡养全身等作用。

现代医学认为，通过局部或全身的药浴浸泡，可使药物有效成分对肌肤产生刺激或透入，改善血液循环和加速皮肤的新陈代谢，因而可消除或减轻局部的病灶。此外，国外学者还发现，采用中药沐浴时，可反馈性地使得正电位、肌电位、神经电位等生物电位发生有益的改变。所以本疗法不仅可以用于治疗疾病，亦可作为一种防病的手段。现代药理研究也证实，药浴之后能提高血液中某些免疫球蛋白的含量，增强肌肤的弹性和活力。

（一）水浴作用机理

1. 洁净作用机理：水具有洗涤作用，可洗掉皮肤表面的污物，使皮肤亮丽。污垢的祛除可使毛孔通畅，利于皮肤的排泄和吸收功能，增强皮肤的代谢能力。

2. 温热作用机理："血得热则行，得寒则凝"，故水浴能温经通络，行气活血。现代研究认为，温热的水能扩张局部或全身皮肤的毛细血管，促进局部和全身的血液循环，加速皮肤的新陈代谢，同时，也促进皮肤对药物的吸收。此外，一般热水浴对身体有轻微刺激作用，可略微减轻体重。但对血热性质的一些皮肤病如寻常痤疮、过敏性皮炎等，应采用凉水浴。

3. 浮力作用机理：当全身浸浴时，借助于水的浮力，肢体、关节易于活动，有助于对关节、肌肉粘连、僵硬性疾病的治疗。

4. 静脉压作用机理：当全身浸浴时，静水压可以加强呼吸运动和气体代谢，可以压迫体表的血管和淋巴管，促进血液和淋巴液的回流，可起消肿减肥作用。

5. 冲击作用机理：水流的冲击力可对皮肤产生刺激按摩作用，可疏通经络，调和气血，使人浴后感到轻松舒适。

6. 软化皮肤角质作用机理：通过水浴的软化角质作用，可使皮肤表面角化角质层松软、脱落易于被清除，使皮肤润泽柔嫩。

7. 增加皮肤角质层含水量作用机理：浸浴可增加皮肤角质层的含水量，使皮肤保持湿润状态，延缓皮肤的老化，并增加皮肤的吸收能力，易于吸收溶于水中的药物，更好地达到治疗或保健的作用。

（二）药效作用机理

在浴水中加入中草药后，其有效成分充分溶解于水中，洗浴时药物有效成分直接作用于体表，或经皮肤、黏膜吸收进入体内发挥作用。在药浴中，散布在水蒸气中的药物有效成分可通过口鼻黏膜吸收到体内，溶于水中的有效成分则通过角质层、毛囊等进入体内，然后通过血液循环散布到机体各组织与器官而产生药效。皮肤自身具有一定的吸收、渗透作用，某些中药也具有一定的透皮吸收作用，如日本有报道川芎醚提取物明显促进在透皮吸收实验中安息酸的透皮作用。在药浴液的加工过程中，有时也加入透皮吸收剂，以促进皮肤对药物成分的充分吸收。此外，近年一些草药浴香料气味的生理作用和对人心境、情绪及行为的影响进行了研究，甚至出现了“芳香心理学”这一新学科。“芳香心理学”阐明了通过气味对大脑嗅觉系统的刺激和传递，可以产生各种特殊的感觉和情绪的变化，如松弛、兴奋、性欲、愉快、幸福等。若在浴液中添加专门的草药香料，会在浴池中形成芳香的气氛，相应的神经末梢会对气味做出反应，对浴者的心理状态将产生实质性的影响。

不同的疾病可选择相应的药物组方，产生相应的治疗作用，药效作用主要有以下几个方面：

1. 抗菌消炎作用机理：皮肤感染性疾病如痈肿疮疡、丹毒、咽喉肿痛等，可选用如黄连、黄柏、黄芩、紫花地丁、鱼腥草、金银花、连翘、蒲公英、败酱草等具有清热解毒、消痈散结作用的药物进行药浴治疗，现代药理实验表明，它们有抗炎、抗病毒的化学成分，因而对局部有良好的抗菌消炎作用。而蛇床子、苦参、虎杖、桑白皮、防风、荆芥、土槿皮等药物可祛风止痒，杀虫解毒，对皮肤真菌有不同程度的抑制或杀灭作用，可用于癣、霉菌性阴道炎等疾病的治疗。

2. 活血化瘀作用机理：药浴疗法的主要功用之一就是疏通经络，药物的有效成分借助水浴的温热刺激通过经络可以入脏腑，输布全身，使人体的气血流畅，改善血液循环。如冻疮、雷诺病等在治疗上即可选用具有活血化瘀功效的药物，如当归、红花、桃仁、丹参、泽兰、川芎、木香、桂枝等，从而起到促进局部毛细血管扩张，改善局部微循环，温经散寒、活血化瘀、行气止痛的作用。

3. 发汗解热作用机理：药浴疗法所使用的方中大多数药物的药性为辛，如白芷、紫苏、木香、菊花等。现代药理实验研究表明，辛味药大多数含有挥发油，有兴奋神经中枢、扩张周围血管的作用，也有发汗、解热、镇痛、杀菌等作用，可提高人体抗病能力。如麻黄挥发油有发汗和抗病毒的作用；紫苏挥发油有发汗、解热、杀菌、健胃作用。因此，辛味药物多用于外感病及风湿痹痛等。

4. 营养作用机理：有些药物中含有丰富的蛋白质、氨基酸和多种维生素，是人体必需的营养物质，也是皮肤营养中不可缺少的。药浴疗法中使用这类药物可提高机体免疫力，增强体液和内分泌的调节作用。如桃花、杏花、菊花、款冬花等的花粉。

二、美容与美体药浴疗法药液制备

1. 根据疾病辨证论治，选择适合的中药，单方或复方均可。

2. 将药物烘干打成粗粉后用纱布包好（或直接把药物放在沙锅或沙罐内）。

3. 加水的量应以药浴的部位和容器而定，局部药浴时所用水量宜少，全身药浴时水量要多些。

4. 浸泡 30 min，然后煮沸腾后，文火煎煮 15～30 min。

5. 过滤药渣，将药液倒进盆内或兑入浴水中。

三、美容和美体药浴疗法注意事项

1. 药浴液的温度应根据病情，按“寒者热之，热者寒之”的治疗原则，选择相应温度。一般可分为热水浴（39～45℃），触水烫热，但能忍受；温水浴（37～38℃），触水不烫但热，与皮温相当；平温浴（34～36℃），触水稍温；凉水浴（25～33℃），触水觉凉。对年老体弱者，药浴液温度不宜过高，一般为 34～35℃；对高血压、冠心病患者，避免热水药浴疗法。

2. 时间的长短应依据药浴液的温度而定，水温越高，时间越短。否则，由于大量出汗，体液丢失过多，加上皮肤血管扩张，循环血量减少，头部缺血，易发生晕厥。

3. 药物配制应严格按照方剂和制法进行，以便充分发挥药效。药液尽量当日使用，如需放置过夜，应放于冰箱中保存，以免药液变质，降低疗效，影响治疗效果，甚至发生不良反应。

4. 药浴全过程应密切观察患者情况，以防意外。如患者在药浴过程中感到头晕等不适时，应立即停止洗浴，让其平卧于通风处或卧床休息，给患者喝些白糖水，同时检测血压、呼吸、脉搏等生命体征。

5. 使用药浴疗法，若无效或有皮肤过敏者，应停止使用或更换其他方剂或方法。

6. 皮肤合并化脓感染或传染性疾病禁止在药浴室治疗，以防交叉感染；患处有伤口者、对药浴液过敏者禁用药浴法；月经期及妇女妊娠期不宜全身浸浴和坐浴。

7. 饭前、饭后半小时内不宜全身浸浴。因饭前空腹，洗浴时大量出汗易发生虚脱；饭后药浴，则可造成内脏血液减少，不利于消化。此外，过于劳累或大量饮酒后，均不宜全身浸浴。

8. 药浴疗法系暴露疗法，冬季要注意保暖，夏季要避免风吹。全身浸浴时和浴后要注意擦干药液和汗液，穿好衣服稍加休息再外出，以免感受风寒。

第二节　美容和美体药浴方法

一、中药药浴

药浴法是外治法之一，其形式多种多样。一般采用浸浴、洗浴、蒸浴的方法。药浴用药与内服药一样，亦需遵循处方原则，辨病辨证选药。即根据各自的体质、时间、地点、病情等因素，选用不同方药，各司其属。

（一）浸浴法

指头以下全身或身体的某一部分浸入药浴液中的药浴方法（图 8－1，8－2）。

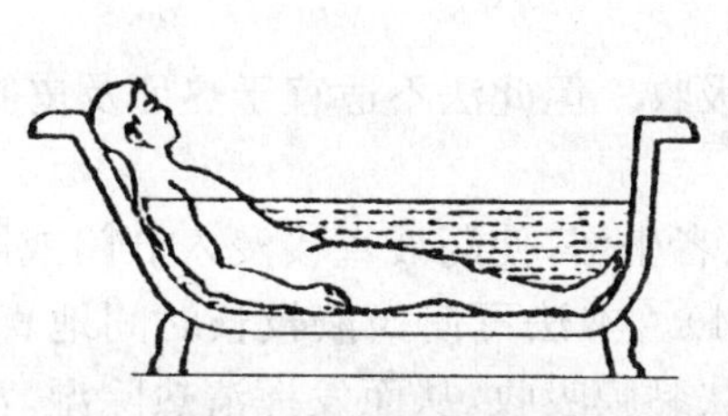

图 8－1　全身浸浴法

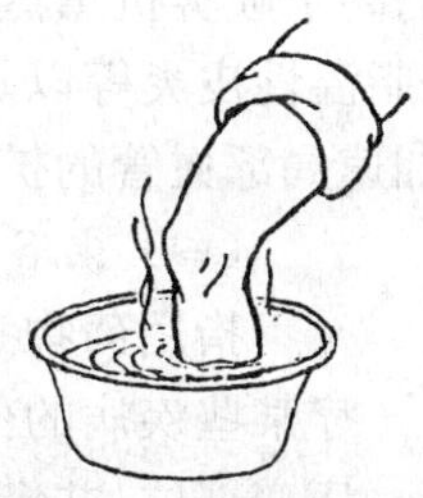

图 8－2　局部浸浴法

1. 将煎好的药液倒入浴盆或其他容器内，注意温度控制在 36～45℃，防烫伤。

2. 将需要浸浴的部位放入药液中浸泡，每次浸泡 10～30 min，以出汗为度。

3. 浸浴过程中注意询问患者水温是否适当，若温度降低应及时添加热水。

4. 浸浴结束后，用清水稍加冲洗（也可不冲洗，保留药物在皮肤继续发挥作用），再用毛巾稍稍擦干。

5. 全身浸浴 1～2 天 1 次，局部浸浴 1 天 1 次，美容保健的浸浴，间隔时间可稍长，可 7～14 天1 次。

6. 全身浸浴适于全身皮肤的保健或泛发性皮肤病，或试图加强内病的外治效果时。局部浸浴适于局部皮肤或毛发的保健，如手部、头发的润泽，或局部疾患的治疗，如手癣、足癣等。水温据病情而定。

（二）洗浴法

指用药液擦洗或湿敷局部的药浴方法。

1. 将煎好的药液倒入浴盆或其他容器内，注意浴液温度（据病情而定）。

2. 反复用手掌捧起药液洗浴或用毛巾蘸药液擦洗患处。每次洗浴 15～20 min。

3. 洗浴结束后，用清水稍加冲洗（也可不冲洗，保留药物在皮肤继续发挥作用），再用毛巾稍稍擦干。

4. 每天 1～3 次。此法一般用于不宜浸入水中的头面部，此外，局部皮损范围较小时，亦可用洗浴法，较之浸浴简单、方便且节省药液。

（三）蒸浴法

指在煎煮药液时或药液煎后倒入盆中初起时，利用药液蒸气熏蒸局部的药浴方法。一般在洗浴之前用蒸浴法，待水温适宜后再用洗浴法，统称为熏洗法（图 8－3）。

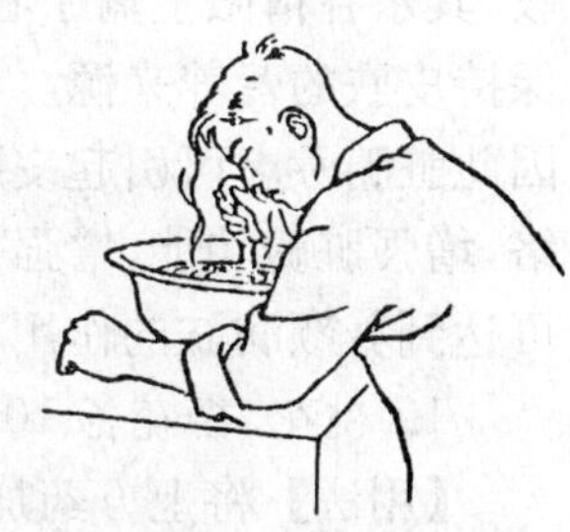

图 8－3 蒸浴法

1. 手部蒸浴法：将煎好的药液倒入盆内，将手架于盆上，用布单或毛巾将手连盆口盖严，进行熏蒸。每次熏蒸 20～30 min，每天 1 次或数次。适用于手部皮肤病如湿疹、冻疮、癣等以及手部日常护理。

2. 头部蒸浴法：将煎好的药液倒入盆内，并放置于高凳上，患者坐在椅子上，将头部对准脸盆（若为长发可盘起）进行熏蒸。或者用美发专用的焗油机进行熏蒸。每次熏蒸 5～10 min，每天 1～2 次。适用于头部皮肤病、美发等。

3. 面部蒸浴法：将煎好的药液倒入盆内，先将面部贴近脸盆，使蒸汽充分熏蒸面部。美容院常用中草药离子喷雾机熏蒸面部。每次熏蒸 10～15 min，每天 1～2 次。适用于面部皮肤损害如痤疮、脂溢性皮炎等以及面部美容护肤。

蒸浴法可加速局部血管的扩张，利于药物的吸收。但此法不适宜于热证及皮肤敏感者。

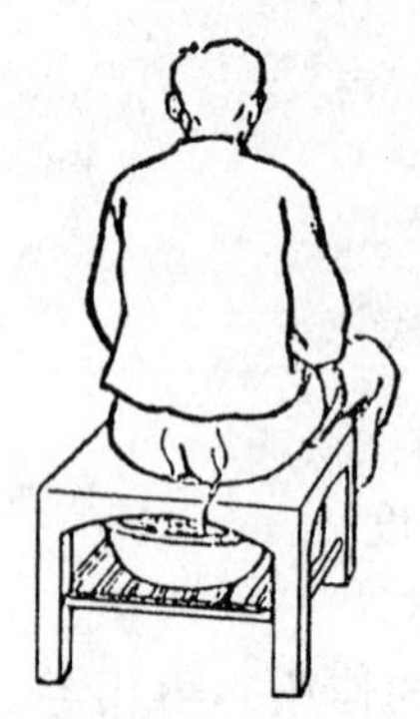

图 8-4 坐浴法

（四）坐浴法

指用药物煮汤置盆中，让患者坐浴，使药液直接浸入肛门或阴道，以治疗某些疾病的药浴方法（图 8-4）。本法可使药液较长时间地直接作用于病变部位，并借助热力，促使皮肤黏膜吸收，从而发挥清热除湿、活血行气、收涩固脱等功效。

1. 将煎好的药液倒入盆内，放置于带孔的木架上，患者暴露臀部坐于木架上，进行熏蒸。

2. 每次熏蒸 20～30 min，每天 1 次或数次。

3. 适用于肛肠疾患、妇科外阴疾病及男性外阴部疾患等。

（五）淋浴法

又称淋洗法，是用药物煎成汤汁不断喷洒患处的一种药浴方法。本法可利用喷洒药液的刺激和冲洗作用，促使局部经络疏通、气血通畅。具有解毒消肿、散瘀止痛、清洁创口等作用。

1. 将所选药物煎汤去渣，趁热把药水装入小喷壶内，不断淋洗患处，或用消毒纱布蘸取药汤连续淋洗患处。

2. 淋洗时，用镊子持消毒棉球蘸擦皮损，将脓液或坏死组织淋洗干净。

3. 喷淋时下面放置容器，用以接药水。若药水已凉，可加热后倒入小喷壶里继续喷淋。

4. 淋洗后，可保留患处药液继续发挥作用。

5. 每次淋洗 15 min 左右，每天淋洗 2～4 次，每剂药可连用 2 天。

6. 适用于痈、疽、疮、疖及跌打损伤所致的局部肿痛等。

二、常用美容与美体的药浴方

（一）驻颜抗衰方

中医学认为皮肤为一身之表，内合于肺，肺主皮毛，司呼吸，皮肤的生理活动与肺脏有密切关系。肾藏精，主纳气，肾精充沛，则肺得所养，皮肤润泽。饮食美味经过脾胃的消化吸收，其水谷精微上输于心肺，化生为气血，并通过肺宣通百脉的作用输布全身，使皮毛得养，保持皮肤的营养来源。而心主血脉，其华在面，心肺主一身之气血，是皮肤生理活动的基础。因此脏腑亏虚可引起皮肤衰老。通过中草药药浴可以改善皮肤血液循环，调和气血，疏通经络，增强脏腑功能，增强皮肤和肌肉的抗病防衰能力，再加上药物的润肤、增白和营养作用，可达到养颜润肤的作用。

1. 桃花、杏花各 100 g

【用法】将上方药加水约 1 L，浸泡 5 min 后煎煮 10～15 min，滤去药渣，取药汁倒入盆内，待温后蘸汁洗面。每次半小时，每天 1 次。

【功效】活血祛瘀，养肤驻颜。

2. 洋甘菊 10 g，胡椒 5 g，薄荷 6 g，白芍 10 g，水杨酸 2 g

【用法】将上方药加水 1 L，浸泡 15 min 后煎煮 10～15 min，滤去药渣，将药液倒入装有温水的浴缸，趁热先进行全身蒸气浴，使微微出汗，擦干汗液后，进行全身浸泡，边浸泡边用毛巾轻擦皮肤至发红，每次 15～20 min，每天 1 次。

【功效】祛风润燥，滋润肌肤。

3. 木贼草 30 g，款冬花 30 g，皂角 5 g，炉甘石 15 g

【用法】将上方药加水约 1 L，浸泡 5 min 后煎煮 20 min，倒出药液，再加水煮沸 20 min，滤去药渣，两次药液混合，趁热熏洗面部 15～20 min，并用小纱布轻拭去皮肤多脂、褶皱处油污，洗后温水洗净面部，涂护肤乳霜。每天 2 次。

【功效】润肤养肤，主要用于油性皮肤的保健。

4. 洋甘菊 20 g，薄荷叶 15 g，生山楂 30 g，芦荟 10 g

【用法】将上方药加水 2 L，浸泡 5 min 后煎煮 15～20 min，滤去药渣，待药凉后，将面部浸入，并用纱布轻轻擦洗。每次 10 min，每天 1～2 次。洗后以冷清水冲洗面部，然后涂润肤霜。

【功效】润肤增白，主要用于干性或中性皮肤保健。

5. 茯苓 20 g，桑椹 20 g，菊花 50 g，黄瓜汁 15 g，牛乳 15 g

【用法】将上方药加水 5 L，浸泡 15 min 后煎煮 30 min，滤去药渣，将药液倒入装有热水的浴缸，趁热先进行全身蒸气浴，使微微出汗，擦干汗液后，进行全身洗浴，洗后不可立即用清水冲洗，应用干毛巾擦干。每次 15～20 min，每天 1 次。一般临睡前药浴为好。

【功效】健脾补肾，滋润肌肤。

（二）防皱祛皱方

皱纹是皮肤老化的结果，是皮肤老化最初的征兆。中医认为，皱纹的产生是由脾胃虚弱，不能受纳水谷，气血亏乏而致，或因劳神过度，或因恣情纵欲、损耗真阴，而致精血不足，皮肤失于濡养而形成。通过中草药作用于皮肤，可提高皮肤细胞的活力，改善细胞的呼吸代谢，使皮肤坚实富有弹性，减少皱纹。

1. 黄芪、麦门冬、白术、菟丝子、胡桃仁、当归、何首乌各 15 g

【用法】将上方药加水约 2 L，浸泡 5 min 后煎煮 15～20 min，滤去药渣，取药汁倒入盆内，待温后擦洗或浸泡。每次 30 min，每天 1 次。

【功效】抗皱去皱，美白肌肤。

2. 刺五加 30 g，白杨树叶 50 g，芦荟 20 g，柠檬叶 10 g

【用法】将上方药加水 2 L，浸泡 5 min 后煎取 1 L，滤去药渣，加水 1.5 L，再煎取 1 L，两次药液混合倒入装有热水的浴缸。趁热先进行全身蒸气浴，使微微出汗，擦干汗液后，进行全身洗浴，油性皮肤加蛋清适量，干性皮肤加薄荷油适量于药液中同洗。每次 10～15 min，每天或隔天 1 次。

【功效】杀菌除皱，延缓皮肤衰老。

（三）美容护手方

手是重要的表达情意的器官。由于手的接触面广，故常易损伤，易感染；手掌没有毛囊和皮脂腺，汗腺较发达，因而易多汗，易干燥，严重地影响了手的外观和功能。利用中药药浴熏洗，可起到滋润手部肌肤的作用。

1. 白及 30 g，紫草 20 g，甘草 10 g，白蔹 20 g

【用法】将上方药加水浸泡 5 min，煎煮 20 min，滤去药渣，取药液倒入盆内。趁热先熏患手，待药液温度适宜时，将手浸入药液，以大毛巾盖紧盆口。每次 20 min，擦干皮肤，外涂 10%～20%尿素软膏或 10%柳酸软膏。每天 1 次。

【功效】除皱防裂、滑润肌肤。适用于手部皲裂、皮肤粗糙者。

2. 麻黄根、浮小麦、煅牡蛎各 20 g

【用法】将上方药加水浸泡 10 min，煎煮 15 min，滤去药渣，取药液倒入盆内。待药液温度适宜，浸泡双手，并以纱布擦洗 20 min，每天 2 次，10 天为 1 个疗程。

【功效】固涩、敛汗。主治各种汗手。

3. 皂角 20 g，樟脑 10 g，硼酸 15 g，甘油 10 g，山楂 30 g，人参 20 g，桃仁油 10 g

【用法】将上方药加水浸泡 15 min，煎煮 10 min，滤去药渣，取药液倒入盆内。趁热先熏后浸泡双手 15～20 min，每天 3 次，10 天为 1 个疗程。

【功效】滋润肌肤。主治各型手干燥症。

(四) 丰乳隆胸方

女性的乳房以丰盈而有弹性、两侧对称、大小适中为健美。中医认为，乳头属足厥阴肝经，乳房属足阳明胃经，肝主疏泄，脾胃主运化，乳房的发育、丰满与人的情志、气血运行和营养有密切关系。另外，女性乳房的发育与丰满还与肾的精气有关。因此乳房的美容保健重在肝肾脾胃等脏腑的经络。利用中草药的疏通经络、养血活血功能可达到丰乳隆胸的作用。

1. 当归、川芎、白芍、黄芪、肉桂各 20 g

【用法】将上方药加水约 1 L，浸泡 5 min 后煎煮 15～20 min，滤去药渣，取药汁倒入盆内，待温后擦洗或泡浴。每次 30 min，隔天 1 次。

【功效】养血活血，丰乳隆胸。

2. 当归、羌活、防风、白蔹各 20 g，川芎、升麻各 30 g

【用法】将上方药加水 2 L，浸泡 5 min 后煎煮 15～20 min，滤去药渣，取药汁倒入盆内，趁热先熏乳房，待药液温度适宜，用纱布蘸药液湿敷乳房部 15～20 min，每天 1 次，10 次为 1 个疗程。

【功效】补血活血，收敛提升。

(五) 轻身减肥方

中医认为，过食肥甘、膏粱厚味之品可致肥胖；或由于脾肾气虚，痰、水湿内停蓄于肌肤，造成肥胖；或由于中老年以后，肾气渐衰，五脏六腑功能减退，水谷精微不能正常输布而蓄积，引起肥胖。通过中草药的熏蒸，可利水渗湿，疏肝理气，达到降脂减肥的作用。

1. 大黄、红花、当归、丹参、海藻、陈皮各 20 g

【用法】将上药方加水约 2 L，浸泡 5 min 后煎煮 15～20 min，滤去药渣，取药汁倒入盆内，待药液温度适宜，全身泡浴。每次 30 min，隔天 1 次。

【功效】活血化瘀，益气养血，降脂减肥

2. 荷叶、柏子仁各 15 g，防已、食盐各 10 g

【用法】将上方药加水 3 L，浸泡 5 min 后煎取 2 L，滤去药渣，倒入装有热水的浴缸。熏洗全身，每次 30 min，每周 2～3 次，10 次为 1 个疗程。

【功效】利湿降脂。

3. 山楂、决明子、荷叶、丹参、茵陈各 20 g

【用法】将上药方加水约 2 L，浸泡 5 min 后煎煮 15～20 min，滤去药渣，取药汁倒入盆内，待药液温度适宜，全身泡浴。每次 30 min，隔天 1 次。

【功效】清热利湿，疏肝理气，降脂减肥。

4. 冬瓜皮、番泻叶、茯苓皮、荷叶各 20 g

【用法】将上药方加水约 2 L，浸泡 5 min 后煎煮 15～20 min，滤去药渣，取药汁倒入盆内，待药液温度适宜，全身泡浴。每次 30 min，隔天 1 次。

【功效】利水渗湿，降脂减肥。

5. 芫花 10 g，荷叶 15 g，防己 15 g，黄芪 30 g，益母草 15 g

【用法】将上方药加水 5 L，浸泡 15 min 后先武火后文火煎煮 30 min，滤去药渣，取药汁倒入装有热水的浴缸内。先熏蒸全身发汗，待药液温度适宜泡洗全身，同时作全身尤其是脂肪堆积处如小腹、大腿、臀部等处向心性按摩，水温保持在 39～40℃或稍高，以皮肤发红或感到灼热为宜，每次 20～30 min，隔天 1 次。10 次为 1 个疗程。

【功效】行气利水消脂。

（六）增重健身方

身体虚弱骨瘦如柴，影响人体的形体美，并且影响到身体的健康。消瘦是由于先天不足或后天失养，如饮食不节、思虑太过造成脾胃内伤，运化失健，或饮食偏嗜，或久病耗损，或劳役过度造成身体营养不良，日渐消瘦。利用中草药的熏蒸达到健运脾胃、温肾助阳、补益气血的功效，从而增重健身，使之恢复人体的丰姿和美丽。

1. 当归、白术、薏苡仁、葛根、扁豆各 20 g

【用法】将上药方加水约 1 L，浸泡 5 min 后煎煮 15～20 min，滤去药渣，取药汁倒入盆内，待药液温度适宜，全身泡浴。每次 30 min，隔天 1 次。

【功效】健运脾胃，补益气血。

2. 吴茱萸、补骨脂、黄芪、党参各 20 g

【用法】将上药方加水约 1 L，浸泡 5 min 后煎煮 15～20 min，滤去药渣，取药汁倒入盆内，待药液温度适宜，全身泡浴。每次 30 min，隔天 1 次。

【功效】温肾助阳，暖脾健胃。

（七）生发固发方

生发固发是指增加或稳固毛发，使毛发生长茂密，不易脱落。中医认为毛发脱落，或是由于先天肾精不足，或后天脾胃虚弱，气血生化乏源致毛发失养而脱落；或由于肺气虚不能将水谷精微转输于毛发根部；或由于血热、湿热蒸灼头皮、发根，致毛发的生长环境不良；或外邪侵袭致血热、血燥使毛发脱落；另外头皮外伤亦可导致毛发脱落。选用菊花、侧柏叶、何首乌、甘松、艾叶等中草药药浴，达到滋肾补血、养发生发等功效。

1. 菊花、侧柏叶、川芎、细辛、火麻仁各 15 g

【用法】将上药方加水约 1 L，浸泡 5 min 后煎煮 15～20 min，滤去药渣，取药汁倒入盆内，待药液温度适宜后洗发。每次 20 min，隔天 1 次。

【功效】养发生发。

2. 补骨脂 30 g，何首乌 20 g，青木香 10 g，透骨草 30 g，公丁香 10 g，母丁香 10 g，侧柏叶

10 g,艾叶 15 g,生姜 5 g

【用法】将上方药加水 2 L,浸泡 5 min 后煎煮 20 min,滤去药渣,再加水 1 L,滤去药渣,将两次药液混匀,趁热先熏后洗头部,并以木梳反复在药液中梳洗头发,每次 20 min,每天 1 次。

【功效】滋肾补血,润肤护发。

3. 海艾(野艾叶)10 g,菊花 15 g,藁本 10 g,蔓荆子 15 g,防风 10 g,荆芥 10 g,薄荷 6 g,甘松 10 g

【用法】将上方药加水 2 L,浸泡 5 min 后煎煮 15 min,滤去药渣,取药汁倒入盆内,趁热先熏后洗头部,每次 20 min,每天 2～3 次。

【功效】祛风止痒,除屑生发。

4. 火麻仁、白桐叶各 50 g

【用法】将上方药加水 1 L,浸泡 5 min 后煎煮 15 min,滤去药渣,取药汁倒入盆内,待药液温度适宜后洗发,每次 30 min,隔天 1 次。

【功效】润发固发。

(八) 乌发润发方

乌发润发是指改善须发黄灰白、干枯无泽的状况,使之黑亮。中医认为,毛发枯黄、早白或由于气血亏虚不能荣养毛发;或由于先天禀赋不足,或后天精气过度亏耗而致须发不荣;或由于脾失健运,则气血生化不足,毛发失于滋养而枯黄。选择中草药熏洗头发,可以消除头屑、护发养发,使头发乌黑、柔韧,易于梳理,达到护发美发的目的。

1. 桑白皮、黄精、何首乌各 30 g

【用法】将上方药加水 1 L,浸泡 5 min 后煎煮 15 min,滤去药渣,取药汁倒入盆内,待药液温度适宜后洗发,每次 30 min,隔天 1 次。

【功效】滋阴养血,生发乌发。

2. 侧柏叶、旱莲草、高良姜、防风各 30 g

【用法】将上方药加水 1 L,浸泡 5 min 后煎煮 15 min,滤去药渣,取药汁倒入盆内,待药液温度适宜后洗发,每次 30 min,隔天 1 次。

【功效】祛风除湿,养发乌发。

3. 淫羊藿 12 g,仙茅 12 g,何首乌 15 g,人参 10 g,菟丝子 15 g,补骨脂 15 g,雄黄 10 g,儿茶(孩儿茶、黑儿茶)10 g,甘松 10 g,山柰 10 g,皂角 5 g,红花 10 g

【用法】将上方药加水 1 L,浸泡 5 min 后煎煮 30 min,滤去药渣,取药汁倒入盆内,趁热先熏后洗头部,每次 15～20 min,每天 1～2 次。

【功效】滋肾补血,乌发护发。

(九) 消褐祛斑方

黄褐斑是指颜面部出现淡褐色或褐色的色素沉着。中医认为,本病由于情志不遂,导致肝气郁结,气机郁滞,不能上荣于面;或由于饮食不节,偏食肥甘厚味,损伤脾胃,则脾失健运,水湿内阻,气血不畅,颜面失养;或由于年老精亏,先天不足,房事过度等,造成肾阴亏损,不能制火,虚火上炎,肌肤失养,肾之本色泛于颜面;或由于腠理受风,阻于经络,致气血不和,不能濡养颜面,而生褐斑。可利用中草药熏洗的方式,达到疏通气血、补肝益肾、祛斑养颜的作用。

1. 茜草、白芷、赤芍、木通、苏木、红花、厚朴、丝瓜络各15 g，紫草30 g

【用法】将上方药加水约2 L，浸泡5 min后煎煮20 min，滤去药渣，取药汁倒入盆内，待药液温度适宜后外洗，每次15～20 min，每天1～2次。

【功效】疏通气血，美白祛斑。

2. 白牵牛、白蔹、白细辛、白及、白莲子心、白芷、白术、白僵蚕、白茯苓、白丁香、白附子各10 g

【用法】将上方药加水约2 L，浸泡5 min后煎煮20 min，滤去药渣，取药汁倒入盆内，待药液温度适宜后用纱布蘸药液擦洗患部，每次约20 min，每周2～3次。

【功效】润肤美白祛斑。

3. 当归、白芷、茜草、红花、赤芍各20 g

【用法】将上方药加水1 L，浸泡5 min后煎煮20 min，滤去药渣，取药汁倒入盆内，待药液温度适宜后用纱布蘸药液擦洗患部，每次约20 min，每天1～2次。

【功效】疏通气血，荣面祛斑。

4. 茯苓、白术、薏苡仁、扁豆、鸡血藤、红花各20 g

【用法】将上方药加水1 L，浸泡5 min后煎煮20 min，滤去药渣，取药汁倒入盆内，待药液温度适宜后用纱布蘸药液擦洗患部，每次约20 min，每天1～2次。

【功效】健脾利湿，祛斑养颜。

5. 熟地黄、山茱萸、茯苓、牡丹皮、泽泻、白芍、制首乌、益母草各15 g

【用法】将上方药加水1 L，浸泡5 min后煎煮20 min，滤去药渣，取药汁倒入盆内，待药液温度适宜后用纱布蘸药液擦洗患部，每次约20 min，每天1～2次。

【功效】补肝益肾，养阴祛斑。

（十）祛痘平疤方

肺风粉刺多是由肺经积热，阻于肌肤所致。或因肺部感受风邪，郁而化热，气血失调，郁阻肌肤；或炽热内生，向上熏蒸于肺，蕴阻肌肤；或过食辛辣油腻之品，化生湿热，结于肠内，不能下达，上壅于胸面；或脾失健运，水湿内停，日久成痰，郁而化热，阻滞经络而成瘀，痰瘀相合，凝滞肌肤而发病。选用黄芩、黄柏、苦参、大黄、野菊花等清热化湿，活血祛瘀的中草药进行熏洗，以达到治疗功效。

1. 黄芩、黄柏各30 g，苦参、地肤子各20 g

【用法】将上方药加水约2 L，浸泡5 min后煎煮20 min，滤去药渣，取药汁倒入盆内，待药液温度适宜后冲洗患部，每次约20 min，每天2～3次。

【功效】清热化湿，解毒利肤。

2. 蒲公英、紫花地丁、白及、败酱草各30 g，赤芍、丹参各20 g

【用法】将上方药加水约2 L，浸泡5 min后煎煮20 min，滤去药渣，取药汁倒入盆内，待药液温度适宜后用纱布蘸药液擦洗患部，每次约20 min，每天1～2次。

【功效】清热凉血，化瘀排脓，敛疮生肌。

3. 黄芩、当归、丹参各30 g，桃仁、红花、牡丹皮各10 g

【用法】将上方药加水约2 L，浸泡5 min后煎煮20 min，滤去药渣，取药汁倒入盆内，待药液温度适宜后用纱布蘸药液擦洗患部，每次约20 min，每天1～2次。

【功效】活血化瘀，消肿排脓。

4. 黄芩、黄连、大黄、丹参各 15 g，蒲公英、野菊花各 20 g

【用法】将上方药加水 1 L 煎至 0.5 升，取药汁倒入盆内，趁热熏蒸面部，待药液温度适宜时洗脸，并将毛巾湿敷面部 15 min，每天早、晚各 1 次。

【功效】清热解毒，活血通窍。

5. 野菊花 30 g，朴硝 60 g，花椒、枯矾各 15 g

【用法】将上药方加水 1 L，煎至 0.5 升左右，取药汁倒入盆内，趁热先熏后洗患处，每次 20 min，每天早、晚各 1 次。

【功效】清热解毒，活血祛瘀。

6. 鲜马齿苋 30 g(干品 15 g)，金银花、山豆根、黄柏、茵陈、丹参、苦参各 15 g，栀子、川芎、白芷、苍术各 10 g，细辛 5 g

【用法】将上药方加水 1 L，煎至 0.4 L，趁热熏蒸面部，待药液温度适宜后用纱布蘸药液擦洗患部，每次 15～20 min，每天 2 次。

【功效】清热解毒，活血通络，祛湿消疹。

7. 石菖蒲、野菊花各 30 g，苦参 60 g

【用法】将上药方加水 1 L，煎至 0.5 L，趁热熏蒸面部，待药液温度适宜后用纱布蘸药液擦洗患部，每次 15～20 min，每天 2 次。

【功效】清热祛湿，化瘀通窍。

第九章　中药化妆品美容美体技术

第一节　中药化妆品概述

一、传统中药化妆品

传统中药化妆品是利用各类具有美容功效的中药，经古人创制，行之有效，流传至今的具有驻颜美容，塑形美体功效的化妆品。常见的有面脂、脂粉、澡豆、胭脂等。

（一）面脂（面膏）

主要有膏、脂、乳、蜜等剂型，具有祛斑美白、驻颜防皱等功效。类似于现代护肤所用的膏霜、乳液类产品。

（二）脂粉

古代指为化妆用的胭脂和香粉。相当于现代彩妆用的腮红和粉底。

（三）澡豆

是以豆粉为主，加入各种美容中药而制成的一种粉剂，在古代其被当做洗涤用品使用。可使皮肤光滑、滋润，还可起到预防各种皮肤疾病的作用。类似于现在的洗面奶、沐浴露等。

（四）胭脂（燕脂）

与现代彩妆之腮红类似。涂于两颊部，使肤色红润，状若桃花，以增加女性魅力。

二、现代中药化妆品

现代中药化妆品以其绿色、天然、安全、高效的优势在护肤品市场占有重要的份额。常见的剂型有乳剂、油剂、水剂、粉剂、凝胶、膏霜、面膜等。

（一）乳剂

不相混溶的几种液相，如油相、水相在外力作用下，使其中一相以微小液珠分散在另一相中，形成的粗分散系统。常温下可流动。

传统的乳剂可分为水包油型、油包水型，目前又出现了一种新的多重乳状液，也称复合乳状液即水/油/水型，是一种水包油型、油包水型乳液共存的复合体系。它兼具传统两种乳剂的优点，而且赋予了这种形态的产品以更加优越的特性。

以往此类乳剂称为奶液、蜜等，现在称为乳液、露。乳剂制品使用感好，易涂抹，舒适滑爽，延展性佳，较易被皮肤吸收。

（二）油剂

是以油溶性成分或油相成分，如各种植物油、矿物油制成的制剂。常见的有卸妆油、精油、发油、按摩油等。也有的指将植物油（如芝麻油或菜油）与药粉混合调匀而成，或将药物浸在植物油中煎熬至枯去渣，再加入适量黄蜡而成的一种外用剂型。比如治疗烫伤常用的紫草油。还可以直接从动物或植物中压榨取油。

（三）水剂

是指以水、乙醇等为基质的具有液体样流动性的透明的化妆品，常见的有香水、各类化妆水（如爽肤水、柔肤水）、还有发用冷烫水、祛臭水等。这类产品必须保持清晰透明，香气纯正无杂味。

化妆水通常在洗面之后、润肤之前使用，给皮肤角质层补充水分，平衡皮肤的 pH 值，具有保湿、柔软、清洁、收敛、抑菌等功效。

（四）粉类

包括粉剂和粉饼。其主要原料均为一些粉类物质，多半来自天然矿产粉末。如滑石粉、高岭土、二氧化钛、氧化锌等。

粉剂主要包括各种香粉、爽身粉、痱子粉等，是将原料研碎混合均匀形成的干燥粉末剂型。在美容保健中，常将粉剂用液体调成糊状作面膜使用，或撒入水中，用以洗浴，此外，也可将粉剂直接扑于肌体以香身、爽身。

粉饼是由粉类物质压制而成的化妆品，其形状随容器形状变化而变化。它便于携带，使用时避免了粉类物质易飞扬的缺点。

粉类产品要求具有良好的柔滑性、附着性，遮盖力要强，颗粒细腻，易于涂敷。粉饼还要求具有一定的抗机械强度的能力，这样使用时才不会碎裂。

（五）凝胶剂

凝胶的英文名为 Jelly，故市面上凝胶类化妆品通常被称为啫喱。它是一类外观为透明或者半透明的半固体胶冻状物质。分水性凝胶和油性凝胶两类。水性凝胶主要成分为水，用后比较清爽，不油腻，适合油性皮肤和夏季使用；油性凝胶含油分较多，保湿、滋润性较强，可在冬季使用。

（六）膏霜类

为目前市面上很常见的含固态油性原料相对较多的半固态乳剂制品。传统的膏霜类化妆品有雪花膏和冷霜两种。膏霜类产品质地较厚重，含脂类物质较多，但滋润性强，能补充皮肤需要的油脂和水分，多适合干性皮肤、衰老性皮肤及冬季使用。

（七）面膜

是一类涂敷在面部的具有清洁、护肤美容功效的化妆品，涂于面部后可将皮肤与外界空气隔绝，形成一层薄膜，于一定时间后揭去或洗去。它以成膜材料、植物提取物、有机溶剂等为基质，加入各类功效性化妆品原料或药物制成，其包装简单，运输、使用均很方便。

第二节 面膜美容

一、面膜的种类、作用机制、使用方法

面膜法是中医美容外治法中重要的美容方法之一。面膜法是指利用各种面膜材料敷于面、颈部，形成硬膜或软膜，以达到皮肤美容保健或治疗效果的一种方法。本方法已成为现代皮肤美容保健及治疗各种损容性皮肤病的常用手段。

古人使用的面膜常以黏土或小麦粉，还有一些植物，研成粉末状后，加水或其他溶剂调匀，敷于皮肤表面以达到洁肤、护肤、养肤的目的。现代面膜的制作多半会加入一些成膜剂如一些高分子有机化合物，还有增塑剂，以加强面膜的成膜效果。

（一）面膜的种类

面膜的种类较多，其分类也不尽统一。如根据基本功能可划分为清洁类面膜和保养类面膜；按剂型分类，可分为粉状面膜、膏状面膜、撕拉式面膜和湿布状面膜等；按理化性质分类，可分为硬膜、软膜等。

另外，市面上还有诸多层出不穷的各类功效性面膜，以保湿、延缓衰老、美白、控油、防敏等较多见。常用的有植物面膜、矿物质面膜、动物原料面膜如蚕丝蛋白面膜、海洋生物面膜如海藻面膜等。本文根据其成膜状态、所用材料及作用等方面将面膜分为硬模、软膜、中草药膜及其他面膜等。

1. 硬模：硬模指以碳酸钙（石膏）为主要原料加入适量低温水调成糊状均匀敷于面部或身体其他部位，约 10 min 形成的硬壳模。使用时可根据美容的要求加入各种药物或营养成分。

硬模按添加剂的不同又可分为冷模和热模。冷模，顾名思义，其主要成分是在碳酸钙中加入清凉的或具有清热解毒的药物如薄荷、冰片、菊花等，因其敷于面部有清凉的感觉而命名。多用于油性皮肤、痤疮的治疗或护理，或夏季皮肤的护理等。

热模主要通过石膏在凝固过程中的放热作用，利用热渗透的原理，加快皮肤血液循环，使毛孔扩张，皮脂腺、汗腺分泌增多而达到护肤美容、治疗的目的。热模适用于各类皮肤，因其热渗透会加重皮肤的过敏反应，故敏感性皮肤应慎用。

2. 软膜：软膜是以软膜粉为原料，加入适量温水调成糊状，均匀涂敷于面、颈部，保留10～15 min，随着水分的蒸发，糊状物逐渐在面部形成一层膜状物，最后轻轻将膜状物清除即可。软膜粉以氧化锌、高岭土、二氧化钛、滑石粉等为基质，加入成膜剂、各类功能性原料等而制成。有的还会加入一些油脂原料以加强其滋养润滑皮肤的功效。软膜质地细腻，性质温和，滋润性较强，可用于敏感性皮肤、衰老性皮肤等的日常护理。

依功效不同可分为营养性软膜（含磷脂、蜂制品、牛奶、鸡蛋、花粉、胎盘提取液等）、抗皱软膜（含维生素 E、骨胶原、人参提取液、SOD、蚕丝提取物、水貂油等）、增白祛斑类软膜（含茶多酚、熊果苷、当归、珍珠粉、人参等）、控油祛痤类软膜（含冰片、樟脑、硫磺、芦荟、丹参、黄芩、黄柏等）。

3. 中草药面膜：中草药面膜，其配方特点是以中草药为主要成分，将其制成粉剂调成糊状直接敷于面、颈部，保留一段时间后用清水洗去即可。另外还可提取其水煎液、有效成分等，适当添加成膜材料如聚乙烯吡咯烷酮、聚乙烯醇和明胶等制成，具有保湿、紧肤、黏附力强的作用，操作方便，易于保存。在损美性疾病的治疗中，中草药面膜均发挥着较好的功效，如在治疗黄褐斑、痤疮中，其使用广泛，疗效也较可靠。

具体使用时可根据病情选用相应中药，如日常皮肤的保养，可选用胎盘、花粉、蜂王浆、当归、人参、灵芝等，达到延缓皮肤衰老的作用；针对油性皮肤的护理，痤疮、皮脂溢出显著者，可选用一些具有抑制皮脂分泌、收缩毛孔、抗炎等功效的中药如薄荷、黄芩、黄柏、冰片、硫磺、芦荟等；对于皮肤萎黄、肤色暗沉、黄褐斑人群，可选用很多传统的单味美白中草药如白及、白蒺藜、白茯苓、白僵蚕等，还有当归、珍珠粉、人参等起到祛斑美白、养颜护肤的作用。

4. 其他类型面膜：膏状面膜中的基质原料通常为粉类物质，包覆在皮肤表面，可吸附皮肤表面的分泌物及毛孔中的污物，通常含有较多的黏土类成分，如淀粉、陶土、高岭土、硅藻土等，还加入了一些油性成分的润肤剂，为皮肤补充油分，如霍霍巴油、橄榄油、角鲨烷、蓖麻油等。因为膏状面膜中的成分很容易被皮肤吸收，所以其添加的功能性原料就能更大的发挥营养皮肤、改善皮肤功能、延缓皮肤老化的作用，如深海泥、火山灰、中药粉、天然植物、甲壳素等。

膏状面膜多以瓶罐方式包装，一般不能成膜剥离，在使用后需用清水冲洗干净，此类面膜中既含有水分又含有油分，与人体细胞膜脂质双分子层结构相似，故较其他面膜而言，膏状面膜更有利于皮肤的吸收，因此很多美容师对膏状面膜情有独钟，常将它作为皮肤护理中的底膜来使用。在使用时应注意，膏状面膜涂敷在面部皮肤上应比其他类型面膜要稍厚一些，以便使其中的营养成分更加充分的被皮肤吸收，更好的发挥护肤养肤的作用。

撕拉式面膜，又称剥离面膜，主要成分为一些成膜剂，如聚乙烯醇、聚乙烯吡咯烷酮、果胶和明胶等，特点是面膜涂抹后在皮肤表面能够形成一层有明显胶状膜外观的薄膜，清除时可直接用手将膜较完整地揭去，揭膜的同时，面部的污垢、皮屑等也一起被清除。使用撕拉式面膜时要注意长期不正确的使用可能会引起面部皮肤的松弛，另外撕拉面膜的操作会使敏感性皮肤受到刺激，故此类皮肤不宜使用。

其他成型面膜常见的有湿布状面膜，它是以面部形状的无纺布为载体，利用载体吸附技术，将面膜液浸入其中，使用时只需将布紧贴敷于面部，15～20 min后，待面膜液被皮肤吸收，逐渐干燥，将布取下即可。湿布状面膜使用的面膜液的主要成分有各类保湿剂、润肤剂、功能性添加原料等。如胶原蛋白液、表皮生长因子、维生素、天然植物萃取液等。湿布状面膜使用方便，感觉舒适，便于携带和长时间保存，且能迅速改变皮肤角质层含水量，其有效成分很容易被皮肤吸收，但清洁效果较差，注意使用后的湿布不能重复使用。

另外，还有石蜡面膜、电子面膜、啫喱面膜、日常护理面膜等。

（二）面膜作用

面膜是皮肤护理中的重要环节，它集清洁、护肤、美容等多功效为一体，使用后可使皮肤显得光滑、清爽、洁白、细腻。针对各种类型皮肤特点，定期敷用面膜，可以达到良好的养肤护肤效果。如可使油性皮肤皮脂分泌旺盛的现象得以改善；减轻衰老性皮肤松弛、粗糙、弹性下降的问题等。

当面膜涂敷于皮肤时，可将面部皮肤与外界空气隔绝，皮肤皮脂腺分泌的皮脂和汗腺分泌的汗液反渗于角质层，软化角质细胞，补充角质层水分及营养，使皮肤柔软舒展，同时肤温升高，血液循环加快，毛孔本能张开，面膜中的有效成分充分渗透入皮肤被其吸收。皮肤绷紧而张力加强，随着面膜的逐渐干燥，面膜与皮肤紧紧相连，当清除面膜时，附着在面膜上的皮肤上的老化角质、毛孔内深层污垢亦被同时清除，达到清洁保养皮肤的目的。

面膜的作用原理如下：

(1) 封闭、保湿作用：面膜将皮肤与外界空气隔绝，利用其在皮肤表面的包覆作用，抑制了角质层水分的蒸发，增加了皮肤的水合作用，达到保湿的目的。

(2) 温热作用，促进营养物质的吸收：面膜的封闭作用使皮肤表面温度难以散发，肤温增高，能促进血液循环，毛孔扩张，因而有利于皮肤对营养物或药物的吸收。

(3) 深层清洁作用：皮肤护理过程中具有洁肤效果的环节很多，如洗面、蒸汽熏蒸、美容按摩等都有洁肤作用，但以面膜的洁肤作用更深入，更彻底。在面膜的封闭、温热作用基础上，皮肤角质层软化，毛孔扩张，通过面膜的吸附作用能清除皮肤毛孔内的污垢和分泌物，当面膜剥脱时将皮肤上的老化细胞一起带下，达到再次清洁皮肤的目的。

(4) 减少皱纹，紧致皮肤：在面膜的形成与干燥过程中，能增强皮肤张力，皮肤收紧，血液循环加快，增强皮肤弹性，舒展细小皱纹。

(三) 面膜使用方法

面膜的使用，一般是直接将成品面膜涂敷在面部，后用清水洗去或揭去，较为特殊的就是粉状面膜的使用，即软膜和硬模。此类面膜使用时需用水或其他液体将其调成糊状，黏稠度适中，再涂于面部。一般都是现用现调。调配除了可用清水外，还可选用新鲜的蛋清、蜂蜜、果汁、菜汁、牛奶等，也可使用中药水煎液。亦可将中药细粉按适当比例，加入石膏倒模或软膜中使用，通过倒膜将中药有效成分导入皮肤内达到治疗目的，常用的有痤疮倒模粉、祛斑倒模粉、营养防皱倒模粉。

使用面膜时要注意面膜的温度，防止烫伤皮肤；涂膜时一般情况下应尽量避开眼、口、鼻孔等部位；要注意根据不同皮肤类型选用合适的面膜；现场调膜要注意水、粉的比例，不得过稀或过稠；硬模的操作要注意涂膜的速度及膜外观的美观性，涂膜时要快，保证有一定的厚度，表面光滑平坦，揭膜从下至上，动作要熟练；面膜敷于面部时禁止大笑、脸部做复杂的表情，尽量避免讲话，以免面膜因面部肌肉的运动而脱落。

另外，面膜的使用不宜太频繁，每周1～2次，要持之以恒才能达到最佳效果。

二、自制面膜制作和应用

(一) 日常护理面膜

日常护理面膜种类很多，取材方便，平日诸多可食用的食物均可自制面膜使用，因其纯天然性，即时应用，故应用范围很广。基质原料可选用面粉或其他食物淀粉，辅助原料可选用鸡蛋黄或蛋清、蜂蜜、各种蔬菜水果汁、牛奶等。

1. 深层清洁面膜

(1) 鸡蛋白面膜：用鸡蛋清1个，混和数滴新鲜柠檬汁拌匀，直接涂在面上。可去污除垢、收敛皮肤。皮肤敏感的人亦适用。

(2) 燕麦面膜：取燕麦三勺、面粉或其他淀粉适量，加少许酸奶，调匀后敷于面部，亦可达到去角质、深层清洁的功效。

(3) 米饭面膜：将大米煮熟，选取软硬适中的米饭，冷却至较肤温稍高时，用手将其揉捏成团状，贴在面部反复地揉搓，直至米饭变成黏腻的污黑色为止，再用清水将脸清洗干净。此面膜利用大米的黏性可将毛孔内的油脂和污物吸附出来达到清洁效果。

2. 滋养保湿面膜

(1) 香蕉面膜：将香蕉捣成糊状，摊于一层纱布上，敷于面部。内含有丰富的维生素及微量元素钙和钾。适于干性、敏感性皮肤及衰老性皮肤。

(2) 番茄泥面膜：含丰富的维生素C，使用时可将番茄捣烂成泥置于纱布上，再敷于面部。或直接取番茄汁，将面膜纸浸入其中后使用。此面膜滋养、保湿、美白功效佳，适合于皮肤干燥、有美白要求的人群使用。

(3) 胡萝卜面膜：胡萝卜1根捣烂，加入少许奶粉、5～10滴橄榄油，搅匀后敷面，对中年妇女已开始老化、呈现皱纹、干燥的皮肤很有帮助，经常使用护肤效果更佳。

(4) 蛋黄面膜：取一个蛋黄，加入5滴维生素E(橄榄油、蜂蜜、牛奶亦可)，混合均匀后敷于面颈部，可保湿除皱，润滑皮肤。

3. 活肤亮颜面膜

(1) 银耳面膜：银耳富含胶原蛋白，可将银耳煮熟后取银耳汁涂面，以舒展皱纹，使皮肤红润。适于苍白无光泽的皮肤和干性、衰老性皮肤。

(2) 牛奶面膜：用适量牛奶和数滴橄榄油，与面粉或其他淀粉调和成糊状，涂于面部，可消除皮肤上的细小皱纹，增加皮肤的活力和弹性，适合衰老性皮肤。

(3) 茄泥面膜：含有丰富的维生素E及矿物质，有较好的延缓衰老作用，使用时可将茄子捣烂敷于面部。

(4) 丝瓜汁面膜：含有丰富维生素C，有较强的美白作用，长期使用可使皮肤细嫩洁白。适于各种皮肤。

(5) 樱桃汁面膜：含有丰富的维生素，可使皮肤色泽红润，舒展皱纹。适于面色憔悴干枯的皮肤及衰老性皮肤。

4. 控油理肤面膜

(1) 马铃薯面膜：含有丰富的淀粉质，可除去皮肤中过多的皮脂，对面部浮肿，眼袋突出有较好的改善作用，适于油性皮肤及眼袋明显者。

(2) 柠檬汁面膜：含有丰富的维生素C，美白、祛斑、控油效果明显。适于油性皮肤和色斑皮肤。

(3) 西瓜泥面膜：取西瓜皮，去瓤及皮，留下中间的白肉，可切薄片敷面或捣烂成泥再使用。含有丰富的维生素，对日光晒黑的皮肤，油脂分泌过多，毛孔较大的皮肤有明显的改善作用，适用于油性皮肤和需要美白的皮肤。

(4) 黄瓜面膜：将黄瓜1条洗净捣成瓜茸敷面，或将黄瓜切薄片敷于面部。可收敛皮肤，抑制皮脂分泌，同时有美白功效。

(5) 芦荟绿茶面膜：取芦荟汁、绿茶水适量，加入面粉，调匀后使用。有很好的控油、抑菌、美白功效。

(6) 绿豆白菊面膜：将绿豆、白菊花磨成细面，加水调匀敷于面部。此面膜可清热解毒，美白除斑，适用于痤疮及痤疮后色素沉着的辅助治疗，亦对雀斑皮肤有显著的疗效。

(7) 蛋清面膜：取蛋清一个，数滴柠檬汁调匀，敷面，15 min后洗净，可控油保湿，美白皮肤。

5. 时尚精油面膜：目前市面上有很多单方和复方精油，常见的单方精油有薰衣草、洋甘菊、矢车菊、玫瑰、茉莉、茶树、银杏果、金缕梅等，一般浓度很高，需稀释后才能使用。复方精油通常都依其性质和香味按一定比例稀释调制，由2种或2种以上精油调配而成，取其协同作用，相辅相成，达到最佳效果。复方精油一般都可直接使用。

将精油添加到面膜中使用，通常选择的是单方精油，取2～3滴单方精油加入到面膜中，搅拌均匀后方可使用。因精油有较强的渗透力，它可促进面膜中的有效成分被人体吸收，但要注意，此种面膜需现调现用，使用时单方精油的添加量一定要严格控制，以免浓度过高，灼伤皮肤。

市面上有很多专业做精油的品牌，他们推出了以精油提取物为有效成分，利用湿布面膜巾作为载体，做成的成品面膜贴（俗称精油添加型护肤品），每次一帖，每周1～2次，亦可酌情使用。常见的有以保湿美白为主要功效的玫瑰精油面膜；控油保湿、收缩毛孔的金缕梅精油面膜；延缓衰老，美白嫩肤的银杏果精油面膜；舒缓修复，预防肌肤敏感的洋甘菊精油面膜；抗氧化，清除自由基预防衰老的白茶精油面膜等。

（二）中医治疗面膜

中药是我国传统医学的重要组成部分，许多中药对美容都有独特的功效。中医治疗面膜也称中草药面膜，其特点是以中草药为主要成分，用其粉末或水煎液、提取液等，适当添加辅助成分，调成糊状直接涂于面、颈部或以药液纱布，棉片等贴敷于面部，保留一段时间后揭去棉片、纱布或用清水洗去即可。此类膜的优点在于调配灵活、方便，取材广泛，简单易用，局部作用直达病所，针对性强，特别在治疗各类损美性疾病方面有较好的效果，如在痤疮、黄褐斑、面部皮炎等方面尤为突出。还有中药涂膜面膜，具有保湿、紧肤、粘附力强的特点，主要成分是中草药提取液加成膜材料，如聚乙烯吡咯烷酮、聚乙烯醇和明胶等制成，操作方便，易于保存。亦可将中药研细末后装入纱袋进行煎煮，敷于面部，又称为压袋面膜。此外，市售的硬模、软膜中也有很多用中药配制的面膜。

根据病情可选用具有相应治疗作用的中药。如针对痤疮、皮肤皮脂溢出，常采用黄柏、冰片、薄荷、硫磺、芦荟等，达到抗炎、镇静、抑制皮脂分泌、收缩毛孔、消除红肿疼痛、收敛疮面的目的；对黄褐斑、皱纹可用当归、珍珠粉、人参等起到祛斑、增白、抗皱、养颜的作用；用于养颜时可选用胎盘、花粉、蜂王浆等达到促进皮肤细胞的新陈代谢，延缓皮肤衰老的作用。

1. 粉刺面膜

(1) 颠倒散(《医宗金鉴》)：大黄、硫磺等份。研末。以茶水或凉白开调匀，每天1次，每次10～15 min，后用清水洗净。亦可将此药粉加入硬模中使用，效果更佳。

(2) 消痤散：大黄50 g，黄芩50 g，黄柏50 g，菊花50 g，白芷50 g，薄荷50 g，硫磺1.5 g，冰片1.5 g。

可取上述方剂水煎液或将其研成细末，灵活使用。

2. 除皱面膜

(1) 护肤除皱散：黄芪50 g，白芷50 g，生地50 g，丹参50 g，当归25 g，麦冬50 g，田七25 g。

将上述中药研成细末，加入硬模中使用。或加水直接调敷。

(2) 杏仁膏(《普济方》)：杏仁100 g，去皮，研如膏，加入蛋清一个，调匀，涂于面部。

杏仁自古就是公认的美容佳品，是古代养生家润肤养颜美容的主要药物。据说冰肌玉骨、貌美如花的中国古代四大美女之一的杨贵妃，之所以能拥有“回眸一笑百媚生，六宫粉黛无颜色”的姿色，与她经常使用的美容秘方——“杨太真红玉膏”不无关系。红玉膏就是以杏仁为主要成分。杨贵妃每日晨起、睡前洗面，均用此膏擦面，为她的姿色增添了不少光彩。

(3) 益母草面膜：据说武则天的美容秘诀是“每朝晚用药洗面，初时觉面手滑润，颜色光泽，经十日许，面光净，经月余生血色……终年久用之……年五十余，如十五女子……”此药经后世医学专家研究发现是由益母草烧成灰精制而成。

益母草面膜可促进血液循环，滋润皮肤，使皮肤红润有光泽，适于各类皮肤。

3. 美白面膜

(1) 美白散：白芷50 g，白及50 g，白术50 g，白僵蚕25 g，黄芪50 g，花粉50 g，白蒺藜

50 g。

(2) 祛斑增白散：白芷 10 g，白僵蚕 15 g，白附子 10 g，当归 15 g，泽泻 15 g，冬瓜仁20 g，珍珠粉 2 g，益母草 20 g。

上 2 方可分别取上述中药水煎液放于适量面粉或淀粉中，加入几滴蜂蜜，或少许牛奶，茶水、蛋清、柠檬汁亦可。

4. 抗敏面膜：对于敏感性皮肤日常的保健，主要原则可选用以补水、保湿为主的面膜，以增加角质层含水量，减少经皮失水率，补充天然保湿因子，修复皮肤屏障功能，重建皮肤“砖墙结构”，缓解肌肤敏感的表现。很多中药如甘草、薏苡仁、金银花、连翘、黄芩、黄连、黄柏、薄荷、白芷、冰片、石膏等均有抗过敏作用，因此防敏面膜除了可选择上述中药的水煎液敷面（注意不要用热的水煎液，以免加重皮肤的敏感表现）外，硬模中的冷模因其含有生石膏，还有一些清热解毒的药物，对于缓解皮肤敏感也是个不错的选择。

牛奶面膜：取牛奶适量，将纱布或面膜巾浸入其中，放入冰箱保鲜层保存数小时后可使用。注意不可重复使用。

5. 晒后修复面膜

玉肌散：(《年希尧集验良方》)：绿豆粉 250 g，滑石粉 30 g，白芷 30 g，白附子 15 g，共研细末。可清热解毒，利浊祛湿。

各种类型面膜应根据皮肤性质、特点、美容的目的、治疗的适应证等灵活选择应用，才能事半功倍，取得最佳效果。

第十章 中药美容美体技术

第一节 常用美容中药

一、润肤增白类

（一）白芷

1. 性味归经：辛，温。归肺、胃、大肠经。

2. 功效：祛风燥湿，消肿排脓，通窍止痛，止痒，生肌润泽，去斑，洁齿香口香身。

3. 临床应用：头痛、眉棱骨痛，皮肤疮痈肿毒，风湿瘙痒，疥癣，黧黑斑，面黑，粉刺，白驳风（白癜风），白疕（银屑病），面瘢，面容憔悴，牙痛黄黑，口臭体臭。

4. 主要化学成分：主要含挥发油，并含欧前胡素、白当归素等多种香豆素类化合物，另含白芷毒素、花椒毒素、甾醇、硬脂酸等。

5. 用量与用法：煎服或入丸、散，3～9 g。外用研末撒或调敷。

6. 禁忌：本品辛香温燥，阴虚血热者忌服。因含有光毒活性物质，外用宜慎重。

7. 古代文献：《神农本草经》："白芷长肌肤，润泽颜面，可作面脂。"《本草纲目》："去面皯疵瘢……头面皮肤风痹燥痒。"

8. 现代报道：白芷对多种细菌和皮肤致病真菌有抑制作用；具有显著的扩张动脉的作用，用治功能性头痛、白癜风、银屑病；可改善微循环，促进皮肤新陈代谢、延缓皮肤衰老。有防晒、防紫外线作用，可使皮肤洁白。并可去除面部色斑，治疗皮肤疮痍疥癣等。日本用其治雀斑和面容憔悴。

（二）白芍

1. 性味归经：苦，酸，微寒。归肝、脾经。

2. 功效：养血敛阴，柔肝止痛，平抑肝阳。

3. 临床应用：头痛眩晕，胁肋脘腹疼痛，四肢拘挛作痛；月经不调，经行腹痛；自汗，盗汗；粉刺、黧黑斑。

4. 主要化学成分：芍药苷、牡丹酚、芍药花苷、芍药内脂、苯甲酸。

5. 用量与用法：5～10 g，煎汤内服，大剂量 15～30 g，或入丸散。

6. 禁忌：阳衰虚寒之证不宜单独使用。大量服用增加肝脏的解毒负担，故肝功能不良者不宜长期大量服用。反藜芦。

7. 古代文献：《滇南本草》："泻脾热，止腹痛，止水泻，收肝气逆疼，调养心、肝、脾经血，舒肝降气，止肝气疼痛。"《神农本草经》："主邪气腹痛……止痛，利小便，益气。"

8. 现代报道：有镇静、解痉、镇痛、抗炎、抗过敏作用，与白芷等中草药合用，具有增白祛斑效果，适合长期使用，无副作用。

（三）白附子

1. 性味归经：辛、甘，性热，有毒。归肝、脾、肺、胃经。

2. 功效：祛风化痰，止痉止痛，解毒散结，润肤白面，灭瘢除皯。

3. 临床应用：用于风痰阻络，口眼㖞斜，头痛，粉刺，黧黑斑，瘢痕疙瘩，疮疡疥癣，皮肤湿痒。

4. 主要化学成分：含乌头碱、中乌头碱、次乌头碱、异飞燕草碱、新乌宁碱、乌胺及尿嘧啶等。

5. 用量与用法：1.5～6 g，煎汤内服，入丸、散剂；外用：酌量，研末调敷，或熬膏外涂。

6. 禁忌：孕妇忌服。生品一般不作内服。

7. 古代文献：《本草从新》："阳明经药，能引药上行，治面上百疾。阳明之脉荣于面，白附子能去头面游风，可作面脂，消瘢疵，祛风痰。"《本草正》："其性升，能引药势上行……面鼻游风，皯斑，风刺，去面痕，可作面脂。"《本草蒙筌》："治面上百病，可作面脂……并灭瘢痕。"《本草原始》："身背汗斑疥癣并治之。"

8. 现代报道：具有降血清胆固醇、止咳祛痰、抗结核及抗癌功效。制成化妆品膏、霜、露，对皮肤有增白作用，对痤疮、雀斑、皮疹等有治疗和预防的疗效。

（四）白蒺藜

1. 性味归经：味苦、辛，性温；归肝经。

2. 功效：平肝疏肝，祛风明目，止痒祛斑。

3. 临床应用：肝阳上亢、头晕目眩，肝郁胁肋胀痛、乳房胀痛，目赤翳障、风疹瘙痒、白癜风，面黑皯黯。

4. 主要化学成分：含脂肪油、少量挥发油、鞣质、树脂、甾醇、钾盐、皂甙、微量生物碱等。

5. 用量与用法：煎服，6～9 g；或入丸、散剂。外用适量。

6. 禁忌：血虚气弱及孕妇慎用。

7. 古代文献：《神农本草经》："久服，长肌肉、明目轻身。"《本草求真》："宣散肝经风邪，凡因风盛而见目赤肿翳，并通身白癜瘙痒难当者，服此治无不效。"《本草纲目》："洗面黑，去皯黯。治瘢痕，洗。"

8. 现代报道：用于治疗动脉粥样硬化、冠心病心绞痛、高血压、缺血性脑血管病、不孕证、阳痿、眼疾、牙齿过敏等。

（五）白僵蚕

1. 性味归经：味辛，咸，性平。归肝、肺、胃经。

2. 功效：祛风止痒，止痛，息风止痉，解毒散结，化痰软坚。增白悦色，灭瘢痕。

3. 临床应用：惊痫抽搐，风中经络，口眼㖞斜。风热及肝热所致的头痛目赤，咽喉肿痛，风虫牙痛，面瘫。风疹瘙痒，面皯瘢痕，白驳风。瘰疬痰核，疔肿丹毒。

4. 主要化学成分：含蛋白质、脂肪，多种氨基酸以及铁、锌、铜、锰、铬等微量元素。白僵蚕体表的白粉中含草酸铵。

5. 用量与用法：煎汤 3～10 g 内服，或入丸、散，散剂每服 1～1.5 g，散风热宜生用，一般多炒制用。外用：研末撒或调敷。

6. 禁忌：血虚无风者慎服。

7. 古代文献：《神农本草经》："灭黑皯，令人面色好。"《本草纲目》："散风痰结核、瘰疬、头风、风虫齿痛，皮肤风疮，丹毒作痒……一切金疮，疔肿风痔。”《太平圣惠方》：“白僵蚕末，水和搽之，用治雀斑。”

8. 现代报道：具有抗凝、抗血栓、抗惊厥、抗癌、降脂、降糖的作用，用于治疗荨麻疹、皮肤瘙痒症等。所含的活性丝光素能促使皮肤细胞新生，调节皮脂，改善皮肤微循环，可增白防晒，消除色素沉着，保持皮肤弹性。

（六）冬瓜子

1. 性味归经：味甘，性凉。归脾、小肠经。

2. 功效：清肺化痰，利湿排脓。悦容轻身，除臭香身。

3. 临床应用：肺热咳嗽，肺痈，肠痈，带下，白浊。

4. 主要化学成分：皂甙、脂肪、尿素、瓜氨酸等。

5. 用量与用法：10～15 g。

6. 禁忌：脾胃虚寒者慎服。

7. 古代文献：《神农本草经》：“主令人悦泽好颜色，益气不饥，久服轻身耐老。”《名医别录》：“久服寒中，可作面脂，令面悦泽。”《本草纲目》：“去皯黯，悦泽白晰。为丸服，面白如玉；服汁去面热。”

8. 现代报道：具有免疫促进作用，对胰蛋白酶有抑制作用。

（七）地黄

1. 性味归经：鲜地黄甘，苦，寒，归心、肝、肾经；生地黄甘，寒，归心、肝、肾经；熟地黄甘，温，归肝、肾经。

2. 功效：鲜地黄清热凉血，泻火除烦。生地黄清热凉血，养阴生津，驻颜润肤，乌须黑发，坚固牙齿。熟地黄补血滋阴，益精填髓。

3. 临床应用：鲜地黄用于热病烦渴，斑疹，吐血，衄血，咽喉肿痛。生地黄用于阴虚内热，消渴，吐血，衄血，皮肤皴皱，须发早白。熟地黄用于血虚萎黄，眩晕心悸，潮热盗汗，遗精阳痿，不育不孕，腰膝酸软，耳鸣耳聋，皮肤皴皱，须发早白，黧黑斑，皮肤瘙痒症。

4. 主要化学成分：生地黄含有梓醇、二氢梓醇、单密力特苷、乙酰梓醇、桃叶珊瑚苷、地黄苷等。鲜地黄含有 20 余种氨基酸。

5. 用量与用法：鲜地黄 12～30 g，生地黄、熟地黄 9～15 g，煎汤内服。

6. 禁忌：生地黄：脾虚湿滞，腹满便溏者不宜服。熟地黄：气滞痰多、脘腹胀痛、食少便溏者忌服。

7. 古代文献：《本草逢原》：“干地黄，内专凉血滋阴，外润皮肤荣泽。”《医学启源》：“熟地黄……补血虚不足，虚损血衰之人须用，善黑须发。”

8. 现代报道：具有一定的抗炎抗过敏作用；对某些致病性真菌有抑制作用。皮科常用其养血之作用与润燥药配合而达润肤止痒之效，治疗血虚所致之瘙痒性疾患，如泛发性神经性皮炎、皮肤瘙痒症等。可与芦荟等配伍加入洗发水防止毛发脱落。

（八）杏仁

1. 性味归经：味苦，性微温，有小毒。归肺、大肠经。

2. 功效：止咳平喘，润肠通便，润肤防裂，除皯增白。

3. 临床应用：咳嗽气喘，肠燥便秘。皲裂疮，粉刺，瘢痕，黧黑皯黯。

4. 主要化学成分：含苦杏仁苷及脂肪油、蛋白质、各种游离氨基酸。尚含苦杏仁酶、苦杏仁苷酶、绿原酸、肌醇、苯甲醛、芳樟醇。

5. 用量与用法：煎服，3～10 g，宜打碎入煎，后下，或入丸、散。

6. 禁忌：有小毒，勿过量，婴儿慎用，阴虚咳嗽及大便溏泄者忌服。

7. 古代文献：《本草拾遗》："杀虫。以利喉咽，去喉痹、痰唾、咳嗽、喉中热结生疮。"《珍珠囊药性赋》："除肺热，治上焦风燥，利胸膈气逆，润大肠气秘。"

8. 现代报道：具有镇咳、平喘，抗炎、镇痛、抗肿瘤、降血糖、降血脂作用。现代研究证明，苦杏仁中所含的脂肪油可使皮肤角质层软化，润燥护肤，有保护神经末梢血管和组织器官的作用，并可抑杀细菌。

（九）茯苓

1. 性味归经：甘，淡，平。归心、脾、肾经。

2. 功效：利水渗湿，健脾宁心。驻颜泽面，去皯增白。

3. 临床应用：水肿尿少，痰饮眩悸，脾虚食少，便溏泄泻，心悸失眠，心神不安。面色萎黄，粉刺，黧黑斑，油风，发蛀脱发，瘾疹，摄领疮，肥胖症。

4. 主要化学成分：β-茯苓聚糖、茯苓酸、蛋白质、脂肪、卵磷脂、胆碱、组氨酸、麦角甾醇等。

5. 用量与用法：10～15 g，煎汤内服，或入丸、散。用于安神可以朱砂拌用，处方写朱茯苓或朱衣茯苓。

6. 禁忌：虚寒精滑或气虚下陷者忌服。

7. 古代文献：《神农本草经》："主胸胁逆气，忧恚惊邪恐悸，心下结痛，寒热，烦满，咳逆，口焦舌干，利小便。久服安魂、养神、不饥、延年。"《本草纲目》："日食一块，至百日肌体润泽……延年耐老，面若童颜。"《本草品汇精要》："白茯苓为末，合蜜和，敷面上，疗面皯疱及产妇黑疱如雀卵。"

8. 现代报道：可加强机体免疫功能；对毛细血管通透性有抑制作用。茯苓还可用于治疗斑秃、小儿秋季腹泻、内耳眩晕症、精神分裂症。

（十）薏苡仁

1. 性味归经：甘，淡，凉。归脾、胃、肺经。

2. 功效：利水消肿，渗湿健脾，清热排脓，除痹。去疣消痤，防晒增白。

3. 临床应用：水肿，小便不利，脚气，脾虚泄泻，湿痹拘挛，肺痈，肠痈。疣，粉刺，黧黑斑，瘾疹，扁瘊，鹅掌风。

4. 主要化学成分：脂肪油、薏苡仁酯、薏苡仁内酯，薏苡多糖 A、B、C 和氨基酸、维生素 B_1 等。

5. 用量与用法：10～30 g，健脾止泻宜炒用，清利湿热宜生用，或入丸、散，或作羹或与糯米煮粥食用。

6. 禁忌：津液不足者慎用。

7. 古代文献：《神农本草经》："主筋急拘挛，不可屈伸，风湿痹，下气。"《本草纲目》："薏苡仁，阳明药也，能健脾益胃。虚则补其母，故肺痿、肺痈用之。筋骨之病，以治阳明为本，故拘挛筋急、风痹者用之。土能胜水除湿，故泄泻、水肿用之。"

8. 现代报道：有镇痛、解热、抗炎、抑菌作用。现代用治扁平疣，传染性软疣。其提取物用于发用化妆品可营养毛发，防脱发，增光泽、柔软头发；用于膏霜，对炎症性及粗糙皮肤有明显疗效，有防晒作用。外用薏苡仁内酯可加速皮层的血液循环，有抑制黑色素形成作用，具有美白、柔滑和调理皮肤，一般与吸收增强剂共用以增进疗效。

（十一）白术

1. 性味归经：苦，甘，温。归脾、胃经。

2. 功效：健脾益气，燥湿利水，止汗，安胎。驻颜去皯。

3. 临床应用：脾虚食少，腹胀泄泻，痰饮眩悸，水肿，自汗，胎动不安。面色萎黄，黧黑斑，湿疮，面游风，疱疹样皮炎。

4. 主要化学成分：含挥发油，油中主要有苍术酮、苍术醇、苍术醚、杜松脑、苍术内脂等，并含有果糖、菊糖、白术多糖，多种氨基酸及维生素 A 类成分等。

5. 用量与用法：3～15 g，煎汤内服，熬膏或入丸散。燥湿利水宜生用，补气健脾宜炒用。

6. 禁忌：阴虚内热或津液亏耗燥渴者，均不宜服用。

7. 古代文献：《本草汇言》："面色萎黄，此胃虚不运，脾虚蕴湿之证也，以上诸疾，用白术总能治之……溃疡之证用白术，可以托脓。"《药性论》："主面光悦，驻颜去皯。"

8. 现代报道：有抗菌消炎作用；对某些皮肤真菌有抑制作用。

（十二）山药

1. 性味归经：甘，平。归脾、肺、肾经。

2. 功效：补脾益胃，生津益肺，补肾涩精。润肤悦色，延年驻颜。

3. 临床应用：脾虚食少，便溏或久泻不止；肺虚咳喘，肾虚遗精，尿频，妇女白带过多，消渴。面色萎黄，皮毛干燥，黧黑斑，皮炎。

4. 主要化学成分：薯蓣皂苷元、粘液质、胆碱、淀粉、糖蛋白、游离氨基酸、维生素 C、淀粉酶等。

5. 用量与用法：10～30 g，煎汤内服，大剂量 60～250 g，研末吞服 6～10 g/次，或入丸散。外用：捣敷。补阴宜生用，健脾止泻宜炒黄用。

6. 禁忌：湿盛中满或有积滞者忌服。有实邪者忌服。

7. 古代文献：《神农本草经》："补中，益气力，长肌肉。久服耳目聪明，轻身，不饥，延年。"《本草纲目》："益肾气，健脾胃。"《医学入门·本草》："补肺津，润皮毛干燥。久服益颜色，长肌肉。"

8. 现代报道：有降血糖作用；山药粥对脾虚大鼠有一定的治疗作用；山药、熟地、菊花、牛膝四药合剂能显著延长家蚕寿命。

二、悦容增颜类

（一）三七

1. 性味归经：甘，微苦，温。归肝、胃经。

2. 功效：散瘀止血，消肿定痛，温经止痛。延衰驻颜。

3. 临床应用：胸腹刺痛，跌仆肿痛，经闭、痛经。吐血，衄血，咯血，便血，崩漏，外伤出血；疣，蟹足肿，疮疡肿毒。

4. 主要化学成分：含皂苷、黄酮苷、氨基酸等。止血活性成分为三七氨酸。

5. 用量与用法：3～9 g，研粉吞服每次 1～3 g；或入丸散。外用酌量，研末撒或调敷，或磨汁涂。

6. 禁忌：孕妇慎用。凡出血而见阴虚口干者，须配滋阴凉血药同用。

7. 古代文献：《本草纲目》："止血，散血，定痛。金刃箭伤、跌扑杖疮、血出不止者，嚼烂涂，或为末掺之，其血即止。"

8. 现代报道：三七水浸剂对多种皮肤真菌有不同程度的抑制作用。与白茅根、生地、藕节等配伍，可治血小板减少性紫癜。

（二）川芎

1. 性味归经：辛，温。归肝、胆、心包经。

2. 功效：活血行气，祛风止痛，香口除臭。

3. 临床应用：月经不调，痛经闭经，癥瘕腹痛，胁肋刺痛，跌仆肿痛，头痛，风湿痹痛；粉刺，酒渣鼻，口臭齿痛。

4. 主要化学成分：含生物碱（如川芎嗪），挥发油，酚类物质，内脂素以及维生素 A、叶酸、蔗糖、甾醇、脂肪油等。

5. 用量与用法：3～10 g，煎汤内服，研末吞服每次 1～1.5 g，或入丸、散。外用：研末撒或调敷。

6. 禁忌：本品辛温升散，凡阴虚火旺，舌红口干者不宜应用；对妇女月经过多及出血性疾病亦不宜应用。上盛下虚及气弱之人忌服。

7. 古代文献：《本草图经》："古方单用芎藭含嚼，以主口齿疾。"

8. 现代报道：有免疫增强作用；明显改善微循环障碍；抗维生素 E 缺乏症；还可明显地抑制成纤维细胞的生长和增殖，对结缔组织增生性疾病的治疗有积极意义。可用作生发助剂。

（三）丹参

1. 性味归经：苦，微寒。归肝经。

2. 功效：活血祛瘀，止痛调经，清心除烦，凉血消痈。

3. 临床应用：经闭痛经，癥瘕积聚，胸腹刺痛；烦躁不寐；粉刺，酒渣鼻，黧黑斑，蟹足肿，瘙痒性皮肤病；疮痈肿痛。

4. 主要化学成分：主要含脂溶性成分和水溶性成分。脂溶性成分包括丹参酮Ⅰ、丹参酮ⅡA、丹参酮ⅡB、丹参酮Ⅲ，隐丹参酮、羟基丹参酮、丹参酸甲酯、紫丹参甲素、紫丹参乙素、丹参新酮、丹参醇Ⅰ、丹参醇Ⅱ、丹参醇Ⅲ、丹参酚、丹参醛等。水溶性成分主要含有丹参素，丹参酸甲、乙、丙，原儿茶酸、原儿茶醛等。

5. 用量与用法：9～15 g，煎汤内服，酒炒可增强活血之功，或入丸散；外用：熬膏涂，或煎水熏洗。

6. 禁忌：无瘀血者、月经过多者慎服或减量；孕妇、过敏体质者、严重贫血者、有出血倾向者禁用。

7. 古代文献：《日华子本草》："排脓止痛，生肌长肉，破宿血，补新生血。"

8. 现代报道：有镇静、催眠和止痛作用；对某些真菌有抑制作用；对皮肤过敏和肥大细胞脱颗粒有较显著的抑制作用；丹参酮有抗雄性激素及温和的雌激素活性；现代用于治疗免疫性疾病、痛经、银屑病、痤疮、神经性皮炎、鼻炎。

（四）甘草

1. 性味归经：甘，平。归心、肺、脾、胃经。

2. 功效：补脾益气，清热解毒，祛痰止咳，缓急止痛，调和诸药。

3. 临床应用：脾胃虚弱，倦怠乏力，心悸气短，咳嗽痰多，脘腹或四肢挛急作痛；缓解药物毒性、烈性。痈肿疮毒。

4. 主要化学成分：含三萜类（三萜皂苷草酸的钾、钙盐为甘草甜素，是甘草的甜味成分）、黄酮类、生物碱、多糖等成分。

5. 用量与用法：2～10 g，煎汤内服，或入丸散；外用：研末掺或煎水洗。清火解毒宜生用，补中缓急宜炙用。

6. 禁忌：本品助湿壅气令人中满，故湿盛而胸腹胀满及呕吐者忌服。久服大剂量的甘草，容易引起浮肿。

7. 古代文献：《神农本草经》："坚筋骨，长肌肉，倍力，金疮肿，解毒。久服轻身延年。"

8. 现代报道：有抗炎及抗变态反应的作用；有抗氧化作用。甘草酸有广泛的配伍性，常与其他活性剂共用，可加速皮肤对他们的吸收而增效，可用于防晒、增白、调理、止痒和生发、护发等。

（五）当归

1. 性味归经：甘，辛，温。归肝、心、脾经。

2. 功效：补血活血，调经止痛，润肠通便。祛奸增白，润泽皮肤，排脓生肌。

3. 临床应用：眩晕心悸，月经不调，痛经经闭，肠燥便秘。黧黑斑，粉刺，面色萎黄，肌肤皴皱，须发早白，牙齿松动，痈肿疮疡。

4. 主要化学成分：含β-蒎烯、α-蒎烯、莰烯等中性油成分。含对-甲基苯甲醇、5-甲氧基-2,3-二甲苯酚等酸性油成分、有机酸、糖类、维生素、氨基酸。

5. 用量与用法：5～15 g，煎汤内服，或浸酒、熬膏，酒制能加强活血的功效，或入丸散。外用：研末敷涂。

6. 禁忌：湿盛中满、大便泄泻者忌服。阴虚肺热、胃阴不足、肾虚湿热以及肝阳痰火者慎用。

7. 古代文献：《本草纲目》："润肠胃、筋骨、皮肤。治痈疽、排脓止痛，和血止血。"

8. 现代报道：能提高全身代谢；抗维生素 E 缺乏；有抗炎、镇痛及抗损伤作用；并有抗氧化及清除自由基作用，提示可能有延衰作用；有抑制酪氨酸酶的作用。

（六）红花

1. 性味归经：辛，温。归心、肝经。

2. 功效：活血通经，散瘀止痛。

3. 临床应用：经闭痛经，癥瘕痞块，跌打损伤瘀痛；黧黑斑，粉刺，酒渣鼻，扁瘊，摄领疮，湿疮，疮疡肿毒。

4. 主要化学成分：红花醌苷、新红花苷、红花苷、红花黄色素和黄色素。另含红花油，油中包括棕榈酸、肉豆蔻酸、月桂酸、硬脂酸、花生酸、油酸等。

5. 用量与用法：3～10 g，煎汤内服，入散剂或浸酒，鲜者捣汁；外用：研末撒。

6. 禁忌：孕妇慎用。

7. 古代文献：《本草纲目》："活血润燥，止痛散肿，通经。"

8. 现代报道：有类性激素样的作用；有镇痛、镇静作用；现代用于治疗局部硬结肿块，神经性皮炎，扁平疣等。红花甘油苷作为化妆品添加剂外用可有效促进血液流通，消除肿胀，调理肌肤，防止阳光灼射对皮肤的损害；在发水中用于刺激毛发生长。

(七) 赤芍

1. 性味归经：苦，微寒。归肝经。

2. 功效：清热凉血，散瘀止痛。

3. 临床应用：温毒发斑，血热吐衄；目赤肿痛，痈肿疮疡；肝郁胁痛，经闭痛经，跌打损伤；粉刺，酒渣鼻，扁瘊，湿疮，白疕，皮肤瘙痒症。

4. 主要化学成分：含芍药苷、芍药内脂苷、氧化芍药苷、苯甲酰芍药苷、芍药吉酮、芍药新苷、没食子鞣质、苯甲酸、挥发油、脂肪油、树脂等。

5. 用量与用法：煎服，6～12 g。

6. 禁忌：血虚经闭不宜用。反藜芦。

7. 古代文献：《神农本草经》："主邪气腹痛，除血痹，破坚积，寒热疝瘕，止痛，利小便。"《日华子本草》："主……疮疥，头痛，明目，目赤。"

8. 现代报道：有解热、解痉、镇痛、抗炎、抗溃疡作用；对某些致病性真菌及病毒有抑制作用。

(八) 玫瑰花

1. 性味归经：甘，微苦，温。归肝、脾经。

2. 功效：疏肝解郁，活血止痛。

3. 临床应用：肝胃气痛；月经不调，经前乳房胀痛；跌打伤痛；黧黑斑。

4. 主要化学成分：含挥发油。油中主要成分为香茅醇、橙花醇、丁香油酚，苯乙醇。此外，尚含槲皮苷、鞣质、脂肪油、有机酸等。

5. 用量与用法：煎服，1.5～6 g。

6. 禁忌：孕妇慎用。

7. 古代文献：《药性考》："行血破积，损伤瘀痛。"《本草纲目拾遗》："和血行血，理气，治风痹、噤口痢、乳痈、肿毒初起、肝胃气痛。"

8. 现代报道：治疗痛经及经前症候群，各种伤痛，皮肤科用于上部红斑性皮肤病初期、皮肤炎症。

(九) 白及

1. 性味归经：苦，甘，涩，微寒。归肺、胃、肝经。

2. 功效：收敛止血，消肿生肌。滑肌泽面，除皱去皯。

3. 临床应用：出血证；痈肿疮疡，手足皲裂，水火烫伤。

4. 主要化学成分：主要含有菲类衍生物、胶质和淀粉等。

5. 用量与用法：煎汤内服，1.5～3 g，大剂量可用到 30 g；亦可入丸、散，入散剂，每次用 2～5 g；研末吞服，每次 1.5～3 g。外用适量。

6. 禁忌：不宜与乌头类药材同用。

7. 古代文献：《药性论》："治面上皯疱，令人肌滑。"《本草纲目》："洗面黑，去皯黯。"

8. 现代报道：有明显止血、抗溃疡作用；对某些真菌有抑制作用。还可用于慢性结肠炎、溃疡性直肠炎、口腔黏膜病、手术后出血、肺结核、面瘫等。

（十）白蔹

1. 性味归经：苦、辛，微寒。归心、胃经。

2. 功效：清热解毒，消痈散结，敛疮生肌。润肤泽面。

3. 临床应用：疮痈肿毒，瘰疬，粉刺酒齄。

4. 主要化学成分：含有黏液质和淀粉，酒石酸，龙脑酸，24-乙基甾醇及其糖苷，脂肪酸和酚性化合物。

5. 用量与用法：煎汤内服，4.5～9 g。外用适量，煎汤外洗或研成极细粉末敷于患处。

6. 禁忌：脾胃虚寒者不宜用。反乌头。

7. 古代文献：《神农本草经》："主痈肿疽疮，散结气，止痛，除热，目中赤，小儿惊痫，温疟，女子阴中肿痛。"《药性论》："治面上疱疮。"《本草纲目》："同杏仁研涂，去粉滓酒齄。"

8. 现代报道：对某些皮肤真菌有不同程度的抑制作用。所含泻根酸外用可刺激皮脂分泌，因而能显著改善皮肤状况，适用于因皮脂分泌过少而引起的干性皮肤、老年皮肤和粗糙皮肤。

（十一）沙棘

1. 性味归经：甘，酸，温。归脾、胃、肺、心经。

2. 功效：健脾消食；止咳祛痰；活血祛瘀。

3. 临床应用：脾虚食少，咳嗽痰多，瘀血证。

4. 主要化学成分：本品含维生素（C、A、E、B_1、B_2、B_{12}、K）及叶酸；黄酮类及萜类；蛋白质及多种氨基酸；脂肪及脂肪酸；糖类。此外，尚含生物碱、香豆素及酸性物质，并富含矿物质和微量元素。

5. 用量与用法：煎服，3～9 g。

7. 古代文献：《晶珠本草》："治肺病、喉病……益血。"《如意宝树》："沙棘果治消化不良，肝病。"

8. 现代报道：沙棘黄酮能改善心肌微循环，降低心肌耗氧量，抗血管硬化，抗炎等作用；沙棘油及其果汁有抗疲劳、降血脂、抗辐射、抗溃疡、保肝及增强免疫功能等作用。

（十二）大枣

1. 性味归经：甘，温。归脾、胃、心经。

2. 功效：补中益气，养血安神。

3. 临床应用：脾虚证；脏躁，失眠证。

4. 主要化学成分：本品含有机酸、三萜苷类、生物碱类、黄酮类、糖类、维生素类、氨基酸、挥发油、微量元素等成分。

5. 用量与用法：擘破煎服，6～15 g。

7. 古代文献：《神农本草经》："安中养脾。"《名医别录》："补中益气，强力，除烦闷。"

8. 现代报道：大枣能增强肌力，增加体重；能增加胃肠黏液，纠正胃肠病损，保护肝脏；有增加白细胞内 cAMP 含量，抗变态反应作用；有镇静催眠作用；还有抑制癌细胞增殖、抗突变、镇痛及镇咳、祛痰等作用。

（十三）党参

1. 性味归经：甘，平。归脾、肺经。

2. 功效：补脾肺气，补血，生津。

3. 临床应用：脾肺气虚；气血两虚；气津两伤。

4. 主要化学成分：本品含甾醇、党参苷、党参多糖、党参内脂、生物碱、无机元素、氨基酸、微量元素等。

5. 用量与用法：煎服，9～30 g。

6. 禁忌：不宜与藜芦同用。

7. 古代文献：《本草从新》："补中益气，和脾胃，除烦渴。中气微虚，用以调补，甚为平安。"《本草正义》："补脾养胃，润肺生津，健运中气，本与人参不甚相远。"

8. 现代报道：党参能调节胃肠运动、抗溃疡、增强免疫功能；对兴奋和抑制两种神经过程都有影响；党参皂苷还能兴奋呼吸中枢；对动物有短暂的降压作用，但又能使晚期失血性休克家兔的血压回升；能显著升高兔血糖，其升血糖作用与所含糖分有关；能升高动物红细胞、血红蛋白、网织红细胞；还有延缓衰老、抗缺氧、抗辐射等作用。

（十四）阿胶

1. 性味归经：甘，平。归肺、肝、肾经。

2. 功效：补血，滋阴，润肺，止血。

3. 临床应用：血虚诸证；出血症；肺阴虚燥咳；热病伤阴，心烦失眠，阴虚风动，手足瘈疭。

4. 主要化学成分：阿胶多由骨胶原组成，经水解后得到多种氨基酸，如赖氨酸、精氨酸、组氨酸、胱氨酸、色氨酸、羟基氨酸、天门冬氨酸、苏氨酸、丝氨酸、谷氨酸、脯氨酸、甘氨酸、丙氨酸等。

5. 用量与用法：5～15 g。入汤剂宜烊化冲服。

6. 古代文献：《神农本草经》："主心腹内崩，劳极洒洒如疟状，腰腹痛，四肢酸痛，女子下血，安胎。"《名医别录》："主丈夫小腹痛，虚劳羸瘦，阴气不足，脚酸不能久立，养肝气。"

7. 现代报道：阿胶有显著的补血作用，疗效优于铁剂。对钙代谢的影响，能改善动物体内钙平衡。

三、驻颜祛皱类

（一）人参

1. 性味归经：甘，微苦，平。归肺、脾、心经。

2. 功效：大补元气，补脾益肺，生津，安神增智。驻颜润肤，生发乌发。

3. 临床应用：元气虚脱证；肺脾心肾气虚证；热病气虚津伤口渴及消渴症。体虚羸瘦，脾虚食少，肺虚咳喘，自汗，失眠多梦，惊悸健忘；面容憔悴，须发早白，头发干枯易脱落。

4. 主要化学成分：含人参皂苷、有机酸、酯类、含氮化合物、糖类、多种维生素和甾醇等。

5. 用量与用法：煎服，3～19 g；挽救虚脱可用 15～30 g。宜文火另煎分次兑服。野山参研末吞服，每次 2 g，每天 2 次。

6. 禁忌：不宜与藜芦同用。

7. 古代文献：《神农本草经》："补五脏，安精神，定魂魄，止惊悸，除邪气，明目，开心益智。"《医学启源》引《主治秘要》："补元气，止渴，生津液。"《本草汇言》："补气生血，助精养神之药也。"

8. 现代报道：能提高体力和脑力劳动的效率，有明显的抗疲劳作用。能提高机体对各种有害刺激的非特异性抵抗力。能预防早衰，延长寿命。对皮肤细胞的再生有激活作用。人参皂苷易透过皮肤表层而为真皮吸收；可促进纤维类细胞的增殖，使皮肤组织再生并增强其免疫作用，已被广泛用于各类化妆品中。

（二）天门冬

1. 性味归经：甘，苦，寒。归肺、肾、胃经。

2. 功效：养阴润燥，清肺生津。驻颜养肤，乌须黑发，坚固牙齿。

3. 临床应用：肺阴虚证；肾阴虚证，热病伤津之食欲不振、口渴及肠燥便秘。肌肤不泽，须发早白，牙齿松动。

4. 主要化学成分：含天门冬素（天冬酰胺）、粘液质、β-谷甾醇及5-甲氧基甲基糖醛、甾体皂苷、多种氨基酸、新酮糖、寡糖及多糖等成分。

5. 用量与用法：煎服，6～12 g。

6. 禁忌：本品甘寒滋腻之性较强，脾虚泄泻、痰湿内盛者忌服。

7. 古代文献：《药性论》："主肺气咳逆，喘息促急，除热，通肾气，疗肺萎生痈吐脓……止消渴，去热中风，宜久服。"《滇南本草》："补肺，润皮毛，悦颜色……久服乌须黑发，面似童色。"

8. 现代报道：对多种细菌有抑制作用；所含天冬酸有抗氧性，可阻止不饱和脂肪酸的氧化，可在化妆品和药品中用作维生素E的稳定剂，易被头发吸附，提高抗静电性和梳理性；所含谷甾醇有明显的抗炎性，抗氧化性，与维生素类营养物质配伍用入护肤品中，有调理效能，可延缓和治疗皮肤的角质化，保持皮肤的柔滑和湿润。

（三）麦门冬

1. 性味归经：甘，微苦，微寒。归胃、肺、心经。

2. 功效：养阴生津，润肺清心。润肠通便，驻颜润肤，明目。

3. 临床应用：胃阴虚证，肺阴虚证，心阴虚证。肠燥便秘，皮肤干燥，粉刺，两目昏暗。

4. 主要化学成分：含多种甾体皂苷、β-谷甾醇、豆甾醇、高异黄酮类化合物、多种氨基酸、各种类型的多聚糖、维生素A样物质、铜、锌、铁、钾等成分。

5. 用量与用法：煎汤内服，6～12 g。

6. 禁忌：感冒风寒或有痰饮湿浊的咳嗽，以及脾胃虚寒泄泻。

7. 古代文献：《神农本草经》："主心腹结气……胃络脉绝，羸瘦短气。"《名医别录》："强阴益精……令人肥健，美颜色，有子。"《本草蒙筌》："悦肌肤。"

8. 现代报道：能增强免疫功能；有明显提高耐缺氧能力；麦冬多糖有良好的持水性，为天然保湿成分之一，在润湿霜中含1%，对皮肤的黏着性强，伸展性强，可用于唇膏、口红和粉饼。

（四）灵芝

1. 性味归经：甘，平。归心、肺、肝、肾经。

2. 功效：补气安神，止咳平喘。

3. 临床应用：心神不宁，失眠，惊悸；咳喘痰多；虚劳证；驻颜延年。

4. 主要化学成分：含多糖、核苷类、呋喃类、甾醇类、生物碱、三萜类、油脂类、多种氨基酸及蛋白质类、酶类、有机锗及多种微量元素等。

5. 用量与用法：煎服，6～12 g；研末吞服1.5～3 g。

6. 禁忌：实证慎服。口服灵芝无不良反应，但灵芝注射液有过敏反应。

7. 古代文献：《神农本草经》："紫芝味甘温，主耳聋，利关节，保神益精，坚筋骨，好颜色，久服轻身不老延年。"《药性论》："保神益寿。"《本草纲目》："疗虚劳。"

8. 现代报道：本品能增强机体免疫功能，机体对缺氧的耐受力；并有显著抗过敏作用。用于治疗冠心病、心律失常、慢性气管炎、病毒性肝炎、白细胞减少症、肿瘤治疗等。

（五）枸杞子

1. 性味归经：甘，平。归肝、肾经。

2. 功效：滋补肝肾，益精明目。延年驻颜，润肤悦色。

3. 临床应用：肝肾阴虚及早衰证。血虚萎黄，肌肤不泽。

4. 主要化学成分：甜菜碱、多糖、粗脂肪、粗蛋白、硫胺素、核黄素、烟酸、胡萝卜素、抗坏血酸、尼克酸、β-谷甾醇、亚油酸、微量元素及氨基酸等成分。

5. 用量与用法：煎服，6～12 g。

6. 禁忌：脾虚便溏者不宜服。

7. 古代文献：《本草经集注》："补益肾气，强盛阴道。"《药性论》："补益精，诸不足，易颜色，变白，明目……令人长寿。"《本草经疏》："为肝肾真阴不足，劳乏内热补益之要药……故服食家为益精明目之上品。"

8. 现代报道：具有免疫促进作用，对造血功能有促进作用，抗肿瘤、降血脂、保肝及抗脂肪肝、降血糖、降血压作用。可降低人体的过氧化物的含量，并有较好的延缓衰老作用，常服可使人容光焕发，青春容颜常驻。

（六）珍珠

1. 性味归经：甘，咸，寒。归心、肝经。

2. 功效：安神定惊，明目消翳，鲜毒生肌。润肤白面。

3. 临床应用：心神不宁，心悸失眠；惊风，癫痫；目赤翳障，视物不清；口内诸疮，疮疡肿痛，溃久不敛。肌肤不泽，面生皯。

4. 主要化学成分：含碳酸钙，多种氨基酸，无机元素有锌、锰、铜、铁、镁、硒、锗等。尚含维生素 B 族、核酸等。

5. 用量与用法：内服入丸、散用，0.1～0.3 g。外用适量。

6. 禁忌：疮疡内毒不尽者不宜用，无实火郁热者慎服。

7. 古代文献：《日华子本草》："安心、明目。"《本草衍义》："除小儿惊热。"《本草汇言》："镇心，定志，安魂，解结毒，化恶疮，收内溃破烂。"《名医别录》："敷面令人润泽好颜色。"《海药本草》："主明目，除面皯。"

8. 现代报道：珍珠水液可抑制脂褐素和清除自由基作用，珍珠粉有延缓衰老、抗心律失常及抗辐射等作用。

（七）胎盘

1. 性味归经：甘，咸，温。归肺、肝、肾经。

2. 功效：补肾益精，养血益气。

3. 临床应用：阳痿遗精，腰酸，头晕，耳鸣；气血不足诸证；肺肾虚喘。

4. 主要化学成分：胎盘球蛋白制品中含有多种抗体，在临床上长期采用于被动免疫。人胎盘中含有干扰素，有抑制多种病毒对人细胞的作用，以及含有能抑制流感病毒的巨球蛋白，称β-抑制因子。人胎盘中含有的激素有：促性腺激素A和B、催乳素、促甲状腺激素、催产素样物质、多种甾体激素等。人胎盘中含有多种有应用价值的酶，如溶菌酶、激肽酶等。

5. 用量与用法：1.5～3 g，研末装胶囊服，也可入丸、散。如用鲜胎盘，每次半个至1个，水煮服食。

6. 禁忌：有实邪者忌用。

7. 古代文献：《本草拾遗》："治血气羸瘦，妇人劳损，面䵟皮黑，腹内诸病渐瘦悴者。"《本草纲目》："治男女一切虚损劳极，癫痫失志恍惚，安神养血，益气补精。"

8. 现代报道：能增强机体抵抗力，具有免疫和抗过敏作用，抗感染作用，激素样作用。单用紫河车治疗顽固性胃及十二指肠球部溃疡有显效。

（八）黄芪

1. 性味归经：甘，微温。归脾、肺经。

2. 功效：健脾补中，升阳举陷，益卫固表，利尿，托毒生肌。

3. 临床应用：脾气虚证；肺气虚证；气虚自汗；气血亏虚，疮疡难溃难腐，或溃久难敛。面色萎黄，黧黑斑，粉刺，白驳风，油风，皮肤瘙痒，肥胖症。

4. 主要化学成分：含苷类、多糖、黄酮、氨基酸、微量元素等。

5. 用量与用法：煎服，9～30 g，蜜炙可增强其补中益气作用。

6. 禁忌：凡表实邪盛，气滞湿阻，食积内停，阴虚阳亢，痈疽初起或溃后热毒尚盛等证，均不宜服用。

7. 古代文献：《神农本草经》："主治痈疽，久败疮，排脓止痛……补虚。"《本草汇言》："补肺健脾，实卫敛汗，驱风运毒之药也。"《本草备要》："生血，生肌，排脓内托，疮痈圣药。"《医学衷中参西录》："能补气，兼能升气，善治胸中大气（即宗气）下陷。"

8. 现代报道：有抗菌、抗病毒作用，可用于治疗小儿哮喘、冠心病、过敏性鼻炎等疾病，可延缓衰老。

（九）绞股蓝

1. 性味归经：甘，苦，寒。归脾、肺经。

2. 功效：益气健脾，化痰止咳，清热解毒。

3. 临床应用：脾虚证；肺虚咳嗽证。

4. 主要化学成分：本品含80多种皂苷，其中有6种与人参皂苷相似。还含有糖类、黄酮类、维生素C，以及18种氨基酸和多种无机元素等。

5. 用量与用法：煎服，10～20 g；亦可泡服。

6. 古代文献：《明清中医临证小丛书》："补气养阴，清肺化痰，养心安神，生精固精。"

7. 现代报道：绞股蓝及绞股蓝皂苷均具有抗疲劳、抗缺氧、抗高温、抗低温，延长生物体细胞及果蝇、小鼠的寿命，能明显升高SOD活性，降低心、脑、肝细胞内脂褐素的含量，防止正常细胞癌化，提高荷瘤动物免疫力；能明显增加非特异性免疫、细胞免疫、体液免疫的功能，且具有免疫调节作用；具有明显的降血脂、降血糖作用，并能提高脾脏、睾丸、大脑和血液蛋白质的合成速率，并具有镇静、催眠、镇痛、增加冠脉流量、抗心肌缺血、增加脑血流量、抑制血栓形成、保肝、抗溃疡等作用。

（十）五味子

1. 性味归经：酸，甘，温。归肺、心、肾经。

2. 功效：收敛固涩，益气生津，补肾宁心。

3. 临床应用：久咳虚喘；自汗、盗汗；遗精，滑精；久泻不止；津伤口渴，消渴；心悸，失眠，多梦。

4. 主要化学成分：北五味子主含挥发油、有机酸、鞣质、维生素、糖及树脂等。种子挥发油中的主要成分为五味子素。

5. 用量与用法：煎服，3～6 g；研末服，1～3 g。

6. 禁忌：凡表邪未解，内有实热，咳嗽初起，麻疹初期，均不宜用。

7. 古代文献：《神农本草经》："主益气，咳逆上气，劳伤羸弱，补不足，强阴，益男子精。"《本草备要》："性温，五味俱全，酸咸为多，故专收敛肺气而滋肾水，益气生津，补虚明目，强阴涩精，退热敛汗，止呕住泻，宁咳定喘，除烦渴。"《医林纂要》："宁神，除烦渴，止吐衄，安梦寐。"

8. 现代报道：本品对神经系统各级中枢均有兴奋作用，对大脑皮层的兴奋和抑制过程均有影响，使之趋于平衡。对呼吸系统有兴奋作用，有镇咳和祛痰作用。能降低血压。能利胆，降低血清转氨酸，对肝细胞有保护作用。能增加细胞免疫功能，使脑、肝、脾脏 SOD 活性明显增强，故具有提高免疫、抗氧化、延缓衰老作用。

（十一）菟丝子

1. 性味归经：辛，甘，平。归肾、肝、脾经。

2. 功效：补肾益精，养肝明目，止泻，安胎。

3. 临床应用：肾虚腰痛，阳痿遗精，尿频，宫冷不孕；肝肾不足，目暗不明；脾肾阳虚，便溏泄泻；肾虚胎动不安。

4. 主要化学成分：菟丝子含皮素、胆醇、皂类、淀粉。

5. 用量与用法：煎服，10～20 g。

6. 禁忌：本品为平补之药，但偏补阳，阴虚火旺、大便燥结、小便短赤者不宜服。

7. 古代文献：《神农本草经》："主续绝伤，补不足，益气力肥健。""久服明目，轻身延年。"《本草经疏》："五味之中，惟辛通四气，复兼四味，《经》曰肾苦燥，急食辛以润之。菟丝子之属是也，与辛香燥热之辛，迥乎不同矣，学者不以辞害义可也。"

8. 现代报道：菟丝子有提高果蝇性活力的作用，使其交配率明显增加；菟丝子灌胃对大鼠半乳糖性白内障有治疗作用。

（十二）山茱萸

1. 性味归经：酸、涩，微温。归肝、肾经。

2. 功效：补益肝肾，收敛固涩。

3. 临床应用：腰膝酸软，头晕耳鸣，阳痿；遗精滑精，遗尿尿频；崩漏，月经过多；大汗不止，体虚欲脱。

4. 主要化学成分：果实含有山茱萸苷、乌索酸、莫罗忍冬苷、7-O-甲基莫罗忍冬苷、獐牙菜苷、番木鳖苷。此外，还有没食子酸、苹果酸、酒石酸、原维生素 A 以及皂苷、鞣质等。

5. 用量与用法：煎服，5～10 g，急救固脱 20～30 g。

6. 禁忌：素有湿热而致小便淋涩者，不宜应用。

7. 古代文献：《神农本草经》："心主下邪气，寒热，温中，逐寒湿痹，去三虫。"《药性论》："止月水不定，补肾气，兴阳道，添精髓，疗耳鸣……止老人尿不节。"《汤液本草》："滑则气脱，涩剂所以收之，山茱萸止小便利，秘精气，取其味酸涩以收滑之。”

8. 现代报道：山茱萸有抗糖尿病的作用；山茱萸果实煎剂能抑制金黄色葡萄球菌的生长，但对大肠杆菌则无效。山茱萸注射液静脉注射，有迅速明显升高血压的作用；具有抗氧化作用。

四、乌发生发类

(一) 牛膝

1. 性味归经：苦，甘，酸，平。归肝、肾经。

2. 功效：活血通经，补肝肾，强筋骨，利水通淋，引火(血)下行。驻颜润肤，乌须固发。

3. 临床应用：瘀血阻滞经闭、通经、经行腹痛、胞衣不下、跌打伤痛；腰膝酸痛，下肢痿软；淋证，水肿，小便不利；头痛，眩晕，齿痛，口舌生疮，吐血，衄血。早衰面黯，须发早白，头发脱落。

4. 主要化学成分：含有三萜皂苷、蜕皮甾酮、牛膝甾酮、紫茎牛膝甾酮等甾体类成分和多糖类成分。此外，牛膝还含有精氨酸等 12 种氨基酸以及生物碱类、香豆素类等化合物和铁、铜等微量元素。

5. 用量与用法：煎服，6～15 g，活血通经、利水通淋、引火(血)下行宜生用；补肝肾、强筋骨宜酒炙用。

6. 禁忌：本品为动血之品，性专下行，孕妇及月经过多者忌用。中气下陷，脾虚泄泻，下元不固，多梦遗精者慎用。

7. 古代文献：《神农本草经》：“逐血气……久服轻身耐老。”《滇南本草》：“退痈疽、疥癞、血风、牛皮癣、脓窠。”《名医别录》：“填骨髓……益精，利阴气，止发白。”

8. 现代报道：有抗炎和镇痛作用，能提高机体免疫功能；有抗老延衰作用。

(二) 何首乌

1. 性味归经：苦，甘，涩，微温。归肝、肾经。

2. 功效：制用：补益精血。生用：解毒，截疟，润肠通便。驻颜悦色，乌须发。

3. 临床应用：精血亏虚，头晕眼花，须发早白，腰膝酸软；久疟，痈疽，瘰疬，肠燥便秘。面色萎黄，风疹瘙痒，疣，须发早白，脱发，瘰疬疮痈。

4. 主要化学成分：含蒽醌类化合物，主要成分为大黄酚和大黄素，还含卵磷脂、粗脂肪类。

5. 用量与用法：煎服，10～30 g。外用：煎水洗，研末撒或调涂。补益精血用制首乌；解毒、润肠宜用生首乌；鲜首乌解毒润肠的功效较生首乌更佳。

6. 禁忌：大便溏泄及湿痰较重者不宜服。

7. 古代文献：《滇南本草》：“涩精，坚肾气……治赤白癜风，疮疥顽癣，皮肤瘙痒。”《本草纲目》：“能养血益肝，固精益肾，健筋骨，乌髭发，为滋补良药，不寒不燥，功在地黄、天冬诸药之上。”

8. 现代报道：具有促进造血功能、增强免疫、降血脂与抗动脉粥样硬化、保肝作用，可抑制过氧化脂质的产生，使机体延缓衰老。制首乌、熟地黄、当归浸于粮食白酒中治疗白发有效。

(三) 侧柏叶

1. 性味归经：苦、涩，寒。归肺、肝、脾经。

2. 功效：凉血止血，化痰止咳，生发乌发。

3. 临床应用：血热出血证；肺热咳嗽；脱发，须发早白。

4. 主要化学成分：含挥发油0.26%，油中主要成分为α-侧柏酮、侧柏烯、小茴香酮等；其他尚含黄酮类成分，如香橙素、槲皮素、杨梅树皮素、扁柏双黄酮等；叶中还含钾、钠、氮、磷、钙、镁、锰和锌等微量元素。

5. 用量与用法：煎服，10～15 g。外用适量。止血多炒炭用，化痰止咳宜生用。

6. 古代文献：《名医别录》："主吐血、衄血、血痢、崩中赤白。轻身益气，令人耐寒暑，去湿痹，生肌。"

7. 现代报道：具有镇咳、祛痰、平喘、镇静等作用，还可治疗肺结核、慢性支气管炎、小儿肺炎、支气管哮喘、细菌性痢疾、毛囊炎、急性阑尾炎、急性乳腺炎、流行性腮腺炎、急性淋巴结炎、带状疱疹等。

（四）黄精

1. 性味归经：甘，平。归脾、肺、肾经。

2. 功效：补气养阴，健脾，润肺，益肾。

3. 临床应用：阴虚肺燥，干嗽少痰，肺肾阴虚，劳嗽久咳；脾胃虚弱；肾精亏虚，内热消渴。

4. 主要化学成分：含黄精多糖、低聚糖、黏液质、淀粉及多种氨基酸等成分。

5. 用量与用法：煎服，9～15 g。

6. 禁忌：中寒泄泻，痰湿痞满气滞者忌服。

7. 古代文献：《日华子本草》："补无劳七伤，助筋骨，生肌，耐寒暑，益脾胃，润心肺。"《本草纲目》："补诸虚……填精髓。"

8. 现代报道：能提高机体免疫功能、促进蛋白质的合成、抑制真菌作用、降血脂、延缓衰老作用，可用于治疗冠心病、糖尿病、白细胞减少症、高脂血症、肺结核、药物中毒性耳聋、失眠等疾病。

（五）黑芝麻

1. 性味归经：甘，平。归肝、肾、大肠经。

2. 功效：补肝肾，润肠燥。延年益寿，润肤乌发。

3. 临床应用：精血亏虚，头晕眼花，须发早白；肠燥便秘；肌肤干燥，白驳风，瘾疹。

4. 主要化学成分：脂肪油、植物蛋白、氨基酸、木脂素、植物甾醇、糖类、磷脂及10余种微量元素，含烟酸、核黄素、维生素 B_6、维生素E、细胞色素C、胡麻苷等。

5. 用量与用法：煎服，9～15 g；或入丸、散剂。

6. 禁忌：大便溏泻者不宜服。本品若作食疗品使用时，以研为细末为好。

7. 古代文献：《神农本草经》："主伤中虚羸，补五内，益气力，长肌肉，填脑髓"；《玉楸药解》："补益精液，润肝脏，养血舒筋。"《本草备要》："补肝肾，润五脏，滑肠。"

8. 现代报道：具有延缓衰老、抗炎、降血糖、治疗便秘等作用。

（六）核桃仁

1. 性味归经：甘，温。归肾、肺、大肠经。

2. 功效：补肾温肺，润肠通便。

3. 临床应用：肾阳虚衰，腰痛脚弱，小便频数；肺肾不足，虚寒喘咳，肺虚久咳、气喘；肠燥便秘。

4. 主要化学成分：胡桃仁含脂肪油，油的主要成分是亚油酸甘油酯，又含有蛋白质、碳水化合物、钙、磷等。

5. 用量与用法：煎服，10～30 g。

6. 禁忌：阴虚火旺、痰热咳嗽及便溏者不宜用。

7. 古代文献：《开宝本草》："食之令人肥，润肌黑发。"《本草纲目》："补气养血，润燥化痰，益命门，利三焦，温肺润肠，治虚寒喘嗽，腰脚重痛。"

8. 现代报道：胡桃仁捣碎，炒至完全焦黑出油为度，然后用此油配成胡桃仁焦油氯化锌糊膏，外用治疗皮炎、湿疹。

(七) 女贞子

1. 性味归经：甘、苦，凉。归肝、肾经。

2. 功效：滋补肝肾，乌须明目。

3. 临床应用：肝肾阴虚证。

4. 主要化学成分：本品含齐墩果酸、乙酰齐墩果酸、熊果酸、甘露醇、葡萄糖、棕榈酸、硬脂酸、油酸、亚油酸等成分。

5. 用量与用法：煎服，6～12 g。因主要成分齐墩果酸不易溶于水，故以入丸剂为佳。本品以黄酒拌后蒸制，可增强滋补肝肾作用，并使苦寒之性减弱，避免滑肠。

6. 古代文献：《本草纲目》："强阴，健腰膝，变白发，明目。"《本草备要》："益肝肾，安五脏，强腰膝，明耳目，乌须发，补风虚，除百病。"

7. 现代报道：女贞子注射液可治疗冠心病；女贞子还可用于治疗肝炎、慢性气管炎、高脂血症、消化呼吸不良等疾病。

(八) 墨旱莲

1. 性味归经：甘、酸，寒。归肝，肾经。

2. 功效：滋补肝肾，凉血止血。

3. 临床应用：肝肾阴虚证；阴虚血热的失血证。

4. 主要化学成分：本品含皂苷、鞣质、维生素 A 样物质、鳢肠素、三噻嗯甲醇、三噻嗯甲醛、螃蜞菊内脂、去甲螃蜞菊内脂、去甲螃蜞菊内脂苷及烟碱等成分。

5. 用量与用法：煎服，6～12 g。

6. 古代文献：《新修本草》："洪血不可止者，傅之立已。汁涂发眉，生速而繁。"《本草正义》："入肾补阴而生长毛发，又能入血，为凉血止血之品。"

7. 现代报道：可用于治疗血小板减少症。具有镇静、镇痛作用。旱莲草能提高减压缺氧情况下小鼠的存活率，亦可明显延长常压缺氧情况下小鼠的生命。

(九) 桑椹子

1. 性味归经：甘、酸，寒。归肝、肾经。

2. 功效：滋阴补血，生津润燥。

3. 临床应用：肝肾阴虚证；津伤口渴、消渴及肠燥便秘等证。

4. 主要化学成分：本品含糖，鞣质，苹果酸，维生素 B_1、B_2、C，胡萝卜素，蛋白质，芸香苷等组分。

5. 用量与用法：煎服，9～15 g。

6. 古代文献：《新修本草》："主消渴。"《滇南本草》："益肾脏而固精，久服黑发明目。"《本草经疏》:"为凉血补血益阴之药。"

7. 现代报道：桑椹子能增强免疫功能。延缓衰老、降血糖、降血脂、护肝，乌发美容。

五、减肥瘦身类

（一）决明子

1. 性味归经：甘、苦、咸，微寒。归肝、大肠经。

2. 功效：清热明目，润肠通便；既能清泻肝火，又能益肾阴。

3. 临床应用：目赤肿痛，羞明多泪，目暗不明；头痛，眩晕；肠燥便秘；高脂血症。

4. 主要化学成分：本品主要含大黄酸、大黄素、芦荟大黄素、决明子素、橙黄决明子素、决明素等蒽醌类物质，以决明苷、决明酮、决明内酯等萘并吡咯酮类物质；此外，尚含甾醇、脂肪酸、糖类、蛋白质等。

5. 用量与用法：煎服，10～15 g；用于润肠通便，不宜久煎。

6. 禁忌：气虚便溏者不宜用。

7. 古代文献：《神农本草经》:"治青盲，目淫肤赤白膜，眼赤痛泪出，久服益精光；轻身。"《本草求真》:"决明子，除风散热。凡人目泪不收，眼痛不止，多属风热内淫，以致血不上行，治当即为驱逐；按此苦能泄热，咸能软坚，甘能补血，力薄气浮，又能升散风邪，故为治目收泪止痛要药。并可作枕灾以治头风。"《生草药性备要》:"治小儿五疳，擦癣癞。"

8. 现代报道：决明子有降压，降脂、保护眼睛、调节免疫、抑菌作用及对肠道菌系作用。可以清除自由基、抗氧化、延缓衰老、减肥；保肝，改善肾功能、抑制血小板聚集，利尿和抗肿瘤的作用。

（二）泽泻

1. 性味归经：甘，寒。归肾、膀胱经。

2. 功效：清湿热，利小便。驻颜泽面。

3. 临床应用：水肿胀满，小便不利，泄泻尿少，热淋涩痛。湿疮，疱疹样皮炎，皮肤瘙痒症。

4. 主要化学成分：本品主要含泽泻萜醇 A、B、C，挥发油、生物碱、天门冬素、树脂等。

5. 用量与用法：5～10 g，煎汤内服；外用酌量。

6. 禁忌：肾虚精滑无湿热者禁服。个别患者使用或接触泽泻可引起过敏反应。

7. 古代文献：《本草纲目》:"久服轻身，面上光。""渗湿热，行痰饮，止呕吐、泻痢、疝痛、脚气。"《神农本草经》:"主风寒湿痹，乳难，消水，养五脏，益气力，肥健，久服耳目聪明。"

8. 现代报道：有降血脂和减肥作用。对某些细菌有抑制作用；有明显的利尿、保肝作用。

（三）荷叶

1. 性味归经：味苦、涩，性平。归肝、脾、胃经。

2. 功效：清暑利湿，升阳止血。

3. 临床应用：主治暑热病证、脾虚泄泻和多种出血证。

4. 主要化学成分：叶含莲碱、荷叶碱、原荷叶碱、亚美罂粟碱、前荷叶碱、N－去甲基荷叶碱、D－N－甲基乌药碱、番荔枝碱、鹅掌楸碱、槲皮素、异槲皮甙、莲甙、酒石酸、柠檬酸、苹果酸、葡萄糖酸、草酸、琥珀酸、鞣质。还含抗有丝分裂作用的碱性成分。

5. 用量与用法：3～10 g，煎服。

6. 禁忌：治宜清降者，体虚者禁服。

7. 古代文献：《本草拾遗》："主血胀腹痛，产后胞衣不下，酒煮服之；又主食野菌毒，水煮服之。"《本草纲目》："生发元气，裨助脾胃，涩精浊，散瘀血，清水肿、痈肿，发痘疮。治吐血、咯血。衄血、下血，溺血、血淋、崩中、产后恶血、损伤败血。"

8. 现代报道：荷叶具有调脂、减肥，抗氧化，延缓衰老和抑菌作用。其生物碱成分具有抗病毒、抗过敏作用。

（四）山楂

1. 性味归经：酸、甘，微温。归脾、胃、肝经。

2. 功效：消食化积，行气散瘀。

3. 临床应用：治疗饮食积滞，泻痢腹痛，疝气痛，瘀阻胸痛，痛经。

4. 主要化学成分：黄酮类、三萜皂苷类（熊果酸、齐墩果酸、山楂酸等），皂苷鞣质、游离酸、脂肪酸、维生素C、无机盐、红色素等。

5. 用量与用法：煎服，10～15 g，大剂量30 g。生山楂、炒山楂多用于消食散瘀，焦山楂、山楂炭多用于止泻痢。

6. 禁忌：脾胃虚弱而无积滞者或胃酸分泌过多者均慎用。

7. 古代文献：《新修本草》："汁服主水利，沐头及洗身上疮痒。"《日用本草》："化食积，行结气，健胃宽膈，消血痞气块。"《本草纲目》："化饮食，消肉积，癥瘕，痰饮痞满吞酸，滞血胀痛。"

8. 现代报道：利于食物消化，降低血清胆固醇和血压，减肥健身，具有抗氧化作用。

（五）淡竹叶

1. 性味归经：甘，淡，寒。归心、胃、小肠经。

2. 功效：清热泻火，除烦，利尿。

3. 临床应用：治疗烦渴，口疮尿赤、热淋涩痛。

4. 主要化学成分：本品含三萜类化合物，如芦竹素、白茅素、蒲公英赛醇及甾类物质如β-谷甾醇、豆甾醇、菜油甾醇、蒲公英甾醇等。

5. 用量与用法：煎服，6～9 g。

6. 禁忌：阴虚火旺，骨蒸潮热者忌用。

7. 古代文献：《本草纲目》："去烦热，利小便，清心。"《生草药性备要》："消痰止渴，除上焦火，明眼目，利小便，治白浊，退热，散痔疮毒。"

8. 现代报道：淡竹叶具有广泛的生物活性，含有褪黑激素，具有氧化作用，抗肿瘤及抑菌作用。

（六）白矾

1. 性味归经：酸、涩、寒。归肺、脾、肝、大肠经。

2. 功效：外用解毒杀虫，燥湿止痒，祛斑除臭；内服止血，止泻，化痰。

3. 临床应用：外用治湿疹瘙痒，疮疡疥癣。内服治便血、吐衄、崩漏；久泻久痢；痰厥癫狂痫证；湿热黄疸。

4. 主要化学成分：含水硫酸铝钾［$KAL(SO_4)_2 \cdot 12H_2O$］，枯矾为脱水白矾。

5. 用量与用法：外用适量，研末撒布、调敷或化水洗患处。内服0.6～1.5 g，入丸、散服。

6. 禁忌：体虚胃弱及无湿热痰火者忌服。

7. 古代文献：《神农本草经》："主寒热泄痢，白沃，阴蚀恶疮，目痛，坚齿骨。"《本草蒙筌》："禁便泻，塞齿疼，洗脱肛涩肠，敷脓疮收水。"《本草纲目》："矾石之用有四：吐利风热之痰涎，取其酸苦涌泄也；治诸血痛、脱肛、阴挺、疮疡，取其酸涩而收也；治痰饮、泄痢、崩带、风眼，取其收而燥湿也；治喉痹、痈疽、中蛊、蛇虫伤螫，取其解毒也。"

8. 现代报道：可消炎、止血、止汗、止泻。有抑菌作用。在体外有明显的抗阴道滴虫作用，还可促进溃疡愈合。

（七）郁金

1. 性味归经：辛、苦、寒。归肝、胆、心经。

2. 功效：活血止痛，行气解郁，清心凉血，利胆退黄。

3. 临床应用：治疗气滞血瘀痛证；热病神昏，癫痫痰闭；吐血，衄血，倒经，尿血，血淋；肝胆湿热黄疸、胆石症。

4. 主要化学成分：含有挥发油（莰烯、樟脑、倍半萜烯等）、姜黄素、姜黄酮等。另含淀粉、多糖、脂肪油、橡胶、水芹烯等。

5. 用量与用法：煎服，5～12 g；研末服，2～5 g。

6. 禁忌：畏丁香。

7. 古代文献：《本草纲目》："治血气心腹气痛，产后败血冲心欲死，失心癫狂。"《本草汇言》："郁金清气化痰散瘀血之药也，其性轻扬，能散郁滞，顺逆气，上达高巅，善行下焦，为心肺肝胃，气血火痰郁遏不行者最验。故治胸胃膈痛，两胁胀满，肚腹攻痛，饮食不思等证；又治经脉逆行，吐血衄血，唾血血腥。此药能降气，气降则火降，而痰与血亦各循其安所之处而归原矣。"《本草备要》："行气，解郁，泄血，破瘀。凉心热，散肝郁，治妇人经脉逆行。"

8. 现代报道：具有保肝利胆作用，可降血脂，抗癌和调节免疫系统。

（八）冬瓜皮

1. 性味归经：甘，凉。归脾、小肠经。

2. 功效：利水消肿，清热解暑。

3. 临床应用：主治水肿，暑热证。

4. 主要化学成分：含蜡类及树脂类物质、烟酸、胡萝卜素、葡萄糖、果糖、蔗糖、有机酸，另含维生素 B_1、B_2、C。

5. 用量与用法：煎服，15～30 g。

6. 禁忌：因营养不良而致之虚肿慎用。

7. 古代文献：《滇南本草》："止渴，消痰，利小便。"《药性切用》："行皮间水湿，善消肤肿。"《本草从新》："走皮肤，去湿追风，补脾泻火。"

8. 现代报道：冬瓜皮富含糖类、蛋白质、维生素 C，具有利尿作用。

（九）陈皮

1. 性味归经：辛、苦，温。归脾、肺经。

2. 功效：理气健脾，燥湿化痰。

3. 临床应用：主治脾胃气滞证；呕吐、呃逆；湿痰、寒痰咳嗽；胸痹。

4. 主要化学成分：陈皮中含有川陈皮素、橙皮苷、新橙皮苷、对羟福林、黄酮化合物等。

陈皮挥发油含量为1.5%～2.0%，广陈皮挥发油含量为1.2%～3.2%，其成分有α-侧柏烯、柠檬烯等。

5. 用量与用法：煎药服，3～9 g。

6. 古代文献：《神农本草经》："主胸中瘕热，逆气，利水谷，久服去臭，下气。"《名医别录》："下气，止呕咳。""主脾不能消谷，气冲胸中，吐逆霍乱，止泄。"《本草纲目》："疗呕哕反胃嘈杂，时吐清水，痰痞咳疟，大便闭塞，妇人乳痈。入食料，解鱼腥毒。""其治百病，总取其理气燥湿之功。同补药则补，同泻药则泻，同升药则升，同降药则降。"

7. 现代报道：具有抗炎、抗动脉硬化、抗溃疡、利胆作用。

（十）西瓜皮

1. 性味归经：性凉，味甘，无毒。归心、胃、膀胱经。

2. 功效：清暑解热，止渴，利小便。

3. 临床应用：用于暑热烦渴、小便短少、水肿、口舌生疮。

4. 主要化学成分：果皮含蜡质及糖。果汁含瓜氨酸、甜菜碱、苹果酸、果糖、葡萄糖、蔗糖、番茄红素、维生素C等。

5. 用量与用法：内服，煎汤，9～30 g；或焙干研末。

6. 禁忌：中寒湿盛者忌用。

7. 古代文献：《丹溪心法》："治口疮甚者，西瓜皮烧灰敷之。"《要药分剂》："能解皮肤间热。"《本草从新》："能化热除烦，去风利湿。"《随息居饮食谱》："凉惊涤暑。"《饮片新参》："清透暑热，养胃津。"

8. 现代报道：《现代实用中药》："为利尿剂。治肾脏炎浮肿，糖尿病，黄疸。并能解酒毒。"西瓜皮中所含的瓜氨酸能增进大鼠肝中的尿素形成，从而具有利尿作用，可以用以治疗肾炎水肿、肝病黄疸及糖尿病。此外还有解热、促进伤口愈合以及促进人体皮肤新陈代谢的功效。

（十一）玉米须

1. 性味归经：甘，平。归膀胱、肝、胆经。

2. 功效：泄热通淋，平肝利胆。

3. 临床应用：胆结石，胆囊炎，糖尿病。

4. 主要化学成分：含脂肪油2.5%、挥发油0.12%、树胶样物质3.8%、树脂2.7%、苦味糖甙1.15%、皂甙3.18%、生物碱0.05%。还含隐黄素、抗坏血酸、泛酸、肌醇、维生素K、谷甾醇、豆甾醇、苹果酸、柠檬酸、酒石酸、草酸等。

5. 用量与用法：煎服，30～60 g。鲜者加倍。

6. 古代文献：《岭南采药录》："又治小便淋沥砂石，苦痛不可忍，煎汤频服。"《滇南本草》："宽肠下气。治妇人乳结红肿，乳汁不通，红肿疼痛，怕冷发热，头痛体困。"

7. 现代报道：具有利尿、降压、利胆、降血糖和降胆固醇的作用。

六、香口除臭类

（一）丁香

1. 性味归经：辛，温。归脾、胃、肺、肾经。

2. 功效：温中降逆，散寒止痛，温肾助阳。

3. 临床应用：主治胃寒呕吐、呃逆；脘腹冷痛；阳痿，宫冷。

4. 主要化学成分：含挥发油 16%～19%，油中主要成分是丁香油酚、乙酰丁香油酚，微量成分有丁香烯醇、庚酮、水杨酸甲脂、α-丁香烯、胡椒酚、苯甲醇、苯甲醛等。

5. 用量与用法：煎服，1～3 g。外用适量。

6. 禁忌：热证及阴虚内热者忌用。畏郁金。

7. 古代文献：《日华子本草》："治口气，反胃，疗肾气，奔豚气，阴痛，壮阳，暖腰膝。"《本草正》："温中快气。治上焦呃逆，除胃寒泻痢、七情五郁。"《得配本草》："丁香，得五味子治奔豚，配甘蔗糖、姜汁治干呕。"

8. 现代报道：具有杀虫、抑菌、镇痛、抗病毒作用。

（二）木香

1. 性味归经：辛，苦，温。归脾、胃、大肠、三焦、胆经。

2. 功效：行气止痛，健脾消食。香身除臭。

3. 临床应用：脘腹胀痛，肠鸣泄泻，食欲不振，食积不化。

4. 主要化学成分：云木香含挥发油。油中成分为紫杉烯、α-紫罗兰酮、木香烯内酯、α及β木香烃、木香内酯、二氢脱氢木香内酯、木香醇、水芹烯等。有机酸成分有棕榈酸、天台乌药酸、其他还有甘氨酸、瓜氨酸等 20 种氨基酸及胆胺、木香碱等成分。

5. 用量与用法：3～10 g，内服。生用专行气滞，煨热用以止泻，不宜久煎，或研末服，0.6～0.9 g/每次，或磨汁或入丸散；外用：研末，调敷或磨汁涂。

6. 禁忌：阴虚火旺者慎用。

7. 古代文献：《日华子本草》："治心腹一切气，膀胱冷痛，呕逆反胃，霍乱泄泻痢疾，健脾消食，安胎。"《本草纲目》："木香乃三焦气分之药，能升降诸气。"《本草求真》："木香，下气宽中，为三焦气分要药。然三焦则又以中为要……中宽则上下皆通，是以号为三焦宣滞要剂。"

8. 现代报道：对胃肠道有兴奋或抑制的双向功效，并能保护胃黏膜，抗腹泻。并具有抗炎抗菌的作用。

（三）升麻

1. 性味归经：辛、微甘，微寒。归肺、脾、胃、大肠经。

2. 功效：解表透疹，清热解毒，升举阳气。

3. 临床应用：主治外感表证；麻疹不透；齿痛口疮，咽喉肿瘤，温毒发斑；气虚下陷，脏器下脱垂，崩漏下血。

4. 主要化学成分：本品含量有升麻碱、水杨酸、咖啡酸、阿魏酸、鞣质等；兴安升麻含升麻苦味素、升麻醇、升麻木糖苷、北升麻醇、异阿魏酸、齿阿米醇、升麻素、皂苷等。

5. 用量与用法：煎服，3～9 g。发表透疹、清热解毒宜生用，升阳举陷宜炙用。

6. 禁忌：麻疹已透，阴虚火旺，以及阴虚阳亢者，均当忌用。

7. 古代文献：《神农本草经》："主解百毒，辟温疾、障邪。"《名医别录》："主中恶腹痛，时气毒疠，头痛寒热，风肿诸毒，喉痛口疮。"《滇南本草》："主小儿痘疹，解疮毒，咽喉(肿)，喘咳音哑，肺热，止齿痛，乳蛾，痄腮。"

8. 现代报道：具有抗菌、解热、抗炎、镇痛、抗惊厥、升高白细胞、抑制血小板聚集等作用。

（四）薄荷

1. 性味归经：辛、凉。归肺、肝经。

2. 功效：疏散风热，清利头目，利咽透疹，疏肝行气。

3. 临床应用：主治风热感冒，温病初起；风热头痛，目赤多泪，咽喉肿痛；麻疹不透，风疹瘙痒；肝郁气滞，胸闷胁痛。

4. 主要化学成分：本品主含挥发油。油中主要成分为薄荷醇、薄荷酮、异薄荷酮、薄荷脑、薄荷酯类等多种成分。另含异端叶灵、薄荷糖苷及多种游离氨基酸等。

5. 用量与用法：煎服，3～6 g；宜后下。薄荷叶长于发汗解表，薄荷梗偏于行气和中。

6. 禁忌：本品芳香辛散，发汗耗气，故体虚多汗者不宜使用。

7. 古代文献：《新修本草》："主贼风伤寒，发汗。治恶气腹胀满，霍乱，宿食不消，下气。"《滇南本草》："上清头目诸风，止头痛、眩晕、发热。去风痰，治伤风咳嗽，脑漏，鼻流臭涕。退虚痨发热。"《本草纲目》："利咽喉，口齿诸病。治瘰疬，疮疥，风瘙瘾疹。"

8. 现代报道：具有利胆作用，有发汗解热，镇静镇痛，抗病毒、抗炎、止痒的作用，对单纯疱疹病毒及多种细菌有抑制作用；其提取物对放射线所致皮肤损害有明显保护作用。现代临床用治慢性荨麻疹、急性结膜炎、急性乳腺炎。

(五) 藿香

1. 性味归经：味辛，性微温。归肺、脾、胃经。

2. 功效：祛暑解表；化湿和胃。

3. 临床应用：用于夏令感冒；寒热头痛；胸脘痞闷；呕吐泄泻；妊娠呕吐；鼻渊；手足癣。

4. 主要化学成分：广藿香含挥发油约 1.5%，油中主要成分是广藿香酮和广藿香醇. 其他成分有苯甲醛、丁香油酚、桂皮醛等。

5. 用量与用法：煎汤，6～10 g。

6. 禁忌：阴虚血燥者不宜用。

7. 古代文献：《名医别录》："疗风水毒肿，去恶气，疗霍乱，心痛。"《本草图经》："治脾胃吐逆，为最要之药。"《本草正义》："藿香芳香而不嫌其猛烈，温煦而不偏于燥烈，能祛除阴霾湿邪，而助脾胃正气，为湿困脾阳，倦怠无力，饮食不甘，舌苔蚀垢者最捷之药。"

8. 现代报道：抗真菌作用，抗病毒作用，促进胃液分泌、帮助消化的作用。

七、清热愈疮类

(一) 大黄

1. 性味归经：苦，寒。归脾、胃、大肠、肝、心包经。

2. 功效：泻下攻积，清热泻火，凉血解毒，逐瘀通经。

3. 临床应用：主治积滞便秘；血热吐衄，目赤咽肿；热毒疮疡，烧烫伤；瘀血诸证；湿热痢疾、黄疸、淋证。

4. 主要化学成分：主要为蒽醌衍生物，主要包括蒽醌苷和双蒽醌苷。双蒽醌苷中有番泻苷 A、B、C、D、E、F；游离型的苷元有大黄酸、大黄酚、大黄素、芦荟大黄素、大黄素甲醚等。另含鞣质类物质、有机酸和雌激素样物质等。

5. 用量与用法：煎服，5～15 g。外用适量。

6. 禁忌：本品为峻烈攻下之品，易伤正气，如非实证，不宜妄用；本品苦寒，易伤胃气，脾胃虚弱者慎用；其性沉降，且善活血祛瘀，故妇女怀孕、月经期、哺乳期应忌用。

7. 古代文献：《神农本草经》："下瘀血，血闭寒热，破癥瘕积聚，留饮宿食，荡涤肠胃，推陈致新，通利水谷，调中化食，安和五脏。”《药性论》：“主寒热，消食，炼五脏，通女子经候，利水肿，破痰实，冷热积聚，宿食，利大小肠，贴热毒肿，主小儿寒热时疾，烦热，蚀脓，破留血。”《本草纲目》：“下痢赤白，里急腹痛，小便淋沥，实热燥结，潮热谵语，黄疸，诸火疮。”《药品化义》：“大黄气味重浊，直降下行，走而不守，有斩关夺门之力，故号将军。专攻心腹胀满，胸胃蓄热，积聚痰实，便结瘀血，女人经闭。”

8. 现代报道：具有止血、保肝、降压、降低血清胆固醇的功用。可抗病毒、抗感染、抗真菌，抗氧化。

（二）石膏

1. 性味归经：甘、辛，大寒。归肺、胃经。

2. 功效：生用：清热泻火，除烦止渴；煅用：敛疮生肌，收湿，止血。

3. 临床应用：主治温热病气分实热证；肺热喘咳证；胃火牙痛、头痛，实热消渴；溃疡不敛，湿疹瘙痒，水火烫伤，外伤出血。

4. 主要化学成分：本品的主要成分为含水硫酸钙（$CaSO_4 \cdot 2H_2O$），含量不少于95%。

5. 用量与用法：生石膏煎服，15～60克，宜先煎。煅石膏适量外用，研末撒敷患处。

6. 禁忌：脾胃虚寒及阴虚内热者忌用。

7. 古代文献：《神农本草经》：“主中风寒热，心下逆气，惊喘，口干舌焦，不能息……石膏产乳，金疮。”《名医别录》：“除时气头痛身热，三焦大热，皮肤热，肠胃中膈热，解肌发汗；止消渴烦逆，腹胀暴气喘息，咽热。”《医学衷中参西录》：“石膏，凉而能散，有透表解肌之力。外感有实热者，放胆用之，直用金丹……是以愚用生石膏以治外感实热，轻症亦必至两许；若实热炽盛，又恒用至四五两或七八两，或单用，或与他药同用，必煎汤三四杯，徐徐温饮下，热退不必尽剂。”

8. 现代报道：可缩短凝血时间，促进胆汁排泄，并有利尿作用，可作为美容膜剂，可美容净肤。

（三）白花蛇舌草

1. 性味归经：微苦、甘，寒。归胃、大肠、小肠经。

2. 功效：清热解毒，利湿通淋。

3. 临床应用：主治痈肿疮毒，咽候肿痛，毒蛇咬伤；热淋涩痛。

4. 主要化学成分：本品全草含三十一烷、豆甾醇、熊果酸、齐墩果酸、β-谷甾醇、β-谷甾醇-D-葡萄糖苷、对香豆酸等。

5. 用量与用法：煎服，15～60 g。外用适量。

6. 禁忌：阴疽及脾胃虚寒者忌用。

7. 古代文献：《泉州本草》：“清热散瘀，消痈解毒。治痈疽疮疡，瘰疬。”

8. 现代报道：《广西中药志》：“小儿疳积，毒蛇咬伤，癌肿。外治白泡疮，蛇癞疮。”易于皮肤吸收，使皮肤细腻，并可调节免疫，保肝利胆、抗菌消炎、抗肿瘤、抗氧化。

（四）玄参

1. 性味归经：甘、苦、咸，微寒。归肺、胃、肾经。

2. 功效：清热凉血，泻火解毒，滋阴。

3. 临床应用：主治温邪入营，内陷心包，温毒发斑；热病伤阴，津伤便秘，骨蒸劳嗽；目赤咽痛，瘰疬，白喉，痈肿疮毒。

4. 主要化学成分：本品含哈巴苷、哈巴苷元、桃叶珊瑚苷、6-对甲基梓醇、浙玄参苷甲、乙等环烯醚萜类化合物及生物碱、植物甾醇、油酸、硬脂酸、葡萄糖、天冬酰胺、微量挥发油等。

5. 用量与用法：煎服，10～15 g。

6. 禁忌：脾胃虚寒，食少便溏者不宜服用。反藜芦。

7. 古代文献：《神农本草经》："主腹中寒热积聚，女人产乳余疾，补肾气，令人目明。"《名医别录》："下水，止烦渴，散颈下核，痈肿。"《本草纲目》："滋阴降火，解斑毒，利咽喉，通小便血滞。"

8. 现代报道：具有增强免疫、抗疲劳、抗肿瘤的作用，可降糖保肝、降压扩冠、抗菌、抗炎、抗氧化。

（五）地榆

1. 性味归经：苦、酸、涩，微寒。归肝、大肠经。

2. 功效：凉血止血，解毒敛疮。

3. 临床应用：主治血热出血证；烫伤，湿疹，疮疡痈肿。

4. 主要化学成分：地榆根部含有地榆苷Ⅰ、Ⅱ、A、B、E等化合物，尚含少量维生素A。止血主要成分为鞣质。

5. 用量与用法：煎服，10～15 g，剂量可用至30 g，或入丸、散。外用适量。止血多炒炭用，解毒敛疮多生用。

6. 禁忌：本品性寒酸涩，凡虚寒性便血、下痢、崩漏及出血有瘀者慎用。对大面积烧伤患者，不宜使用地榆制剂外涂，以防其所含鞣质被大量吸收而引起中毒性肝炎。

7. 古代文献：《神农本草经》："主妇人乳痓，七伤，带下病，止痛，除恶肉，止汗，疗金疮。"《本草纲目》："地榆，除下焦热，治大小便血证。止血，取上截切片炒用，其梢能行血，不可不知。杨士瀛云：诸疮痈者加地榆，痒者加黄芩。"《本草正》："味苦微涩，性寒而降，既消且涩，故能止吐血，衄血，清火明目，治肠风血痢及女人崩漏下血，月经不止，带浊痔漏，产后阴气散失，亦敛盗汗，疗热痞，除恶肉，止疮毒疼痛。凡血热者当用，虚寒者不相宜也。作膏可贴金疮，捣汁可涂虎、犬、蛇、虫伤毒，饮之亦可。"

8. 现代报道：具有止血、止泻、抗溃疡、抗肿瘤的作用，可抗菌、抗炎消肿、抗过敏及增强免疫功能。

（六）芦荟

1. 性味归经：苦，寒。归肝、胃、大肠经。

2. 功效：泻下通便，清肝，杀虫。

3. 临床应用：主治热结便秘；烦躁惊痫；小儿疳积。

4. 主要化学成分：含芦荟大黄素苷、对香豆酸，少量α-葡萄糖，多种氨基酸等。并含微量挥发油。

5. 用量与用法：入丸散服，每次1～2 g。外用适量。

6. 禁忌：脾胃虚弱，食少便溏及孕妇忌用。

7. 古代文献：《药性论》："杀小儿疳蛔。主吹鼻痒。"《开宝本草》："主热风烦闷，胸膈间热气，明目镇心，小儿癫痫惊风，疗五疳，杀三虫及痔病疮瘘，解巴豆毒。"《本草汇言》："芦荟，凉肝杀虫之药也。凡属肝脏为病，有热者，用之必无疑也。但味极苦，气极寒，诸苦寒药无出其右者。其功力主不消不主补，因内热气强者可用，如内虚泄泻食少者禁之。”

8. 现代报道：具有免疫调节作用，护肝养胃、抗氧化、抗辐射作用；促进皮肤伤口愈合，延缓皮肤衰老。

（七）连翘

1. 性味归经：苦，微寒。归肺、心、小肠经。

2. 功效：清热解毒，消肿散结，疏散风热。

3. 临床应用：主治痈肿疮毒，消肿散结，疏散风热；风热外感，温病初起；热淋涩痛。

4. 主要化学成分：本品含三萜皂，果皮含甾醇、连翘酚、生物碱、皂苷、齐墩果酸、香豆精类，还有丰富的维生素 P 及少量挥发油。

5. 用量与用法：煎服，6～9 g。

6. 禁忌：不宜多服久服；脾胃虚寒者不宜用。

7. 古代文献：《神农本草经》：“主寒热，鼠瘘，瘰疬，痈肿，恶疮，瘿瘤，结热，蛊毒。”《珍珠囊》：“连翘之用有三：泻心经客热，一也；去上焦诸热，二也；为疮家之圣药，三也。”

8. 现代报道：具有抗抑郁、抗肿瘤、抗肝损伤，降血脂和解热及解毒的作用，可以抗菌、抗病毒，抗炎，抗氧化。

（八）枇杷叶

1. 性味归经：苦，微寒。归肺、胃经。

2. 功效：清肺止咳，降逆止呕。

3. 临床应用：主治肺热咳嗽，气逆喘急；胃热呕吐，哕逆。

4. 主要化学成分：本品含挥发油（主要为橙花椒醇和金合欢醇）以及酒石酸、熊果酸、齐墩果酸、苦杏仁苷、鞣质，维生素 B、C，山梨醇等。

5. 用量与用法：煎服，5～10 g，止咳宜炙用，止呕宜生用。

6. 古代文献：《名医别录》：“主卒啘不止，下气。”《本草纲目》：“和胃降气，清热解毒，疗脚气。”“枇杷叶，治肺胃之病，大都取其下气之功耳。气下则火降痰顺，而逆者不逆，呕者不呕，渴者不渴，咳者不咳矣。”“治胃病以姜汁涂炙，治肺病以蜜水涂炙。”《重庆堂随笔》：“凡风温、温热、暑、燥诸邪在肺者，皆可用以保柔金而肃治节，香而不燥，凡湿温、疫疠、秽毒之邪在胃者，皆可用以澄浊而廓中州。本草但云其下气治嗽、啘，则伟绩未彰，故发明之。”

7. 现代报道：具有止咳、降血糖、抗肿瘤、抗炎、抗病毒、抗菌的作用。

（九）苦参

1. 性味归经：苦，寒。归心、肝、胃、大肠、膀胱经。

2. 功效：清热燥湿，杀虫，利尿。

3. 临床应用：主治湿热泻痢，便血，黄疸；湿热带下，阴肿阴痒，湿疹湿疮，皮肤瘙痒，疥癣；湿热小便不利。

4. 主要化学成分：本品含苦参碱、氧化苦参碱、异苦参碱、槐果碱、异槐果碱、槐胺碱、氧化槐果碱等生物碱，此外还含苦醇 C、苦醇 G、异苦参酮、苦参醇、新苦参醇等黄酮类化合物。

5. 用量与用法：煎服，5～10 g。外用适量。

6. 禁忌：脾胃虚寒者忌用。反藜芦。

7. 古代文献：《神农本草经》：“主心腹气结，癥瘕积聚，黄疸，溺有余沥，逐水，除痈肿。”

《本草纲目》:“治肠风泻血,并热痢。”《本草正义》:“苦参,大苦大寒,退热泄降,荡涤湿火,其功效与芩、连、龙胆皆相近,而苦参之苦愈甚,其燥尤烈,故能杀湿热所生之虫,较之芩、连力量益烈。近人乃不敢以入煎剂,盖不特畏其苦味难服,亦嫌其峻厉而避之也。然毒风恶癞,非此不除,今人但以为洗疮之用,恐未免因噎而废食耳。”

8. 现代报道:具有利尿、降血脂、抗炎、抗过敏、镇痛和抗辐射的作用。

（十）虎杖

1. 性味归经:微苦,微寒。归肝、胆、肺经。

2. 功效:利湿退黄,清热解毒,散瘀止痛,化痰止咳。

3. 临床应用:主湿热黄疸,淋浊,带下;水火烫伤,痈肿疮毒,毒蛇咬伤;经闭,癥瘕,跌打损伤;肺热咳嗽。

4. 主要化学成分:含虎杖苷、黄酮类、大黄素、大黄素甲醚、白藜芦醇、多糖。

5. 用量与用法:煎服,9～15 g。外用适量。

6. 禁忌:孕妇忌服。

7. 古代文献:《名医别录》:“主通利月水,破流血癥结。”《本草纲目》:“治男妇诸般淋疾。”《日华子本草》:“治产后恶血不下,心腹胀满,排脓,主疮疖痈者,妇人血晕,扑伤瘀血,破风毒结气。”

8. 现代报道:具有保肝利胆、降血脂、降血糖、抗肿瘤、抗病毒的作用。

（十一）知母

1. 性味归经:苦、甘,寒。归肺、胃、肾经。

2. 功效:清热泻火,生津润燥。

3. 临床应用:主治热病烦渴;肺热燥咳;骨蒸潮热;内热消渴;肠燥便秘。

4. 主要化学成分:本品根茎含多种知母皂苷、知母多糖;此外,尚含芒果苷、异芒果苷、胆碱、尼克酰胺、鞣酸、烟酸及多种金属元素、黏液质、还原糖等。

5. 用量与用法:煎服,6～12 g。

6. 禁忌:本品性寒质润,有滑肠作用,故脾虚便溏者不宜用。

7. 古代文献:《神农本草经》:“主消渴热中,除邪气,肢体,肢体浮肿,下水,补不足,益气。”《用药法象》:“泻无根之肾火,疗有汗之骨蒸,止虚劳之热,滋化源之阴。”《本草纲目》:“知母之辛苦寒凉,下则润肾燥而滋阴,上则清肺金而泻火,乃二经气分药也。”

8. 现代报道:降脂、抗动脉粥样硬化;降血糖;抗血小板聚集;改善骨质疏松症状;抗炎、抗菌及镇痛解热;抗病毒、清除自由基及抗氧化、抗辐射、延缓衰老;调节免疫功能。

（十二）菊花

1. 性味归经:辛、甘、苦,微寒。归肺、肝经。

2. 功效:疏散风热,平抑肝阳,清肝明目,清热解毒。

3. 临床应用:主治风热感冒,温病初起;肝阳眩晕,肝风实证;目赤昏花;疮痈肿毒。

4. 主要化学成分:本品含挥发油,油中为龙脑、樟脑、菊油环酮等,此外,尚含有菊苷、腺嘌呤、胆碱、黄酮、水苏碱、维生素 A、维生素 B_1、维生素 E、氨基酸及刺槐素等。

5. 用量与用法:煎服,5～9 g。疏散风热宜用黄菊花,平肝、清肝明目宜用白菊花。

6. 古代文献:《神农本草经》:“主诸风头眩、肿痛,目欲出,泪出,皮肤死肌,恶风湿痹,利血气。”《用药心法》:“去翳膜,明目。”《本草纲目拾遗》:“专入阳分。治诸风头眩,解酒毒疗肿。”“黄茶菊，明目祛风，搜肝气，治头晕目眩，益润容，入血分；白茶菊，通肺气，止咳逆，清三焦郁火，疗肌热，入气分。”

7. 现代报道：具有降脂、抗凝、抗肿瘤、抗氧化、延缓衰老，驱铅作用。可以抗炎、抑菌、镇痛、抗病毒。

（十三）黄芩

1. 性味归经：苦，寒。归肺、胆、脾、胃、大肠、小肠经。

2. 功效：清热燥湿，泻火解毒，止血，安胎。

3. 临床应用：主治湿温，暑湿，胸闷呕恶，湿热痞满，黄疸泻痢；肺热咳嗽，高热烦渴；血热吐衄；痈肿疮毒；胎动不安。

4. 主要化学成分：本品含黄芩苷元、黄芩苷、汉黄芩素、汉黄芩苷、黄芩新素、苯乙醇、棕榈酸、油酸、脯氨酸、苯甲酸、黄芩酶、β-谷甾醇等。

5. 用量与用法：煎服，3～10 g。清热多生用，安胎多炒用，清上焦热可酒炙用，止血可炒炭用。

6. 禁忌：本品苦寒伤胃，脾胃虚寒者不宜使用。

7. 古代文献：《神农本草经》：“主诸热黄疸，肠澼泄痢，逐水，下血闭，恶疮疽蚀火疡。”《滇南本草》：“上行泻肺火，下行泻膀胱火，男子五淋，女子暴崩，调经清热，胎有火热不安，清胎热，除六经实火实热。”《本草正》：“枯者清上焦之火，消痰利气，定喘咳，止失血，退往来寒热，风热湿热，头痛，解瘟疫，清咽，疗肺痿、乳痈发背，尤祛肌表之热，故治斑疹、鼠瘘、疮疡、赤眼；实者凉下焦之热，能除赤痢，热蓄膀胱，五淋涩痛，大肠闭结，便血，漏血。”

8. 现代报道：具有解热、抗肿瘤、抗炎、抗菌、抗病毒、清除自由基和抗氧化、过敏的作用。

（十四）黄连

1. 性味归经：苦、寒。归心、脾、胃、胆、大肠经。

2. 功效：清热燥湿，泻火解毒。

3. 临床应用：主治湿热痞满，呕吐吞酸；湿热泻痢；高热神昏；心烦不寐，血热吐衄；痈肿疖疮，目赤牙痛；消渴；外治湿疹，湿疮、耳道流脓。

4. 主要化学成分：本品主含小檗碱（黄连素），黄连碱，甲基黄连碱，掌叶防已碱、非洲防已碱、吐根碱等多种生物碱；并含黄柏酮，黄柏内酯等。

5. 用量与用法：煎服，2～5 g。外用适量。

6. 禁忌：本品苦寒伤胃，脾胃虚寒者不宜使用。

7. 古代文献：《神农本草经》：“注热气目痛，眦伤泣出，肠澼腹痛下痢，妇人阴中肿痛。”《珍珠囊》：“其用有六：泻心火，一也；去中焦湿热，二也；诸疮必用，三也；去风湿，四也；治赤眼暴发，五也；止中部见血，六也。”《本草正义》：“黄连大苦大寒，苦燥湿，寒胜热，能泄降一切有余之湿火，而心、脾、肝、肾之热，胆、胃、大小肠之火，无不治之。上以清风火之目病，中以平肝胃之呕吐，下以通腹痛之滞下，皆燥湿清热之效也。又苦先入心，清涤血热，故血家诸病，如吐衄溲血，便血淋浊，痔漏崩带等证，及痈疮斑疹丹毒，并皆仰给于此。”

8. 现代报道：具有解热、降压、镇静、镇痛、利胆、抗肿瘤的作用，可以抗菌、抗炎、抗溃疡。

（十五）黄柏

1. 性味归经：苦，寒。归肾、膀胱、大肠经。

2. 功效：清热燥湿，泻火除蒸，解毒疗疮。

3. 临床应用：主治湿热带下，热淋涩痛；湿热泻痢，黄疸；湿热脚气，痿证；骨蒸劳热，盗汗，遗精；疮疡肿毒，湿疹瘙痒。

4. 主要化学成分：黄柏树皮含有小檗碱、黄柏碱、木兰花碱、药根碱、掌叶防已碱等多种生物碱，并含黄柏内酯、黄柏酮、黄柏酮酸及7-脱氢豆甾醇、β-谷甾醇、菜油甾醇等；黄柏树树皮含小檗碱、木兰花碱、黄柏碱、掌叶防已碱等多种生物碱及内酯、甾醇等。

5. 用量与用法：煎服，3～12 g。外用适量。

6. 禁忌：本品苦寒伤胃，脾胃虚寒者忌用。

7. 古代文献：《神农本草经》："主五脏肠胃中结热，黄疸，肠痔，止泄利，女子漏下赤白，阴伤蚀疮。"《珍珠囊》："黄柏之用有六：泻膀胱龙火，一也；利小便结，二也；除下焦湿肿，三也；痢疾先见血，四也；脐中痛，五也；补肾不足，壮骨髓，六也。"《长沙药解》："黄柏，泄已土之湿热，清乙木之郁蒸，调热利下重，理黄疸、腹满、伤寒。"

8. 现代报道：抗菌、抗溃疡、抗炎、抗病毒、抗过敏。

（十六）槐花

1. 性味归经：苦，微寒。归肝、大肠经。

2. 功效：凉血止血，清肝泻火。

3. 临床应用：主治血热出血证；目赤，头痛。

4. 主要化学成分：本品富含芸香苷、槲皮素、鞣质。

5. 用量与用法：煎服，10～15 g。外用适量。止血多炒炭用，清热泻火宜生用。

6. 禁忌：脾胃虚寒及阴虚发热而无实火者慎用。

7. 古代文献：《日华子本草》："治五痔，心痛，眼赤，杀腹脏虫及热，治皮肤风，及肠风泻血，赤白痢。"《本草纲目》："炒香频嚼，治失音及喉痹，又疗吐血衄血，崩中漏下。"《药品化义》："槐花味苦，苦能直下，且味厚而沉，主清肠红下血，痔疮肿痛，脏毒淋沥，此凉血之功能独在大肠也，大肠与肺为表里，能疏皮肤风热，是泄金之气也。"

8. 现代报道：具有降血脂、抗肿瘤、降压、扩冠、抗炎、抗病毒、抗真菌的作用。

（十七）蒲公英

1. 性味归经：苦、甘，寒。归肝、胃经。

2. 功效：清热解毒，消肿散结，利湿通淋。

3. 临床应用：主治痈肿疔毒，乳痈内痈；热淋涩痛，湿热黄疸。

4. 主要化学成分：本品含蒲公英固醇、蒲公英素、蒲公英苦素、肌醇和莴苣醇、蒲公英赛醇、咖啡酸及树脂等。

5. 用量与用法：煎服，9～15 g，外用鲜品适量，捣敷或煎汤熏洗患处。

6. 禁忌：用量不宜过大。

7. 古代文献：《新修本草》："主妇人乳痈肿。"《本草备要》："专治痈肿、疔毒，亦为通淋妙品。"

8. 现代报道：具有广谱抑菌活性；可以保肝利胆、有抗氧化活性、延缓衰老；其提取物具有较强的抑制酪胺酸酶活性的作用，减少黑色素的生成及色素沉着，因此可用于美容护肤，消除雀斑。

（十八）马齿苋

1. 性味归经：酸、寒。归肝、大肠经。

2. 功效：清热解毒，凉血止血，止痢。

3. 临床应用：主治热毒血痢；热毒疮疡；崩漏，便血。

4. 主要化学成分：本品含三萜醇类，黄酮类，氨基酸，有机酸及其盐，还有钙、磷、铁、硒、硝酸钾、硫酸钾等微量元素及其无机盐，以及硫胺素、核黄素，维生素 B_1、A，β-胡萝卜素、蔗糖、葡萄糖、果糖等。本品尚含有大量的 L-去甲基肾上腺素和多巴胺及少量的多巴。

5. 用量与用法：煎服，9～15 g，鲜品 30～60 g。外用适量，捣敷患处。

6. 禁忌：脾胃虚寒，肠滑作泄者忌服。

7. 古代文献：《新修本草》："主诸肿瘘疣，捣揩之；饮汁主反胃，诸淋，金疮血流，破血癖癥瘕，小儿尤良。"

8. 现代报道：具有降糖、抗肿瘤、抗菌、抗病毒、抗过敏、清除自由基的作用。

（十九）天花粉

1. 性味归经：甘、微苦，微寒。归肺、胃经。

2. 功效：清热泻火，生津止渴，消肿排脓。

3. 临床应用：主治热烦渴；肺热燥咳；内热消渴；疮疡肿毒。

4. 主要化学成分：本品主要含淀粉、皂苷、多糖类、氨基酸类、酶类和天花粉蛋白等。

5. 用量与用法：煎服，10～15 g。

6. 禁忌：不宜与乌头类药材同用。

7. 古代文献：《本草汇言》："天花粉，退五脏郁热，如心火盛而舌干口燥，肺火盛而咽肿喉痹，脾火盛而口舌齿肿，痰火盛而咳嗽不宁。若肝火之胁胀走注，肾火之骨蒸烦热，或痈疽已溃未溃，而热毒不散，或五疸身目俱黄，而小水若淋若涩，是皆火热郁结所致，惟此剂能开郁结，降痰火，并能治之。又其性甘寒，善能治渴，从补药而治虚渴，从凉药而治火渴，从气药而治郁渴，从血药而治烦渴，乃治渴之要药也。"《神农本草经》："主消渴，身热，烦满，大热，补虚安中，续绝伤。"《日华子本草》："通小肠，排脓，消肿毒，生肌长肉，消扑损瘀血。治热狂时疾，乳痈，发背，痔瘘疮疖。"

8. 现代报道：有抗炎、抗菌、抗病毒和抗癌作用；能增强机体免疫功能。

（二十）栀子

1. 性味归经：苦，寒。归心、肺、三焦经。

2. 功效：泻火除烦，清热利湿，凉血解毒。

3. 临床应用：主治热病心烦；湿热黄疸；血淋涩痛；血热吐衄；目赤肿痛；火毒疮疡。

4. 主要化学成分：含多种环烯醚萜甙类成分，主要为栀子甙，即京尼平 1-葡萄糖甙，含量高达 6%，并含去羟栀子甙、京尼平-1-β-龙胆双糖甙、鸡矢藤次甙甲酯、栀子新甙、栀子酮甙、去乙酰车叶草甙酸甲酯等；另含番红花甙、番红花酸、熊果酸等。

5. 用量与用法：煎服，5～10 g。

6. 禁忌：本品苦寒伤胃，脾虚便溏者不宜用。

7. 古代文献：《神农本草经》："主五内邪气，胃中热气，面赤酒疱皶鼻，白癞赤癞疮疡。"《本草正》："栀子，若用佐使，治有不同：加茵陈除湿热黄疸，加豆豉除心火烦躁，加厚朴、枳实可除烦满，加生姜、陈皮可除呕秽，同元胡破热滞瘀血腹痛。"

8. 现代报道：有提高机体抗病能力、改善肝脏和胃肠系统的功能等作用，及镇痛、抗炎和治疗软组织损伤的作用。

（二十一）桑白皮

1. 性味归经：甘、寒，归肺经。

2. 功效：泻肺平喘，利水消肿。

3. 临床应用：主治肺热咳喘；水肿。

4. 主要化学成分：根皮含黄酮类成分：桑皮素、桑皮色烯素、环桑皮素、环桑皮色烯素、库瓦酮G、H、K、L，以及桑皮呋喃A、B、C、K、N、M、O、P、Q，桦皮酸等。

5. 用量与用法：煎服，5～15 g。泻肺利水，平肝清火宜生用；肺虚咳嗽宜蜜炙用。

6. 古代文献：《名医别录》："无毒。主去肺中水气，止唾血，热渴，水肿，腹满，胪胀，利水道，去寸白，可以缝金创。"《药性论》："能治肺气喘满，水气浮肿，主伤绝，利水道，消水气，虚劳客热头痛，内补不足。"《本草纲目》："桑白皮专于利小水，乃实则泻其子也，故肺中有水气及肺火有余者，宜之。"

7. 现代报道：桑白皮还有镇静、安定、镇痛、降压、抗菌等作用。可以修复受损组织细胞，淡化瘢痕，利水消肿。

（二十二）金银花

1. 性味归经：甘、寒。归肺、心、胃经。

2. 功效：清热解毒，疏散风热。

3. 临床应用：主治痈肿疔疮；外感风热，温病初起；热毒血痢。

4. 主要化学成分：本品含有挥发油、木犀草素、环已六醇、黄酮类、肌醇、皂苷、鞣质等。分离出的绿原酸和异绿原酸是本品抗菌的主要成分。

5. 用量与用法：煎服，6～15 g。

6. 禁忌：脾胃虚寒及气虚疮疡脓清者忌用。

7. 古代文献：《本草纲目》："一切风湿气，及诸肿毒、痈疽疥癣、杨梅诸恶疮。散热解毒。"《本草拾遗》："主热毒、血痢、水痢，浓煎服之。"《本经逢原》："金银花，解毒去脓，泻中有补，痈疽溃后之圣药。但气虚脓清，食少便泻者勿用。"

8. 现代报道：具有抗病原微生物、抗炎解热、加强免疫、降血脂作用。

（二十三）夏枯草

1. 性味归经：苦、辛，寒。归肝、胆经。

2. 功效：清热泻火，明目，散结消肿。

3. 临床应用：主治目赤肿痛，头痛眩晕，目珠夜痛；瘰疬，瘿瘤；乳痈肿痛。

4. 主要化学成分：全草含具抗人免疫缺陷病毒（HIV）的酸性多粮夏枯草多糖，还含齐墩果酸，熊果酸，齐墩果酸为甙元的皂甙，芸香甙，金丝桃甙，咖啡酸，维生素C、D、E及胡萝卜素，鞣质及挥发油，其中含左旋樟脑，右旋小茴香酮。

5. 用量与用法：煎服，9～15 g。

6. 禁忌：脾胃虚弱者慎用。

7. 古代文献：《神农本草经》："主寒热，瘰疬、鼠瘘、头疮，破癥，散瘿结气，脚肿湿痹。"《本草纲目》："夏枯草治目疼，用砂糖水浸一夜用，取其能解内热，缓肝火也。楼善云，夏枯草治目珠疼至夜则甚者，神效，或用苦寒药点之反甚者，亦神效。盖目珠连目本，肝系也，属厥阴之经。夜甚及点苦寒药反甚者，夜与寒亦阴故也。夏枯禀纯阳之气，补厥阴血脉，故治此如神，以阳治阴也。"《重庆堂笔记》："夏枯草，微辛而甘，故散结之中，兼有和阳养阴之功，失血后不瘵者服之即瘵,其性可见矣。陈久者尤甘,入药为胜。”

8. 现代报道：具有降压和抗菌作用。

八、消风燥湿类

(一) 地肤子

1. 性味归经：辛,苦,寒。归肾、膀胱经。

2. 功效：清热利湿,祛风止痒,去疣。

3. 临床应用：小便不利,淋漓涩痛,阴痒带下;风疹,湿疮,皮肤瘙痒,瘾疹,摄领疮,疣,鹅掌风,脚湿气。

4. 主要化学成分：本品含三萜皂苷、脂肪油、维生素A类物质。

5. 用量与用法：10～15 g,煎汤内服,或入丸、散。外用：煎水洗。

6. 古代文献：《神农本草经》:“补中,益精气,久服轻身耐老。”《名医别录》:“强阴,令人润泽。”《寿域神方》:“治肢体疣目。”

7. 现代报道：具有降血糖、抗菌作用,对某些皮肤真菌有抑制作用。

(二) 白鲜皮

1. 性味归经：苦,寒。归脾、胃、膀胱经。

2. 功效：清热燥湿,祛风解毒。

3. 临床应用：湿热疮疹,肌肤湿烂,多脓或黄水淋漓,皮肤瘙痒,扁瘊,黧黑斑,瘾疹,摄领疮,面黑不净。

4. 主要化学成分：本品含白鲜碱、白鲜内酯、胡芦巴碱、胆碱、谷甾醇、白鲜脑交酯、黄柏酮酸等。

5. 用量与用法：6～10 g,煎汤内服;外用：煎水洗,或研末捣敷。

6. 禁忌：脾胃虚寒者慎用。

7. 古代文献：《本草经疏》:“主头风有火证,性寒而燥,能除湿热。”

8. 现代报道：对多种皮肤真菌有抑制作用,皮科常用于湿热引起的皮肤病,如慢性湿疹、皮肤瘙痒、丘疹性荨麻疹、神经性皮炎。

(三) 苍术

1. 性味归经：辛,苦,温。归脾、胃、肝经。

2. 功效：燥湿健脾,祛风散寒,明目;驻颜润肤,乌发。

3. 临床应用：湿阻中焦,脘腹胀满,泄泻,水肿,带下。风寒表证;夜盲;湿疮,面游风,白疕,白驳风。

4. 主要化学成分：主要含挥发油,油中主含苍术醇(系 μm-桉油醇和茅术醇的混合结晶物)。其他尚含少量苍术酮、维生素A样物质、维生素B及菊糖。

5. 用量与用法：5～10 g,煎汤内服,熬膏或入丸散。

6. 禁忌：阴虚内热,气虚多汗者忌服。

7. 古代文献：《医学入门·本草》:“久服乌须驻颜,壮筋骨,明耳目,润肌肤。”《神农本草经》:“作煎剂久服,轻身延年不饥。”《普济方》:“补虚明目,健骨和血。”

8. 现代报道：具有保肝、降糖、抗菌抗病毒、抗炎作用。皮肤科用于内湿或外湿引起的皮肤病,如湿疹、脂溢性皮炎等。

九、其他类

（一）青黛

1. 性味归经：咸，寒。归肝、肺经。

2. 功效：清热解毒，凉血消斑，清肝泻火，定惊。

3. 临床应用：主治温毒发斑，血热吐衄；咽痛口疮，火毒疮疡；咳嗽胸痛，痰中带血；暑热惊痫，惊风抽搐。

4. 主要化学成分：本品含靛蓝，靛玉红、靛棕、靛黄，鞣酸、蛋白质和大量无机盐。

5. 用量与用法：内服 1.5～3 g。本品难溶于水，一般作散剂冲服，或入丸剂服用。外用适量。

6. 禁忌：胃寒者慎用。

7. 古代文献：《开宝本草》："主解诸药毒，小儿诸热，惊痫发热，天行头痛寒热，煎水研服之。亦摩敷热疮恶肿，金疮下血，蛇犬等毒。"《本经逢原》："青黛，泻肝胆，散郁火，治温毒发斑及产后热痢下重。"

8. 现代报道：具有抗菌、抗肿瘤作用。

（二）鸦胆子

1. 性味归经：苦、寒，有小毒。归大肠经、肝经。

2. 功效：清热解毒，止痢，截疟，腐蚀赘疣。

3. 临床应用：主治热毒血痢，冷积久痢；各型疟疾；鸡眼赘疣。

4. 主要化学成分：本品主要含苦味素类，生物碱（鸦胆子碱、鸦胆宁等），苷类（鸦胆灵、鸦胆子苷等），酚性成分，黄酮类成分，香草酸，鸦胆子甲素以及鸦胆子油等。

5. 用量与用法：内服，0.5～2 g，以干龙眼肉包裹或装入胶囊包裹吞服，也可压去油制成丸剂、片剂服，不宜入煎剂。外用适量。

6. 禁忌：孕妇及小儿慎用；胃肠出血及肝肾病患者，应忌用或慎用。

7. 古代文献：《本草纲目拾遗》："治冷痢久泻……外无烦热燥扰，内无肚腹急痛，有赤白相兼，无里急后重，大便流利，小便清长。"《医学衷中参西录》："味极苦，性凉，为凉血解毒之要药。善治热痢赤痢，二便因热下血，最能清血中之热及肠中之热，防腐生肌，诚有奇效。""捣烂醋调敷疔毒。善治疣。"

8. 现代报道：具有杀虫、抗疟、抗肿瘤、抗病毒作用。

（三）硫磺

1. 性味归经：酸、温，有毒。归肾、大肠经。

2. 功效：外用解毒杀虫疗疮，内服补火壮阳通便。

3. 临床应用：疥癣，湿疮，粉刺，酒渣鼻，皮肤瘙痒；腰膝酸冷，虚冷便秘，阳痿。

4. 主要化学成分：硫黄主要含硫(S)，另杂有砷、硒、铁等成分。

5. 用量与用法：1～3 g 研末服，或入丸散。外用：研末撒，或油调涂，或烧烟熏，或磨汁涂。

6. 禁忌：阴虚火旺者及孕妇忌服。

7. 古代文献：《太平圣惠方》："以醋调涂疣目上，六七度即瘥。"

8. 现代报道：局部应用有溶解角质，软化皮肤，及杀死寄生虫的作用。

(四) 蜜蜡

1. 性味归经：味甘、淡，性平。脾、胃、大肠经。

2. 功效：解毒生肌定痛，泽面悦色，乌须润肤。

3. 临床应用：主治急心痛、下痢脓血、久泻下止、疮痈内攻、久溃不敛、水火烫伤、唇面无华，须发早白、手足皲裂。

4. 主要化学成分：本品含酯类、游离酸类、游离醇类和烃类。含微量的挥发油及色素。

5. 用量与用法：内服：溶化和服，5～10 g；或入丸剂。外用：适量，溶化调敷。常作成药赋型剂及油膏基质。

6. 古代文献：《本草纲目》："蜜之气味俱厚，故养脾。蜡之气味俱薄，故养胃。厚者味甘而性缓质柔，故润脏腑。薄者味淡而性啬质坚，故止泄痢。"《本草求真》："凡荡除下焦之药，以此(蜡)裹丸，亦免伤上焦之意。"《神农本草经》："主下痢脓血，补中，续绝伤，金疮，益气。"《本草别录》："疗久泄澼后重见白脓，补绝伤，利小儿。"《本草通玄》："贴疮生肌止痛。"

7. 现代报道：可加速新陈代谢，延缓衰老，提高免疫功能。

第二节　常用美容方剂

一、祛风剂

(一) 防风通圣散(《宣明论方》)

1. 组成：防风、川芎、当归、芍药、大黄、薄荷叶、麻黄、连翘、芒硝各 15 g，石膏、黄芩各 30 g，滑石 90 g，生甘草 60 g，荆芥穗、白术、栀子各 7.5 g。

2. 用法：上药水煎或研粉水泛为丸。丸剂每次口服 6 g，每天 2 次。汤剂清水煎成 200 mL，每次服 100 mL，每天 2 次。

3. 功效：解表通里，清热利湿，疏风止痒，泻热通便。

4. 主治：由于外感风热湿邪、内有腑实导致的瘙痒性皮肤病、疮疡肿毒；用治胃火旺盛，食多便少之肥胖症。

5. 方解：本方为解表、清里、攻下三者并用之方，主治外感风邪、里有蕴热、表里俱实之证。方中防风、荆芥、麻黄、薄荷疏风透表，使邪气、浊垢从汗而解，且长期使用还有消散津液，除痰化湿作用；石膏、黄芩、连翘、桔梗清解肺胃；大黄、芒硝通便泻热，且能荡涤谷气，减少痰浊膏脂的化生；山栀、滑石清热利湿，使里热宿垢从二便而出，且可轻身减肥；当归、川芎、白芍养血活血；白术健脾燥湿；甘草和中，调和药性，清下而不伤里。诸药合用，汗不伤表，下不伤里，从而达到解表通里、疏风清热、渗湿止痒的作用。

本方汗下清利四法具备，上中下三焦并治，凡风热壅盛、表里俱实所致的一切损容性疾病均可应用。如瘙痒性皮肤病、皮肤疮疡肿毒、里实热证伴有热结便秘的肥胖症等。

(二) 消风散(《外科正宗》)

1. 组成：当归、生地、防风、蝉蜕、知母、苦参、胡麻、荆芥、苍术、牛蒡子、石膏各 3 g，甘草、木通各 1.5 g。

2. 用法：3 倍于原方用量，水煎成 200 mL，每次服 100 mL，每天 2 次。药渣可另煎汤，冷湿敷患处。

3. 功效：疏风养血，清热除湿。

4. 主治：风、热、湿等病邪所导致的以红肿、瘙痒为主症的皮肤病。

5. 方解：风湿或风热侵袭人体，发为红肿、瘙痒，治宜疏风为主，佐以清热除湿。痒自风来，止痒必先疏风。故以防风、荆芥、牛蒡子、蝉蜕疏风透表，为君药；苍术散风除湿，苦参清热燥湿，木通渗利湿热，石膏、知母清热泻火，共为臣药；风邪侵淫血脉，损伤阴血，故以当归、生地、胡麻养血活血、滋阴润燥，并有“治风先治血，血行风自灭”之意，为佐药；生甘草清热解毒，调和诸药，为使药。

本方由疏风、养血、清热、祛湿四法组成，具备了治疗瘙痒性皮肤病的四个主要法则，故为治疗此类皮肤病的效方。原书载治“大人小儿风热隐疹，遍身云片斑点，乍有乍无有效”。美容临床中比较常用，可用于面游风、漆疮、粉花疮、摄领疮、湿疮等以红、肿、痒为主证的皮肤病。

在临床应用中，如初起热盛，可加金银花、连翘以清热解毒；血分热盛，以红斑为主，可减少风药，酌加赤芍、紫草以清热凉血；湿热为重，水肿或渗出较重时，可加地肤子、车前子以清热利湿。有渗出时，可以其煎汤冷湿敷。服用本方时应忌食辛辣、腥膻、烟酒、浓茶等，以免影响疗效。

二、清热剂

(一) 枇杷清肺饮(《医宗金鉴》)

1. 组成：人参 1 g，枇杷叶(刷去毛，蜜炙) 6 g，桑白皮 6 g，黄连 3 g，黄柏 3 g，生甘草 1 g。

2. 用法：水煎成 200 mL，每次服 100 mL，每天 2 次。

3. 功效：清泄肺胃。

4. 主治：肺胃积热所致的粉刺、酒糟鼻。

5. 方解：本方应用于肺胃积热所致病证。方中以枇杷叶为君药，清泄肺胃积热，为治疗肺胃热盛之粉刺病的要药；桑白皮清泄肺热，黄连清泻胃火，共为臣药，加强君药清泄肺胃热盛之功；黄柏清热燥湿、泻火解毒，以助君臣泻火之力，人参防止苦寒药物使用过多伤及脾胃，共为佐药；生甘草清热解毒，且可调和诸药，共为使药。

本方在美容临床上多用于肺胃积热的粉刺、酒糟鼻，以红丘疹、脓疱为主要皮损的患者。临床应用中，如皮损脓疱较多，则酌加蒲公英、地丁草、双花(金银花)，加强清热解毒之功；如热盛伤阴，伴有口渴，则加麦冬、玉竹、生石膏、天花粉；如伴有便秘，大便干硬，则可去黄连，加大黄、栀子、芒硝。服用本方时应忌食辛辣、肥甘，以免影响疗效。

(二) 黄连解毒汤(《外台秘要》)

1. 组成：黄连 9 g，黄芩、黄柏各 6 g，栀子 9 g。

2. 用法：水煎成 200 mL，每次服 100 mL，每天 2 次。

3. 功效：清热燥湿，泻火解毒。

4. 主治：一切实热火毒、三焦热盛之粉刺、酒糟鼻、疮疡肿毒。

5. 方解：热邪炽盛、三焦俱热的病症，以大苦大寒之品泻火解毒。方中黄芩清上焦之火，黄连泻心火兼泻中焦之火热，黄柏泻下焦之火，栀子清三焦之火而导湿热下行。诸药合用，泻火毒、清湿热，为清热解毒的代表方。

本方在美容临床上比较常用，可广泛应用于热毒炽盛型的感染性炎症，如粉刺、酒糟鼻及其他疮疡肿毒属三焦热毒炽盛的证型。如湿热重，伴有黄疸，可加大黄、茵陈等以加强清热利湿之功；脓疱重，或疔疮走黄，加蒲公英、紫花地丁以清热解毒；红斑明显，加生地、丹皮、赤芍以清热凉血。临床使用时，需要注意，由于本方为大苦大寒之品，不宜久服，以免伤及脾胃，且苦寒药易于化燥伤阴，如虚热证，或热邪伤阴，舌质光绛者，不宜使用。

（三）五味消毒饮（《医宗金鉴》）

1. 组成：银花 20 g，野菊花 15 g，蒲公英 15 g，紫花地丁 15 g，紫背天葵 15 g。

2. 用法：水煎成 200 mL，每次服 100 mL，加白酒一二匙和服，每天 2 次。药渣捣烂可敷患部。

3. 功效：清热解毒，消散疔疮。

4. 主治：火毒结聚的痈疮疖肿、粉刺、酒皶鼻。

5. 方解：各种痈疮疔毒，多由脏腑蕴热，火毒结聚而成，初起局部红肿热痛或发热恶寒，舌红苔黄、脉数。治疗以清热解毒为主，以使积热火毒清解消散。方中银花为君药，清气血热毒；野菊花、蒲公英、紫花地丁、紫背天葵均各有清热解毒之功，配合使用，加强其清解之力，并能凉血散结以消肿痛。加酒和服，行血脉以助药效。

本方临床上应用于各种疔毒初起，热毒型粉刺、酒皶鼻，常作为基础方加减应用。

（四）导赤散（《小儿药证直诀》）

1. 组成：生地、木通、生甘草梢、竹叶各等分。

2. 用法：用量酌情按比例增减，水煎成 200 mL，每次服 100 mL，每天 2 次。

3. 功效：清心养阴，利水通淋。

4. 主治：心经热盛之证。

5. 方解：心经热盛，则见口舌生疮、口渴面赤、喜冷饮等心火循经上炎之象；心热移于小肠，症见小便赤涩刺痛。方中以生地凉血滋阴以制心火；木通上清心经之热，下清小肠之火，利水通淋；生甘草清热解毒，调和诸药；竹叶清心除烦。全方配伍，清心与养阴两顾，利水并导热下行。

临床上本方用于损容性疾病伴有心火亢盛，见口舌生疮，小便热痛者。

（五）清胃散（《兰室秘藏》）

1. 组成：黄连 3～5 g，当归身 6 g，生地 12 g，丹皮 9 g，升麻 6 g。

2. 用法：水煎成 200 mL，每次服 100 mL，每天 2 次。

3. 功效：清胃凉血，泻火滋阴。

4. 主治：胃火炽盛、胃热阴伤证。

5. 方解：胃火炽盛、胃热循阳明经上攻则牙痛、牙宣出血、牙龈溃烂、口气热臭，或循经部位粉刺、疮疡等。胃经为多气多血之经，易生实火，并导致血分热盛，故以大苦大寒之黄连清胃热，为君药；生地凉血滋阴，丹皮清热凉血，共为臣药；血热日久成瘀，以当归养血活血为佐药；升麻引药入阳明经，与黄连配伍，清上彻下，清上炎之火，同时降内郁之热。诸药合用，共奏清胃凉血之功，同时兼滋阴养血、活血化瘀，泻火不伤阴，养血活血防生瘀。

临床上凡胃火炽盛之粉刺、酒皶鼻、疮疡肿毒、牙宣出血、口气等，均可应用。

（六）龙胆泻肝汤（《医方集解》）

1. 组成：龙胆草 6 g，黄芩 9 g，栀子 9 g，泽泻 12 g，木通 9 g，车前子 9 g，当归 3 g，生地黄 9 g，柴胡 6 g，生甘草 6 g。

2. 用法：水煎成 200 mL，每次服 100 mL，每天 2 次。

3. 功效：泻肝胆实火，清下焦湿热。

4. 主治：肝胆实火；肝经湿热下注之证。

5. 方解：由于肝胆相表里，肝经湿热，常累及胆火上炎，故除表现为肝经湿热导致的头痛、胁痛、目赤、小便淋浊、妇女带下、阴痒等外，还可见口苦、耳聋、耳肿等胆经症状，故需肝胆同治。方中龙胆草泻肝胆实火、清下焦湿热，为君药；栀子入肝经，泻肝火并清三焦之火，黄芩入胆经清热，泽泻、木通、车前子渗利湿热，均为臣药；生地、当归滋阴养血，防热邪伤阴，为佐药；柴胡引诸药入肝胆经，甘草解毒兼调和诸药，共为使药。

本方为美容临床上之常用方。凡肝胆实火上扰及肝经湿热病证均可选用本方。方中多为苦寒之品，久服易伤阳气，故应把握适应证，同时不宜久服、多服。

(七) 二妙散(《丹溪心法》)

1. 组成：黄柏、炒苍术(米泔浸炒)各 15 g。

2. 用法：为散剂，各等分，每服 3～5 g，或为丸剂。也可为水煎剂，水煎成 200 mL，每次服 100 mL，每天 2 次。

3. 功效：清热燥湿。

4. 主治：湿热下注。

5. 方解：本方用于湿热所致诸症。方中黄柏苦寒为君药，寒以清热，苦可燥湿，作用偏入下焦；苍术苦温，善能燥湿。二药配伍，使热祛湿除，则诸证自愈。

湿热证常表现为小便短黄、舌苔黄腻，本方常作为湿热证的基础方，在临床上根据病证变化加减应用。如湿热下注带脉，则带下黄稠，可酌加芡实、樗根白皮、赤茯苓，以加强健脾渗湿止带之力；下部湿疮，可加龙胆草、薏苡仁、赤小豆以清湿热、解疮毒。

(八) 冬瓜子仁散(《太平圣惠方》)

1. 组成：冬瓜子仁、柏子仁、茯苓、葵子、栀子仁、枳实各 30 g。

2. 用法：冬瓜子仁、葵子微炒，枳实麸炒、微黄，与诸药共捣，箩为散。饭后，以粥饮调下 6 g，每天 3 次。

3. 功效：清热利湿，解毒消疮。

4. 主治：酒糟鼻红斑期及丘疹脓疱期早期。

5. 方解：酒糟鼻初期，鼻生红斑，表面油腻光亮，继之出现米粒大的粟疹，脓疱。方中以冬瓜子仁、葵子、栀子仁养心安神，滋燥润肤；茯苓、枳实斡运中州，利湿健脾。诸药合用，清热利湿，解毒消疮，治疗肺胃湿热之酒糟鼻。

三、理气剂

(一) 逍遥散(《太平惠民和剂局方》)

1. 组成：柴胡 30 g，当归 30 g，白芍 30 g，白术 30 g，茯苓 30 g，甘草(微炙赤)15 g，生姜一块，烧过，薄荷少许。

2. 用法：水煎成 200 mL，每次服 100 mL，每天 2 次。

3. 功效：疏肝解郁，健脾和营。

4. 主治：肝郁血虚证。

5. 方解：情志不遂，或气郁、或暴怒，导致肝气郁结、肝失条达，导致两胁胀痛、口燥咽干、头晕目眩、神疲食少，或妇女月经不调、乳房作胀，或面生黑斑，或月经前，面生红疹等，均属肝郁气滞之证，肝郁日久乘脾，则还会出现食少纳呆的症状。方中以柴胡疏肝解郁，当归、白芍养血柔肝，养肝体而和肝用，共为君药；白术、茯苓、炙甘草健脾化湿和中，防止肝火横逆犯脾，保障气血生化有源、脾之运化有权，共为臣药；生姜烧过，温胃和中之力益专，增强臣药之功，薄荷少许，助柴胡散肝郁所生之热，共为佐药；柴胡亦为使药，引药入肝经。如此配伍，既补肝体、又助肝用，气血兼顾、肝脾并治，用药周到。

本方为肝郁血虚、脾失健运之证而设，为调和肝脾之名方。如肝郁日久化热，灼伤阴血，则会使颜面气血失和而发为黧黑斑，或火热伏于营血，致使营血失和，经脉充斥，则发为局部斑疹色红、剧痒且脱屑的摄领疮。同时伴有心烦易怒、胸胁胀痛、失眠多梦、口苦咽干，舌质红、脉弦数等，应在逍遥散基础上加丹皮泻血中伏火、栀子泻三焦之火，方为丹栀逍遥散，治疗肝郁化热之证。

(二) 越鞠丸(又名芎术丸)(《丹溪心法》)

1. 组成：苍术、香附、川芎、神曲、栀子各等分。

2. 用法：为末，水丸如绿豆大，每服 6～9 g，温开水送服，每天 3 次。

3. 功效：行气解郁。

4. 主治：气、血、痰、火、湿、食郁结。

5. 方解：中医认为，“百病皆从气生”，情志不遂，肝气郁滞、忧思恼怒，导致气机不畅，以致各种郁滞之证的发生。方中以香附为“气病之总司”(李时珍)，行气解郁，专治气结，为君药；川芎活血行气以治血郁，栀子清热除烦治火郁，苍术燥湿健脾治湿郁，神曲消食和中治食郁，均为臣药；痰郁的生成与气、火、食有关，诸郁得解，则痰郁亦可消除，故方中不需专设化痰药，为治病求本之意。诸药配伍，共奏行气解郁之功。

本方体现了治郁之大法。气郁则升降不行，运化失常，故见胀闷、呕恶、饮食不消等证，气郁也因血、痰、火、湿、食诸郁所致，亦可成为其他诸郁的病因，因此方中着重行气解郁，使气机流畅，则血、痰、火、湿、食诸郁自解。临床运用中可根据六郁的偏重，灵活调整药量或加减之，如：气郁偏重，则酌加木香、枳壳、厚朴；血郁偏重，酌加桃仁、红花、丹参；火郁偏重，酌加黄芩、黄连、夏枯草；湿郁偏重，酌加茯苓、泽泻；食郁偏重，酌加麦芽、山楂；痰郁偏重，酌加瓜蒌、胆南星。

(三) 柴胡舒肝散(《景岳全书》)

1. 组成：陈皮(醋炒)6 g，柴胡 6 g，川芎 4.5 g，香附 4.5 g，枳壳 4.5 g，芍药 4.5 g，炙甘草 1.5 g

2. 用法：水煎成 200 mL，每次服 100 mL，每天 2 次。

3. 功效：疏肝行气，和血止痛。

4. 主治：肝郁气滞诸症。

5. 方解：情绪因素为损容性疾病的常见致病原因。情志不畅，肝气郁结，不得疏泄，气郁导致血滞，故胁肋疼痛、寒热往来。方用柴胡、陈皮行气疏肝为君药；枳壳、川芎、香附疏肝理气、活血化瘀，增强行气疏肝、和血止痛之效；芍药滋阴养血、炙甘草甘温益气以健脾，防止肝气不舒、气机不利以乘脾，另防止理气药温燥以伤阴，共为佐药。诸药合用，疏肝行气，和血止痛。

本方临床应用于损容性疾病伴有肝气不舒者。服药后肝气条达、血脉通畅、营卫自和，痛止而寒热亦除。

四、理血剂

（一）四物汤（《太平惠民和剂局方》）

1. 组成：熟地黄 12 g，当归 10 g，白芍 12 g，川芎 8 g。

2. 用法：水煎成 200 mL，每次服 100 mL，每天 2 次。

3. 功效：补血活血，调经止痛。

4. 主治：血虚血瘀证，月经不调等病证。

5. 方解：血虚证常表现为头晕、心悸、乏力，面色苍白及心烦失眠、皮肤干燥、头发枯黄，唇舌色淡、脉细无力，治当补血为要。熟地黄滋阴补血为君药；白芍、当归补血养血为臣药；川芎理血中之气，使熟地、白芍补而不滞，为佐药。全方组方合理，补血而不滞血、行血而不破血，补中有散、散中有收，为补血活血的常用方。

四物汤既能补血活血，又调经止痛，为治疗血虚血瘀证及月经不调的基础方剂，可根据兼证加减使用。如欲加强行血之功，则加重川芎、当归用量；欲止血则减少川芎用量，加阿胶、艾叶炭，为胶艾四物汤。兼有瘀血者可重用川芎、当归，改白芍为赤芍，加桃仁、红花，组成桃红四物汤；兼有寒症者，加肉桂、炮姜，温里散寒；兼有热证者，熟地改用生地，加白茅根、玄参、丹皮等清热凉血药；如气血两虚证，本方可与四君子汤合用，组成八珍汤，气血双补，气血虚弱重症则八珍汤加黄芪、肉桂，组成十全大补汤。

（二）当归活血汤（《万病回春》）

1. 组成：当归、川芎、荆芥、薄荷、芍药、红花、甘草、牡丹皮、桔梗、防风、山栀、黄芩、连翘、白芷各等分。

2. 用法：每次 6 g，加姜 1 片、细茶 1 撮，水煎，饭后温服，每天 2 次。

3. 功效：活血化瘀，散风宣肺。

4. 主治：风热壅滞、瘀血凝滞证。

5. 方解：方用当归、川芎、红花养血活血化瘀为君药；牡丹皮清热凉血，通络逐瘀，荆芥、防风、白芷、薄荷、连翘发表散风，宣通鼻窍，为臣药；山栀、黄芩取其清肺之功，以防邪热壅肺；再引以桔梗，载诸药上行入肺经，为佐使药。诸药合用，共奏活血化瘀，散风宣肺之效，为治疗风热壅肺，瘀血阻滞，酒齄鼻鼻准头紫黑的有效方。

（三）当归饮子（《医宗金鉴》）

1. 组成：当归 3 g，生地 3 g，白芍（酒炒）3 g，川芎 3 g，何首乌 3 g，荆芥 3 g，防风 3 g，白蒺藜 3 g，黄芪 1.5 g，生甘草 1.5 g。

2. 用法：水煎成 200 mL，每次服 100 mL，每天 2 次。

3. 功效：养血润肤，祛风止痒。

4. 主治：血虚风燥之皮肤瘙痒症、湿疮、面游风、粉花疮等。

5. 方解：血虚风燥之湿疮，多由急性、亚急性湿疮反复发作而成，病久伤血，血虚生风生燥，肌肤失养而成。临床变现为病损处颜色暗淡、浸润肥厚、苔藓样变、色素沉着，或脱屑瘙痒等。还可伴有头晕乏力，腰酸肢软，舌质淡红、苔薄白，脉濡细无力等伴随症状。方中以当归为君药，补血养血；川芎辛温香燥，为血中之气药，行气活血，体现了“治风先治血，血行风自灭”之意，白芍、何首乌滋阴养血，生地清热养阴凉血，共为臣药，既增强君药养血润肤作用，又防止阴血不足而生内热；黄芪益气固表，防止血虚气无所附而卫表不固，荆芥、防风疏风解表，白蒺藜疏风止痒，疏风药与养血活血药配伍，止痒之效最佳，四药共为佐药；使药甘草，和中调药。主要配伍，使阴血足、风邪祛除，则肌肤得养而诸症自去。

本方可用于血虚风燥的湿疮、粉花疮、面游风、皮肤瘙痒症等。

五、补益剂

（一）四君子汤（《太平惠民和剂局方》）

1. 组成：人参10 g，白术9 g，茯苓9 g，炙甘草6 g。

2. 用法：水煎成200 mL，每次服100 mL，每天2次。

3. 功效：益气健脾。

4. 主治：脾气虚弱证。

5. 方解：脾虚常可产生腹胀食少、便溏的症状，日久气血生化乏源、无以充养机体，则表现为面色苍白、四肢无力、语音低微等一派气虚证候。故脾虚与气虚常互为因果，临床常将补气与健脾同用。方中人参健脾养胃补气为君药；白术健脾渗湿为臣药；茯苓助白术健脾渗湿为佐药；使药炙甘草甘温助人参补气并能和中。本方能益气健脾，性质平和，为补气健脾的基础方。

临床应用中常根据具体症状化裁应用。如脾胃虚弱兼有痰湿者加陈皮、半夏，为六君子汤；兼有气滞者加陈皮，为异功散；兼有痰湿、气滞者，六君子汤加木香、砂仁，为香砂六君子汤；脾胃虚弱兼有血虚者，还可与四物汤组成八珍汤，益气补血。

（二）补中益气汤（《脾胃论》）

1. 组成：黄芪18 g，甘草9 g，人参6 g，当归3 g，橘皮6 g，升麻6 g，柴胡6 g，白术9 g

2. 用法：水煎成200 mL，每次服100 mL，每天2次。

3. 功效：补中益气，升阳举陷。

4. 主治：脾胃气虚证；气虚下陷证。

5. 方解：饮食劳倦，损伤脾胃，则脾胃气虚，清阳下陷。脾气虚则谷气不盛，阳气下陷，故可见发热自汗、脉虚弱，或脉洪而按之虚软，舌淡苔薄白；脾气虚弱，水谷精微无以实四肢，则肢软体倦、神疲乏力；脾胃虚则中气不足，摄纳无力，升举无能，则有上胞下垂、脱肛、久泻、子宫下垂、胃下垂等症状。方中黄芪为君药，甘温益气升阳；人参、炙甘草、白术益气健脾为臣药，和黄芪补中焦脾胃之气；陈皮行气化滞，理脾和胃，使补而不滞，为佐药；当归养血和营，升麻升阳举陷，为佐使药。

本方为补气升阳的代表方，可治疗多种脾胃气虚或中气下陷的病证。

（三）归脾汤（《济生方》）

1. 组成：人参15 g，黄芪30 g，白术30 g，茯苓30 g，甘草7.5 g，桂圆肉30 g，酸枣仁30 g，木香15 g，远志3 g，当归3 g

2. 用法：加生姜6 g，红枣3～5枚，水煎成200 mL，每次服100 mL，每天2次。

3. 功效：益气补血，健脾养心。

4. 主治：心脾两虚证；脾不统血证。

5. 方解：思虑过度，劳伤心脾，脾气亏虚，则体倦、食少、虚热；心血暗耗，心失所养，则见惊悸怔忡、失眠健忘、盗汗；气血不足，则面色萎黄，舌质淡、苔薄白，脉细缓。方中以黄芪益气固表，健脾补肺，人参大补元气，生津安神，桂圆肉补心气、益血、安神，共为君药；白术、茯苓健脾安神，酸枣仁养心安神，当归补血安神，俱为臣药；脾虚则升降无力，则佐木香理气以使补而不滞，远志交通心肾，与酸枣仁一开一敛，益智安神，为佐药；炙甘草益气和中，调和诸药，为使药。本方益气补血，健脾养心，补气与补血药配伍，益气生血，使心血和脾气均有所养，则血和气均能养神，神自足而志自安。脾气足则能生血统血，则可治疗脾不统血证。

临床上本方可用于心脾两虚的神经衰弱、功能性子宫出血、血小板减少性紫癜、贫血等以及损容性疾病伴见上述证候者。

（四）六味地黄丸（《小儿药证直诀》）

1. 组成：熟地 24 g，山茱萸 12 g，干山药 12 g，泽泻 9 g，茯苓（去皮）9 g，丹皮 9 g。

2. 用法：炼蜜和丸，每丸约重 15 g，成年人每服 1 丸，每天 3 次，空腹时服用，开水送下。或水煎成 200 mL，每次服 100 mL，每天 2 次。

3. 功效：滋补肝肾。

4. 主治：肝肾阴虚证。

5. 方解：本方系将《金匮要略》的肾气丸，减去桂枝、附子所成。肾为先天之本，主骨生髓，肾开窍于耳和二阴。故肾阴不足则腰膝酸软，头目眩晕，耳鸣耳聋。肾为阴阳（水火）并存之脏，肾阴虚则阳易亢，则出现盗汗遗精、骨蒸潮热，消渴，牙痛，口燥咽干，舌红少苔，脉细数等症。肾阴为一身阴液之根本，故本方立法，以肾、肝、脾三阴并补而以补肾阴为重。方中熟地滋肾阴、益精髓，为君药；山茱萸酸温滋肾益肝，山药滋肾补脾，与熟地共同，即为“三补”，三阴并补而重在滋肾，体现治病求本之意，阴液足则可制约亢阳，及“壮水之主以制阳光”（王冰）。本方另一特点是“补中有泻”，即泽泻配熟地而泻肾降浊；丹皮配山茱萸以泻肝火；茯苓配山药以渗脾湿，即“三泻”，或称“三开”，补泻并用，防止滋补之品产生滞腻之弊。从补泻的用药量来看，补大于泻，因此本方仍是以滋补为主的方剂。本方是治疗肝肾阴虚的经典方和基础方，临床应用非常广泛。

肾水不足，不能上荣头面肌肤，颜面失于荣润，加之阴虚不能制阳，虚火上炎熏灼于面，则局部皮肤逐渐色暗不泽，形成褐斑，此为黧黑斑，见有肝肾阴虚之兼症者，可以此方为基础化裁。其他损容性疾病伴有肝肾阴虚表现者，亦可选用此方，如早衰、颜面皱纹、须发早白等。根据兼症的不同，在本方基础上还可以化裁应用，如阴虚内热程度较重，表现为阴虚火旺而导致的骨蒸劳热，虚烦盗汗、腰脊酸痛、遗精等，可加知母、黄柏以滋阴降火，而成知柏地黄丸；肾阴虚气喘、呃逆之证，可加五味子，滋肾纳气；肝肾阴虚的眼花，视物不清，或眼睛干涩，迎风流泪，可加枸杞子、菊花，滋肾养肝明目。

（五）金匮肾气丸（《金匮要略》）

1. 组成：干地黄 240 g，山药 120 g，山茱萸 120 g，泽泻 90 g，茯苓 90 g，牡丹皮 90 g，桂枝 30 g，附子 30 g。

2. 用法：炼蜜和丸，每丸重 15 g，早、晚各服 1 丸，开水送下，或根据原方比例增减用量，水煎成 200 mL，每次服 100 mL，每天 2 次。

3. 功效：温补肾阳。

4. 主治：肾阳虚证。

5. 方解：肾阳虚，命门火衰，不能温暖下焦，则出现腰痛脚软，下半身不温，少腹拘急的症状；肾阳虚不能化气行水，则小便清长或小便少而浮肿；肾阳虚失于固摄，则阳痿早泄、小便清长。方中重用干地黄滋补肾阴，为君药；山茱萸酸温，补益肝肾，固涩精气，山药甘平，健脾补虚，益精固肾，为臣药，与干地黄和为三阴并补，重在填补真阴；以少量桂枝、附子温肾助阳，意在微微生长少火以生肾气，即“益火之源，以消阴翳”，泽泻、茯苓利水渗湿，意在补中有泻，使补而不腻，丹皮清肝泻火，监制桂枝、附子之热，使补阳而不动相火，合而为佐药。张景岳说：“善补阳者，必于阴中求阳，则阳得阴助而生化无穷”，即本方体现之“阴中求阳”之意。本方阴阳并补，补中有泻，滋阴而不寒，温阳而不燥，为补肾阳的经典方和基础方，临床应用较广。

肾阳不足，气化无权，常表现为水肿，胞轮也会出现浮肿；肾阳虚不能温养肌肤，则肌肤早衰、出现褐斑；肾阳虚不能外华于毛发，则须发早白；肾阳虚不能化气行水，痰湿内停，可出现体态臃肿肥胖。以上病证均可选用肾气丸作为基础方化裁应用。

（六）七宝美髯丹（《医方集解》）

1. 组成：何首乌 1 000 g，白茯苓 250 g，牛膝 250 g，当归 250 g，枸杞子 250 g，菟丝子 250 g，补骨脂（黑芝麻拌炒）125 g。

2. 用法：上药石臼捣为末，炼蜜为丸，如弹子大，每服 1 丸，每天 3 次，淡盐开水送服。

3. 功效：补肝肾，益精血，乌须发，生须发。

4. 主治：肝肾不足证。

5. 方解：本方所主证候，为肾水亏损，精血不足所致。发为血之余，齿为骨之余，若肝肾亏虚，则无力上荣于须发、齿龈，故须发早白、脱发及牙齿动摇，故治以补益肝肾。方中何首乌苦涩微温，补肝肾而益精血，乌须发，用量独重，为方中君药；枸杞子味甘性平，滋肾益精，助何首乌以壮水，当归苦辛而温，养血调营，合何首乌而补血，牛膝补肝肾而壮筋骨，菟丝子益三阴而强卫气，补骨脂助命火而暖丹田，共为臣药；茯苓益心气，交心肾，下行而渗脾湿，是为佐药。综观全方，肝肾两调，重在滋肾，阴阳并补，寓“阳中求阴”之意，补中有泻，滋中有行，以补为主，补而不滞，滋而不腻。诸药配伍，共奏补肝肾，益精血，乌须发之功。

临床上凡肝肾不足导致的须发早白，脱发，齿摇，伴有腰膝酸软，梦遗滑精，肾虚不育等症均可选用本方。

六、安神剂

（一）酸枣仁汤（《金匮要略》）

1. 组成：酸枣仁（炒）15～18 g，甘草 3 g，知母 8～10 g，茯苓 10 g，川芎 3～5 g。

2. 用法：先煎枣仁，纳诸药，水煎成 200 mL，每次服 100 mL，每天 2 次。

3. 功效：养血安神，清热除烦。

4. 主治：血虚肝旺的虚烦失眠证。

5. 方解：本方在原书主治“虚劳虚烦不得眠”，是因肝血不足，阴虚肝旺所导致的虚烦失眠证。肝血不足，血不养心，则心悸盗汗，咽干口燥；阴虚内热，则见虚烦不眠，心悸盗汗；血虚肝旺，虚阳上扰，则头目眩晕。方中重用、先煎枣仁，是以养肝血、安心神为君药；川芎调养肝血，茯苓宁心安神，知母滋阴降火，为臣药；甘草清热和药，为佐使药。本方养血安神、清热除烦，使心肝之血滋养有源，阴生阳潜，则失眠及一切阴虚阳浮之证皆可治愈。

本方在临床上用于损容性疾病伴有血虚肝旺、虚烦失眠证的患者。

（二）天王补心丹（《摄生秘剖》）

1. 组成：生地黄 120 g，人参（去芦）15 g，丹参（微炒）15 g，玄参 15 g，白茯苓 15 g，五味子 15 g，远志 15 g，桔梗 15 g，当归身（酒洗）60 g，天门冬 60 g，麦门冬 60 g，柏子仁 60 g，酸枣仁 60 g。

2. 用法：为末，炼蜜为小丸，朱砂为衣，每服 9 g，温开水送下。亦可水煎服，药量按原方比例酌减，水煎成 200 mL，每次服 100 mL，每天 2 次。

3. 功效：滋阴养血，补心安神。

4. 主治：阴亏血少的失眠。

5. 方解：本方治疗阴亏血少，心肾之阴不足的病证。阴虚血少，阴虚阳亢，则心悸神疲、虚烦少寐；心动则神摇于上，精遗于下，则梦遗健忘。血燥津枯，则大便不利，心火炎上，则口舌生疮。方中重用生地，滋阴养血润燥，玄参、天冬、麦冬甘寒滋润以清虚火，丹参、当归补血养血，以上皆为滋阴补血而设；人参、茯苓益气宁心，酸枣仁、五味子酸以收敛心气而安心神，柏子仁、远志、朱砂养心安神，以上皆为补心气、宁心安神而设。桔梗载药上行，为佐使药。

本方既补阴血不足之本，又治虚烦少寐之标，标本兼治，使阴血不虚，则诸症皆可治愈。可应用于由于阴虚血少导致的面色萎黄、消瘦、早衰、面生黑斑，伴见失眠的证型。

（三）甘麦大枣汤（《金匮要略》）

1. 组成：甘草 9 g，小麦 9～15 g，大枣 5～7 枚。

2. 用法：水煎成 200 mL，每次服 100 mL，每天 2 次。

3. 功效：养心安神，和中缓急，补脾气。

4. 主治：脏躁。

5. 方解：由于心虚、肝郁，表现为神志失常，为脏躁证，症状表现为精神恍惚，睡眠不安等，由于心失所养，神不守舍而成。甘草甘缓和中，养心缓急为君药；小麦微寒，养心宁神；大枣补脾益气，缓肝急并治心虚。三味甘味药配伍，甘缓滋补，柔肝缓急，宁心安神。所谓“肝苦急，急食甘以缓之”（《素问》）。

临床上可应用于损容性疾病伴有神经衰弱，以心虚与肝郁为主证者。

七、泻下剂

（一）小承气汤（《伤寒论》）

1. 组成：大黄（酒洗）12 g，厚朴（炙）6 g，枳实（炙）9 g。

2. 用法：水煎成 200 mL，每次服 100 mL，每天 2 次。

3. 功效：轻下热结。

4. 主治：阳明腑实证。

5. 方解：本方主治痞、满、实而不燥之阳明热结轻证，表现为大便秘结，胸腹痞满，舌苔老黄，脉滑而疾，或脘腹胀满，里急后重者，均可用之。方中以大黄荡涤肠胃积热，为君药，与枳、朴同煎，减轻了泻热攻下之峻猛；积滞内阻，则腑气不通，故以厚朴、枳实行气散结，消痞除满，并助大黄、热结之排泄，共为臣药。

本方为寒下之剂，适用于里热与积滞互结之实证，以攻下积滞、荡涤实热为目的，适用于肥胖症、粉刺、酒齄鼻等损容性疾病伴有腑实的，以痞、满、实三大主证，以及苔黄、脉实为依据。

(二) 麻子仁丸(《伤寒论》)

1. 组成：麻子仁 500 g，芍药 250 g，枳实 250 g，大黄 500 g，厚朴 250 g，杏仁 250 g。

2. 用法：上药为末，炼蜜为丸，每次 9 g，每日 1～2 次，温开水送服。或按原方用量比例酌减，水煎成 200 mL，每次服 100 mL，每天 2 次。

3. 功效：润肠泄热，行气通便。

4. 主治：肠胃燥热，津液不足；大便干结，小便频数。

5. 方解：本方即小承气汤加火麻仁、杏仁、白芍、蜂蜜组成，针对于胃有燥热，脾津不足之便秘。脾主为胃行其津液，胃中燥热，则脾受约束，津液不得四布，但输膀胱，致小便频数，而肠失濡润，故见大便干结。因此本方以润肠通便为主，兼以泄热行气。以火麻仁润肠通便为君药；大黄通便泄热，杏仁降气润肠，白芍酸甘化阴和中，共为臣药；枳实、厚朴下气破结，加强降泻通便之力，蜂蜜润燥滑肠，共为佐使药。

本方属润下之剂，适用于肠燥便秘之证，能润燥滑肠，促使大便排出。本方较之小承气汤，其大黄、枳实、厚朴的实际服用量减少，更取质润多脂之火麻仁、杏仁、白芍、蜂蜜，一则益阴增液以润肠通便，二则甘润可减缓小承气汤攻伐之力，使下而不伤正，意在润肠通便，属缓下之剂。对于肠中燥有积滞的便秘最为适合，亦可用于产后肠燥便秘、习惯性便秘。如由血少津亏引起的便秘，则不宜使用。孕妇忌用。

八、润肤增白剂

(一) 七白膏(《太平圣惠方》)

1. 组成：白芷 30 g，白蔹 30 g，白术 30 g，白附子(生用)9 g，白茯苓 9 g，白及 15 g，细辛 9 g。

2. 用法：上述药捣罗为末，以鸡子白合为挺子，每挺如小指大，阴干。每夜洗净面后，用浆水于瓷器中磨汁涂之。

3. 功效：光滑、润泽、美白皮肤。

4. 主治：黧黑斑，面色晦暗，皮肤干燥起皱。

5. 方解：方中白术为君，补脾益胃，滋养后天，使气血生化有源，善治脾胃气弱、肌肤失养导致的面色晦暗或黧黑斑，且芳香辟秽，为古方增白之要药；白茯苓助白术健脾益气，为臣；白芷祛风燥湿，且助白术芳香辟秽，辛香行气，细辛亦祛风，白及合白蔹相须而行，补肺益皮毛，为敛疮生肌之要药，上四药佐助君臣，防各种皮肤疾患诱发或加重面色黧黑，故为佐药；白附子引药势上行，鸡子白粘合诸药，为赋形剂，且具滋养作用，与白附子共为使药。上方六白加鸡子白为七白，故称七白膏。因其多为白色之粉末，故能对面部瑕疵起遮掩作用。

本方亦可日常美容保健之用，以美白滋养，嫩白防皱。若能适当增加一、二味养血活血之品，如当归、红花、桃仁等，效果当更佳。

(二) 鹿角膏(《太平圣惠方》)

1. 组成：鹿角霜 30 g，牛乳 1 升，酥油 90 g，天门冬 45 g，川芎 30 g，细辛 30 g，白附子 30 g，杏仁(研成膏)30 g，白术 30 g。

2. 用法：上药捣碎筛为细末，入杏仁膏研匀，再合牛乳及酥油于银锅内，以文火熬成膏。

每夜涂面,翌日晨用浆水洗净。

3. 功效:驻颜防皱,美白泽面。

4. 主治:皮肤糙黑及黧黑斑等症。

5. 方解:本方为一首美容保健用面脂配方。方中鹿角霜补肝肾,益精血,活血散瘀润肤,为君药;生乳和酥润肤,天门冬滋阴润燥,且含丰富的粘液质,补益肌肤,驻颜防皱泽面,同为臣药;川芎、细辛、白附子辛温行气,白术健脾益气,杏仁所含之杏仁油具润泽皮肤之效,以上六味为佐药;白蔹含丰富的黏液质,可以其黏性调和诸药,故为方中使药。诸药合用,驻颜防皱,美白泽面。

本方为古代之面脂,既可作日常保养面部皮肤之用,又可治疗一些损容性皮肤疾患。要求夜用,相当于今之夜霜,翌晨须用浆水洗之,是为进一步加强白嫩光泽皮肤之效。浆水为一种特制的液体,方法是将小米蒸熟后投冷水中,浸5～6天,生白沫,则其水味酸,色浑白,类似浆,以有一种微酸若酒的香味为宜。

(三) 面黑令白方(《圣济总录》)

1. 组成:瓜蒌瓤90 g,杏仁30 g,猪肚1具。

2. 用法:上药同研如膏。每夜涂之。

3. 功效:润肤增白。

4. 主治:面部粗黑。

5. 方解:瓜蒌瓤甘甜质润,可滋润肌肤,去污除垢,消肿散结,对于颜面的粉刺、赤肿有治疗作用,为方中主药;杏仁温润,富含油脂,有滋养之功,是古代美容方中常用的护肤佳品;猪肚为血肉有情之品,善补虚润燥,涂于颜面使皮肤细腻白嫩,富于弹性。三药共用则可收"面黑令白,令人光润,冬月不皴"的美容效果。

(四) 葛氏服药取白方(《肘后备急方》)

1. 组成:白瓜子仁6 g,白杨皮15 g,桃花30 g。

2. 用法:捣末。食后服3 g,日3次。欲白,加重瓜子量;欲赤,加重桃花量。

3. 功效:祛风活血,悦白面容。

4. 主治:治疗头面、手足皮肤颜色黑黯,用后能使皮肤变得洁白而具有光泽。

5. 方解:方中白瓜子仁即指冬瓜仁,性味甘平,功能润肺化痰,消痈导滞,对因肺胃、大肠实热蕴结所致的颜面疮疖、粉刺等有较好疗效,可"令人悦泽好颜色",为美容要药;桃花活血利水;白杨皮祛风消瘀。三药共举,则可调和气血,祛瘀生新,润泽肌肤,达到"三十日面白,五十日手足俱白"的美容效果。

(五) 玉容西施散(《古今图书集成·医部全录》)

1. 组成:绿豆粉100 g,白附子、白及、白蔹、白僵蚕、白芷、天花粉各50 g,甘松、三奈子、茅香各15 g,零陵香、防风、藁本各6 g,肥皂角1挺。

2. 用法:皂角去皮弦,诸药共研细末,洗面。

3. 功效:清热祛风,润肤增白。

4. 主治:风邪热毒聚于颜面导致的面部粗黑。

5. 方解:方中绿豆粉清热解毒、散结消肿,粉质细腻爽滑,既可消面部痈肿疮疖,又有嫩肤爽肤之效;天花粉、白蔹增强清热消肿之功,天花粉尚能生津润燥,使皮肤保持水分而光鲜润泽;白芷、防风、藁本、白附子、白僵蚕为一组祛风除湿,通络散结药,可除头面之风痰湿邪,为美容方中常用之品；白及长于消肿生肌，疗“面上皯疱”，“令人肌滑”（《药性论》）；甘松、三奈子、零陵香、茅香皆具芳香走窜之性，与诸药配合则可起到辟秽化浊，疏通经络，香肌美肤的作用；皂角性质滑腻，外用可祛湿除垢，消肿止痒，故古时美容方中常用之祛除垢腻，清洁皮肤。

本方可治“面上一切酒刺、风刺、黑黡斑子，令肤色润白如美玉”，故名“玉容西施散”。

九、悦容增颜剂

（一）纯阳红妆丸（《普济方》）

1. 组成：补骨脂、胡桃肉、胡芦巴各 120 g，莲肉 30 g。

2. 用法：诸药共研细粉，以酒相拌为丸，如梧子大。每服 30 丸，空腹以酒送下，每天 1 次。

3. 功效：温肾助阳，悦泽容颜。

4. 主治：肤色晦暗无光泽。

5. 方解：补骨脂、胡桃肉、胡芦巴、莲肉四药，温肾阳，逐寒湿，使脏腑功能发挥正常，气血旺盛，则颜面肌肤得以充养濡润，肤色红润而富于光泽。方中四药除莲肉外皆偏温，对肾阳虚、水邪上泛所致的面黑，晦暗等可有较好疗效；而证见口干舌燥、大便秘结时则当慎用。诸药以酒相拌及送服，皆为借酒性之行散而助药力也。

本方为温补之剂，适合于肾阳不足导致的肤色晦暗。

（二）令面悦泽方（《太平圣惠方》）

1. 组成：香附子 90 g，零陵香、白芷各 60 g，茯苓 30 g，蔓荆油 2 升，牛髓 1 升，白蜡 250 g，麝香 15 g。

2. 用法：上药细锉，以蜡髓微火煮煎，候白芷色黄为度，去滓，入麝香研千遍，待凝冷，入瓷盒内收之备用。每夜洗面后涂之。

3. 功效：润肤泽面。

4. 主治：面色晦暗不华、黧黑斑。

5. 方解：本方为滋养类美容方，使用了大量富含油脂的药物，如牛髓、白蜡、蔓荆油，它们在作为赋型剂的同时，可起到滋润营养皮肤，吸收溶解其他药物有效成分的作用。白芷、零陵香、麝香、香附子皆方向走窜，有增香辟秽之功，是美容方中常用的香料成分，且对经络不通所致的黧黑斑、粉刺有一定的治疗作用；茯苓利水渗湿，善治水气停留面部而致的雀斑、面色不华，且其色白，粉质细腻黏滑，有滑润肌肤，调和诸药之功。

（三）黄精冰雪丸（《太平圣惠方》）

1. 组成：生黄精 6 000 g，生地黄 2 500 g，白蜜 2 800 g。

2. 用法：生黄精、生地黄取汁，三药相和，于铜器中搅匀，以慢火煎之，令稠，为丸，如弹子大。每服 1 丸，以温酒研丸服之，每天 3 次。

3. 功效：补肾健脾，润肺生津，滋养容颜。

4. 主治：面色晦暗。

5. 方解：黄精味甘性平，入脾、肺、肾经，可“补诸虚……填精髓”（《本草纲目》），“助筋骨，益脾胃，润心肺”（《日华子本草》），“平补气血而润”（《本草从新》），为滋养补益佳品，是自古以来延年驻颜之美容要药。黄精与滋阴补肾之生地及润燥补中之白蜜同用，可共奏补肾健脾,润肺生津,滋养容颜之功,使肌肤润泽,"面如童子"。

本方可补养肺、脾、肾三脏,主治由脏腑气血精气不足所致的面色无华、晦暗,以及早衰引起的肌肤失养,亦可用于日常抗衰保健。

十、驻颜去皱剂

(一) 神仙驻颜延年方(《太平圣惠方》)

1. 组成:熟地黄、干地黄、甘菊花、天门冬各 500 g。

2. 用法:天门冬去心焙干,捣诸药为散。每服 12 g,空腹服,温酒送下。

3. 功效:润肤泽面,驻颜抗老。

4. 主治:皱纹。

5. 方解:熟地补血,生地(即干地黄)养阴,《本草纲目》记载,以地黄作丸温酒送服,百日可使面如桃花,三年则可身轻不老;甘菊花疏风清热,明目解毒,"久服利血气,轻身耐老延年"(《神农本草经》);天门冬养阴润燥,滋肾清肺,《药性论》中有"煮食之,令人肌肤滑泽白净"、"和地黄为使,服之耐老头不白"之说。

本方藉补血滋阴之功而收驻颜延年之效,适合于阴血不足的肌肤衰老。

(二) 千金面脂(《备急千金要方》)

1. 组成:白芷、冬瓜仁、商陆、川芎各 90 g,葳蕤(玉竹)、细辛、防风各 45 g,当归、藁本、蘼芜、土瓜根、桃仁各 30 g,木兰皮、辛夷、甘松香、麝香、零陵香、白僵蚕、白附子、栀子花各 15 g,猪胰 3 具。

2. 用法:猪胰切,水浸 6 日,用时以挼(揉搓)取汁渍药。诸药薄切,绵裹,以猪胰汁渍一宿,平旦(黎明)以前,猪脂 6 升,微火三上三下,白芷色黄膏成,去滓,入麝,收于瓷器中,涂面。

3. 功效:泽颜嫩肤,抗老除皱。

4. 主治:皮肤皱纹。

5. 方解:方中以白芷、川芎、冬瓜仁、商陆为主药,其中白芷、川芎祛风除湿,行气活血,对郁热在表,气滞血瘀导致的黧黑斑,面皰、粉刺等有较好疗效,冬瓜仁、商陆润肤除垢,散结消肿,清洁皮肤;辅以防风、辛夷、藁本、细辛、白僵蚕、白附子疏风通络,化痰散结;当归、桃仁活血行瘀;木兰皮、土瓜根清热解毒;麝香、甘松香、零陵香、栀子花、蘼芜辟秽化浊;葳蕤、猪胰、猪脂滋阴润燥,嫩肤除皱,其中猪脂是古时面脂类护肤品的主要赋型成分。

本方重在对皮肤的滋养防护,可悦泽容颜,柔嫩肌肤,舒展皱纹,有助于防止皮肤的衰老,是一首驻颜美容的良方。

(三) 三花除皱液(《百病丹方大全》)

1. 组成:桃花、荷花、芙蓉花不拘多少。

2. 用法:春取桃花,夏取荷花,秋取芙蓉花,冬取雪水煎三花为汤。频洗面部。

3. 功效:活血润肤,泽颜除皱。

4. 主治:面部经络气血不畅的面色晦暗。

5. 方解:桃花、荷花、芙蓉花皆有活血散瘀,畅通经脉之功,可促进面部皮肤的血液循环和新陈代谢,使之得到充分的营养和滋润,从而保持润泽娇嫩,红颜永驻。

十一、乌发生发剂

（一）七宝美髯丹

见本节五、补益剂。

（二）菊花散(《御药院方》)

1. 组成：菊花 60 g，蔓荆子、侧柏叶、川芎、桑白皮、白芷、细辛、旱莲草各 30 g。

2. 用法：将菊花等八味共捣细末，备用。每次用药 60 g，加水三大碗，煎至两大碗，去渣沐发，每天 1 次。

3. 功效：祛风止痒，凉血生发。

4. 主治：风热血热引起的头发脱落、头屑多、瘙痒等。

5. 方解：方中重用菊花祛风；蔓荆子清利头目，疏散风热；桑白皮清泄肺热；白芷、细辛祛风止痒；川芎活血祛风，上行巅顶；旱莲草补肝肾，乌须发；侧柏叶凉血生发。诸药合用，祛风止痒，凉血滋阴，标本兼治，而有止痒生发之功。

（三）长发滋荣散(《御药院方》)

1. 组成：生姜皮、人参各 30 g。

2. 用法：将生姜皮焙干，再将其与人参共捣为细末。用鲜姜切断蘸药末涂擦脱发处，隔天 1 次。

3. 功效：疏风散寒，益气生发。

4. 主治：脱发。

5. 方解：生姜皮散湿消肿，生姜辛温通散，畅达营卫；人参补气生血，长发荣发，三药合用，外用涂擦患处，有达营卫，益气血，生须发作用，能治疗油风脱发、发蛀脱发。

（四）益寿地仙丸(《御药院方》)

1. 组成：菊花、肉苁蓉各 30 g，枸杞子、巴戟天各 60 g。

2. 用法：上四味共为细末，练蜜为丸，如梧桐子大。每服 30 丸，空腹淡盐开水送服，每日 2 次。

3. 功效：填精乌发，驻颜益寿。

4. 主治：治疗五脏不足、肾精虚损，早衰早老、发白齿槁、耳目不聪等症。

5. 方解：方中以肉苁蓉甘温质润补肾阳，益精血，巴戟天助阳益精，安和五脏，强筋壮骨，温润不燥，共为主药；辅以枸杞、菊花补肝益肾，养阴益精，使气血阴阳均得以补益。本方有填精益肾，回补先天，乌发驻颜之能。

（五）何首乌丸(《太平惠民和剂局方》)

1. 组成：何首乌 1 500 g，牛膝 500 g。

2. 用法：上药以黑豆 2 000 g 净淘洗，曝干。用甑一所，先以豆薄铺在甑(zèng，古代蒸食器)底，然后薄铺何首乌，又铺豆，又薄铺牛膝，如此重重铺，令药豆具尽，安于釜上蒸之。令豆熟为度，去黑豆，去药曝干，又换豆蒸之。如此三遍，去豆取药，候干为末。蒸枣肉和丸，如梧桐子大。每服 30 丸，温酒下，食前服。服用何首乌忌萝卜、葱、蒜。

3. 功效：补益精血，强筋壮骨，驻颜乌发。

4. 主治：白发。

5. 方解：方中用何首乌以滋补肝肾，其属补益精血之佳品，其味甘性温，入肝肾二经，

《何首乌录》中记载该药能“益力气，长肤，延年”，配以牛膝强腰膝，补肝肾，壮筋骨，共奏补益精血，驻颜美容之效。以枣肉和丸则有补益调和之功，用温酒送服可助药力。

十二、减肥瘦身剂

(一) 轻身散(《圣济总录》)

1. 组成：黄芪 500 g，茯苓、甘草、人参、山茱萸、云母粉、生姜各 3 g。

2. 用法：先将黄芪、生姜煮汁 3 沸，焙干为散。再将茯苓等其余 5 味药捣筛为散，拌匀备用。每服 1 g，入盐少许，开水冲服，不拘时候。

3. 功效：补气健脾，利湿减肥轻身。

4. 主治：气虚湿阻型肥胖。

5. 方解：方用黄芪为主，健脾益肺，利水消肿。辅以茯苓利湿健脾，宁心安神；人参、甘草补气健脾，使脾气生化有源。佐以山茱萸补益肝肾，敛涩精气；云母粉达肌温肉，温中镇怯。诸药合用，补气健脾，利湿减肥轻身。

(二) 减肥轻身方(《太平圣惠方》)

1. 组成：黑白牵牛子各 10 g，草决明、泽泻、白术各 10 g，山楂、制首乌各 20 g。

2. 用法：每剂分 2 次空腹服。连服数 10 剂。

3. 功效：逐宿垢，美身姿。

4. 主治：肥胖。

5. 方解：方用黑、白牵牛子通利二便，“奏气分，通三焦”(《本草纲目》)；配以草决明清肝火，益肾阴，润肠燥；山楂消肉积，祛血瘀；泽泻、白术健脾利湿，除痰蠲饮。诸药合用，行气健脾，活血清肠，能使气滞、脾湿、积垢、痰饮、瘀血个个消散。再配以制首乌补肝肾、益精血，共奏减肥康体之功。

(三) 荷叶灰方(《证治要诀》)

1. 组成：鲜荷叶。

2. 用法：取鲜荷叶洗干净，剪去蒂及边缘，然后晒干，将其撕成快状，放入锅中，锅(外框、边沿)上盖一只口径略小的锅，两锅交接处用盐水调黄泥封固，在小锅上再贴一张白纸，以判断火候。然后点火煅制，以白纸变成焦黄为度。待冷后取出，研成细末备用。米汤调服，每次 6 g，每天 3 次。

3. 功效：利湿降脂，减肥美形。

4. 主治：肥胖。

5. 方解：本方久用令人体瘦腰细。方中单用荷叶锻灰存性，有清暑利湿、升发清阳的作用，尤长于渗湿消肿，减肥降脂。

十三、香口除臭剂

(一) 含香丸(《备急千金要方》)

1. 组成：丁香 15 g，甘草 60 g，细辛 45 g，桂心 45 g，川芎 30 g。

2. 用法：药共为细末，蜜丸如弹子大，每晚临卧服 2 丸。

3. 功效：香口辟秽。

4. 主治：因口齿病引起的口气臭秽。

5. 方解：方中主药是生甘草、细辛、桂心。生甘草味甘甜气清香，可以中和消除口中臭味，且尚有消炎作用，可以减少炎性分泌物，可防治牙病；细辛、桂心为芳香之品，可以消除口臭，且有抗菌功效；丁香、川芎气味也异常芳香，可消除口臭，同时也有抑菌功效。

（二）升麻黄连丸（《奇效良方》）

1. 组成：升麻、秦皮各 15 g，黄连、黄芩各 30 g，生姜、檀香、生甘草各 6 g。

2. 用法：共为细末，蜜丸如弹子大，每服 1～2 丸，不拘时候，细嚼温开水服下。

3. 功效：清热燥湿，益脾和胃，香口辟秽。

4. 主治：脾胃蕴热之口臭。

5. 方解：原书称“治食肉口臭，不欲闻其秽恶”。方中主药黄连，黄芩，均为清热燥湿、泻火解毒之品，黄芩以清肺热为长，黄连则长于泻心胃之火；升麻主要取其解毒消肿之功；秦皮味苦性寒，能清热燥湿，抑制口腔中金黄色葡萄球菌等细菌；生姜气味芳香、温中散寒、和胃止呕；檀香理气和胃，气味清香；生甘草清热解毒、益脾和中、调和诸药。

本方药有灭菌、健胃、芳香除臭作用，适用于脾胃湿热、口中秽臭、纳呆食差、舌苔黄腻者服用。脾胃虚寒者应当忌用。

（三）地骨皮丸（《证治准绳》）

1. 组成：地骨皮、黄芪、桑白皮、山栀子、马兜铃各等分。

2. 用法：上药研为细末，用甘草膏和为丸，如芡实大，每次服 1 丸，食后含化。

3. 功效：清泻肺热，降气化痰，排脓祛腐。

4. 主治：肺中蕴热，痰浊上犯所致口臭。

5. 方解：原书称“治肺热口臭，口中如胶，舌干发渴”。方中主药地骨皮，味甘性寒，清泻肺热，桑白皮味甘性寒，清泻肺热、降气平喘、行水消肿；马兜铃味苦性寒，清肺降气，化痰止咳；栀子味苦性寒，清热泻火、凉血利湿；黄芪补肺益气、利尿排脓；甘草清热解毒，降气化痰，排脓去病。

本方适于肺中蕴热、痰浊上犯、口中秽臭者，肺寒痰阻者当禁用。

十四、洁齿固齿剂

（一）白牙药升麻散（《御药院方》）

1. 组成：川芎 12 g，升麻、藁本、石膏、白芷各 30 g，皂角 30 g，细辛 18 g。

2. 用法：皂角烧，存性，和其他药一起研末，每日晨起用牙刷蘸药末轻轻刷遍全牙，并稍含片刻，再用清水漱口。

3. 功效：祛风止痛，消肿散结。

4. 主治：风牙疼痛，及牙龈肿痛不消。

5. 方解：本方主治风侵牙龈，致牙痛牙龈肿硬不消者。方中皂角辛散温通，药力锐利，能达病所，散结消肿，川芎辛温升散，能上行头目，既可祛风止痛，又能活血行气，二药共为君药；臣以白芷芳香发散，善散阳明经之风邪，且可活血消肿定痛，藁本入太阳经，直达巅顶，散太阳风寒之邪，细辛入少阴经，芳香透达，散在表之风寒，除在里之痼冷；君臣皆为温散之品，故以石膏、升麻甘寒之药，使寒热平调，且石膏能清泻胃火，升麻升散脾胃热毒，并引诸药上达，共为佐使。全方配伍，共奏祛风消肿止痛之功，对于风牙疼痛及素有胃火内炽者均适用。

（二）仙方地黄散（《御药院方》）

1. 组成：猪牙皂角、干生姜、升麻、槐角子、生干地黄、木律、细辛、墨旱莲、香白芷、干荷叶各 60 g，青盐 30 g。

2. 用法：上药生炒，研为细末，每日晨起用牙刷蘸药末轻轻刷遍全牙，并稍含片刻，再用清水漱口。

3. 功效：洁齿，固齿，可使口臭尽除。

4. 主治：牙黄不洁。

5. 方解：方中猪牙皂角洁齿治风虫牙痛，地黄滋阴补肾，升麻治胃火牙痛，干姜治虚火，细辛祛火止痛，木律（胡桐油）为治牙齿各病要药，荷叶清热，槐角子治齿风，旱莲草固齿乌发，青盐入肾，白芷香口。以上诸药配合，既可补肾以固齿，又可洁齿以保健，因此得仙方之称。

（三）芎薏散（《圣济总录》）

1. 组成：川芎 60 g，细辛 30 g，防风 30 g，薏苡仁 60 g，地骨皮 30 g，柳枝 30 g。

2. 用法：上药研为细末，每用 15 g，水 300 mL 煎至 150 mL，去渣，热含冷吐。

3. 功效：固齿止痛。

4. 主治：慢性牙周病、齿龈萎缩、牙齿动摇疼痛。

5. 方解：川芎祛风燥湿，活血止痛，防止外邪入侵牙部；防风抗菌消炎；地骨皮治疗虚火上炎引起的各种牙痛；薏苡仁健脾补肺，清热利湿；细辛、柳枝都为局部麻醉药止痛药。诸药合用，可固齿、止痛、消肿。

第十一章　药膳食疗美容美体技术

第一节　药膳食疗美容美体概述

一、饮食美容和美体的物质基础

饮食不仅是人类赖以生存的重要条件，而且，合理的膳食还是人体容貌美、形体美的基础。人体从食物中所获取的蛋白质、脂肪、碳水化合物、矿物质、维生素、水这六大类营养素对维持人体健美起着主要作用。这些营养素种类齐全、数量充足、比例合理则机体健康，表现于外见肌肤细腻光泽有弹性、面色红润、毛发润泽、形体优美，反之，若膳食结构不合理，任何一种营养素的缺乏或过量均会导致机体生理功能的变化，诱发疾病，影响到容貌、体态。例如：蛋白质是构成人体组织的主要成分，是皮肤组成的主要原料，适量的蛋白质可以使肌肉坚实，皮肤润泽而有活力，若蛋白质不足则会导致皮肤的生理功能减退，使皮肤弹性降低，失去光泽，出现皱纹；脂肪在皮下适量贮存，可滋润皮肤和增加皮肤弹性，推迟皮肤衰老。若摄入不足会使皮肤变得粗糙，失去弹性。维生素 A 能维持上皮组织的健康，润泽皮肤使其细嫩光滑，若不足会使皮肤干燥甚至角化，出现皮肤的过早老化；维生素 C 具有抗氧化作用，抑制色素沉着，能保持皮肤白嫩，防治黄褐斑、雀斑、头发枯黄等；维生素 E 俗称“抗老素”，能滋润皮肤，减少面部皱纹，减少色素沉着，祛除痤疮，延缓皮肤衰老。

二、药膳的营养保健双重作用

药膳是在中医基础理论指导下，用药物与食物相配合，通过烹调加工而成的既能防病治病，又美味可口的食品。它既不同于一般食品，又不同于药品。它形是食品，性是药品。取药物之性，用食物之味，共同配伍，相辅相成，起到食借药力，药助食功的协同作用，收到药物保健与食物营养的双重效应。

三、食品性味与四季养生

中医历来重视食物的性味功效，即用食物性味的偏胜来调整人体气血阴阳，扶正祛邪。食物的性是指“四性”，即寒、热、温、凉四种食性。平性食物则有健脾、开胃、补益身体的作用。味是指“五味”，即酸、苦、甘、辛、咸五种味。不同性味的食物具有不同的作用和功效，了解食物的性味，有利于根据不同个体、不同季节、不同地域配伍食材，对于机体健康、维护和增强容姿均有裨益。

一年四季，春温、夏热、秋凉、冬寒，饮食亦应顺应自然界的变化而四季调配。春季万物复苏，以养肝为主，注意选择热量较高的主食，并减少酸性食物的摄入，由于气候变化，还应该注意补充维生素，多吃抗病毒食物；夏季天气炎热，以养心为主，注意饮食清淡、防暑，少吃冰冷的食物；秋季气温开始下降，以和胃、补脾、润肺为主，体虚的人可以吃些滋补的食品；冬季气候寒冷，以护肾为主，饮食应增加热能，但注意不要过量。

四、安全食疗注意禁忌

（一）四性五味禁忌

食物四性的食治原则为“寒者热之”、“热者寒之”，寒性体质用热性食物温之而忌寒凉，热性体质用寒性食物清之而忌温热；食物五味各入五脏，即“酸入肝，苦入心，甘入脾，辛入肺，咸入肾”，五脏各病均可选择相应的食物，根据五行相克原理，则肝病忌辛味，肾病忌甘味，肺病忌苦味，脾病忌酸味，心病忌咸味。

（二）食物与季节的禁忌

食疗需遵循中医学“用寒远寒”、“用热远热”理论，即寒冷季节避免运用寒凉食物，炎热季节避免运用温热食物。

（三）食物禁忌与体质

中医学认为“阳胜则热”、“阴胜则寒”，因此，阳盛体质应避免温热性食物，阴盛体质应避免寒冷性食物。

第二节　常用美容和美体食品

一、禽肉类

（一）猪肤（猪皮）

【性味归经】甘，凉。归肺经。

【美容功效】润肤抗皱。

【现代研究】其蛋白质的含量是猪肉的2.5倍，糖类的含量比猪肉高4倍多，而脂肪的含量却只有猪肉的一半。猪肤所含蛋白质主要为胶原蛋白，其次为弹性蛋白。

（二）猪胰

【性味归经】甘，平。归肺、脾经。

【美容功效】益肺补脾，润燥润肤，洁面。

【现代研究】含有多种消化酶。

（三）兔肉

【性味归经】甘，凉。归肝、大肠经。

【美容功效】益气轻身，凉血解毒，润肤增白。

【现代研究】兔肉含蛋白质高达21.5%，为鸡、牛、羊、鱼等肉之首，而其脂肪含量却只有3.8%，在肉类中脂肪含量为最低。此外，兔肉卵磷脂含量也高于一般肉类，而胆固醇含量则低于一般肉类。

（四）狗肉

【性味归经】甘、咸，温。归脾、胃、肾经。

【美容功效】补脾暖胃，温肾壮阳，益颜增色。

【现代研究】含嘌呤类、肌肽、肌酸，以及钾、钠、氯等。

（五）羊肉

【性味归经】甘，温。归脾、肾经。

【美容功效】温补气血，驻颜抗衰，悦白皮肤，乌发固本。

【现代研究】羊肉营养丰富，含有蛋白质、脂肪、糖类、钙、磷、铁，此外还含维生素 B_1、维生素 B_2、烟酸、胆固醇。

（六）鸡肉

【性味归经】甘，温。入脾、胃、肝经。

【美容功效】益色助气。

【现代研究】鸡肉含蛋白质丰富，还含有很多微量元素如钙、磷、铁、维生素 A、维生素 C 等，并含 3-甲基组氨酸。

说明：鸡的颜色、种类很多，古人认为以黑色、黄色母鸡肉为上乘，其中乌鸡又称乌骨鸡，尚可入药，如乌鸡白凤丸。鸡肉自古以来就是常用的美容保健食品，唐代孟诜在《食疗本草》中记载："新产妇以一只治净，和五味炒香，投二升酒中，封一宿取饮，令人肥白。"

二、海味水产类

（一）鲫鱼

【性味归经】甘，平。入脾、胃、大肠经。

【美容功效】内服调中益五脏，主虚羸。外用解毒消肿，乌髭。

【现代研究】鲫鱼可食部分含蛋白质、脂肪、糖类、钙、磷、铁、维生素 B_1、维生素 B_2、烟酸等。

（二）鳝鱼

【性味归经】甘，大温。归肝、脾、肾经。

【美容功效】补五脏，逐十二风邪。鳝鱼血外用可治口歪、耳目诸窍多种碍容性疾病。

【现代研究】鳝肉中含蛋白质、脂肪，还含有磷、钙、铁、多种维生素和烟酸等营养成分，是一种高蛋白低脂肪的优良食品。

（三）海参

【性味归经】甘、咸，平。归心、肝、肾经。

【美容功效】补血益精，滋润肌肤。

【现代研究】海参除含有一般的氨基酸外，还含有其他食物少有的微量元素钒以及延缓衰老物质硫酸软骨素等。钒能使铁输入肝而被充分利用以生成血红蛋白，故能补血。

三、蔬菜类

（一）白萝卜

【性味归经】辛、甘，凉。归脾、肺经。

【美容功效】解毒，散瘀，祛斑。

【现代研究】含葡萄糖、多种维生素、纤维素、淀粉酶以及钙、磷、硼等成分。另外，它还含一种辛辣物质芥子油，与粗纤维共同促进肠蠕动，帮助排便。

（二）胡萝卜

【性味归经】甘，平。归脾、肺经。

【美容功效】健胃补脾，润肤美容。

【现代研究】含胡萝卜素，多种维生素、蛋白质、脂肪、糖类以及钙、磷、铁等微量元素。

【用法】切碎与粳米同煮，早晚空腹服，可滋润皮肤，防止老化。外用：取其横断面擦脸，5 min洗净，可消除色素沉着，减少皱纹；取汁早晚擦脸，干后用涂有植物油的手轻拍面部，同时每日喝一杯汁液，可消除黄褐斑。

（三）黄瓜

【性味归经】辛，凉。归脾、胃、大肠经。

【美容功效】清热解毒，利水消斑，减肥轻身。

【现代研究】含有丰富的水分，并含有少量的维生素C、胡萝卜素、蛋白质、钙、磷、铁等人体必需的营养素。此外，鲜黄瓜中还含有丙醇二酸，可抑制体内脂肪的生成，有减肥之效。

（四）马齿苋

【性味归经】酸，寒。归大肠、肝、脾经。

【美容功效】清热解毒，散血消肿，坚齿黑发，灭瘢除疣。

【现代研究】马齿苋中含有大量去甲肾上腺素和大量钾盐。

（五）芹菜

【性味归经】甘、辛，凉。归肺、胃、肝经。

【美容功效】洁肤润肤，轻身除皱。

【现代研究】芹菜含有丰富的维生素C、铁及粗纤维等。

（六）莴苣（又名莴笋）

【性味归经】甘、苦，凉。入肠、胃经。

【美容功效】利五脏，通经脉，去口气，白齿牙，明眼目。

【现代研究】莴苣中含有莴苣素、乳酸、苹果酸、天门冬碱、琥珀酸、甘露醇等。莴苣的浆液十分丰富，味道清新，略带苦味，增加胆汁分泌量，刺激消化道各器官蠕动，有助于增进食欲。

说明：莴苣中的莴苣生化物对视神经有刺激作用，会发生头昏嗜睡的中毒反应，导致夜盲症或诱发其他眼疾，故不宜多食。

（七）芋头

【性味归经】辛，平、滑。入脾、胃经。

【美容功效】宽肠胃，充肌肤，令人肥白。

【现代研究】芋头地下肉质球茎富含淀粉，既可供食用，亦可供药用。食用其营养价值类似土豆，但钙的含量较高。入药多生用，有清热解毒，化痰散结之功，如用大芋艿（芋母）制成的芋艿丸可治瘰疬，鲜芋子9～15 g生嚼咽汁可缓解绞肠痧之腹中绞痛、欲吐不吐、欲泻不泻等症状。此外，制成糖芋艿羹饮服尚可解酒。

（八）山药

【性味归经】甘，平。归脾、肺、肾经。

【美容功效】长肌肉，润皮毛，益颜色，久服聪耳明目，轻身延年。

【现代研究】山药含有人体需要的蛋白质、糖类、多种维生素及微量元素等，此外，还含有多巴胺的成分，能改善血液循环，扩张血管，改善皮肤微循环，增加皮肤的供血量，促使面色红润。

说明：山药亦为常用的中药，入药以河南怀庆府产者为佳。

（九）冬瓜

【性味归经】甘，淡，微寒。归肺、大肠、小肠、膀胱经。

【美容功效】益气耐老，去头面热，切片摩痱子甚良。

【现代研究】冬瓜含丙醇二酸，能有效地抑制糖类转化为脂肪，加之冬瓜本身不含脂肪，热量不高，对于防止肥胖具有重要意义。

（十）丝瓜

【性味归经】甘，凉。归肺、肝经。

【美容功效】除热利肠，润肤除皱。

【现代研究】丝瓜中含有一种干扰素诱生剂，可以在人体内催生干扰素，具有很好的抗癌作用。此外，丝瓜中还含有丰富的B族维生素和维生素C，是不可多得的美容佳品。

（十一）苦瓜

【性味归经】苦，寒。归心、肝经。

【美容功效】清热排毒，降脂降糖。

【现代研究】苦瓜富含蛋白质、糖类、粗纤维、维生素C、维生素B_1、维生素B_2、烟酸、胡萝卜素、钙、铁等成分。且苦瓜中存在一种具有抗癌作用的活性蛋白质，这种蛋白质能够激发体内免疫系统的防御功能，增加免疫细胞的活性，清除体内的有害物质。

（十二）黑木耳

【性味归经】甘，平。归胃、大肠经。

【美容功效】益胃轻身，滋肤润燥。

【现代研究】黑木耳营养丰富，除含有大量蛋白质、糖类、钙、铁及钾、钠、少量脂肪、粗纤维、维生素B_1、维生素B_2、维生素C、胡萝卜素等人体所必需的营养成分外，还含有卵磷脂、脑磷脂、鞘磷脂及麦角甾醇等。常吃黑木耳可抑制血小板凝聚，降低血液中胆固醇的含量，对冠心病、动脉血管硬化、心脑血管病颇为有益，并有一定的抗癌作用。

四、干鲜果类

（一）胡桃仁

【性味归经】甘，温。归肺、肾、大肠经。

【美容功效】补肾助阳，补肺敛肺，润肠通便，润肤悦容，生发乌发。

【现代研究】主要含有蛋白质、脂肪、钙、磷、铁、锌、锰等，且所含蛋白质富含18种氨基酸，所含脂肪酸为不饱和的亚油酸和亚麻酸。

（二）白果

【性味归经】甘、苦、涩，平，有小毒。归肺、肾经。

【美容功效】止咳，收涩，去疣，疗痤，除斑。

【现代研究】白果对多种类型的葡萄球菌、链球菌、白喉杆菌、炭疽杆菌、枯草球菌以及皮肤致病菌有抑制作用。

【用法】治疗头面癣疮将白果仁切片涂于患处；治疗酒糟鼻将白果、酒糟同捣烂夜涂晨洗。

注：外用可刺激皮肤，产生脱皮。

（三）乌梅

【性味归经】酸，温。归肝、脾、肺、大肠经。

【美容功效】清热解毒、收敛生津、乌须黑发、祛斑除痣。

【现代研究】含有维生素、枸橼酸、苹果酸、琥珀酸、谷固醇、三萜等。

（四）柿子

【性味归经】甘、涩，寒。归肺、胃、大肠经。

【美容功效】清热润肺、去皯润肤。

【现代研究】柿子中含有丰富的糖分，其汁浓如蜜，冰冻后甘甜凉爽，可清热生津；内含大量鞣质，为可溶性收敛剂；内含大量纤维素，可降压止血，清热滑肠；另外，柿子中还含丰富的碘，是很好的补碘食物。

（五）大枣

【性味归经】甘，温。归脾、胃经。

【美容功效】健脾益气，生津润燥。

【现代研究】大枣含有丰富的维生素，尤其是维生素C、维生素P的含量特别多，居百果之冠。鲜枣含糖类达20%～36%，干枣则达55%～80%；每百克鲜枣中含维生素C达300～600 mg之多，因而有“活维生素丸”之称。此外，还含铁、鞣酸、酒石酸等成分。

（六）山楂

【性味归经】酸、甘，微温。归脾、胃、肝经。

【美容功效】消食健脾，行气活血，减肥轻身。

【现代研究】山楂含枸橼酸、苹果酸、维生素C、酶和蛋白质、糖类，有降血压、促进胃肠消化的作用。且山楂中含有脂肪分解酶，对减肥有利，可辅治继发性肥胖症。

（七）樱桃

【性味归经】甘，温。归脾、肝经。

【美容功效】调中益脾，益颜增色。

【现代研究】樱桃中含有大量的微量元素，尤其铁的含量比苹果、橘子高20倍以上，故常食用樱桃可提高血液中的血红蛋白，达到补血养颜的效果。

（八）荔枝

【性味归经】甘、酸，温。归脾、肝经。

【美容功效】通神益智，益气，止渴，益颜色。

【现代研究】荔枝含有丰富的蛋白质、维生素B、维生素C以及磷、铁等微量元素，是不可多得的美容保健果品。

（九）菠萝

【性味归经】甘，平。归脾、胃经。

【美容功效】醒酒益气，令人悦泽。

【现代研究】菠萝几乎含有所有人体所需的维生素，16种天然矿物质，能有效帮助消化吸收。此外，菠萝能有效地分解脂肪，起到减肥瘦身的作用。

（十）苹果

【性味归经】甘、微酸，平。归脾、肺经。

【美容功效】润肤，轻身。

【现代研究】苹果是一种低热量水果，其营养成分可溶性大，易被人体吸收利用，享有

"活水"和"水果皇后"之称。据报道，这种"活水"有利于溶解体内的硫，而硫对皮肤健美有特殊作用，可使皮肤细腻、滑润；此外，苹果还含有铜、碘、锰、锌等微量元素，人体内缺少这些元素，会使皮肤粗糙、奇痒、失去光泽；苹果中还含有鞣酸、有机酸及各种维生素，对皮肤健美非常有益；苹果中还含有较多的粗纤维，对减肥有益。

五、鲜花类

(一) 玫瑰花

【性味归经】甘、微苦，温。归肝、脾经。

【美容功效】润肤增色。

【现代研究】玫瑰花含丰富的维生素 A、C、B、E、K，以及鞣酸，能改善内分泌失调，对消除疲劳和伤口愈合也有帮助。

(二) 桃花

【性味归经】苦，平。归心、肺、大肠经。

【美容功效】润肤活血，益颜祛斑。

【现代研究】含有山奈酚、香豆素、三叶豆甙和维生素 A、B、C 等营养物质。能扩张血管，改善血液循环，促进皮肤营养和氧供给，防止黑色素在皮肤内慢性沉积，有效地预防黄褐斑、雀斑、黑斑。

(三) 茉莉花

【性味归经】辛、甘，温。入肝、脾、胃经。

【美容功效】长发、润燥、香肌。

【现代研究】茉莉花可提取茉莉花油，油中主要成分为苯甲醇及其酯类、茉莉花素、芳樟醇、苯甲酸、芳樟醇酯。

(四) 金银花

【性味归经】甘，寒。归肺、心、胃、大肠经。

【美容功效】清热解毒，消肿祛痘。

【现代研究】金银花含有绿原酸、异绿原酸、白果醇、芳樟醇等成分，具有抗病原微生物、抗炎解热、加强免疫、降脂等作用。

(五) 白菊花

【性味归经】苦、辛，微寒。归肺、肝经。

【美容功效】疏风清热，平肝明目，解毒疗疮。

【现代研究】白菊花含有腺嘌呤、胆碱、水苏碱等成分，具有抗病原微生物、扩张血管、抗炎等作用。

(六) 百合花

【性味归经】甘，微寒。归心、肺经。

【美容功效】养阴润肺，清心安神。

【现代研究】百合花富含蛋白质、糖、磷、铁等多种微量元素。

六、其他食品类

(一) 蜂蜜

【性味归经】甘，平。归肺、脾、大肠经。

【美容功效】润肠通便，润肺止咳，驻颜悦色，乌须黑发。

【现代研究】其所含维生素种类丰富，有维生素 A、E、C、D、K、B_1、B_2、B_6、H、叶酸；其所含的矿物质有：钙、磷、镁、钠、钾、硫、氯、铁、锰、锌等；此外，还包含柠檬酸、苹果酸、琥珀酸、乙酸、甲酸等多种有机酸。

【用法】常内服可使面如桃花，外用可嫩肤除皱。在众多中医美容方剂中，常用蜂蜜作为基质，一方面取其黏附作用，另一方面加强对皮肤的滋养与润泽；在现代美容中，蜂蜜常作为面膜剂及护肤膏。

（二）牛奶

【性味归经】甘，平。归脾、胃经。

【美容功效】补虚益胃、生津润肤。

【现代研究】含有人体必需的蛋白质、脂肪、乳糖、维生素以及各种矿物质（钙、磷、铁、碘）。

【用法】饮用润泽皮肤，常饮使皮肤白皙细嫩，滑润光泽，富有弹性；外用可使皮肤光泽洁白。

（三）酸奶

【性味归经】酸、甘，凉。

【美容功效】润肤，明目，固齿，美发。

【现代研究】酸奶含有丰富的蛋白质、钙质以及糖类，易被身体吸收利用，对牙齿、骨骼、促进发育均有利。酸奶中所含的维生素 A、B_2，可使眼睛明亮、皮肤光滑，防止皮肤老化；所含的胱氨酸有益于头发的生长与健美。此外，酸对各种维生素都具有强化作用，特别是对维生素 A、C、E 的强化作用，可使皮肤得到充足的营养，还能降低皮肤中黑色素的生成，增强细胞活力，防止细胞老化，保持皮肤的光泽、白皙、弹性。因此，酸奶是一种不可多得的美容佳品。

第三节　美容与美体实用药膳方

一、养颜润肤药膳方

（一）红枣鸡蛋糖水

【原料】鸡蛋 2 个，红枣 60 g。

【做法与用法】红枣去核入锅内，加水 600 mL，煮沸 1 h，将鸡蛋打入，勿搅拌，片刻加红糖或冰糖即可。常食。

【功效】补血润肤，益容驻颜。

（二）胡萝卜红枣桑椹汤

【原料】胡萝卜 30 g，红枣 5 枚，桑椹子 15 g。

【做法与用法】将上三味入水煮 20 min 后，全部食之，每天 1 剂，连用 60 天。

【功效】补血养血，润肤美容。

（三）增颜菜汁

【原料】香菜 40 g，芹菜 50 g，苹果 1 个，柠檬 1/2 个（绞汁）。

【做法与用法】将香菜、芹菜、苹果共置榨汁机内，取汁，再加柠檬汁饮用。

【功效】悦泽容颜。

（四）红颜酒

【原料】核桃仁 60 g，小红枣 60 g，杏仁 30 g，酥油 30 g，白酒 1 500 g，白蜜适量。

【做法与用法】将核桃仁、小红枣研碎，杏仁去皮尖后捣烂待用。白蜜、酥油溶化，倒入酒中和匀，然后将上三味药放入酒内密封，浸泡 21 天后即可饮用。每次 15 mL，每天 2 次。

【功效】补益气血，滋养皮肤，红润颜面。

（五）银耳枸杞汤

【原料】银耳 10～15 g，枸杞 25 g。

【做法与用法】将上两味洗净后放入适量水中，文火煎成稠汁状备用，隔天 1 次，加糖服用。

【功效】滋阴补肾，益气和血，滋美肌肤。

（六）枸杞煨鸡

【原料】老母鸡 1 只，枸杞 15 g，生姜 5 g，料酒 5 g，胡椒 2.5 g，食盐、味精适量，葱 1 根。

【做法与用法】将老母鸡常规洗净后切成块，姜拍破，葱切段备用。锅内加水适量，将鸡及姜、葱、料酒、胡椒同下锅，将枸杞洗净，装入纱布袋放入锅内。先用大火煮沸，除去汤面上浮物，改用文火炖 2 h，以鸡烂骨酥为度，放盐和味精出锅即可。分顿吃肉喝汤，枸杞亦可食用。

【功效】滋肾润肺，益颜泽肤。

（七）当归煨鸡

【原料】母鸡 1 只，当归 20 g，生姜 5 g，料酒 5 g，盐、味精、胡椒适量，葱 1 根。

【做法与用法】将母鸡常规洗净后切成块，放入开水中再烫洗一遍。当归、生姜切片，葱切段，沙锅内放入适量水，将鸡块放入锅内，先用大火烧开，除去汤面泡沫，然后放入姜片、当归片、料酒、胡椒，改用文火煨约 2 h，待鸡烂骨酥时放盐，再煨数分种离火，放味精，即可食用。

【功效】补血活血，养颜益容。

（八）益颜饮

【原料】黑芝麻、枸杞、何首乌各 15 g，杭菊花 15 g。

【做法与用法】将各味用水煎服，每天 1 次。

【功效】益颜色，泽肌肤。

二、祛斑增白药膳方

（一）玉颜膏

【原料】玉竹 1 000 g，白蜜 250 g。

【做法与用法】选肥白玉竹切成粗末，加水煎煮，共煎 3 次，去滓浓缩，加白蜜收膏，瓷坛封存。每日早晚空腹服 30 g，白开水冲服。

【功效】养阴生津，润肤玉颜。

（二）增白玉容粉

【原料】西瓜仁 250 g，桂花 200 g，桔皮 100 g。

【做法与用法】将上三味研细末，饭后用米汤调服，每天 3 次，每次 3 g。

【功效】增白益颜。

（三）鸡子羊肉面

【原料】白面 120 g，鸡蛋 4 个，羊肉 120 g。

【做法与用法】先将羊肉剁细做羹。取鸡蛋清和白面做成面条。加适量鸡蛋清面条入沸水中，煮面令熟，再加调料及羊肉羹。

【功效】健脾开胃，益气补血，泽颜白面。

（四）益肤草莓乳

【原料】草莓 5～8 粒，蜂蜜 15～20 g，牛奶 100 mL。

【做法与用法】将草莓洗净，去蒂，榨汁，将三味共混合搅匀，即可饮用，每天 1 剂。

【功效】美白嫩肤。

（五）参芪麦冬膏

【原料】党参 200 g，黄芪 200 g，麦冬 100 g。

【做法与用法】上三味切片或研碎后，水煎三次，去渣取汁，用文火浓缩至稠膏状，至不渗纸为度，另加与稠膏等量的蜂蜜收膏即得。每天 1 次，每次 10 g。

【功效】增白泽面。

（六）木瓜增白饮

【原料】熟木瓜 1 只，鲜牛奶 200 g，白糖少许。

【做法与用法】将熟木瓜去皮、籽后，洗净切成块，加两份水和少许白糖共煮，水开后捣烂木瓜，加入鲜牛奶，煮开后饮用，每天 1 次，可长期饮用。

【功效】营养肌肤，润肤增白。

（七）五白膏

【原料】白扁豆 50 g，白茯苓 50 g，白山药 50 g，白莲子 30 g，白菊花 15 g，白发面粉 200 g，白糖 100 g。

【做法与用法】将白扁豆、白茯苓、白山药、白莲子、白菊花研细与面粉混匀，加入白糖，用温水将药粉和成面团，待面醒好后，放入锅中蒸熟，即可切块食用，切成若干约 50 g 的小块。每天 1 次，每次 1 块。

【功效】健脾利温，增白皮肤。

（八）祛斑散

【原料】冬瓜仁 250 g，莲子粉 25 g，白芷粉 15 g。

【做法与用法】将冬瓜仁、莲子粉、白芷粉合研为细末，贮瓷瓶备用。每天饭后用开水冲服 1 汤匙。

【功效】除雀斑，洁颜肤。

（九）除黄褐斑方

【原料】胡桃仁 30 g，牛奶 200 g，豆浆 200 g，黑芝麻 20 g。

【做法与用法】将胡桃仁、黑芝麻放入小石磨中，边倒边磨。磨好后，倒入锅中与牛奶、豆浆混匀，煎煮，煮沸后加入少量白糖，每天早晚各服 1 碗。

【功效】润肤祛斑。

（十）清热除斑汤

【原料】紫菜 3 g，淡竹叶 10 g，莲子 10 g，灯芯草 6 g，红枣 8 枚，瘦肉 250 g，鲫鱼 100 g，

生姜4片。

【做法与用法】先将中药置沙锅中加清水煮30 min，去中药淡竹叶和灯芯草，再加鱼、肉同锅烧滚后，改中火煮40 min，以盐、油调味即可。

【功效】清热和胃，清补除斑。

（十一）消斑食疗汤

【原料】丝瓜络、白僵蚕、白茯苓、白菊花各10 g，玫瑰花3朵，红枣10枚。

【做法与用法】每日用上述食药材煎成浓汁，分2次饭后服用，一般10天内即可见效。

【功效】悦颜，消斑。尤适用于黄褐斑。

（十二）猪肾祛斑粥

【原料】猪肾1对，粳米200 g，山药100 g，苡仁50 g。

【做法与用法】将猪肾去筋膜、臊腺，洗净切碎；山药去皮切碎待用。然后把切碎的猪肾去血水后与山药、苡仁、粳米加水适量以小火煨烂成粥，加入适量盐及味精调味，分顿食用。

【功效】增白祛斑。

三、护肤美容药膳方

（一）润肌泽肤汤

【原料】鸡肉250 g，玉米、蛋白各适量。

【做法与用法】用刀背将鸡肉拍烂，撕成丝，加几个蛋白，与适量玉米面一起放入锅内，加水，小火慢慢煮至熟。食肉饮汤。

【功效】润肌泽肤。

（二）荷香飘春彩

【原料】水鸭1只，猪骨250 g，荷叶6 g，生、熟苡仁各10 g，生地6 g，粳米15 g，怀山药12 g，黄芪12 g，生姜2片。

【做法与用法】先将中药用1 200～1 800 mL清水煮1 h，留汤去渣，再把水鸭、猪骨、生姜放入汤煮40 min，加盐调味，食肉喝汤。

【功效】滋阴补虚，健肤美颜。

（三）养颜豆腐鱼

【原料】鲫鱼500 g，豆腐2块，萝卜适量。

【做法与用法】先把鱼在煮沸的清水中略烫，再用葱、姜、料酒烹锅，加入胡椒面、清汤、精盐，将鱼下锅，加入萝卜丝、豆腐块慢火炖，待汤炖去1/3时，加香菜、味精起锅即可。

【功效】养颜健体，泽润肌肤。

（四）葡萄梨饮

【原料】葡萄200 g，鸭梨2个，胡萝卜100 g。

【做法与用法】将葡萄洗净，梨去皮核，胡萝卜洗净。三味共榨汁，饮用。每天1～2次。

【功效】滋阴润肤，红颜。

（五）美容果菜汁

【原料】苹果1个（去皮），草莓8～10个，生菜1～2片，番茄2个，香菜2根。

【做法与用法】取上几味，在淡盐水中浸泡后，用清水洗净，放在榨汁机中榨汁。每天1次，每次1杯。

【功效】营养肌肤，改善肤色。

（六）苡仁玉液

【原料】苡仁 50 g，牛奶 200 mL，白糖适量。

【做法与用法】将苡仁洗净后与牛奶同煮，加入适量白糖，小火慢煮，待苡仁熟后服用。每天 1 次，与饭同食。长期服用效佳。

【功效】养颜悦色，美容护肤。

（七）苹果菜汁

【原料】油菜 100 g，苹果 1/2 个，香菜 50 g，柠檬 1/2 个（榨汁）。

【做法与用法】将前三味放入榨汁机中榨汁，再加柠檬汁即可，取汁随意饮用。

【功效】润肤、嫩肤。

四、防皱消皱药膳方

（一）猪皮肉丁

【原料】猪皮 150 g，黄瓜 250 g，香油、盐、葱、姜、醋各适量。

【做法与用法】猪皮洗净，锅内炖熟，晾凉切成丁，黄瓜洗净切丝，同置盘中加入佐料拌匀食用。

【功效】润肤，护肤，抗皱。

（二）猪蹄润肤汤

【原料】猪蹄 1～2 只。

【做法与用法】将猪蹄去毛洗净，加水炖烂后食用。每天 1 次。

【功效】抗皱，润肤。

（三）鸡汤去皱方

【原料】鸡骨头适量。

【做法与用法】取鸡骨头熬汤。喝汤，每周 1 至 2 次，长期食用。

【功效】防皱抗皱，细腻肌肤。

（四）燕窝蜜枣汤

【原料】燕窝 10 g，蜜枣 6 枚，红糖适量。

【做法与用法】将燕窝用清水泡开除去杂质，然后与蜜枣（去核）同放入锅内，加水适量，煮至蜜枣烂熟再入红糖调味食用。隔日食用为宜。

【功效】益气养颜，润肤除皱。

（五）仙人粥

【原料】何首乌 30 g，粳米 60 g，红枣 5 枚，红糖适量。

【做法与用法】用竹刀刮去何首乌皮，切成片，或用制何首乌，煎取浓汁，去渣，加粳米、红枣入沙锅内煮粥，粥将成时，放入红糖少许以调味，再煮沸即成。早晚空腹食用。

【功效】补气血，益肝肾，黑发美颜，防皱。

（六）麻仁耐老方

【原料】麻仁 30 g，白羊脂 210 g，蜜蜡 150 g，白蜜 3 g。

【做法与用法】将上四味放入瓦钵中杵烂，调和均匀，放蒸笼上蒸熟即成，分多次服食。

【功效】润肤，抗皱，驻颜。

（七）除皱美容方

【原料】莲子 30 g，芡实 30 g，苡仁 50 g，龙眼肉 8 g，蜂蜜适量。

【做法与用法】加水煮 1 h 后备用，每周 1～2 次，与饭同食。

【功效】清除皱纹，白面美容。

（八）柏子仁烧猪蹄

【原料】柏子仁 50 g，猪蹄 250 g，葱、姜、蒜、盐适量。

【做法与用法】将猪蹄洗净放入锅中，炖至半熟后，加入柏子仁继续炖到快烂熟时投入葱、姜、精盐，加炖 15 min 即可。分 2 次服，每天 1 次，与饭同食，吃肉喝汤。

【功效】滋肾润燥，防皱去皱。

（九）大枣紫草汤

【原料】大枣 20 g，紫草 10 g。

【做法与用法】将二味加入适量水中，小火煮沸 30 min 即可。除紫草，吃枣喝汤，每天 1 次。

【功效】抗皱。

（十）杞圆膏

【原料】枸杞 3 000 g，龙眼肉 2 500 g。

【做法与用法】将二味倒入沙锅内，加适量水，用文火熬煎，渐加水，煎至枸杞无味，去渣，再熬成膏，瓷罐收贮。每次 30 g，空腹食之。

【功效】补肝肾，抗皱。

（十一）清炖栗子白鸽

【原料】栗子 150 g，白芷 10 g，鸽子 1 只，调味品适量。

【做法与用法】栗子去壳，白芷布包，鸽子如常洗净，加水适量，用小火炖之，至鸽子熟烂，入调味品适量，即可食用。

【功效】除皱抗皱。

（十二）养颜抗皱膏

【原料】人参 80 g，桃仁 200 g，白芷 100 g，蜂蜜 300 g。

【做法与用法】将前三味加水 500 mL，连煎三次，每次取汁 200 mL，再把三次汁液和在一起，文火煎煮浓缩为 300～400 mL，入蜜糖煮沸，停火。冷却收瓶，每天早晚食 2 匙。

【功效】除皱益寿。

五、养发生发药膳方

（一）坎离丸

【原料】黑豆、红枣等量，桑椹汁适量。

【做法与用法】黑豆不拘多少，用桑椹汁浸透蒸熟，反复五次，晒干为末。红枣量约与黑豆相当，蒸熟，去皮核，捣如泥，与黑豆末为丸或做成饼子，随意食之。

【功效】补肾强精，补气养血，黑发。

（二）虫草粥

【原料】虫草粉 5 g，粳米 50 g，冰糖 20 g。

【做法与用法】水煮粳米、冰糖成粥，加入虫草粉再煮片刻即可。每天 2 次，餐前食用。

【功效】滋阴补肾，益血生发。

（三）二至鹌鹑蛋

【原料】旱莲草30 g，女贞子30 g，鹌鹑蛋3个。

【做法与用法】将上三味同煮，蛋熟去壳，再煮5 min，即可食用。吃蛋喝汤，每天1次，连服20天。

【功效】补益肝肾，黑发。

（四）黑芝麻粥

【原料】黑芝麻20 g，赤糯米50 g。

【做法与用法】取芝麻炒焦研碎，和赤糯米合煮成粥。可做早餐食用。

【功效】滋阴养血，乌发润燥。

（五）何首乌粥

【原料】制何首乌50 g，赤糯米100 g，大枣、冰糖适量。

【做法与用法】先将何首乌洗净，水1 L煎取汁，与赤糯米、大枣、冰糖共煮成粥。可做早餐食用。

【功效】补肝肾，益精血，乌发养颜。

（六）怀山药芝麻糊

【原料】怀山药15 g，黑芝麻120 g，玫瑰糖6 g，鲜牛奶200 mL，粳米60 g。

【做法与用法】先将粳米洗净用沸水浸泡1 h，捞出滤干；山药切成小颗粒；黑芝麻炒香。将以上各物放入盆中，加水和鲜奶拌匀，磨碎，滤出细茸待用。将滤过的鲜牛奶继续加清水，冰糖融化，烧开。再将先前制成的细茸慢倒入锅中，放入玫瑰糖，不断搅拌成糊，然后起锅即成。

【功效】滋阴补肾，黑发。

（七）熟地黄粥

【原料】熟地黄15 g，粳米50 g。

【做法与用法】将熟地黄置锅中加水适量，煎取药汁，再加粳米及适量清水煮粥，食粥，每天1次。

【功效】滋阴养血，生发，黑发。

（八）芝麻美发粥

【原料】白芝麻1 000 g，淀粉适量，海带粉500 g，白糖适量。

【做法与用法】取白芝麻用水洗净，在水中浸泡30 min，去掉芝麻外皮，将芝麻仁晒干，在文火上炒，温度在80～100°C，炒40 min或稍长时间，使芝麻仁变成淡黄色，捣成芝麻粉，用筛子筛过，加适量淀粉，晒干，然后加海带粉、白糖熬成粥后饮用。每日3次，每次取25 g干粉，熬粥服。

【功效】乌发，亮发。

（九）芪参黑豆美发汤

【原料】北芪20 g，党参20 g，黑豆80 g，瘦猪肉240 g，生姜2片，红枣4枚。

【做法与用法】将黑豆用锅炒至豆裂开，再用清水洗净，沥干；生姜洗净，去皮，切2片；红枣洗净，去核；北芪、党参、瘦猪肉洗净。将以上材料放入煮开的水中，用中火煮3 h，以细盐调味，即可饮用。

【功效】补血补气，防脱黑发。

六、明目美容药膳方

（一）玉米仁粥

【原料】玉米仁 30 g，枸杞子 15 g，粳米 50～100 g。

【做法与用法】将玉米仁捣碎，与枸杞子同煮取汁，下粳米煮为粥。空腹食用。

【功效】益肝补肾明目。

（二）枸杞炒猪肝

【原料】猪肝 250 g，枸杞子 50 g，蛋清 1 个，水淀粉 20 g，清汤 200 mL，葱、蒜、姜末、盐、味精、料酒各适量，猪油 300 mL。

【做法与用法】将枸杞子 25 g 用水煮，取枸杞子浓缩汁 250 mL；另一份 25 g 用清水洗净，放小碗内，在笼内蒸半小时。把猪肝洗净，切成薄片，放开水内焯一下，用凉水淘净后取出，以净布抹平，放碗内，加入蛋清、水淀粉、盐，搅匀。稍热油锅，入猪肝油炒，至猪肝发亮时，捞出，倒去余油，随将配料以及蒸熟的枸杞子下锅，放入葱、姜、蒜、枸杞子浓缩汁，用勺搅几下，再将肝片下锅稍煮即可。佐食。

【功效】补肝肾，养阴血，益精明目。

（三）枸杞猪蹄鸡脚煲

【原料】鸡脚 8 只，猪蹄 150 g，枸杞子、龙眼肉各 10 g。

【做法与用法】枸杞子、龙眼肉洗净；猪蹄用清水浸 10 min，洗净；鸡脚斩去爪甲，洗净出水，用冷水稍冲洗。全部用料放入锅，加清水适量，煮至肉熟烂，下盐调味。佐食。

【功效】滋阴明目，强壮筋骨。

（四）盐水蒸鸡肝

【原料】鸡肝、鸡肾各 300 g，姜 2 片，大茴香（八角）2 个，葱 2 条，酒 10 mL，盐 5 g，胡椒粉少许。

【做法与用法】鸡肾、鸡肝洗干净，用烧滚稀盐水稍煮，出锅用清水冲洗。将鸡肝、鸡肾放至碟内，加八角、姜、葱、酒、盐、胡椒粉腌约 15 min。把鸡肾、鸡肝隔水用大火蒸熟，取出切片上碟即成。佐食。

【功效】滋阴补血，明目。

（五）萝卜鲜蟹煲

【原料】蟹 800 g，白萝卜 200 g，姜片、葱段适量。

【做法与用法】蟹刷洗干净，吸干水分，斩件；萝卜切大块。将萝卜块、姜、葱放在沙锅底，蟹件置上，加水适量，用大火共煮沸，然后改慢火炖至萝卜熟烂，调味即可趁热食用。喝汤吃蟹、萝卜。

【功效】行气宽中，清热散结，平肝明目。

（六）芪杞炖子鸽

【原料】黄芪、枸杞子各 20 g，幼鸽 1 只，盐、味精适量。

【做法与用法】将未换毛的幼鸽宰杀洗净，与黄芪、枸杞子同入盘中，加水适量隔水炖熟即成。食用时加盐、味精，每 3 天服 1 次。

【功效】补中益气，滋肝肾，养精明目。

（七）当归炖羊肝

【原料】当归 10 g，羊肝 160 g，醋、酱油各适量。

【做法与用法】羊肝洗净，切成大块；当归用纱布包好；醋、酱油按喜好调在盘中。羊肝、药包同入沙锅，加水足量，武火烧沸后改用小火慢炖至熟，羊肝捞出切片。每天晚睡前 2～3 h，蘸酱油、醋食用。

【功效】养血活血，补肝明目。

（八）枸杞菊花肉片

【原料】枸杞子 10 g，鲜菊花瓣 100 g，瘦猪肉 600 g，鸡蛋清 3 个，鸡汤 150 mL，绍酒、葱花、姜片各 20 g，湿淀粉 50 g，猪油 1 000 g，胡椒粉、麻油、食盐、白砂糖、味精各适量。

【做法与用法】瘦猪肉切成薄片；菊花瓣、枸杞子以水洗净；肉片用蛋清、食盐、绍酒、味精、胡椒面、淀粉调匀浆好；食盐、白砂糖、鸡汤、胡椒粉、味精、湿淀粉、芝麻油兑成汁。武火烧热炒锅，放入猪油，待油五成熟时投入肉片，稍炸沥油出锅。锅内留油约 50 g，待油温五成熟时下姜、葱稍炒，即倒入肉片、枸杞子同煮，烹入绍酒炝锅，随之把兑好的汁搅匀倒入锅，先翻炒几下，将菊花瓣倒入锅内，翻炒均匀即可。佐餐，随量食。

【功效】清热明目，养血平肝。

（九）海带决明汤

【原料】海带 30 g，草决明 15 g。

【做法与用法】海带洗净，以盐水浸泡 2 h，连汤放入沙锅，再入草决明，慢火煎至海带熟即成。去草决明，饮汤，吃海带，每天 1 次。

【功效】清热明目，降脂降压。

七、香口润喉药膳方

（一）丝瓜汤

【原料】鲜老丝瓜 1 根，盐少许。

【做法与用法】丝瓜切段，水煎煮，半小时后放盐，再煮半小时。取汤汁分次饮用。

【功效】香口除臭。

（二）杏仁冻

【原料】北杏仁 60 g，南杏仁 120 g，绿豆粉 40 g，砂糖适量。

【做法与用法】将南、北杏仁去皮，加清水 1 杯，研磨成杏仁汁；绿豆粉加水浸泡，与杏仁汁调匀，放入锅中，加砂糖，边搅边煮，煮滚后倒入容器内，待凉后放入冰箱冷冻即可。可随意饮用。

【功效】清热利咽，美声香口。

（三）蜜姜米

【原料】鲜生姜 200 g，蜂蜜适量。

【做法与用法】将鲜生姜洗净，切碎如大米粒大小，置有盖容器内，加蜂蜜以浸没姜米为度。用时取蜜姜米半匙，口含缓缓吞咽，待蜜味将尽，姜辣缓减后，则嚼细吞食，每日 3～5 次，至咽喉爽利，发音正常为止。

【功效】利咽美声。

（四）茵茴蛋糕

【原料】茵陈 10 g，八角茴香 1 个，小茴香秆 7 节，鸭蛋 2 个。

【做法与用法】将前3味煎水，炖鸭蛋糕。每天早晨空腹服用，连用数天。

【功效】芳香化浊，香口除臭。

（五）双叶盐汤

【原料】茶叶、苏叶各3 g，食盐6 g。

【做法与用法】先用沙锅炒茶叶至黄，再将盐炒呈红色，同苏叶加水共煎汤服之，每天2次。

【功效】通络利咽。

（六）苹果香草汤

【原料】甘草10 g，苹果100 g，香菜20根。

【做法与用法】将苹果切成4片，甘草、香菜洗净，一并下锅，以750 mL水煎至250 mL左右，加适量蜂蜜服用。

【功效】香口除臭。

（七）沙参银耳汤

【原料】北沙参、银耳各15 g，鸡蛋2个，冰糖适量。

【做法与用法】银耳用清水浸泡，洗净，与北沙参同放入沙煲中，加清水适量，用武火煮沸后，改用文火煲1 h，打入鸡蛋，加冰糖搅拌均匀，煲至蛋熟即可。食银耳、鸡蛋，喝汤，每天1剂，连食10剂。

【功效】养阴润燥，利咽。

（八）甘草银花茶

【原料】金银花、藿香各5 g，甘草2 g。

【做法与用法】将上三味放入杯中，用开水冲泡10 min即可。代茶随意饮用。

【功效】清热解毒，芳香化浊，香口除臭。

（九）大海甘草茶

【原料】胖大海1枚，甘草3 g，冰糖适量。

【做法与用法】将胖大海、甘草、冰糖放入茶杯中，用沸水冲泡即可。代茶随意饮用，连饮10天。

【功效】清热解毒，润肺利咽。

（十）银耳梨杞饮

【原料】银耳、枸杞子各100 g，蜂蜜、雪梨各300 g。

【做法与用法】将银耳、枸杞子放入锅中，加清水适量，煮30 min，加入蜂蜜调匀，冷却；雪梨洗净，切成小丁，放入煮好的汤中拌匀即可。每天1剂，连食5剂。

【功效】润喉开音。

八、丰乳健美药膳方

（一）健乳润肤汤

【原料】猪肚1 000 g，芡实、腐皮各30 g，北芪24 g，白果肉60 g，葱段、精盐、花生油各适量。

【做法与用法】将制好的猪肚与芡实、北芪、白果肉入沙锅同煮沸半小时，放入腐皮再熬1～1.5 h，至汤成奶白。饮汤。

【功效】丰乳润肤。

(二) 虾仁归芪粥

【原料】虾仁 10 g,当归 15 g,黄芪 30 g,桔梗 6 g,粳米 50 g。

【做法与用法】将当归、黄芪、桔梗用纱布袋盛装,带口扎紧,入锅中,加水适量,煎沸约 20 min,再入虾仁、粳米,继续煎煮至粥成即可,去药袋,顿食。每天 1 次。

【功效】丰乳。

(三) 淫羊虾米汤

【原料】淫羊藿 15 g,虾米 20 g。

【做法与用法】将上二味加水适量,煎汤。每天 1 次,饮汤,食虾米。

【功效】健美乳房。

(四) 清炖奶羊乳根

【原料】奶羊乳根(即奶羊乳房)150～200 g,葱白 2～3 根,通草 6 g。

【做法与用法】将羊乳根洗净切成 4 块,加水适量,与葱白、通草文火煨炖,至羊乳根熟烂,入调味品适量即可。食肉,饮汤。隔 5 天 1 次。

【功效】健美乳房。

(五) 白芷鲤鱼汤

【原料】白芷 15 g,鲤鱼 1 条(约 100～150 g)。

【做法与用法】将鲤鱼常法处理,白芷用纱布包之,加水适量,共煮之至熟,加入调味品适量,即可。吃鱼,喝汤,隔天 1 次。

【功效】健美乳房。

(六) 花生卤猪蹄

【原料】花生 200 g,猪蹄 1 只,盐适量。

【做法与用法】将花生洗净,猪蹄切半,并入水焯,捞起洗净,将花生、猪蹄放入锅中,炖 3 h,加盐即食。

【功效】丰胸美乳。

(七) 牛奶麦片

【原料】牛奶、麦片各适量。

【做法与用法】上两者以小火拌煮约 10 min,即食。

【功效】丰胸美乳。

九、减肥健体药膳方

(一) 荷叶粥

【原料】鲜荷叶 1 张(重约 200 g),粳米 100 g,白糖适量。

【做法与用法】米洗净,加水煮粥,临熟时将洗净的鲜荷叶覆盖粥上,焖约 15 min,揭去荷叶粥成淡绿色,再煮沸片刻即可。服时酌加白糖,随时可食。

【功效】清暑生津止渴,降脂减肥。

(二) 双瓜粥

【原料】黄瓜 50 g,冬瓜 50 g,粳米 50 g,味精、食盐适量。

【做法与用法】将黄瓜、冬瓜洗净后切碎,与粳米共煮为粥,粥熟后加入盐、味精调味。

每天 2～3 次，与饭同食。

【功效】健脾，利水，减肥。

（三）冬瓜荷叶饮

【原料】冬瓜 200 g，鲜荷叶 1 张。

【做法与用法】将冬瓜洗净，连皮切块，同时将荷叶清水洗净并搓碎，与冬瓜入锅共煮汁。每日代茶频频饮用，久用有效。

【功效】清暑利水，减肥消肿。

（四）绿豆海带汤

【原料】绿豆、海带各 100 g。

【做法与用法】上两物共煮食。每天 1 剂，连服见效。

【功效】祛脂减肥。

（五）乌龙茶

【原料】乌龙茶 3 g，槐角 18 g，首乌 30 g，冬瓜皮 18 g，山楂肉 15 g。

【做法与用法】先将上五味共煎，去渣以其汤液冲泡乌龙茶，代茶饮用。

【功效】祛脂减肥。

（六）牛奶茶

【原料】牛奶 250 g，绿茶 5 g，白糖 20 g。

【做法与用法】先将牛奶入锅煮沸，加入白糖，绿茶用沸水冲泡，取汁约 500 mL，按牛奶：茶汁为 1∶2 的比例，混匀饮用。

【功效】祛脂减肥。

（七）荷叶减肥茶

【原料】荷叶 60 g，苡仁 10 g，生山楂 10 g，橘皮 5 g。

【做法与用法】将上四味研成细末，混合均匀，清晨放入开水瓶中，用沸水冲泡。以此代茶，每天 1 剂，水饮完后再加开水冲泡。连续饮用 3～4 个月。

【功效】减肥轻身。

（八）茯苓赤豆粥

【原料】茯苓 30 g，赤小豆 100 g，粳米 50 g。

【做法与用法】将茯苓拣去杂质，研为细面；赤小豆浸泡 10 h 以上；再将三味加水适量，共煮成粥。每天清晨空腹温食之。

【功效】减肥健美。

（九）苡仁粥

【原料】苡仁 30 g，白糖适量。

【做法与用法】先将苡仁和适量水，置武火烧沸，再用文火煨熬待苡仁熟烂后，加白糖即可。随意服用。

【功效】健脾除湿。

（十）参芪鸡丝冬瓜汤

【原料】鸡脯肉 200 g，党参 3 g，黄芪 3 g，冬瓜 200 g，黄酒、精盐、味精适量。

【做法与用法】鸡脯肉洗净切丝；冬瓜削皮，洗净切片；党参、黄芪用清水洗净。砂锅置火上，放入鸡丝、党参、黄芪，加水 500 mL，用小火炖至八成熟，再放入冬瓜片，加精盐、黄酒、味精，仍用小火慢炖，待冬瓜炖熟烂即成。单食或佐餐用，可常食。

【功效】减肥轻身。

（十一）青鸭羹

【原料】青头鸭 1 只，草果 1 个，赤小豆 250 g，食盐、葱适量。

【做法与用法】将鸭宰杀去内脏，将赤小豆、草果一起放入鸭腹内，放沙锅内，加水适量，文火炖至鸭熟时，加葱适量、盐少许即成。每次空腹饮汤食肉，亦可佐餐。

【功效】健脾开胃，利尿消肿。

十、丰肌健美药膳方

（一）西红柿美容方

【原料】西红柿、鱼肝油各适量。

【做法与用法】将西红柿捣烂取汁，每天用西红柿汁 1 杯，加 5 g 左右鱼肝油饮用。

【功效】丰满身体，红润面色。

（二）对虾通草丝瓜汤

【原料】对虾 2 只，通草 6 g，丝瓜络 6 g，生姜、精盐适量。

【做法与用法】将前三味加水适量煎汤，加入生姜、精盐少量调味即可。吃虾喝汤，每天 1 次。

【功效】丰满身体，健美乳房。

（三）桃仁鸽肉粥

【原料】桃仁 10 g，鸽子肉 100 g，猪瘦肉 50 g，粳米 100 g，细盐、料酒、生姜末、味精、葱花、香油各适量。

【做法与用法】将桃仁去皮尖，用清水研汁备用；洗净鸽子肉及猪瘦肉，剁成肉泥。旺火起热锅，加入少许香油，将鸽子肉与瘦猪肉放锅中，煸炒 2 min，加水煮，肉至半熟时加入淘洗干净的粳米，再加入桃仁汁，小火煨粥，粥成时加入细盐、生姜末、料酒、香油、葱花、味精，拌匀。每天 1 剂，分次温服。

【功效】活血益气，丰肌泽肤。

（四）人参胡桃仁茶

【原料】人参 3 g，胡桃仁 15 g。

【做法与用法】将人参切成薄片，胡桃仁焙干，研成细末。将人参片与胡桃仁末同置于一容器内，并加入适量水，隔水炖 60 min 即成。空腹饮用，饮去茶水后可将人参渣、胡桃仁渣嚼食。

【功效】益气和血、丰肌泽肤。

第十二章　常见损美性病症

第一节　粉　　刺

粉刺是一种发生在颜面、胸、背等处丘疹如刺，可挤出粉渣样物，甚者出现脓疱、囊肿、结节等损害的皮肤病。又名“肺风粉刺”、“面皰”、“面粉渣”等。多见于青年男女，俗称“青春痘”、“暗疮”、“酒刺”等。类似西医的寻常性痤疮。

粉刺主要发生在青年人的颜面部位，破坏容貌之美，若失治、误治可留下永久性瘢痕。所以，对粉刺的治疗不可轻视。

一、病因病机

（一）血热偏盛

禀赋血热者，正值青年时期血气方刚，生机旺盛之际，血热外壅，体表络脉充盈，气血郁滞，因而发病。如《外科启玄》曰：“粉刺……总皆血热郁滞不散。”《肘后备急方》则曰：“年少气充，面生皰疮。”

（二）脾胃积热

偏嗜辛辣煎炒之品，日久易助阳化热；多食鱼腥油腻肥甘之品，则中焦运化不周，亦可化生火热。脾胃积热，则循经上熏，血随热行，上壅于胸面，故胸部、颜面生丘疹如刺且红肿疼痛或生脓疱粉刺。

（三）风热外袭

外感风热之邪，侵袭肌肤，客于体表络脉，气血郁滞于胸部、颜面而生粟疹且色红。如《诸病源候论》指出：“面疱者，谓面上有风热气生疮，头如米大，亦如谷大。”

（四）玄府阻塞

疏于洁面，灰尘、粉脂堵塞玄府，或冷水洗面，玄府闭塞，导致气血凝滞而丘疹如刺，色暗。

（五）冲任不调

情志不遂，肝郁化火，冲任不调，热迫血行于上，故月经来潮前面生丘疹色红或脓疱粉刺。

（六）血瘀痰结

本病反复发作，日久不愈，致使气血郁滞，经脉不畅，或肺胃积热，久蕴不解，化湿生痰，痰血瘀结，可致丘疹日渐扩大，形成结节、囊肿粉刺。

总之，本病与禀赋、饮食、外邪、七情、面部不洁等因素有关，血热、血瘀、痰湿是本病发生的主要机理，其中禀赋血热是本病发病的根本；血瘀、痰湿使病情深重，缠绵难愈。

二、发病特点

1. 多见于青年男女。

2. 多发于颜面尤其"T"字部位，亦可见胸背部，极少部分患者见于臀部。

3. 皮损：初起丘疹皮色如常，如针尖或米粒大小，顶端见黑头或白头，能挤出黄白色粉渣样物或白色米粒样物；继而丘疹如绿豆大小，色红，顶端渐见小脓包，可挤压出黄白色粉渣浓汁，易留暂时性暗疮印或凹洞；严重者丘疹扩大成黄豆或蚕豆大小，呈暗红色结节、脓肿、囊肿，愈后形成瘢痕疙瘩。

4. 易反复发作，常在吃辛辣煎炒肥甘厚腻之品后发生或加重。部分女性患者皮疹在月经前后加重。

5. 常伴有皮肤及毛发油腻，毛孔粗大。

6. 病程缓慢，青春期后可缓解或自愈。

三、辨证论治

（一）内治

1. 肺经风热

症状：丘疹色红，或有微痒微痛。舌红，苔薄黄，脉浮数。

治则：清肺散热。

方药：枇杷清肺饮(《医宗金鉴》)　人参 3 克，枇杷叶 10 g，桑白皮 10 g，黄连 6 g，黄柏 10 g，生甘草 3 g。脓疱多者加蒲公英 15 g，地丁草 15 g，野菊花 15 g；口渴喜饮者加天花粉 10 g，麦冬 15 g，生石膏 20 g(先煎)、知母 10 g；便秘者加生大黄 9 g(后下)。

药膳：枇杷薏米粥　生薏米 100 g，鲜枇杷 60 g(去皮核、切碎)，枇杷叶(去毛)10 g。将枇杷叶加入水中煮沸 10～15 min，去渣，再纳入薏米煮粥，粥熟后将枇杷果肉放入其中搅匀食用。

2. 湿热蕴结

症状：丘疹红肿疼痛，或有脓疱，面部油腻，伴口臭，便秘，尿黄，舌红，苔黄腻，脉滑数。

治则：清热化湿通腑。

方药：茵陈蒿汤(《伤寒论》)　茵陈 30 g，栀子、黄芩各 20 g。面部油腻加白茅根 15 g，生槐米 10 g，苦参 9 g，大青叶15 g，白鲜皮 15 g；口臭，便秘者加生大黄 9 g，生石膏 30 g，知母 9 g；皮疹呈结节状加赤芍10 g，丹皮 10 g，益母草 15 g，白花蛇舌草 15 g；脓疱多者加蒲公英 15 g，地丁草 15 g，野菊花 15 g，金银花 10 g。

药膳：凉拌三苋　鲜苋菜 100 g，鲜冬苋菜(冬葵)100 g，鲜马齿苋 100 g，调料适量。将三种食物分别用开水焯至八成熟，捞出后浸入冷水中 5～10 min，取出控去水，切段，入调料后拌匀食用。

3. 痰结血瘀

症状：丘疹呈结节、囊肿样，色暗红，经久难愈，伴纳呆，腹胀，舌暗红，苔黄腻，脉沉涩。

治则：消痰软坚，活血化瘀。

方药：二陈汤(《太平惠民和剂局方》)合桃红四物汤(《医宗金鉴》)加减　陈皮 10 g，半夏 10 g，茯苓 15 g，甘草 3 g，当归 10 g，赤芍 6 g，桃仁 10 g，红花 6 g，生地 10 g，川芎 6 g。结节者加昆布10 g,海藻10 g,炒三棱9 g,夏枯草10 g;囊肿者加浙贝母10 g,穿山甲10 g,皂角刺10 g;脓肿者加野菊花15 g,金银花10 g。每天1剂,水煎服,每天2次。

药膳：桃仁山楂粥 桃仁9 g,生山楂9 g,贝母9 g,荷叶半张,粳米60 g。先将上药加入水中煎煮取汁,去渣,入粳米煮粥食用。

4. 冲任不调

症状：妇女每经前即见颜面皮疹如刺,红肿疼痛,经后多自行消退,伴月经不调,胸胁乳房胀痛,潮热,心烦易怒,舌红苔薄,脉弦细数。

治则：清热调经通络。

方药：三皮四物汤(《经验方》) 地骨皮、白鲜皮、丹皮、赤芍、当归、牛膝各10 g,生地12 g,川芎6 g。夹湿者加黄柏、苍术,夹风者加防风、蝉蜕,精神抑郁者加柴胡9 g,郁金9 g。在月经干净后15天服用,每天1剂,连服9剂。

药膳：① 丝瓜络饮 丝瓜络1个,加水1碗煎服。② 益母草蛋壳汤 益母草30 g,蛋壳2个,加水放入锅中同煮取汁。在月经前1周,每天1剂,服用1次,直至月经来潮。

(二) 外治

1. 外用方药

(1) 颠倒散《医宗金鉴》：适用于皮疹较多者。大黄、硫黄等分研末,取适量用凉开水或茶水调成糊状敷于患处,停留30 min左右清水洗掉,每天1～2次;或配成30%的洗剂外擦,每天晚上涂搽,次晨洗掉。

(2) 蛇胆霜：适用于脓肿、囊肿、结节较甚者。蛇胆汁0.05 mL,凡士林50 g,调匀,取适量涂于患处,每天2次。

(3) 祛斑膏：适用于结节、囊肿、脓肿及其所致的暗疮印较甚者。大枫子仁、杏仁、核桃仁、红粉(红升丹)、樟脑共研细末,加麻油少许调匀。每晚于患处涂1次(过敏者禁用)。

2. 针灸治疗

(1) 毫针

主穴：四白、颧髎、下关、颊车、大椎、合谷。

配穴：肺经风热者加肺俞、曲池;湿热蕴结者加大肠俞、天枢、支沟;冲任不调者加膈俞、肝俞、三阴交;痰结血瘀者加血海、三阴交、脾俞、膈俞。

操作：针刺用泻法为主,中等刺激,留针半小时,每天1次,10次为1个疗程。

(2) 耳针

1) 埋针或压籽

取穴：面颊、肺、皮质下、丘脑、神门、内分泌、肾上腺。便秘者加大肠;脓疱者加心;月经不调者加子宫、卵巢、肝。

操作：耳穴埋针或耳穴压籽,二耳轮换,3日1次,5次为1个疗程。

2) 耳尖放血：常规消毒后,用三棱针点刺耳尖,挤压出血1～3滴。3天1次,5次为1个疗程。

(3) 水针

1) 注射消痔灵。适用于囊肿皮损者。消痔灵(五倍子、明矾等有效成分制成)与普鲁卡因或利多卡因以6∶1配制成混合液备用。常规消毒皮损处,用12号针头抽取3～5 mL生理盐水,抽吸冲洗囊腔,反复数次;然后抽取适量混合液,作囊内注射,以皮损隆起发白为度。

2）注射川芎液。适用于瘢痕者。川芎注射液与普鲁卡因或利多卡因以1∶1配制成混合液备用。先采用局部冷冻使瘢痕变软后，在皮损处常规消毒，抽取适量混合液作皮损内注射，以皮损发白为度。

（4）刺络拔罐

1）大椎穴放血。常规消毒后，用三棱针或梅花针点刺大椎穴出血，然后拔火罐，留罐10～15 min，出血1 mL。3天1次，5次为1个疗程。

2）背俞穴放血。肺俞、膈俞、胃俞、大肠俞、背部小红点（在脊柱和膀胱经之间）。每次取背俞穴2对，小红点2个，如无小红点则取背俞穴3对。常规消毒后，三棱针刺破出血，然后拔火罐，留罐10～15 min，出血0.5～1 mL。3日1次，10次为1个疗程。

3）阿是穴放血。常规消毒后，用三棱针在阿是穴（患处）点刺出血，然后拔火罐，留罐10 min。3天1次，5次为1个疗程。

3. 推拿疗法

（1）循经按摩：按摩胃经、脾经、肺经。

（2）穴位按摩：按压足三里、列缺、鱼际、合谷等。

（3）足底按摩：按压足底子宫、卵巢、肝、肾、脾、胃、肺等穴位。

4. 刮痧疗法

（1）刮拭经络：背部膀胱经、上肢大肠经、下肢胃经、肝经。泻法线状刮拭，至痧痕显现。

（2）刮拭腧穴：肺俞、肾俞、肝俞、曲池、合谷、足三里、三阴交。泻法点状刮拭，至痧痕显现。

5. 中药面膜

（1）加味颠倒散面膜。适用于丘疹较多者。大黄、硫黄、丹参、冰片各等量。研极细末，与适量大豆粉混合后，加入水调成糊状，均匀敷于面部，再将医用石膏200 g，以30～40℃温水搅拌成糊状敷于其上，15～20 min后揭去，清洗干净。3～7天1次，4次为1个疗程。

（2）粉刺连根拔面膜。适用于脓肿、结节、囊肿型粉刺。生黄芪、生地榆、土鳖虫（地鳖虫）各50 g，当归、丹参、生大黄、白芷、银杏、槟榔、青蒿、皂角刺各30 g，冰片15 g。共研极细末，与适量大豆粉混合备用。取适量用水调成糊状，均匀敷于面部，再将医用石膏200 g，以30～40℃温水搅拌成糊状敷于其上，15～20 min后揭去，清洗干净。3～7天1次，4次为1个疗程。

（3）加味五白散面膜。适用于暗疮印较甚者。白芷100 g，白扁豆50 g，白芍100 g，白附子100 g，白及100 g，细辛20 g，当归100 g，五味子50 g，红花30 g，乌梅（烘干）50 g。上药研成细末备用，取适量用水调成糊状，均匀敷于面部，再将医用石膏200 g，以30～40℃温水搅拌成糊状敷于其上，15～20 min后揭去，清洗干净。3～7天1次，4次为1个疗程。

6. 其他疗法

（1）将蜂蜜微微加温，均匀涂在脸上，轻轻拍打，然后用温水洗去，再用冷水清洗。

（2）生马铃薯捣碎敷在粉刺皮损处。

（3）超声波导入加味颠倒散膏或粉刺连根拔膏或加味五白散膏。

将加味颠倒散或粉刺连根拔或加味五白散加凡士林调成稀药膏备用。先行硫磺皂洁面、奥桑离子喷雾仪蒸面、暗疮针清除粉刺、穴位按摩，再在面部涂上药膏，以超声波导入5～10 min，强度0.5 W/cm²，连续波；之后再选用脉冲波，强度1～1.25 W/cm²，在丘疹或结节皮损处停留1～2 min。之后药膏留于面部，以200克硬膜粉调成糊状，敷于其上，15～

20 min 后揭去，清洗干净，拍爽肤水。3～7 天 1 次，4 次为 1 个疗程。

四、预防护理

1. 勤洁面：用温水或硫磺皂洁面，每天 2～3 次，不宜冷水洗面；3～7 天做 1 次面膜。

2. 清淡饮食：忌食辛辣腥燥刺激性食物，如辣椒、酒类、浓茶、咖啡、海鲜等；少食油腻之品、甜品；多食新鲜蔬菜、水果，保持大便通畅；多饮水。

3. 疏情志：避免精神紧张，保持心情舒畅。

4. 调睡眠：早睡早起，不熬夜，不睡懒觉。

5. 早治疗：丘疹粉刺日久不愈，形成结节、囊肿，治疗棘手，且愈后易留瘢痕，因此应及早采取正确的方法治疗。

6. 少化妆：平时尽量不化妆，更不要滥用油性化妆品及含粉质的化妆品。若必要化妆，应及时卸妆。

7. 禁挤捏：禁止用手挤捏粉刺，以免炎症扩散，愈后留下瘢痕。

8. 慎用药：慎用或禁用皮质类固醇激素等外用药物。

9. 避高温：避免高温作业。

第二节 黧黑斑

黧黑斑是指颜面出现面积大小不等的黄褐或淡黑色斑片，平摊于皮肤上，抚之不碍手的一种皮肤病。男女皆可发病，多见于中青年女性。类似西医的黄褐斑和其他面部色素沉着性疾病。

健康的皮肤以红润有光泽，颜色均匀为美，而黧黑斑却在面部出现褐黄色斑片，严重影响美貌的同时也带来心理上的不安。黧黑斑虽在体表，其病本却在体内，故应内外兼顾，标本同治，方能收到较好疗效。

一、病因病机

（一）情志不遂

情志失调，如肝气郁结，暴怒伤肝，思虑伤脾，惊恐伤肾等，皆可使气机紊乱，气血悖逆，不能上荣于面，则生褐斑。若肝郁日久化火，灼伤阴血使颜面气血失和或血瘀于面，亦可致褐斑发生。

（二）脾土亏虚

1. 饮食不节，劳倦过度，偏嗜五味，均可使脾土亏虚，脾失健运，水谷不能转化为精微，生化之源不足，气血不能荣于面，而生褐斑。

2. 脾土虚不能制水，水气上泛，痰湿蕴结，气血不能濡养于面，变生褐斑。

（三）肾精亏损

1. 房室过度，久伤阴精；或人到中老年，肾精亏耗，颜面不得荣润而成褐斑。

2. 水亏不能制火，虚火上炎，郁结不散，滞于经络，致使颜面气血失和而成斑黑。

（四）外受风邪

腠理受风，致气血不和，不能荣于面而生褐斑。

总之，本病与肝、脾、肾三脏关系密切。主要病机为气血不能上荣于面。

二、发病特点

1. 年龄：好发于中青年已婚妇女。未婚妇女和男性也可见。

2. 部位：好发于颜面部，尤以颧、颊、额、鼻背及眼眶周围最为明显。

3. 皮损特征：淡褐至棕黑色斑片，多对称分布，大小不定，表明光滑，无炎症及鳞屑，可散发也可融合成片。

4. 进展：病程较久，发展缓慢，色斑可随情绪变化、日晒等因素稍有改变。

三、辨证论治

（一）内治法

1. 肝气郁结

症状：斑色黄褐，面色无华，多集中于眉弓周围及面颊部；性情急躁易怒，心烦，胸胁胀满不舒或疼痛，纳谷不香，月经不调或痛经，经前斑色加深，两乳胀甚。舌淡苔薄白，脉弦或弦细。

治则：疏肝解郁，理气消斑。

方药：逍遥散（《太平惠民和剂局方》）加减　柴胡、当归、白芍、白术、茯苓各 10 g，炙甘草 6 g，薄荷（后下）3 g，香附 9 g，八月札 9 g，玫瑰花 5 g。

药膳：① 牛肝粥　牛肝 500 g，白菊花、白僵蚕、白芍各 9 g，白茯苓、茵陈各 12 g，生甘草 3 g，丝瓜30 g，大米 100 g。② 桃仁牛奶芝麻糊　核桃仁 30 g，牛乳 300 g，豆浆 200 g，黑芝麻 20 g。

2. 脾土亏虚

症状：斑色淡褐，色斑多集中于口周围及鼻翼附近；纳呆，脘腹胀闷，倦怠乏力，畏寒肢冷，经质稀色淡，舌淡苔薄，脉濡细。

治则：益气健脾，养血祛斑。

方药：归脾汤（《济生方》）或参苓白术散（《太平惠民和剂局方》）加减　脾土亏虚、气血不足选用归脾汤：人参、白术、茯苓、酸枣仁、当归、黄芪、远志、龙眼肉、甘草、木香、生姜、大枣；脾虚湿阻选用参苓白术散：人参、白术、茯苓、山药、莲子、白扁豆、薏苡仁、砂仁、桔梗、炙甘草。

药膳：① 胡桃牛乳茶　胡桃仁 30 g，牛乳、豆浆各 180 g，黑芝麻 20 g，白糖适量或鸡蛋 1 枚。② 祛斑粥　猪肾一对，粳米 200 g，山药 100 g，薏苡仁 50 g。

3. 肾精亏损

症状：斑色灰黑，多集中于面颊部及两鬓角部位，腰膝酸软，头昏耳鸣，疲乏无力，失眠多梦，心悸健忘，舌红少苔，脉沉细。

治则：滋阴补肾，益肾消斑。

方药：六味地黄丸（《小儿药证直诀》）　熟地 20 g，山茱萸、怀山药各 12 g，茯苓、泽泻、丹皮各 10 g。

药膳：黑木耳红枣汤　黑木耳 30 g，红枣 20 枚。

（二）外治法

1. 外用方药

（1）金鉴玉容散（《医宗金鉴》）　白牵牛、铅粉、白蔹、细辛、甘松、白鸽屎、白及、白莲蕊、白芷、白术、僵蚕、云苓、白附子、白扁豆、鹰屎白、白丁香各 30 g，荆芥、防风、独活、羌活各 15 g(铅粉可改用淀粉，白鸽屎和鹰屎白可不用)。

用法：上药共研极细粉末，每用少许，以水调浓搽面上，30 min 以后洗去，每天 2 次。

(2) 七白膏(《太平圣惠方》) 白芷、白蔹、白术各 30 g，白茯苓、白附子、细辛各 9 g，白及 15 g，鸡蛋清适量。以上药物，除鸡蛋清外，研为细末，用蛋清调为丸，如枣大，阴干使用。每晚洗面后，取一丸加温水研汁，涂面，第二天早晨用温水洗去。

2. 针灸疗法

(1) 毫针刺法

主穴：肝俞、期门、三阴交、风池、阿是穴。

配穴：迎香、太阳、曲池、血海。肝郁气滞加太冲、支沟；脾虚加足三里；肾虚加关元、气海、命门。

治疗方法：以上穴除脾虚、肾虚配穴用补法，其余均用泻法。每次选取 2～5 穴，每日 1 次，留针 20 min，10 次 1 个疗程。症状好转后，改为隔天一次。第 1 个疗程结束后，间隔 2～3 日，开始第 2 疗程。一般治疗 2～3 个疗程。

(2) 耳穴疗法

1) 耳穴毫针疗法

穴位：神门、肝、脾、肾、面颊、皮质下、内分泌、褐斑点(颈椎与枕连线之中点)。

操作方法：每次取一侧 4～6 个穴位，用 1.3 cm 毫针刺入，留针 30 min，10 次为 1 个疗程，间隔 3～5 天，开始第 2 疗程。一般治疗 2～3 个疗程。

2) 耳穴压丸疗法

穴位：相应部位、肝、肾、脾、膈、皮质下、卵巢、内分泌、肾上腺。

操作方法：3 天压 1 次丸，每天自行压 5～7 次，两耳交替，10 次为 1 个疗程。疗程间隔 4～5 天，一般治疗 2～3 个疗程。

3) 耳穴埋针疗法

穴位：相应部位、肾上腺、内分泌、肝、肾、脾。

操作方法：左手绷紧穴位处皮肤，右手用镊子夹住消毒的皮内针柄，轻刺入穴位，一般刺入针体的 2/3，再用胶布固定。两耳轮换。埋针后，每天自行按压 3～4 次，留针 3～5 天。

4) 耳穴点刺出血疗法

主穴：热穴(与对耳轮上脚内侧缘同一直线的对耳轮部，骶椎与腰痛点两穴之间。腰痛点位于骶椎与腰椎之间)、疖肿穴(位于耳后上部，耳舟隆起最高点，为脑顶穴。脑顶穴下方，为疖肿穴)、皮质下。

配穴：内分泌、脾、胃。也可根据全身症状加配穴，如内分泌功能失调者加内分泌穴，脾胃不舒、饮食失调者可加脾胃穴。

操作方法：先用碘酒消毒患者整个耳郭，再用 75%酒精棉球将碘酒擦干净。医者的双手手指也必须用 75%酒精消毒，然后以左手固定患者的耳郭，右手拇指与食指、中指持已消毒的三棱针，针尖对准穴位，运用腕部突然发力，快速点刺，使针尖刺破表皮 0.1 cm 左右深，待穴位少量出血，取 75%的酒精棉球拭净血迹，再用消毒干棉球覆盖刺孔，用胶布固定。每次只刺 1 个穴位，两耳交替，隔天 1 次，15 次为 1 个疗程。如不愈者，可隔 7～10 天再行第 2 疗程。

3. 推拿疗法　面部按摩：在面部美容经穴按摩常规手法的基础上，加以下手法：阳白，颧髎点揉100周，顺时针和逆时针方向各50周，褐斑局部周围的穴位重点按，适当增加次数。双耳加揉肝、肾、内分泌、皮质下、交感。

4. 刮痧疗法

刮痧部位：面部：鱼腰、太阳、颧髎等穴及鼻两侧局部穴位；背部：肝俞、脾俞、肾俞；腹部：中脘；下肢部：足三里、三阴交、太溪。

操作方法：使用水牛角刮痧板，沾取刮痧油在以上穴位上直推刮动。每个穴位5～10次，3～6天刮拭1次，3～5次为1个疗程。

5. 中药面膜

中药祛斑面膜：白茯苓、白蔹、白芷、白及、白薇、白附子、白术、白扁豆、白僵蚕各30 g，防风、羌活、三七粉各20 g，淀粉50 g，共研细末过120目筛备用。

制作：用祛斑霜按摩面部后用药末20 g，加入医用石膏200 g混匀，加水调糊外用做硬膜面膜。

四、预防护理

1. 饮食忌宜：注意摄入富含维生素C、A、E和微量元素锌的食物，如黄瓜、西红柿、花生米、动物肝脏等；少吃辛辣刺激性食物，忌烟酒、咖啡等。

2. 皮肤防护：避免日光曝晒，使用防晒护肤品，外出遮阳打伞。

3. 皮肤养护：不滥用化妆品，尤其是劣质化妆品；慎用祛斑、美白、嫩肤等护肤品。

4. 治疗疾病：积极预防和治疗面部皮炎和妇科疾病。

5. 慎用药物：避免使用避孕药或镇静类药。当面部产生疾患时，不随意使用激素类软膏。

6. 调畅情志：注意劳逸结合，保持心情舒畅。避免疲劳、忧虑等情志刺激。

第三节　睑　魇

睑魇指胞睑周围皮肤呈黯黑色的眼症。又称“目胞黑”，俗称“黑眼圈”。类似西医的眼睑静脉性充血或眶周色素沉着症。胞睑周围皮肤呈黯黑色或青黑色，与周围正常皮肤形成了强烈的反差，给人以疲惫无神的感觉，使患者生命活力美感减色，同时多数患者也因此产生损美心理障碍。

一、病因病机

（一）肝气郁滞，脉络瘀阻

久病入络或肝气郁滞，血行不畅，瘀血停滞于胞睑，致目四周青黑。

（二）脾气亏虚，痰饮阻络

饮食不节，劳倦太过，脾气亏虚，运化失司，湿从内生，停聚不行，蓄于胞睑，阻滞络脉；情志抑郁，肝失疏泄，影响脾的运化，湿浊内生，上溢胞睑，现黯黑色。

（三）肝肾阴虚，精血不足

肝开窍于目，在色为青；肾藏精，在色为黑。生育不节，房劳过度，精血亏耗，目失所养，则目眶青黑。

二、发病特点

1. 胞睑周围皮肤呈黯黑色。

2. 无其他眼疾。

3. 可伴有精神紧张、用眼疲劳、月经不调、痛经、“甲亢”等病史。睡眠不足、吸烟喝酒可导致本病加重。

三、辨证论治

(一) 内治法

1. 肝气郁滞,脉络瘀阻

症状:胞睑周围皮肤呈青黑色,面黄肌瘦,甚或肌肤甲错,胸闷胁胀,急躁易怒。舌有瘀点或瘀斑,脉涩或弦细。

治则:舒肝理气,活血通络。

方药:开郁行血汤(《眼科集成》) 柴胡 12 g,香附 18 g,川芎 10 g,赤芍 10 g,防风 10 g,栀子 10 g,麦冬 12 g,天冬 15 g。

药膳:桃仁 5 g,香附 30 g,粳米 50 g,红糖 30 g。香附水煎取液,将桃仁捣烂加水浸泡,研汁去渣,与粳米,香附水煎液、红糖同入沙锅,加水适量,用文火煮成稀薄粥,温热食之,每日 2 次,连服数天。

2. 脾气亏虚,痰饮阻络

症状:胞睑周围皮肤黯黑,伴胸痞多痰,纳呆,神倦乏力。舌淡苔白腻,脉滑。

治则:健脾渗湿,温化痰湿。

方药:正容汤加减 黄芪 15 g,人参 15 g,白术 10 g,茯苓 15 g,橘皮 10 g,神曲 10 g,麦芽 10 g,黄柏 6 g,干姜 3 g,泽泻 10 g,苍术 10 g。

药膳:黄芪 20 g,茯苓粉 30 g,橘红 10 g,粳米 30 g,大枣(去核)7 枚。黄芪、橘红加水 500 mL,煮至 200 mL,去渣,入淘净粳米煮数沸后,放入大枣,煮至粥成时入茯苓粉,搅和均匀,随时服用。

3. 肝肾阴虚,精血不足

症状:胞睑周围青黑,头晕目眩,健忘失眠,耳鸣,咽干口燥,腰膝酸软,男子遗精,女子月经量少。舌红少苔,脉细数。

治则:滋补肝肾。

方药:六味地黄丸(《小儿药证直诀》)加减 熟地黄、山药、茯苓、丹皮、泽泻、山茱萸。

药膳:人参 2 g,枸杞子 35 g,熟地黄 10 g,冰糖 40 g,白酒 1 000 g。人参切片,枸杞洗净去杂质。冰糖入锅,用适量水加热溶化到沸,微炼至黄色。将酒装入瓶内,人参、枸杞和熟地黄入酒中,密封,浸泡 10～15 天,每天翻动、摇动 1 次,泡至参、杞色淡味薄。加入冰糖液摇匀,再静置过滤、澄清,即可饮用。

(二) 外治法

1. 外用方药

药物:缓和二神丹 艾叶、酒糟各等分。

用法：炼熟。贴敷眼胞，外盖塑料薄膜，再以热毛巾外敷。每天 2 次，每次 20 min。

2. 针灸

(1) 肝气郁滞，脉络瘀阻

1) 毫针刺

取穴：太溪、飞扬二穴，或主穴：取肝俞、肾俞、血海、支沟；配穴：眼周穴位承泣、睛明、攒竹、鱼腰、丝竹空、四白、阳白、太阳等。

操作：每次取主穴 3 个，辅穴 4 个，留针 20 min，每天 1 次，10 次为 1 个疗程。

2) 耳针

取穴：肝、肾、皮质下、交感、眼穴。

操作：耳穴压豆，二耳轮换。3 天 1 次，5 次为 1 个疗程。

(2) 脾气亏虚，痰饮阻络

1) 毫针刺

主穴：脾俞、肺俞、关元、水分、内关、合谷、足三里。

配穴及操作：同"肝气郁结、脉络瘀阻"型。

2) 耳针：

取穴：脾、肺、三焦、皮质下、交感、内分泌、眼穴。

操作：耳穴压豆，二耳轮换。每 3 天 1 次，5 次 1 个疗程。

(3) 肝肾阴虚，精血不足

1) 毫针刺

主穴：肾俞、肝俞、三阴交、太溪、足三里、曲泉、关元。

配穴及操作：同"肝气郁结、脉络瘀阻"型。

2) 耳针

取穴：肝、肾、脾、皮质下、交感、内分泌、眼。

操作：耳穴压豆，二耳轮换。每 3 天 1 次，5 次 1 个疗程。

3. 推拿按摩

采用揉点，按、推的手法按压眼周围及眼周穴。

四、日常护理

1. 注意劳逸结合，保证充足的睡眠。
2. 保持心情舒畅，精神松弛。
3. 注意饮食结构，减少盐分的摄入，保证足够的维生素。

第四节　扁　　瘊

扁瘊是粟米至豆粒大小、扁平隆起的一种常见的皮肤良性赘生物，类似于西医的"扁平疣"。好发于颜面、手背部，表现为高出皮肤和皮肤不同肤色的赘生物，使面、手背等暴露部位的皮肤出现不光滑、色素异常，破坏了皮肤的整体美，久之会使患者产生自卑感，影响正常的心理。

一、病因病机

（一）肝气郁结

情志失调以致肝郁气滞气血不和，气滞血凝，郁阻肌表而成。

（二）风热毒邪外袭

肝火旺动，气血不和，外感风热之毒，阻于肌肤所致。

（三）气滞血瘀

情志失调以致肝郁气滞，发病日久，缠绵不愈，气血不和，气滞血凝，郁阻肌表而成。

二、发病特点

1. 年龄：好发于青年女性，亦可见于少年儿童。

2. 部位：好发于面部、手背部。

3. 皮损特征：皮损初起为芝麻大，渐增大如米粒状或绿豆状的无炎症扁平丘疹，呈浅褐色或正常皮肤，散在或密集，也可因搔抓而呈带状排列；圆形、椭圆形、多角形均可见，表面光滑。

4. 自觉症状：有轻度瘙痒感，或无自觉症状。

5. 病程及预后：骤然出现，逐渐增多，呈慢性病程。能自然痊愈。亦可复发。

6. 鉴别诊断

(1) 疣状痣：多从幼年起病，呈线状排列的疣状角化皮疹，与神经分布一致。与疣目单个散发不同。

(2) 汗管瘤：多见于女性，好发于上下眼睑处，为正常肤色米粒大小丘疹，无明显自觉症状。

(3) 雀斑：有遗传史，与日光照射有关，夏重冬轻，为棕色或黑褐色斑点，不高出皮肤。

三、辨证论治

（一）内治法

1. 肝气郁结

症状：皮疹初起，疣体较小，数目或多或少，呈浅褐色或灰褐色，伴有微痒，口干心烦，大便干结。舌红苔黄，脉弦数。

治则：疏肝解郁，理气消疣。

主方：逍遥散（《太平惠民和剂局方》）加减　柴胡、当归、白芍、白术、茯苓各 10 g，炙甘草 6 g，薄荷（后下）3 g。

药膳：白花蛇舌草 30 g，薏苡仁 30 g，黄芪 10 g，加粳米适量煮食，每天 1 次，7 天为 1 个疗程。

2. 风热毒邪

症状：皮疹初起形如粟米或米粒样，扁平隆起，色呈淡褐、淡红或皮色，表面光滑，散在分布，自觉轻微痒感，搔抓后可出现串珠状排列皮疹，舌淡红苔薄黄，脉滑数。

治则：疏风清热解毒。

主方：桑菊消疣汤（《美容中医学》）　桑叶 10 g，野菊花 10 g，蒲公英 30 g，大青叶 15 g，马齿苋 15 g，土茯苓 30 g，生龙牡各（先煎）30 g，薏苡仁 10 g，磁石（先煎）30 g。

药膳：薏苡仁60 g水煎为粥，分2次服。

3. 气滞血瘀

症状：病程较久，皮损以面部、手背为主，颜色紫褐，质略硬，皮疹长期不消，亦无新皮疹出现，无明显自觉症状，舌质紫暗有瘀斑、瘀点，脉弦或涩。

治则：理气活血，软坚散结。

主方：桃红四物汤(《医宗金鉴》)　当归9 g，白芍9 g，熟地12 g，川芎6 g，桃仁9 g，红花6 g。质硬难消者加露蜂房、三棱、莪术；热毒盛者加板蓝根、大青叶、紫草、马齿苋。

药膳：生香附去毛须，洗净晒干，每次20粒，碾碎，加鸡蛋1个煎炒(加少许植物油及盐)，每2～4天1次，5～8次为1个疗程。

(二) 外治法

1. 外用方药

外涂方：大黄30 g，红花15 g，三棱20 g，莪术20 g，赤芍20 g，郁金20 g。用法：75%酒精500 mL浸泡1周后，取药液外涂疣体，每天2～3次外洗。

外洗方：大青叶30 g，板蓝根30 g，紫草30 g，香附20 g，郁金20 g，赤芍20 g。用法：水煎微温擦洗疣体15 min，每天1次。

外擦方：鲜天门冬。用法：将鲜天门冬块根折断，断面置于消毒后刺破的扁平疣上，来回摩擦，每天2次，隔3～5天再进行一次。

2. 针灸疗法

(1) 毫针刺法

主穴：印堂、阳白、太阳、颧髎、颊车。

配穴：风池、曲池、合谷、血海。

治法方法：选30～32号毫针斜刺，从皮损周围的正常皮肤进针，针尖对准病损部位，各穴用提插泻法，留针30 min，留针期间每10 min行针1次。每天1次，每10天为1个疗程。

(2) 耳穴疗法

穴位：肝，肺，内分泌。配穴：面颊、枕、神门、大肠。

操作方法：留针30 min，每天1次，连续治疗2周，或王不留行籽贴压，两耳轮换，3天1次，10次为1个疗程。

四、预防与调摄

1. 饮食忌宜：少食辛辣之品，多食蔬菜水果，保持大便通畅。

2. 皮肤防护：禁搔抓皮损，防止自体接种传染。经常洗手，洗脸毛巾3日水煎消毒1次。皮肤护理时应严格消毒，避免交叉感染。

第五节　粉花疮

粉花疮是由于长期外涂化妆油彩或其他化妆品而引起的一种炎症性皮肤疾患。近年来发病率明显上升，是一种特殊类型的接触性皮炎。类似西医的油彩皮炎和化妆品皮炎。患者面部不但会出现灼热、瘙痒等不适，还会有潮红、肿胀、红斑、丘疹、水疱，甚至出现渗夜、糜烂、黑头粉刺及色素沉着,严重影响容貌美。

一、病因病机

(一) 湿热内蕴

多因禀赋不耐,或腠理不密,复因外涂胭脂油彩或其他化妆品,光毒燔灼以致染毒化热,侵袭体肤,则发粉花疮。

(二) 肺热壅盛

毒邪蕴结肌肤,玄府失和,发生丘疹、疖肿。

(三) 阴伤血瘀

日久阴血耗伤,气血瘀滞而产生黑斑,形若面尘。

二、发病特点

1. 部位:主要发生在面颊、前额等部位。

2. 皮损特点:初起皮损为与外涂化妆品范围一致的清晰红斑;或发生针尖至粟米大小丘疹、疖肿、水疱;亦可出现白头粉刺、黑头粉刺。日久反复发作皮肤发生苔藓样改变;或出现黧黑斑片,形若面尘,有的伴轻度毛细血管扩张和轻微脱屑。

3. 好发人群:多见于从事文艺工作或经常使用化妆品的女性。

4. 自觉症状:发生红斑时有瘙痒、灼热感,甚者剧痒、锨热、刺痛。

5. 鉴别诊断

(1) 面油风:黄红色或鲜红色斑片,上覆油腻性鳞屑或痂皮,多发于头皮等部位。

(2) 黧黑斑:黄褐色或深褐色斑片,常对称分布于颜面部,表面平滑,无自觉症状。

三、辨证论治

(一) 内治法

1. 湿热内蕴

主症:起病较急,常发生于上妆后不久,面颊、前额掀红赤肿,灼热剧痒,边缘清楚,或有针头大小丘疹、疖肿,可伴口干口臭,尿黄便秘,烦躁不眠。舌红,苔黄或腻,脉弦或浮数。

治则:清热除湿,凉血解毒。

主方:清热除湿汤加减(《简明中医皮肤病学》) 白茅根 30 g,生石膏 15 g,生地 15 g,丹皮 10 g,龙胆草 10 g,黄芩 10 g,大青叶 15 g,车前草 15 g,六一散(包)15 g,金银花 15 g,苦参 15 g。

药膳:白茅根 50 g,生地 30 g,紫草 15 g。水煎代茶饮。每天 1 次。

2. 肺热壅盛

主症:皮损为白头粉刺或黑头粉刺,或疖肿,色红或黯红。舌苔白或黄,舌质红或舌尖红,脉浮滑。

治则:清肺泻火,解毒通府。

主方:枇杷清肺饮加减(《医宗金鉴》) 枇杷叶(去毛)、桑白皮、黄芩、栀子、野菊花、赤芍、苦参各 10 g,黄连 6 g,白茅根 30 g,生槐米 15 g。

药膳:生薏苡仁 100 g,鲜枇杷(去皮核)60 g,枇杷叶(去毛)10 g。熬粥,每天或隔天吃

1次。

3. 阴伤血瘀

主症：病程日久，颊、颧、颞、额等眼周鼻侧部位可见红褐色、青褐色、灰褐色或黧黑色色素斑，边界不清，斑纹隐现。舌红少苔，脉细涩。

治则：滋阴清热，活血化瘀。

主方：血府逐瘀汤加减（《医林改错》） 桃仁10 g，红花6 g，当归10 g，赤勺15 g，生地10 g，川芎10 g，柴胡10 g，枳壳10 g，桔梗10 g，牛膝10 g，玫瑰花10 g，茯苓10 g。

药膳：当归10 g，生地黄15 g，鸡蛋1枚。水500 mL，入药与鸡蛋同煮至汤200 mL，吃蛋喝汤。每天1次，连服1个月。

（二）外治法

1. 外用方药

(1) 适用于皮损初起，轻微红肿、瘙痒者，寒水石9 g，冰片2.4 g，滑石30 g。共研细末，外扑患处。

(2) 适用于红肿、瘙痒明显的皮损，马齿苋30 g，加水1 000 mL煎煮10～15 min，放凉后湿敷患处。

(3) 适用于有水疱、渗出者：生甘草、野菊花、生地榆各30 g，加水300 mL煎汤，放凉冷湿敷。

2. 针灸疗法

(1) 毫针刺法

取穴：风池、百会、曲池、合谷、外关。

操作方法：风池、曲池泻法，余穴平补平泻法，留针20 min，每天1次。

(2) 耳穴疗法

1) 耳穴毫针疗法

穴位：耳尖、风溪（位于耳轮结节前方，指与腕之间）、肺、脾、大肠、内分泌、枕、肾上腺、皮质下、面颊区。

操作方法：耳尖、面颊区每次必取，用三棱针点刺放血；余穴选5～6个，用毫针刺或压豆。每次取一侧耳穴。每周2次。

2) 刺络拔罐法

穴位：大椎穴。

操作方法：三棱针点刺出血，然后用2号罐闪火法拔罐，留罐10～12 min。每天或隔天1次。

四、预防护理

1. 若正在使用的化妆品有使皮肤发生刺热感觉的情况，要立即停用该化妆品，若发生明显红斑、丘疹等皮损，要及时就医。

2. 避免使用质量低劣、过期或变质的化妆品。

第六节 日晒疮

日晒疮是由于局部皮肤受强烈日光照射后引起的皮肤炎症。类似西医的日光性皮炎。

有明显的季节性。好发于暴露部位，如颜面、颈项等处。皮肤受日光持久反复照射后出现急性红斑、水疱，影响容貌美，且在恢复期会出现明显脱屑、色素沉着，约4～6个月方能恢复正常肤色。

一、病因病机

（一）热毒侵袭

阳光暴晒，热毒侵袭肌肤而致病。

（二）血热雍肤

素体阳盛，外感毒邪，内兼蕴热，内外相搏，阻于营血，热不得外泄，阻于肌肤而发病。

（三）湿热内壅

禀赋不足，湿热内蕴，复受日光照射，阳毒与内蕴湿热搏结，阻于肌肤而发病。

二、发病特点

1. 部位：好发于暴露部位，如颜面、颈项等处。

2. 皮损特点：受晒皮肤出现边界清楚的水肿性红斑，在数小时之内症状可进行性加重，严重者发生水疱或大水疱，疱壁紧张，内容物为淡色浆液。症状在24 h内达到高峰，以后红斑及水肿减退，继之出现糠秕样或大片脱屑，有轻度色素沉着。轻者1～2天，重者1周左右症状即可消退。皮疹消退后可有脱屑。

3. 好发人群：易发生于春末夏初，局部遭受强烈日光照射后的淡肤色人群中。

4. 自觉症状：患处有明显的灼痛、刺痛感，或伴有发热、头晕、心悸、恶心、呕吐等全身症状。

三、辨证论治

（一）内治法

1. 血热壅肤

症状：暴露部位皮肤潮红，日渐出现红斑，或暗红斑，边界清晰，略高出皮肤，或皮肤上出现大片红色丘疹，自觉瘙痒，伴口干欲饮，尿赤便秘。舌红，苔薄，脉弦数。

治则：清热凉血解毒。

方药：皮炎汤加减　生地30 g，生石膏15 g，黄芩10 g，金银花10 g，连翘10 g，竹叶10 g，甘草6 g，青蒿10 g，紫草10 g，紫花地丁10 g，野菊花15 g，木通6 g。加藿香、佩兰、鲜荷叶各15 g清化暑湿。

药膳：海带60 g，绿豆80 g，粳米100 g，陈皮1片。先把海带浸透，洗净，切丝；绿豆、粳米、陈皮（浸软）洗净。然后全部放入开水锅，武火煮沸后，文火煲成粥，加糖再煲沸即可。

2. 热毒侵袭

症状：暴露部位皮肤掀红漫肿，甚或见水疱或大疱，有灼热刺痛或瘙痒，伴发热，头痛，口渴，尿赤。舌红，苔薄，脉滑数。

治则：清热解毒。

方药：皮炎汤加野菊花、地丁。若局部水肿，加泽泻、猪苓、冬瓜皮；若口渴明显，加天花粉、知母。

药膳：同血热蕴肤型。

3. 湿热内蕴

症状：暴露部位的皮肤初起为红斑、丘疹，继则出现水疱，集簇成片，甚则糜烂、渗出，久则结痂脱屑，伴有纳呆，神疲肢倦。舌质略红，苔黄腻，脉滑数。

治则：清热利湿。

主方：清热除湿汤加减　白茅根 30 g，生石膏（先）15 g，生地 15 g，丹皮 10 g，龙胆草 10 g，连翘 15 g，大青叶 15 g，车前子（包）15 g，薏苡仁 30 g，六一散（包）15 g，花粉 10 g，甘草 10 g，金银花 15 g。

药膳：生茅根 50 g，生地 30 g。水煎代茶饮。

（二）外治法

1. 外用方药

（1）九华粉洗剂

组方：朱砂 18 g，川贝母 18 g，龙骨 120 g，月石 90 g，滑石 620 g，冰片 18 g。

制法：各药研细末，研和。每用 30 g，加甘油 30 g，蒸馏水 1 000 mL，配成洗剂。

用法：每天 2～4 次。外涂。

（2）未破溃或红肿，小水疱轻度渗出者

组方：蒲公英 30 g，甘草 20 g，金银花 20 g，丹皮 20 g。

制法：煎水待凉外洗，每天 4 次。

（3）有糜烂、渗液者

组方：生地黄、马齿苋等分水煎。

用法：冷湿敷患处，每次 15 min，每天 2～3 次。

（4）局部糜烂、化脓、坏死者

组方：九一丹掺青黛散。

用法：撒扑外用。每天 1 次。

2. 针灸

（1）毫针刺

取穴：天柱、百会、风池、肺俞、尺泽、膈俞、曲池、血海、大椎、足三里。每次选穴 6 个。

操作：泻法。留针 20 min。每天 1 次，10 次为 1 个疗程。

（2）耳穴压豆法：取肾上腺、神门、肺、大肠、内分泌及相应区。用耳穴压豆法，隔天 1 次，每次 4～5 穴。每天 2 次用手按压，以局部出现胀感为佳。

四、日常护理

1. 夏天外出应避开上午 10 点到下午 3 点这一段紫外线最强的时间。为避免阳光直接照射，外出活动时预先涂上避光剂，戴帽或打伞，穿长衣裤。

2. 不吃光敏性食物，如灰菜（一种野菜，也可作药）、苋菜等。多吃清热解暑饮食，如绿豆、西瓜、薏苡仁、海带等。

3. 晒伤后及时就诊，以免病情加重。

第七节　面 油 风

面油风是头面部皮肤油腻而出现红斑、覆有鳞屑的一种慢性炎症性皮肤病。又称“白屑风”，类似西医的脂溢性皮炎。

本病多发于青壮年，以皮肤油腻或干燥，结黄痂或起白屑，痒甚为特点。与正常肤色形成鲜明对比，使面部显得污秽不净，破坏了正常皮肤的形态美。

一、病因病机

（一）肺胃热盛

过食辛辣厚味及嗜酒过度，肠胃蕴湿积热，加之外受风侵，致阳明湿热挟风，蕴藏肌肤而成。

（二）血虚风燥

肌热当风，风邪侵入毛孔，郁久燥血，或风邪郁久，耗伤阴血，血虚阴伤，肌肤失养，则生风化燥而致。

（三）脾虚湿困

素体脾虚，加之饮食不节，饥饱失常，损伤脾脏，运化功能失常，湿浊内生，又困脾土，外犯肌肤，形成面游风。

二、发病特点

1. 人群：多见于青壮年。

2. 部位：皮疹好发于头、鼻唇沟、耳后、腋窝、上胸部、肩胛部、脐窝及腹股沟等皮脂分泌较多的部位，常从头部开始向下蔓延，重者可泛发。

3. 多有精神兴奋、皮脂分泌异常或有偏食习惯。

4. 分类：常以皮疹干性与湿性分型。

（1）干性型：皮肤轻度潮红，小片糠秕状脱屑，脱屑黏腻，皮肤痒，毛发枯燥，发易脱落，日久面部渐呈黝黑，浸润肥厚。

（2）湿性型：多见淡红色或黄红色如钱币状斑片，上覆盖油腻性黄色或棕色的鳞屑或痂皮，有不同程度的糜烂、渗出，附近淋巴结肿大。

5. 自觉皮损处瘙痒。

6. 病程缓慢，常有急性发作。

三、辨证论治

（一）内治法

1. 肺胃热盛

症状：急性发病。皮损色红，并有渗出、糜烂、结痂、痒剧。常伴有心烦、口渴、大便秘结。舌质红，苔黄，脉滑数。

治则：凉血、清热、消风。

方药：消风散(《外科正宗》)加减 生石膏 30 g，荆芥 10 g，防风 10 g，苦参 10 g，苍术 10 g，胡麻仁 10 g，牛蒡子 10 g，知母 10 g，甘草 6 g，木通 6 g，生地 15 g。

2. 血虚风燥

症状：皮疹干燥，有糠秕状鳞屑，瘙痒，头发燥槁，伴有脱发。舌质红，苔薄白，脉弦。

治则：养血、祛风、润燥。

方药：当归饮子(《济生方》)加减 当归 15 g，川芎 15 g，白芍 15 g，生地 15 g，防风 10 g，白蒺藜 9 g，荆芥 10 g，何首乌 15 g，黄芪 15 g，甘草 6 g。

药膳：大枣猪油汤 大枣、生猪油。大枣洗净，同生猪油置于锅内，加适量水煎熟食用，每天 3 次，12 次为 1 个疗程。

3. 脾虚湿困

症状：发病较缓，皮损淡红或黄，有灰白色鳞屑，伴有便溏。舌质淡红，苔白腻，脉滑。

治则：健脾利湿，佐以清热。

方药：除湿止痒汤加减 赤茯苓皮 15 g，生白术 10 g，黄芩 10 g，栀子 6 g，泽泻 6 g，茵陈 6 g，枳壳 6 g，生地 12 g，竹叶 6 g，灯心草 3 g，生甘草 10 g。

药膳：萝卜缨薏米粥 萝卜缨 30 g，马齿苋 3 g，薏米 30 g。煮食，每天服食 1 次，1 个月 1 疗程。

（二）外治法

1. 药物

(1) 颠倒散：适用于头发油腻者。大黄、硫磺等分，研末，用凉开水或茶水调敷，每天 2 次，或用透骨草 30 g，皂角刺、侧伯叶各 6 g，煎水外洗每 3 天 1 次。

(2) 脂溢洗方：适用于头发油腻者。苍耳子、王不留行各 30 g，苦参 15 g，明矾 9 g，上药煎水沐发，每天 1 剂，煎液兑水适量，洗 2 次，隔 3 天洗 1 次。

(3) 白屑风酊：适用于头部干性者，每天外涂 2～3 次。

(4) 马齿苋洗剂：适用于面部红肿瘙痒，伴有渗出者。马齿苋 60 g，煎水 2 000 mL 待温后用毛巾或纱布垫蘸药液湿敷局部，每天 2 次。

(5) 润肌膏：适用于面部干燥者。当归 15 g，紫草 3 g，麻油 120 mL，黄蜡 15 g。前 2 药与麻油同熬至药枯，滤清将油再熬，入黄蜡化尽后倒入碗中，待冷后用。用时涂搽面部，可滋润皮肤止痒。

2. 针灸

(1) 毫针法：取风池、百会、四神聪、完骨、风池、完骨穴，针感放射至前额；百会、四神聪，针感向邻近处扩散。留针 10～20 min，每天 1 次。

(2) 耳针法：取神门、交感、肝、肾、肺、三焦、大肠、肾上腺、皮质、内分泌。用耳针或耳穴压王不留行籽法。每日或隔日 1 次，用压豆法嘱患者每日自行按压 3～4 次，每次选择 6～7 穴治疗。

3. 中药面膜

大黄、硫磺、丹参、冰片各等量，研 200 目细末，与适量大豆粉混合，加蜂蜜和温开水调成稀膏。

先行美容常规步骤，净面、蒸面，经络按摩，然后涂上药膏，再以硬模粉或优质医用石膏调成糊敷盖其上 15～20 min 后揭去。7～10 天 1 次。

四、日常护理

1. 忌食辛辣，少食荤腥、油腻、浓茶、咖啡、烟、酒、甘甜食物，多吃水果、蔬菜等清淡之物。
2. 注意调整消化功能，保持大便通畅。
3. 不要用刺激性强的肥皂洗头、洗脸。
4. 注意找出病因，并予以针对性治疗。

第八节　酒 皶 鼻

酒皶鼻是一种以鼻色紫红如酒渣样为主要特征的慢性皮肤病。又名“酒渣鼻”、“酒皻鼻”、“酒糟鼻”、“酒皻”、“鼻皻”、“肺风皶疱”。俗称“鼻准红”、“红鼻子”、“鼻赤”、“赤鼻”等。类似于西医的酒渣鼻。

酒渣鼻破坏了皮肤的正常色泽和光滑度，影响人体容貌美。酒渣鼻后期形成鼻赘不易消退，故应早期治疗。

一、病因病机

（一）肺经积热

患者时值中年期，肺经阳气偏盛，郁而化热，热与血相搏，血热肺窍，使鼻渐红而生本病。

（二）脾胃积热

患者脾胃素有积热，复因嗜酒及过食辛辣之品，助阳生热化火，火热循经熏蒸，络脉充盈，亦会使鼻部潮红，血丝外露。

（三）寒凝血瘀

风寒袭表，或冷水洗面或本病迁延日久不愈，以致气血凝滞，血瘀鼻部，致使鼻部色紫红或黯红。

二、发病特点

1. 多见于中年人，或嗜酒之人。
2. 好发于鼻头、鼻翼，个别也可延及两颊、前额。
3. 皮损：初期鼻头色红，时起时消，遇寒冷、饮酒、进食辛辣食物及兴奋时明显，并有血丝显露；中期鼻头色红不退，并出现丘疹、脓疱如粉刺，血丝显露更为明显；后期鼻色渐变紫红或紫褐色，鼻部增生肥厚，形成结节状隆起，称为鼻赘。
4. 发病缓慢，不易治愈。

三、辨证论治

（一）内治

1. 肺胃积热

症状：鼻尖或两翼色红，压之退色，伴便秘，口干，舌质红，苔薄黄，脉弦滑。有嗜酒史。

治则：清泻肺胃积热。

方药：枇杷清肺饮(《医宗金鉴》)　人参 3 克，枇杷叶 10 g，桑白皮 10 g，黄连 6 g，黄柏 10 g，生甘草 3 g。加生大黄 9 g，生石膏 30 g，知母 10 g，黄芩 10 g，益母草 15 g。

药膳：① 枇杷膏：鲜枇杷叶(去毛洗净)5 000 g，蜂蜜适量。鲜枇杷叶加水 4 000 mL，文火煮 3 h 后过滤去渣，再浓缩成膏 1 500 mL，兑入蜂蜜搅匀。每天两次，每次服 15 mL，开水冲服，10 天为 1 个疗程。

② 绿豆汤：绿豆 30 g，荷花(晒干)9 g，枇杷叶(去毛)10 g，生石膏 15 g，白糖适量。枇杷叶、荷花、生石膏加水 900 mL 煎成 600 mL，去渣留汁，再加入绿豆煮熟，调白糖食用。每天 1 剂，连服 10 天。

2. 血热毒壅

症状：鼻部色红，出现痤疮样丘疹、脓疱，血丝显露明显，局部灼热，口干便秘，舌红绛，苔黄，脉滑数。

治则：清热解毒，凉血活血。

方药：五味消毒饮合凉血四物汤(《医宗金鉴》)　银花 15 g，天葵子 15 g，蒲公英 15 g，紫花地丁 15 g，野菊花 9 g，当归 10 g，赤芍 6 g，生地 10 g，川芎 6 g，黄芩 6 g，赤伏苓 10 g，陈皮 3 g，红花 3 g，甘草 3 g。

药膳：银花知母粥　金银花 9 g，知母 15 g，生石膏 30 g，粳米 60 g。将药加入水中煎煮 30 min，弃渣取汁，再与粳米一起煮成稀粥即可食用。每天服 1 次，7 天为 1 个疗程。

3. 寒凝血瘀

症状：鼻部紫红或紫褐色，局部增生肥厚，呈结节状，毛孔扩张。舌暗红，脉沉缓。

治则：活血化瘀。

方药：通窍活血汤(《医林改错》)加味　赤芍 10 g，川芎 10 g，桃仁 10 g，红花 10 g，生姜 5 片，大枣 7 枚，老葱 3 根，丹参15 g，王不留行 10 g。

药膳：治酒齇鼻赤方酒　橘子核、核桃肉适量。橘子核炒干研末取 1 g，核桃肉研碎取 3 g，同以酒调服。

(二) 外治法

1. 外用方药

(1) 颠倒散洗剂：颠倒散 15 g，加入澄清石灰水 100 mL，每天 2 次涂洗鼻部。适用于鼻部红斑、丘疹者。

(2) 去斑膏：用去斑膏外涂，每天 2～3 次。适用于鼻部红斑、丘疹者。

(3) 四黄膏：黄连、黄柏、大黄、黄芩、乳香、没药各等量研末，加凡士林调为膏。外涂，日 2 次。适用于鼻部有脓疱者。

(4) 水银冰片膏：水银、红粉(红升丹)、樟脑、冰片各 3 g，大麻仁(火麻仁)、核桃仁各 50 g。先捣烂大麻仁、核桃仁，再将其余药拌匀共捣细，密封备用。每晚睡前取适量涂于患部，用纱布包扎固定，次日晨起洗去。过敏者停用。7 天为 1 个疗程，连续 3 个疗程。适用于鼻部红斑、丘疹脓疱者。

2. 针灸治疗

(1) 毫针：取印堂、素髎、迎香、地仓、承浆、颧髎，配禾髎、大迎、合谷、曲池。取坐位，轻度捻转，留针 20～30 min，每天 1 次。

(2) 耳针：取外鼻、肺、内分泌、肾上腺。用耳穴压豆法，3 天 1 次，双耳交替。

(3) 水针：取迎香穴，注射 0.25～0.5%普鲁卡因注射液 0.5～1 mL，每周 2～3 次，10 次为 1 个疗程。效果不显时加印堂穴。

(4) 梅花针：用梅花针轻扣患处，微红、微出血，每天 1 次。

(5) 三棱针

1) 大椎穴放血：局部常规消毒，用三棱针在大椎穴及周围皮肤上点刺放血，然后拔罐，留罐 10～15 min。隔天 1 次，5 次 1 疗程。

2) 脊柱两侧反应点放血：在第 1～12 胸椎两侧旁开 5 分～1.5 寸处寻找反应点，用三棱针挑刺后，挤出血 1～2 滴，隔天 1 次，5 次 1 个疗程。

3. 推拿疗法

(1) 推抹鼻部：双手拇指从睛明沿鼻梁两侧向下推抹至迎香；再从鼻尖至印堂穴交替上抹。至鼻部发热。

(2) 分推额部：双手拇指从额中部开始分三线分推至额侧。至额部发热。

(3) 夹搓耳部：中指、食指夹住耳朵，上下搓擦，直至发热。

(4) 按揉面颊部：双手掌根按揉面颊部至发热。

(5) 指压穴位：印堂、太阳、颧髎、迎香、地仓、承浆、上关、下关、颊车。

4. 刮痧疗法

(1) 刮拭经络：背部膀胱经、上肢大肠经、下肢胃经、肾经。泻法线状刮拭，至痧痕显现。

(2) 刮拭腧穴：肺俞、肾俞、肝俞、曲池、合谷、足三里、三阴交。泻法点状刮拭，至痧痕显现。

5. 中药面膜

(1) 加味颠倒散面膜：用加味颠倒散面膜粉调成糊状，敷于患处。3 天 1 次。

(2) 二石散面膜：石膏粉、石灰粉各等分，加烧酒调成糊状敷于患处，20 min 后除去。隔天 1 次。

四、预防护理

1. 忌食辛辣、酒类等刺激食物和肥甘厚腻之品，少饮浓茶、咖啡。宜清淡饮食，多吃蔬菜、水果。

2. 纠正胃肠障碍，保持大便通畅。

3. 洗脸水温适宜，避免过冷、过热、不洁物等刺激。

4. 保持心情舒畅，避免精神紧张。

第九节　嗣　面

嗣面是一种发生于表皮的良性潴留性囊肿。以面部(尤其是眼下方)散在粟粒大小的白色坚硬丘疹为特征的皮肤病，相当于西医的粟丘疹，又称“白色痤疮”、“粟丘疹白色苔藓”。

因好发于最显眼的眼睑周围和面颊，改变了皮肤的光洁度，使人产生瑕疵的感觉。

一、病因病机

（一）风邪外袭

腠理不密，卫外不固，或汗出当风，风邪外袭，搏于肌肤，闭塞毛窍而致。

（二）湿热上蒸

素体脾虚，或饮食不节，损伤脾胃，致湿浊内停，郁久化热，湿热上蒸，循经达面，阻滞汗孔，闭塞毛窍。毛窍闭塞而津液不布，凝结阻遏，壅聚肌肤而成本病。

二、发病特点

1. 多见于青年女性及婴儿。

2. 好发于眼睑、颊及前额。

3. 皮损为针尖至粟粒大小，色黄白呈半透明状，孤立散在，用针可挑出粟米样白色坚硬小颗粒。

4. 无自觉症状。

三、辨证论治

（一）内治法

1. 风邪外袭

症状：患处生有细小粟疹，散在孤立，互不融合，呈半透明状。舌质淡，舌苔白，脉象弦数。

治则：驱风散邪，疏通毛窍。

方物：玉屏风散（《丹溪心法》）加减　荆芥 10 g，防风 10 g，黄芪 30 g，白术 10 g，薄荷 6 g，炙甘草 10 g，白芍 10 g，蝉蜕 6 g，夏枯草 6 g。

药膳：荆芥防风粥　荆芥 10 g，防风 12 g，淡豆豉 8 g，糯米 80 g，白糖 20 g。将荆芥、防风、淡豆豉入沙罐煎沸 6～7 min，取汁去渣。再将糯米淘洗干净入锅加清水煮粥，待熟时兑入药汁，同煮成稀粥，加白糖即成。早晚温热服用。

2. 湿热上蒸

症状：粟疹韧实，表面光滑，其色黄白，密如撒粟。舌质红，舌苔厚腻，脉象滑数。

治则：清热除湿，宣通毛窍。

方药：平胃散（《太平惠民和剂局方》）加味　苍术 10 g，厚朴 10 g，陈皮 10 g，藿香 10 g，佩兰 10 g，六一（包）散 10 g，生薏苡仁 30 g，路路通 6 g，白芷 6 g。

药膳：① 金银花露（《金氏药帖》）：金银花干品 50 g。将金银花放在烧瓶内，加适量清水，盖好瓶塞，连接好冷凝管，对烧瓶加热烧开，收取蒸馏液即得。每天 2～3 次，随意适量饮用。连用 3～5 天为 1 个疗程。② 绿豆菜心粥（《中国驻颜全书》）：绿豆 100 g，白菜心 3 个。绿豆上锅煮开花，放入白菜心，调入适量冰糖即可。每服适量，每天 2 次。

（二）外治法

1. 药物：板蓝根、地骨皮、贯众、茵陈、儿茶煎水外洗。

2. 挑治：局部消毒后，用消毒针头挑破皮疹表面的皮肤，挑出囊内的黄白色颗粒即可。

四、日常护理

1. 经常洗脸,注意保持皮肤清洁,毛孔的疏通。
2. 少吃肥甘厚味、酒酿、浓茶,多食水果、蔬菜等,保持大便通畅。
3. 注意保护皮肤,避免暴晒、外伤。
4. 切忌用手抠捏皮疹,以防染毒成脓,遗留黑印或瘢痕。

第十节　悬　　球

悬球是指胞睑浮肿而软,不红不痛,皮色如常,其形类球。又名"胞虚如球"、"脾虚如球"。类似西医的眼睑非炎性水肿。

眼睛是心灵的窗户,是容貌美的首要部位,美目的标志是目睛白瞳仁黑,目光有神,睑肌有力,眼睑皮肤富有弹性。本病虽不红不痛,皮色如常,但胞睑浮肿松软状如球,目闭难睁,目光乏神,严重破坏容貌美,故应积极治疗。

一、病因病机

(一) 脾气虚弱

脾主运化水湿,饮食不节或劳累过度或久病之后,损伤脾胃,导致脾气虚弱,运化乏力,水湿内停,上泛于目。

(二) 心脾两虚

心主血,脾在志为思。思虑过度,暗耗心血,损伤脾脏,则气血亏耗或生化不足,气血运行无力,津液不布,水湿内停,上泛于目而致胞睑虚肿。

(三) 脾肾阳虚

先天不足或后天失养或大病久病之后,脾肾阳虚,无以温化水湿,水湿内停,上泛于目,溢于胞睑。

二、发病特点

1. 多见于中老年人或体质虚弱者。
2. 多发生于双睑。
3. 胞睑肿胀如球,不红不痛,按之虚软不实,揉拭之稍平,顷复如故。

三、辨证论治

(一) 内治

1. 脾气虚弱

症状:胞肿,虚软不实,时发时止,神疲乏力,目困不欲睁眼,食少便溏,舌淡苔白,脉弱。

治则:健脾渗湿。

方药:参苓白术散(《太平惠民和剂局方》)加味　党参 15 g,茯苓 15 g,白术 10 g,扁豆 15 g,陈皮 10 g,山药 15 g,炙甘草 6 g,莲子肉 10 g,薏苡仁 15 g,桔梗 10 g,砂仁 3 g,黄芪

9 g,防己 9 g。

药膳:① 茯苓粥:白茯苓 20 g,粳米 50 g。加水 500 mL 煮成稀粥,温热食用。② 鲤鱼芡实大蒜汤:鲤鱼(去鳞及内脏)1 条,芡实 100 g,大蒜(去皮)20 g。鲤鱼、芡实、大蒜加入水煮熟,调味食肉饮汤。

2. 心脾两虚

症状:胞肿,目暗无神,虚烦,失眠,心悸怔忡,健忘,舌淡苔白,脉细无力。

治则:健脾养心。

方药:归脾汤(《济生方》)　黄芪 15 g,党参 15 g,白术 10 g,茯神 10 g,龙眼肉 10 g,酸枣仁 10 g,木香 10 g,炙甘草6 g,远志 10 g,当归 10 g。

药膳:① 桂圆粥:桂圆肉 15 g,粳米 50 g,红糖适量。加水 500 mL 煮成稀粥,调红糖温热食用。② 母鸡黄芪汤:黄芪 120 g,母鸡 1 只。母鸡去内脏洗净,和黄芪炖烂,撇去浮油,喝汤吃肉,每月 3~4 次。

3. 脾肾阳虚

症状:胞虚如球,皮色发白,喜温喜按,或兼面肿,腰膝酸痛,畏寒肢冷,小便清长,舌淡胖嫩,脉细软无力。

治则:温补脾肾。

方药:金匮肾气丸(《金匮要略》)加味　熟地 10 g,丹皮 10 g,山萸肉 10 g,山药 15 g,茯苓 15 g,泽泻 10 g,肉桂 3 g,附子 10 g,牛膝 9 g,车前子 9 g。

药膳:① 羊肉粥:羊肉 50 g,人参 3 g,黄芪 10 g,白茯苓 15 g,大枣 5 枚,核桃仁 15 g,粳米 100 g,生姜 3 片,煮粥趁热食用。② 姜附烧狗肉:熟附子 30 g,干姜 100 g,狗肉 1 000 g,大蒜、葱适量。狗肉切小块,与其他几味一起入锅内,加水适量,炖至狗肉熟烂即可。

(二) 外治

1. 外用方药　红花熏洗液:红花、当归、丹参、草决明等量煎沸,乘热熏洗眼目。

2. 针灸治疗

(1) 毫针:取水分、气海、三焦俞、足三里、脾俞(均双侧)。心脾两虚者加心俞、厥阴俞;脾肾阳虚加肾俞、阴陵泉。中等刺激,补法,留针 20 min,每天 1 次或隔天 1 次,10 次 1 个疗程。

(2) 耳针:取脾、肾、膀胱、三焦、神门等。用耳穴压豆法,3 天 1 次,双耳交替。

(3) 艾灸

1) 艾条灸:取脾俞、肾俞、膀胱俞、三焦俞、心俞、神厥、关元、命门、气海、水分、足三里等,用艾条温和灸每穴 15 min,隔天 1 次。每次取 3~5 穴。

2) 隔附子灸:用生附子切厚片于神厥穴上,以艾团灸之。隔天 1 次。

3. 推拿按摩治疗

(1) 循经按摩:全身按摩脾经、肾经、三焦经。

(2) 眼部按摩

1) 推抹眼眶:双手中、无名指,从内向外分别推抹眼上下眶数次。

2) 眼周运圈:双手中、无名指,沿睛明—攒竹—太阳—承泣—睛明的顺序缓慢运圈数次。

3) 指掐眼眶:双手拇指掐上下眼眶,先上后下,由睛明到外眦数次。

4) 指捻睑肌:双手拇、食指捏住眉肌,从攒竹捻至丝竹空数次;再双手拇、食指捏住下睑肌，从内眦到外眦，边捻边拖数次。

5）点眼周穴：双手拇指分别点按攒竹、鱼腰、丝竹空、睛明穴、承泣穴、瞳子髎数次。

6）轻抹眼皮：用拇指指腹，由里向外分别轻抹上眼皮、下眼皮数次。

7）推抹鼻部：双手拇指从睛明沿鼻梁两侧向下推抹至迎香数次；再从鼻尖至印堂穴交替上抹数次。然后双手拇指重叠点按印堂穴数次。

8）分推额部：双手拇指从额中部开始分三线分推至额侧数次。

9）点弹眼周：双手食指至小指微微弯曲，指腹着力，沿上下眼眶连续、快速的点弹数次。

10）敷按眼球：双手互相搓热，四指并拢，敷按眼球数次。

四、预防护理

1. 低盐饮食。多食低钠食物，如牛肉、鸡肉、猪肉、西瓜、冬瓜、西红柿、茭白、芋头、橙、梨、苹果等。

2. 睡前勿饮水。

3. 保证睡眠充足，避免过度劳累。

4. 注意排除身体疾病引起的眼睛浮肿。

第十一节　针　眼

针眼是一种胞睑生小疖肿，形似麦粒，痛如针刺，易于溃脓的眼病。本病又名“偷针眼”、“土疳”、“胞睑疮疡”、“土病”、“土疡”、“包珍珠”、“挑针”。西医称“麦粒肿”。

眼睛是心灵的窗户，是容貌美的首要部位，针眼以睑生小疖肿，红肿痛为特征，破坏容貌美，若失治、误治或自行挤压，可留下永久性瘢痕，故本病应内外兼顾积极治疗。

一、病因病机

（一）风热侵袭

风性上行，热多炎上，外感风热火毒，上攻胞睑，使气血壅滞而发。如《太平圣惠方》曰：“风热毒气，忽冲眼睑，生如米豆，名曰针眼。”

（二）脾胃蕴热

过食辛辣煎炒肥甘厚腻之品，助阳化热，脾胃蕴热，火毒内生，随经上行，聚于胞睑而致。

（三）禀赋不足

素体虚弱，或久病体虚，或劳倦所伤，以致脾胃虚弱，气血亏虚，卫外不固，外邪乘虚而侵，结于胞睑导致本病发生。如《目经大成》指出：“一核溃，一核起，一日罢，一日又起，乃窍虚外风袭人。”

二、发病特点

1. 多见于青少年。素体虚弱或有近视、远视及不良卫生习惯者，常易罹患。

2. 皮损：初起胞睑某处微痒、微红、微肿，继而硬结隆起，形如麦粒，结焮肿痛，痛如针刺，赤根白头，包裹脓汁，三五日后脓出诸证悉减而愈。

3. 轻者无任何全身症状，重者可有发热等症。

4. 起病急，病程短。

三、辨证论治

（一）内治

1. 风热外侵

症状：初起胞睑硬结，微痒微痛，微红微肿，触痛明显，苔薄黄，脉浮数。

治则：疏风清热。

方药：银翘散（《温病条辩》）　金银花 15 g，连翘 15 g，薄荷 10 g，淡豆豉 6 g，荆芥 10 g，桔梗 10 g，牛蒡子 10 g，竹叶 6 g，芦根 12 g，生甘草 6 g。

药膳：野菊花茶　野菊花 50 g，一点红（羊蹄草）30 g。加入 600 mL 水浸泡 30 min，煮沸 10 min，去渣，代茶饮用。

2. 热毒炽盛

症状：胞睑红肿疼痛，有黄白色浓点，或见口渴便秘。舌红苔黄腻，脉数。

治则：清热泻火解毒。

方药：五味消毒饮（《医宗金鉴》）加味　金银花 15 克，天葵子 15 g，蒲公英 15 g，紫花地丁 15 g，野菊花 9 g，天花粉 10 g，生石膏（先煎）30 g，淡竹叶 10 g，甘草 5 g。

药膳：凉拌蒲公英。鲜嫩蒲公英 200 g，香油、精盐、味精适量。将蒲公英在水煮沸中焯 1 min 捞出，切成小段，加入以上调味品，作菜食用。亦可选蒲公英 500 g，洗净，绞取汁饮用。

3. 热毒内陷

症状：胞睑肿痛增剧，局部皮色暗红不鲜，脓出不畅，伴见头痛、身热、嗜睡，舌质绛，苔黄糙，脉洪数。

治则：清热解毒，凉血散瘀。

方药：仙方活命饮（《校注妇人良方》）合犀角地黄汤（《备急千金要方》）　白芷 10 g，贝母 10 g，防风 10 g，赤芍 10 g，当归尾 10 g，甘草 6 g，皂角刺 10 g，穿山甲 9 g，天花粉 12 g，乳香 6 g，没药 6 g，金银花 15 g，陈皮 9 g，生地 15 g，丹皮 10 g，水牛角 15 g。

药膳：栀子仁粥。栀子仁（捣为末）6 g，粳米 50 克。粳米煮粥，临熟时下栀子仁末，搅令匀，乘温服之。

4. 脾虚湿热

症状：针眼反复发作，面色少华，食少，便结，纳呆，舌质红，苔薄黄，脉细数。

治则：健脾益气，扶正祛邪。

方药：托里消毒散（《医宗金鉴》）　人参 10 g，黄芪 20 g，川芎 10 g，当归 10 g，白芍 10 g，茯苓 15 g，白术 10 g，金银花 15 g，桔梗 10 g，白芷 10 g，皂角刺 10 g，生草 10 g。

药膳：黄芪薏米粥。薏苡仁 50 g，黄芪 20 g，粳米 100 g。黄芪水煎取液 300 mL，加入薏苡仁、粳米，烧至沸后，文火炖至熟烂，常食用。

（二）外治

1. 外用方药

（1）天南星生地膏：天南星、生地各等分，研细末，用蜂蜜调匀成膏，外敷同侧太阳穴，每天 1 次。

(2) 熏洗液：桑叶 15 g，野菊花 15 g，黄连 10 g，金银花 15 g，连翘 15 g，上药加水 1 000 mL，煎汤去渣，先熏后洗，每天 2 次，每天 1 剂。

(3) 野菊泥

新鲜野菊花、蒲公英适量，清水洗净捣烂，敷贴患处。每日换药 1 次，注意不可入眼。

2. 针灸治疗

(1) 毫针

主穴：攒竹、睛明、风池、合谷。

配穴：外感风热者加行间、太阳，脾胃积热者加四白、阴陵泉；反复发作者加心俞、气海、足三里；热毒内陷者加人中。

操作：针刺用泻法，中度刺激，太阳、人中强刺激，留针 30 min，每天 1 次。

(2) 耳针：取耳尖、脾、眼、目、屏尖、心、肝，针刺强刺激，留针 30 min，每天 1 次。或用耳穴压豆法，2 天 1 次。

(3) 三棱针

1) 耳尖放血：常规消毒后，三棱针点刺耳尖，挤压出血 1～3 滴即可。每天 1 次。

2) 太阳或人中穴放血：常规消毒，采用三棱针点刺太阳或人中穴出血 1～3 滴即可。每天 1 次，5 次为 1 个疗程。

3) 背部红点放血：在两肩胛之间第 1～7 胸椎旁淡红色疹点。常规消毒后，采用三棱针点刺，挤出少量血液，用棉球擦去，反复挤 3～5 次。每天 1 次，5 次为 1 个疗程。

4) 挑治放血：用三棱针挑断第 1～7 胸椎两侧淡红色疹点处的皮下纤维组织，并挤压出血 0.2～0.3 mL。每天 1 次，5 次为 1 个疗程。

3. 其他疗法

(1) 切开排脓：针眼脓熟期，常规消毒后，用手术刀片切开排脓。

(2) 系绳法：针眼初起时，用一根线绳系在患眼对侧的中指根部，绕 1～4 圈，松紧适宜，越早越好，扎 6～8 h，则可去除。

四、预防护理

1. 保持皮肤清洁干燥，避免搔抓、摩擦、高湿、高温。
2. 针眼脓未熟，切忌挤捏和早期切开，以免炎症扩散引起败血症。
3. 增强体质，注意营养及体育锻炼。

第十二节　胞 轮 振 动

胞轮振动为胞睑不能自控的搐惕瞤动的一种病证。多见于劳倦太过，睡眠不足之人。本病又名“睥轮振跳”、“目瞤”、“眼胞振跳”，俗称“目跳”，类似西医的眼轮匝肌痉挛。

一、病因病机

(一) 风热外袭

睡眠不足. 身体劳倦，易遭风热外袭，风动牵拽胞睑而动。

(二) 心脾血虚

久病、过劳,损伤心脾,致心脾血虚,胞睑筋肉失养而瞤动。

(三) 肝脾亏虚

肝脾气血亏虚,血虚生风,虚风内动,牵拽胞睑而振动。

二、发病特点

1. 多见于过劳、久视、睡眠不足之人,休息后症状可减轻或消失。

2. 上胞或下睑跳动,时疏时频,不能自控。

三、辨证论治

(一) 内治法

1. 风热外袭

症状:胞轮振跳,时疏时频,或兼发热,头痛,口舌生疮。舌苔薄白或微黄,脉浮数。

治则:疏风清热。

方物:疏风清热饮子(《审视瑶函》) 连翘 15 g,牛蒡子 10 g,羌活 10 g,薄荷(后下) 10 g,大黄 6 g,赤芍 10 g,防风 10 g,当归 10 g,甘草 6 g,山栀子 10 g,川芎 10 g。

药膳:银花茶(《中华临床药膳食疗学》) 金银花 20 g,茶叶 6 g,水煎趁热分 2 次服,或加白糖适量。

2. 心脾两虚

症状:胞睑振跳,时疏时频,劳累或情绪紧张时加重,虚烦失眠,怔忡健忘,食少体倦。舌质淡,脉细弱。

治则:补养心脾。

方药:归脾汤(《备急千金要方》)加味 白术 20 g,茯神 20 g,黄芪 20 g,龙眼肉 20 g,党参 10 g,酸枣仁 20 g,甘草 5 g,远志 12 g,钩藤 12 g,当归 12 g,生姜 3 g,红枣 3~5 枚。

药膳:黄芪山药炖鸡(《中华临床药膳食疗学》) 黄芪 30~60 g,鲜鸡 1 只,砂仁、怀山药各 15~20 g。鸡去内脏洗净,腹内放入黄芪、砂仁、山药合口,微火炖成烂熟,分数次食肉、喝汤。

3. 血虚生风

症状:胞睑振跳不休牵及额、眉、口角,甚或口眼㖞斜,头昏目眩,面色少华。舌红,苔薄白、脉弦紧或细。

治则:调气养血,祛风解痉。

方药:当归活血饮加减(《审视瑶函》) 当归 12 g,川芎 10 g,熟地 15 g,白芍 10 g,黄芪 15 g,僵蚕 10 g,天麻 10 g,钩藤 10 g,全蝎 2 g,蜈蚣 2 条。

药膳:天麻炖鸽肉(《中华临床药膳食疗大全》) 天麻 10 g,健康鸽子 1 只。将天麻装入去内脏的洗净的鸽子腹中,加佐料炖烂食用,每天 1 只。

(二) 外治法

1. 推拿按摩

(1) 使用面部经穴按摩常规手法,加强眼周围的按摩。然后术者用两手食指指腹按揉两侧攒竹穴,揉按约 1 min,再用大拇指沿眶上分别抹至太阳穴,重复几遍后,揉按太阳穴

1 min。两手拇指从印堂推至神庭，交替进行数次，然后用两拇指或鱼际向两边抹前额数次，再从鱼腰至阳白上推至发际数次。点按四白、风池、合谷 3～5 min。

(2) 取点眼穴(上臂腋横纹肱二头肌外侧凹陷中，臂臑穴前上方凹陷中)、合谷穴。先用拇指指腹轻柔点眼穴 2 min，继用拇指与上臂呈垂直方向拨动 3 min。再用指峰点按 3 min，最后轻拿合谷 3～5 min。

2. 针灸

(1) 毫针刺　取穴：攒竹、承泣、四白、丝竹空、风池、地仓、颊车、足三里、昆仑。中等刺激，留针20 min，每天或隔天 1 次。

(2) 耳针

主穴：神门、枕、皮质下、枕小神经点(耳轮结节上缘约 0.2 cm 处的耳轮内侧面)、脑干(屏轮切迹处)、口(耳轮脚下方前 1/3 处)。

配穴：肝，局部穴位(眼、额、颊等)、脾、患侧眼穴。发热加耳尖、屏尖放血。便秘配大肠。食少体倦加脾，心悸怔忡加心、小肠。

每次取主穴 3～4 个，配穴 2～3 个，王不留行籽贴压，两耳交替，3 日 1 次。

四、日常护理

1. 日常注意劳逸结合，不要过劳。不熬夜，保证充足的睡眠。

2. 若胞睑频繁跳动不已，并牵动颊、口，要警惕是否发展为口眼㖞斜病证，应对证治疗，勿延误病情。

第十三节　面 部 红 丝

面部红丝是一种面部皮肤血丝外露，形成红色或紫红色的斑状、点状、丝状、网状表现的疾病。类似西医的毛细血管扩张症。

面部皮肤血丝外露，色红或紫，破坏了面部的美感，虽无明显自觉症状，却由血热或血瘀引起，应予以治疗。

一、病因病机

(一) 血热偏盛

禀赋血热，如遇风吹、日晒等，火热循经上行，血热外壅，致体表络脉充盈而发本病。

(二) 瘀血内阻

风寒外袭，客于面部肌肤，使血行不畅，脉络阻塞，瘀血停滞而发本病。

二、发病特点

1. 多见于中青年女性，尤其长期生活在高原地区者。

2. 好发于颧部、面颊、鼻部。

3. 皮损：面部血丝外露，呈红色或紫红色斑状、点状、丝状、网状，压之褪色。

4. 无明显自觉症状。

5. 起病缓慢，病程较长，不经治疗，有的可终生不退。

三、辨证论治

（一）内治

1. 血热

症状：面部皮肤潮红，血丝外露，呈鲜红色或深红色，心烦，潮热，舌红苔薄黄，脉数。

治则：凉血活血。

方药：凉血四物汤（《医宗金鉴》）加味　生地 20 g，赤芍 10 g，当归 10 g，川芎 6 g，红花 6 g，五灵脂 6 g，淡竹叶 10 g，生甘草 3 g。

药膳：丝瓜络饮　丝瓜络 1 个，水 1 碗煎煮饮用。

2. 血瘀

症状：发病较久，面部血丝外露，呈紫红色，遇冷加重。舌质紫暗瘀斑、瘀点，苔薄白，脉涩。

治则：活血祛瘀通络。

方药：通窍活血汤（《医林改错》）　赤芍 10 g，川芎 10 g，桃仁 10 g，红花 10 g，麝香 1 g，生姜 5 片，大枣 7 枚，老葱 3 根。可加桂枝 9 g，香附 9 g。

药膳：当归羊肉汤　当归 20 g，黄芪 20 g，党参 20 g，姜片 30 g，羊肉块 250 g，放入沙锅，加水，大火煮沸后改小火炖煮 1 h 后食用。

（二）外治

1. 外治方药　生槐花 20 g，白茅根 20 g，银花 15 g，生地 15 g，紫草 25 g，桑叶 10 g，加入水中煎煮取汁，冷湿敷于患处，每日 2 次，10 天为 1 个疗程。

2. 针灸治疗

（1）毫针

主穴：曲池、合谷、三阴交、血海、太溪

配穴：面部穴位

操作：针刺用泻法，中度刺激，留针 20～30 min。每天 1 次，10 次为 1 个疗程。

（2）火针：清洁面部后，将钨合金火针尖头在酒精灯上烧至彤红，分段快速点刺外露血丝。1 周内勿沾水，让痂皮自然脱落。

（3）耳针

1）耳尖放血：将两耳揉至充血发红，在耳尖处常规消毒，用三棱针点刺放血 7～10 滴。每周 2 次，6 次为 1 个疗程。

2）针刺或压籽

主穴：耳中、交感、面颊、内分泌

配穴：肺、大肠、神门、皮质下、心、肝、肾

操作：取主穴，配穴随证选 2～3 个，毫针刺，留针 15～20 min，隔天 1 次，10 次为 1 个疗程。或用王不留行籽贴于耳穴上，每天按压数次，3 天更换 1 次，双耳交替，10 次为 1 个疗程。

3. 中药面膜

（1）退红面膜（《经验方》）：三七 15 g，薄荷 3 g，生地 10 g，益母草 15 g，黄芩 10 g，白芷

15 g。上药共研极细末，用蛋清、面粉调成糊状，涂于面部 30～40 min 后洗去，每天 1 次，10 次为 1 个疗程。

(2) 去红面膜(《古今医鉴》)：白矾 3 g，轻粉 2 g，京墨 3 g，杏仁、大枫子、五味子各 49 粒，白梅肉、核桃各 7 枚。上药共研极细末，用蛋清调成糊状，涂于面部 30～40 min 后洗去，每天 1 次，10 次为 1 个疗程。

四、预防护理

1. 饮食宜清淡，多食富含维生素 C、E、B 的食物，保持大便通畅，禁食酒类及辛辣刺激食品。

2. 注意皮肤防晒及保湿保养，避免高温及寒风刺激。

3. 保持心情舒畅，避免焦虑、紧张等情绪。

4. 避免长期在面部外搽激素软膏。

第十四节 热 疮

热疮是以皮肤黏膜交界处发生成簇水疱、糜烂、破溃、结痂，痒痛相兼为主症的疱疹类皮肤病，类似西医的单纯疱疹。

本病好发于面颊、口唇、鼻孔周围，易出现糜烂、结痂，痂脱落后可遗留暂时性色素沉着，影响面部皮肤的光滑性和完整性，且易反复发作，而使面部失去美感。

一、病因病机

(一) 肺胃热盛

肺胃积热，复感风热，内外合邪蕴结肌肤腠理而成。

(二) 阴虚内热

素体血热或阴虚，风热之邪乘虚而入，隐伏血分，每当血海满盈，冲任脉盛时，邪热外发，腐伤皮肤。

二、发病特点

1. 皮损好发于皮肤黏膜交界处，如口唇、鼻孔周围、外生殖器等部位。

2. 皮损为簇集性丘疱疹、水疱，色微红，破后糜烂、结痂。

3. 常发生于热病后或体弱抵抗力低时。

4. 自觉灼热、痒痛相兼，一般无全身症状，重者可引起病灶附近肿痛。

5. 病程及预后：病程为 1 周左右，但易反复发作。

6. 鉴别诊断

(1) 蛇串疮：皮损为多处簇集性水疱，常沿神经走向排列成带状，疱群间皮肤正常，刺痛明显，以腰背、胸部多见。

(2) 黄水疮：好发于颜面、四肢等暴露部位；皮损以脓疱、脓痂为主，散在分布，自觉痛痒，皮损广泛者常有全身不适，多见于夏秋季，有一定的传染性。

(3) 滴脓疮：好发于儿童的颜面、四肢等暴露部位，多见于夏秋季节，皮损以脓疱、脓痂为主，呈散在分布，自觉瘙痒。

三、辨证论治

(一) 内治法

1. 肺胃热盛

症状：口唇、鼻孔周围、面颊等处群集小疱，灼热剧痒，轻度周身不适，心烦郁闷，大便干，小便黄，舌红，苔黄，脉弦数。

治则：清肺胃热。

方药：辛夷清肺饮(《外科正宗》)加减　竹叶 10 g，生石膏(打碎先煎) 15 g，生山栀10 g，黄连 6 g，黄芩 10 g，苍术 10 g，陈皮10 g，板蓝根 15 g，车前子(包煎) 10 g，生大黄(后下) 3 g，鲜芦 15 g。

药膳：板蓝根 30 g，煎水代茶饮。

2. 阴虚内热

症状：多见于迁延日久或反复发作者，口干唇燥，局部皮疹为簇集水疱，可有色素沉着，口渴欲饮，午后微热，舌红，苔薄，脉细数。

治则：养阴清热，解毒利湿。

方药：增液汤(《温病条辨》)加味　玄参 10 g，麦冬 15 g，生地黄 15 g，板蓝根 30 g，马齿苋 30 g，紫草 10 g，生薏仁 30 g。

(二) 外治法

1. 外用方药

(1) 青吹口油膏，每天 2～3 次，外搽。

(2) 黄连膏，水疱未破者，每天 2 次外搽。

(3) 水疱已破者，虎杖、蒲公英、大青叶、马齿苋、野菊花等，煎水冷湿敷。

(4) 皮损以丘疱疹为主糜烂、渗出偏重者，马齿苋水洗剂，外洗或湿敷。

(5) 紫金链磨水，或黄连膏、青黛膏、紫草膏等。皮损以糜烂、结痂为主者，或即愈时可用以上药膏外涂。

2. 针灸治疗

(1) 毫针刺法：① 肺胃热盛：取穴曲池、合谷、大椎、鱼际、外关。用泻法。② 阴虚内热：取穴尺泽、肺俞、三阴交、太溪、鱼际、劳宫。用平补平泻法。

(2) 耳穴疗法：取穴肺、内鼻、肾上腺、皮质下、枕。捻转留针 15～30 min，每天 1 次；或在耳后划刺，或取耳后静脉放血，每天 1 次。

(3) 灸法：取穴患处局部。取微薄一层棉花，越薄越好，不要人为地将厚幅棉花压成薄片，薄棉片中切勿有空隙和洞眼，以免影响烧灼疗效。令患者暴露患处，将棉花按皮损大小覆盖于患处，一切就绪后嘱患者闭眼，用火柴点燃一端灸之，患者只觉有一过性轻微烧灼痛，无需任何处理，每天灸烧 1 次，最多 4 次。

(4) 梅花针法：取阿是穴、局部穴、邻近穴。患处皮肤常规消毒，用梅花针叩打患处及周围皮肤，手法由轻到重，边叩打边用消毒干棉球擦净渗出液体，使局部皮肤涨红，至轻微渗血为宜，每天 1 次。还可根据病情叩打患处的穴位和皮损经脉循行的邻近穴位。

四、日常护理

1. 饮食清淡，多食蔬菜水果，少食辛辣刺激及肥甘厚味。
2. 局部保持清洁，促使干燥结痂，防止继发感染。

第十五节　油　　风

油风是指一种头发骤然片状脱落，脱发处头皮光亮如涂油的皮肤病。因发病迅速与风邪性质相似而得名。又名“毛落”、“发坠”，俗称“鬼舐头”、“鬼剃头”等。类似于西医的斑秃。

头发乌黑浓密、润泽柔顺不仅使人显得年轻、靓丽，更是健康的象征。如果头发成片脱落甚至全秃、普秃，会严重影响人体容貌美，给患者造成较大的心理压力，损伤其自信心。因此，应重视对本病的美容治愈。

一、病因病机

（一）血虚风袭

思虑过度或情志抑郁化火，损阴耗血，阴血不足，化燥生风，上窜巅顶，发失濡养而突然脱发。

（二）气滞血瘀

情志抑郁，肝气不舒，气滞血瘀，或头部跌仆损伤，血瘀脉络，淤血不去，新血不生，发失所养而脱落。

（三）气血两虚

病后或产后或过度劳累，耗气伤血，导致气血亏虚，毛发失养，发根空虚而毛发脱落。

（四）肝肾阴虚

发为血之余，肝藏血，肾藏精，精充血旺，发根坚固。若年事已高或房劳过度，肝肾阴亏，精血不足，则发无生长之源而脱落。

二、发病特点

1. 本病可发生于任何年龄，但多见于青壮年。常在产后、过劳、失眠、焦虑或精神受刺激后发生。

2. 头发突然成片脱落，脱发区呈圆形、椭圆形，大小不等，头皮光滑，与正常皮肤界限明显。严重者头发全部脱落，称为“全秃”；更严重者，除头发全部脱落外，全身毳毛连同眉毛、胡须、腋毛、阴毛均脱落，称为“普秃”。

3. 一般无自觉症状。

4. 起病急，病程较长，可持续数月或数年，多数能自愈，但也有反复发作或边长边脱者。

三、辨证论治

（一）内治

1. 血虚风袭

症状：头发突然成片脱落，大小不等，一处或多处，甚至全秃，偶有头皮瘙痒，或伴有头部烘热，心烦易怒，急躁不安，舌红苔薄黄，脉弦细数。

治则：养血消风，养阴生发。

方药：生地当归汤(《景岳全书》)　生地 15 g，熟地 15 g，侧柏叶 12 g，当归 12 g，黑芝麻 25 g，首乌 25 g。

药膳：① 侧柏桑椹膏：侧柏叶 50 g，桑椹子 200 g，蜂蜜 50 g。先将侧柏叶放入水中煎煮20 min后去渣，入桑椹子文火煎 30 min 后去渣，加蜂蜜成膏。每次服 15 g，每天 2 次。② 油风酒：当归 120 g，胡麻仁(黑芝麻)90 g，生地 90 g，玉竹 90 g，川芎 15 g，僵蚕30 g，白蒺藜 30 g，石菖蒲 30 g，丹皮 30 g，荆芥 30 g，防风 30 g，白芷 30 g，赤芍 30 g。上药饮片放入坛内，加入烧酒 5 斤拌匀封坛口，1 个月后开坛饮用。每次 20 mL，每天 2 次。

2. 气滞血瘀

症状：头发脱落前有头部或胸胁刺痛等症状，继而头发片状脱落，迁延日久不愈，逐渐变为全秃，伴夜不能寐，烦热，急躁易怒，舌暗红，边有瘀斑，脉沉涩。

治则：通窍活血。

方药：通窍活血汤(《医林改错》)　赤芍 9 g，川芎 9 g，桃仁 9 g，红花 9 g，大枣 7 枚，老葱 3 根，麝香少许，黄酒适量。

药膳：红油鸽藕片。鲜藕(切片)500 g，红花 5 g，鸽肉(切块)200 g。将红花置于香油锅中炸片刻，去渣取油备用。鲜藕与鸽肉同炒，炒熟调味后淋上红花油即可。

3. 气血两虚

症状：头发片状脱落，范围由小到大，逐渐加重，脱发处尚有残存毛发，参差不齐，稀疏枯槁，触摸易脱，伴面色淡白，唇白，心悸怔忡，气短懒言，倦怠乏力，舌淡，脉细弱。

治则：补益气血。

方药：八珍汤(《正体类要》)　当归 10 g，川芎 6 g，白芍 10 g，熟地 15 g，人参 3 g，白术 10 g，茯苓 10 g，甘草 5 g。

药膳：① 核桃芝麻饼：核桃(打碎)50 g，芝麻 20 g，面粉 500 g。核桃、芝麻拌匀，撒于烙饼表面，烙熟即可食用。② 参芪黑豆乌鸡汤：党参 15 g，黄芪 15 g，枸杞子 15 g，黑豆 20 g，乌鸡 1 只(去内脏，切块)，生姜 5 片，大枣 7 枚，放入水中，文火煲汤，调味食用。

4. 肝肾阴虚

症状：头发焦黄或花白，均匀大片脱落，甚或全身毛发脱落；伴头晕目眩，耳鸣耳聋，腰膝酸软，五心烦热，潮热盗汗，舌淡，苔薄，脉沉细。

治则：滋补肝肾。

方药：七宝美髯丹(《医方集解》)　首乌 15 g，茯苓 10 g，牛膝 10 g，当归 10 g，枸杞子 10 g，菟丝子 10 g，补骨脂 6 g，黑芝麻 15 g，黑豆 15 g。

药膳：① 鳖鱼滋肾汤：鳖鱼 1 只(去内脏)，桑椹子 10 g，枸杞子 15 g，菟丝子 15 g，生姜 5 片，放入水中文火煲汤食用。② 芹菜黑豆汤：新鲜芹菜 30 g，黑豆 20 g，桑椹子 20 g。三味加入水中文火煲汤食用。③ 牛髓黑豆汤：牛髓、黑豆、生地，放于锅中炖汤加白蜜食用。

(二) 外治

1. 外用方药

(1) 用老生姜涂擦脱发区至头皮微红为度，每天 2 次。

(2) 鲜侧柏叶 90 g，山奈(山柰、沙姜)45 g，加入 75%酒精 700 mL 浸泡 10 天，过滤，以生姜醮此药水，在脱发处反复用力涂擦，每天2～3次。

(3) 枣树枝汁涂擦脱发区，每天数次。

(4) 桑白皮50 g，煎水浓缩去渣，瓶装备用。外搽，每天2～3次。

(5) 雄黄、硫磺、凤凰衣(出过小鸡的鸡蛋壳内白皮)各15 g，炮山甲10 g，滑石粉30 g，猪板油30 g，猪胆汁1个。以上中药共研成细末后，加入猪板油、猪胆汁调制，用纱布包好涂擦脱发区，每天3次。

(6) 2.5%～10%斑蝥酊、10%补骨脂酊、10%辣椒酊，外搽，每天数次。

2. 针灸治疗

(1) 毫针

主穴：取百会、头维、生发穴(风池与风府连线中点)。

配穴：取四神聪、翳明、上星、太阳、风池、鱼腰透丝竹空、安眠穴(合谷与三间连线中点)。

操作：主穴每次必针，交替选取配穴2～4个，根据病情虚实分别采用泻法或补法，每天或隔天1次。

(2) 梅花针

1) 叩刺脱发区：常规消毒脱发区，用梅花针从脱发区边缘开始，作圆形螺旋状环绕脱发中心区均匀叩刺，用力适中，以扣刺至皮肤微微渗血为宜，每天或隔天1次。

2) 叩刺头部、督脉、夹脊、脊柱两侧：常规消毒脱发区、脊柱和脊柱两侧的皮肤，由上而下用梅花针扣刺上述部位至皮肤发红或微微渗血为度，隔天1次，15次为1个疗程。

(3) 艾灸法：取肾俞(双侧)、三阴交(双侧)、脱发区。肾俞用艾条温和灸15 min；三阴交用补法针刺加灸；脱发区先行姜擦，再用梅花针扣刺至局部潮红，然后用艾条温和灸15 min。

3. 推拿治疗

生发按摩手法如下：① 指压头部五穴：患者仰卧位，术者用双手拇指分别按压神庭、头维、百会、四神聪、风池，每穴1～2 min，力度以患者感觉局部有酸麻胀感，全身发热为止。② 拇指重叠由神庭穴至风府穴按压督脉及督脉旁开1寸、2寸、3寸、4寸处，反复20余次。③ 掌根顺时针揉按脱发区及其周围头皮直至局部发热。④ 双手手指微弯曲，用指腹抓弹头部，反复20余次。⑤ 双手合十，轻叩头部，反复20余次。

四、预防护理

1. 勿过度劳心劳力，消除紧张情绪，保持心情舒畅。

2. 不偏食，加强营养摄入，多食富含维生素的食物。

3. 加强头发护理及保养，注意头发清洁，不用碱性强的洗发剂洗发，少染发、烫发，少用电吹风吹头发。

第十六节　发蛀脱发

发蛀脱发是以渐进脱发为特征的一种较难治愈的损容性疾病。又称“蛀发癣”，类似于西医的脂溢性脱发。

其表现出的头皮光亮，头发稀疏脱落，甚则头顶头发全脱；或头发枯黄，白屑层飞，不仅影响了容貌美，而且令人厌恶，应及早治疗。

一、病因病机

（一）血热风燥

素体血热生风，伤营化燥，耗伤阴血，复感风邪，郁阻毛窍，使阴血不能上达巅顶营养毛发，毛根干涸，发焦脱落。

（二）脾胃湿热

饮食膏粱厚味等，脾胃运化失调，湿热内生上薰巅顶，浸蚀发根白浆，致毛发脱落。

（三）肝肾不足

禀赋不足，思虑过度，劳伤肝肾，精血亏虚，发失濡养而脱落。

二、发病特点

1. 多发生 20～30 岁左右的男性，女性偶见。往往有家族史。

2. 脱发部位多在头顶部。

3. 初起多有不同程度的皮脂溢出，脱屑，头部皮肤瘙痒，头发干燥变细，缺乏光泽或头发油腻发亮；脱发多从额部两侧开始，逐渐向上扩展，终而头顶部毛发大部或全部脱落；脱发处皮肤光滑或遗留少许毳毛，但枕部及头部两侧毛发则基本正常。

4. 无自觉症状，可伴有皮脂溢出或白屑风、面游风。

5. 病程发展缓慢，预后较差。

三、辨证论治

（一）内治法

1. 血热风燥

症状：头发干燥，略有焦黄，搔之有白屑叠飞，落之又生，自觉头皮瘙痒，口干咽燥，小便黄。舌红，苔黄，脉数。

治则：凉血清热，祛风润燥。

方药：凉血消风散加减（《朱仁康临床经验集》）　生地 30 g，白茅根 30 g，生石膏（先煎）30 g，玄参 9 g，知母 9 g，牛蒡子 9 g，荆芥 9 g，防风 9 g，甘草 6 g，升麻 3 g，金银花 15 g，侧柏叶 10 g。

药膳：绿云散（《冉氏家藏方》）　侧柏叶 500 g，当归身 250 g，不犯铁器为末，过 120 目罗，瓷罐贮放。早晚空腹各服 1 次，每次 6 g，淡盐水送下。

2. 脾胃湿热

症状：头发稀疏脱落，头皮光亮潮红，状如油擦，头屑呈桔黄色或头皮瘙痒，口干口苦，纳差，烦躁易怒。舌红苔黄腻，脉滑数。

治则：清热除湿。

方药：祛湿健发汤（《赵炳南临床经验集》）　炒白术 15 g，泽泻 12 g，猪苓 10 g，萆薢 10 g，车前子 10 g，川芎 10 g，赤石脂 10 g，白鲜皮 15 g，桑椹 10 g，生地 15 g，熟地 15 g，首乌藤 12 g。

药膳：山楂6 g，水煎当茶饮。

3. 肝肾不足

症状：脱发多有遗传倾向，头发稀疏脱落日久，脱发处头皮光滑或遗留少数稀疏细软短发，伴眩晕失眠，记忆力差，腰膝酸软，夜尿频多。舌质淡红苔少，脉沉细。偏阴虚火旺者，伴口苦，恶心烦热，梦多，梦遗。舌质红，苔少，脉细数。

治则：补益肝肾，养发生发。

方药：七宝美髯丹(《医方集解》) 何首乌30 g，白茯苓15 g，牛膝15 g，当归15 g，枸杞子15 g，菟丝子15 g，补骨脂(黑芝麻拌炒)12 g。

(二) 外治法

1. 外用方药

(1) 颠倒散：先用温水洗头发，然后颠倒散搓到头皮上，2～3 min后用温水洗去药粉，或再用硫磺香皂洗一次头，并用清水洗净便可。每隔3～5天用1次。

(2) 脂溢洗方：苍耳子、王不留行各30 g，苦参15 g，明矾9 g。上药煎水沐发，每日1剂，煎洗2次，隔3日洗1次。

(3) 侧柏麻油：每天数次涂头部脱发处，连续1个月左右。

(4) 涂香油：任意涂之，以发生为度。

2. 针灸治疗

(1) 毫针刺：百会、头维、生发穴(风池穴与风府穴连线中点)、四神聪。配翳风、上星、太阳、鱼腰、丝竹空、风池；皮脂溢出过多，配上星；失眠，配安眠或翳风。每次取5～8个穴，交替使用。视患者体质强弱采用补泻手法，每次留针20 min，每天或隔天针1次，10次1个疗程。

(2) 穴位注射法：取足三里、曲池穴，用复方丹参注射液4 mL穴注，3天1次，10次为1个疗程。

四、日常护理

1. 少吃油腻、辛辣刺激的食物，不喝浓茶、咖啡，多吃蔬菜水果。
2. 保持心情舒畅。
3. 保持充足睡眠。
4. 选用性质温和的药性洗发精。

第十七节 摄领疮

摄领疮又名“牛皮癣”，是指因皮疹状如牛领之皮，厚而且坚，自觉瘙痒而得名。又因好发于颈项部，故又称之为“摄领疮”。以皮肤苔藓样变伴剧烈瘙痒为特征。多见于20～40岁的青年和成年人，老年及儿童少见。临床上可分为局限性和泛发性两种。相当于西医的神经性皮炎。

本病在头面、颈项等暴露部位，出现皮肤粗糙、肥厚，有损容貌美，加之剧烈的瘙痒影响正常工作和生活。

一、病因病机

本病初起为风湿热邪阻滞肌肤，日久乃血虚风燥，肌肤失养。而情志郁闷，衣领拂着，搔抓，嗜食辛辣、醇酒、鱼腥发物等皆可诱发或使病情加重。

（一）外邪阻肤

风、湿、热邪蕴阻肌肤，日久不解，化热生风，风燥伤阴，阴血受损，失其濡养，故肤干发痒。

（二）情志内伤

由于精神不畅，情绪波动以及性情急躁等精神因素的变化，五志化火，生热，火热伏于营血，逼血外行于肤。血热偏盛，营血失和，经脉充斥，故见斑疹而色红，血热生风，风盛则燥，故剧痒、脱屑，皮肤干燥，火热日久耗血伤阴，营血不足，经脉失疏，肌肤失养，故斑疹色淡红。

（三）营血不足

久病、大病、体弱等致营血不足，血虚生风生燥，皮肤失去濡养，故瘙痒。

二、发病特点

根据受累范围大小，可分为局限性及播散性。

1. 局限性多见于青年或中年；播散性或称之为泛发性多见于成人及老年人。

2. 局限性好发于项部及骶尾部、四弯（肘、膝）；播散性分布较广泛，以头面、四肢、腰部为多见。

3. 局部皮肤先有痒感，因搔抓局部出现发亮的扁平丘疹，并迅速融合发展为苔藓样变。病变处通常无色素沉着，多对称分布、剧痒。情绪波动时瘙痒加剧。

三、辨证论治

（一）内治法

1. 风湿化热

症状：局部除有成片丘疹、肥厚外，并伴有部分皮肤潮红、糜烂、湿润和血痂，舌质红，苔薄黄或黄腻，脉弦数。

治则：疏风清热利湿。

方药：消风散（《外科正宗》）加减　当归、防风、知母、苦参、胡麻、荆芥、苍术、牛蒡子、蝉蜕各 10 g，石膏、生地各 15 g，甘草、川木通各 6 g。

药膳：肉炒双丝（《中华临床药膳食疗学》）　猪肉（切丝）100 g，莴苣（切丝）150 g，苦瓜（切丝）150 g，白茅根 30 g，调料适量。先将白茅根加水煮沸 10 min，去渣后纳入苦瓜丝、莴苣丝略焯后捞出。先炒猪肉丝，后入苦瓜丝、莴苣丝，再放调料。

2. 肝经郁热

症状：皮肤干燥、粗糙，或伴有丘疹，剧烈瘙痒，常见抓痕、血痂。口干心烦，胁痛易怒，情绪波动时瘙痒加重。大便干结，小便黄赤，舌红苔黄，脉弦数。

治则：疏肝清热。

方药：丹栀逍遥散　丹皮、栀子、柴胡、当归、白芍、白术、茯苓各 30 g，炙甘草 15 g。

药膳：百合小麦粥　百合 30 g，甘草 10 g，小麦 60 g，大枣 7 枚。甘草加水煮，去渣留汁，加入捣碎的小麦、百合和大枣，煮成粥即可。作点心用，上、下午各 1 次，14 天 1 个疗程。

3. 血虚风燥

症状：病程较长，皮肤干燥、粗糙、肥厚、脱屑。头晕、心悸，失眠、健忘，舌质淡红，苔薄白，脉细。

治则：养血祛风。

方药：当归饮子(《济生方》)　当归、生地、白芍、川芎、何首乌、荆芥、防风、白蒺藜各10 g，黄芪15 g，生甘草6 g。

药膳：松子桑椹粥(《中华临床药膳食疗学》)　粳米200 g，松子仁15 g，鲜桑椹20 g，黑芝麻10 g。

先将粳米煮粥，待半熟时，加入松子仁、黑芝麻同煮，将熟时加入桑椹，同煮成粥。

(二) 外治法

1. 外用方药

(1) 雄黄解毒散30 g浸泡于百部酒120 mL中，每天痒时涂擦2～3次。(《简明中医皮肤病学》)

(2) 复方黄连擦剂(《中医外科学》)：川黄连50 g，花椒25 g，加70%乙醇适量浸泡3天后备用，每天外擦3～4次，10天为1个疗程。

(3) 白头翁外敷(《中医外科学》)：将白头翁鲜叶浸泡于凉水中防干，将叶轻轻搓揉使其渗出液汁，然后将叶展开贴皮损处，上盖两层纱布，手轻加压，5 min后即有灼痛，20 min痒感消失，将药布一并除去。如皮损苔藓化，先用热水浸软，再按皮损大小敷药。每隔4天敷1次。如用药后48 h局部不起疱，痒感不消失，视为无效，可按上法重复敷贴。

(4) 斑蝥浸出液(《中医外科学》)：将斑蝥虫浸入20%醋酸中，其量大体上以把虫体浸没一半为准。露在液面上的部分借助摇动容器的方法，使虫体都能受到浸泡。3天后再加入95%的乙醇到足量，再浸泡3天，过滤后装入小瓶内备用。本法只适用于皮肤浸润肥厚明显、苔藓化损害处，且炎症不明显者。最初宜少擦，以后逐渐增加，以不起疱为度。皮肤潮红糜烂处不用。

2. 针灸治疗

(1) 毫针 (《皮肤病针灸疗法》)

主穴：风池、曲池、内关、神门、皮损局部

操作：风池、曲池，用泻法，内关、神门用补法。皮损局部用围刺法，取4～6点，针尖由皮损边缘向中心沿皮平刺，留针20～30 min，每天或隔天1次，10次为1个疗程。

(2) 耳针

取穴：肺、肝、神门、皮质下、肾上腺、内分泌及皮损相应部位。

操作：留针15～20 min，隔天1次，10次1个疗程。亦可用耳针埋针或耳穴压豆法。

(3) 火针(《皮肤病针灸疗法》)

取穴：肺俞、心俞、膈俞、肝俞、阳陵泉、皮损区。

操作：在腧穴及皮损区常规消毒，将火针插入电热器中，使针发红，右手持针以90度角快速点刺腧穴，熨烫皮肤表层后瞬即离去，造成皮肤轻微灼伤。在皮损周以2 cm等距离取穴点刺，在皮损中心点刺1针，若皮损面积较大可在中心多点刺几针；若皮损仅呈丘疹病变用轻手法点刺，呈苔藓样变，瘙痒剧烈用重手法点刺。每3天1次，5次1个疗程。疗程间休息7天。

(4) 灸法：皮损局部涂以大蒜汁，置艾炷（如火柴头大小）于蒜汁皮肤上，每柱间距 1.5 cm，灸后覆盖消毒敷料。每 10 天 1 次，至皮损正常后停止。

3. 其他方法

(1) 烧灼法(《外治寿世方》)：用新棉花扯如纸薄一层，量皮损宽大，将棉花铺贴，用火向棉花上一点，顷刻燃尽，当即止痒，且并不焦痛，极简，极效。

(2) 醋泡鸡蛋(《中医外科学》)：取鲜鸡蛋 3 个，浸入 0.5kg 米醋中，然后密封罐口，放于阴凉处，7 天后弃醋取蛋，剥去变软的蛋壳，将蛋黄与蛋白拌匀，用棉签或棉球蘸其液直接涂在患处，候 1～2 min，稍干后再涂 1 次，每天可涂数次。

四、日常护理

1. 避免精神刺激，保持情绪稳定。
2. 避免烟酒、喝浓茶及食用辛辣食品。
3. 避免用手搔抓、摩擦及热水烫洗等方法来止痒。
4. 有胃肠道功能失调者应予纠正，有感染性病灶时及时处理。
5. 不要自行乱涂外用药。

第十八节　白驳风

白驳风是指发生于面、颈、手、背等部位的色素脱失性皮肤病。类似于西医的白癜风。

特点是出现边界清楚，大小形状各异，数目不定的白色斑点或斑块，使正常肤色与皮损区形成了一种强烈的反差，破坏了皮肤色泽的协调、柔和美。

一、病因病机

(一) 气血不和

情志内伤，肝气郁结，气机不畅，复感风邪，搏于皮肤，气血不和，血不滋养肌肤发为本病。

(二) 肝肾阴虚

先天精血不足，或久病失养，加之劳倦过度伤及肝肾，致肝肾亏虚，营卫无畅达之机，肌肤失养而发。

(三) 瘀血阻滞

突受外伤，脉络受伤，或伤于郁怒，气失条达，过于忧虑，思则气结，或病久缠身，耗伤正气，致脉络瘀阻，肌肤失养而致。

二、发病特点

1. 常发生于暴露及易摩擦损伤部位，以四肢、头面部多见。

2. 皮肤呈白色或乳白色斑点，大小不等，形态各异，可呈圆形、椭圆形及各种不规则形，境界清楚，周围可有色素沉着，皮损可逐渐向四周扩大，互相融合呈不整形。患处毛发也可变白。严重病例全身皮肤均可变白。

3. 多见于情志内伤青年。有明显的遗传倾向。

4. 无自觉症状。日晒后皮肤发红，可有烧灼感和疼痛感。

5. 皮疹发展不一，有时进行很快，有时静止不变，病程较长，不易消退，少数病轻者可自行消失。

三、辨证论治

（一）内治法

1. 气滞血瘀

主症：皮肤白斑，或有气郁不舒及心烦不安。舌质淡或有瘀斑，苔薄白，脉缓。

治则：活血化瘀。

方药：通窍活血汤（《医林改错》） 赤芍、川芎、桃仁、红花、老葱、生姜、红枣、麝香。

药膳：玫瑰花粥 白玫瑰花 5 朵，糯米 100 g，樱桃 10 枚，白糖适量。先将未完全开花的玫瑰花采下，轻轻撕下花瓣洗净。然后把糯米淘净放入锅内，用大火烧开后转小火熬，待粥快好时，加入玫瑰花、樱桃、白糖，稍煮便成。

2. 肝肾阴虚

主症：白斑，伴肢倦乏力，腰膝酸软，五心烦热。舌质红，苔少，脉沉细。

治则：滋补肝肾，养血祛风。

方药：一贯煎（《柳州医话》）加味 沙参、麦冬、当归、生地黄、枸杞子、川楝子。伴有家族史，合六味地黄丸；妇人伴崩中漏下者，加阿胶；男子遗精，加生龙牡。

药膳：昆仑追风粥（《冉氏家藏方》） 白茄子（带蒂）500 g，何首乌 15 g，绿豆粉 50 g，黑豆皮 50 g。

（二）外治法

1. 外用方药

（1）30%补骨脂酊：外涂。

（2）毛姜：浸在 75%酒精内，使成糊状搽患处。

（3）红花补骨脂酒：补骨脂 30 g，菟丝子 10 g，红花 6 g，僵蚕 6 g，白蒺藜 10 g。以上 5 种药物浸于 60 度米酒 120 mL 中，1 周后取汁外涂，每天 1～2 次。

（4）核桃硫磺搽剂（《本草纲目》）：青核桃皮（从树上摘下尚未成熟的青皮核桃）1 个，硫磺 5 g。共研匀，搽白斑处。

（5）抗白癜风素（DEV）是以中药何首乌为主的外用酊剂，每天 3 次外搽患部。

2. 针灸疗法

（1）毫针刺法

取穴：合谷、曲池、行间、血海、膈俞，三阴交

操作：泻法。针刺及加电刺激，留针 15～20 min，每天 1 次，10 次为 1 个疗程。

（2）耳针疗法

穴位：肺、内分泌、肾上腺、交感穴。

操作：每次选 2～3 穴，单耳埋针，双耳交替，每周轮换 1 次。

（3）梅花针（治疗小面积白斑）：患处以梅花针刺激，边缘用强刺激手法，中心用弱刺激手法，敲打程度以有组织液或血液渗出为妥，每 5～7 天敲打 1 次。

（4）刺络拔罐法：采用扬刺手法（患病局部 1 针，四周再浅刺 4 针）以皮损为中心用三棱

针点刺出血，然后拔火罐，每周1次。

四、日常护理

1. 饮食忌宜：调理饮食，少食或不食酸性及辛辣刺激食物，尽可能避免服用或注射维生素C，多食豆制品，黑色植物及富含酪氨酸及矿物质的食物，如蛋类、瘦肉、黑芝麻、无花果等食品。

2. 日光浴：适当进行日光浴有助于本病恢复，但夏季不宜暴晒。

3. 慎用药物：避免滥用外涂药物，防止皮肤损伤，尤其面部，更需慎用刺激性的药物。

4. 调畅情志：保持心情舒畅，劳逸结合，积极配合治疗，愈后巩固治疗有助于防止复发。

第十九节　鹅掌风

鹅掌风因手掌皮肤厚而粗糙开裂如鹅掌而得名，又称“掌心风”、“鹅掌癣”。西医称“手癣”。

双手被称为人的“第二张面孔”。其皮肤质地、色泽对人体美影响较大。鹅掌风以手掌脱屑、皮肤变厚、变粗、龟裂为特征，从视觉和触觉两方面严重影响了双手的美感。并且具有传染性，易传染他人或感染自身其他部位，故应及早治疗。

一、病因病机

风湿热毒侵袭人体，侵淫血脉，郁于肌肤或内有肌热，风热相博，血虚风燥，以致肌肤失润而成。

二、发病特点

1. 多见于成年人。

2. 皮损：手掌局部有境界明显的红斑脱屑，脱屑处皮肤变厚、变粗、龟裂，冬季加重；亦可出现水疱或糜烂，夏季明显。自觉瘙痒，或瘙痒不明显，多始于一侧手指尖或鱼际部。

3. 具有传染性，常由搓足引起。

4. 病程较长，多年不愈。

三、辨证论治

（一）内治

1. 风湿侵袭

症状：手掌或指间水疱如晶，涸干脱屑，境界明显，渐次扩大，或指间潮红、湿烂。舌红，苔白或腻，脉滑。

治则：祛风除湿。

方药：消风散（《外科正宗》）　荆芥10 g，防风10 g，当归10 g，生地10 g，苦参15 g，苍术（炒）10 g，蝉蜕3 g，胡麻仁10 g，牛蒡子10 g，知母10 g，石膏15 g，木通6 g，甘草3 g。

药膳：银花生地茶　银花20克，生地20克，煮水当茶饮。

2. 血虚风燥

症状：手掌皮肤增厚粗糙，干燥，龟裂，脱屑，舌淡红，苔薄，脉细。

治则：养血祛风。

药物：养血润肤饮(《外科证治全书》) 当归 9 g，熟地、生地、黄芪各 12 g，天冬(去心)、麦冬(去心)各 6 g，升麻、黄芩各 3 g，桃仁泥、红花各 2 g，天花粉 4.5 g。

药膳：① 红萝卜汤 红萝卜(切块)200 g，马蹄(荸荠)200 g，杏仁 20 g，蜜枣 2 个，陈皮 2 片，放入水中文火煲汤 3 h 即可。② 生地饮 生地 15 g，黄精 10 g，阿胶 9 g。先将生地、黄精煎汤，冲服阿胶，适量白糖调味。

(二) 外治

1. 外用方药

(1) 雄黄膏：雄黄 10 g，氧化锌 10 g，羊毛脂 30 g，凡士林 50 g，调匀外涂患处。适用于潮红湿润者。

(2) 疯油膏：轻粉 4.5 g，东丹 3 g，飞辰砂 3 g，共研细末；麻油 120 g，黄蜡 30 g。麻油煎至微沸，入黄蜡再煎以无黄沫为度，再放入药末调成膏。适量外涂患处。适用于粗糙龟裂者。

(3) 枯矾散：黄柏 30 g，枯矾 30 g，研成细末，扑于患处，适用于糜烂型。

(4) 苦参液：苦参、蛇床子、苍耳子、藿香、明矾各 30 g，煎水，待冷湿敷患处。

(5) 半边莲浸泡液：半边莲 60 g，加水 1 000 mL 煎至 500 mL，待适温，每晚睡前浸泡患手 15 min，再厚涂疯油膏，用塑料袋套扎患手，次日晨擦去药膏。适用于粗糙龟裂者。

(6) 土槿皮浸泡方：土槿皮 15 g，皂荚 15 g，地骨皮 6 g，藿香 15 g，白矾 15 g，花椒 9 g，大枫子肉 9 g，米醋 1 000 mL。将药放入米醋中浸泡 24 h，煮沸待温，浸泡双手 6～12 h，隔天将药汁煎沸待温再浸泡，药汁可用 4 次。本方适用于疱疹者。

(7) 苦参熏洗方：苦参 60 g，菊花 60 g，蛇床子 30 g，金银花 30 g，白芷 15 g，黄柏 15 g，地肤子 15 g，大菖蒲 15 g，水煎熏洗。

2. 针灸治疗

(1) 毫针：取合谷、外关、后溪、中渚、八邪、八风、曲池、足三里、三阴交。针刺手法为提插捻转，留针 20～30 min，隔天或每天 1 次，10 次为 1 个疗程。

(2) 水针：取足三里、合谷、外关。每穴缓慢推注川芎注射液或复方丹参注射液 1～1.5 mL，隔天或每天 1 次，10 次为 1 个疗程。

(3) 灸法

1) 药线点灸：取阿是穴(患处)、合谷、曲池等灸点，点燃药线，待药线刚燃时，即将火灭，迅速按压于灸点上，待冷后移开，由外向内，每个灸点灸一次，灸点间隔 5 mm，合谷、曲池交替使用，隔天 1 次。

2) 隔附子灸：用生附子切厚片于鹅掌风上，以艾团灸之。隔天 1 次。

3. 其他疗法

(1) 浆泡法：豆腐浆两大碗，加入川椒 15 g，透骨草 15 g。熬五六滚，待温凉适宜时，洗患处约 2 h。

(2) 热烘疗法：先用疯油膏外涂，再用电吹风吹或火烘患处，每天 1 次，每次 20～30 min，10 次为 1 个疗程。

(3) 贴敷疗法：白附子、川乌、草乌、僵蚕、铜绿、密陀僧、轻粉、胆矾各 3 g，麝香 0.3 g，共为细末，用葱汁调药末敷贴。隔附子灸后敷贴效果更好。

四、预防护理

1. 避免搓足及使用未经消毒的公共卫浴设备、拖鞋、浴巾等。
2. 注意个人卫生，常清洁手部，保持手部干燥。
3. 有脚气者，宜及早治疗，否则易患本病。
4. 治疗期间避免接触肥皂、洗衣粉等碱性物质。

第二十节　脚湿气

脚湿气是一种以足趾间糜烂、瘙痒为特征的传染性皮肤病。因足丫糜烂流汁而有特殊气味而得名。又称“脚丫烂皮”、“臭田螺”、“田螺疱”、“烂脚丫”、“脚烂疮”。俗称“香港脚”。西医称“足癣”。

手足部皮肤对人体的美影响较大，美足的标志是足部皮肤细腻润泽，无臭味。脚湿气以足丫糜烂流汁、脚臭熏人、搔痒难忍为特征，从视觉、触觉、嗅觉三方面均影响了足的美感。并且，本病传染性强，易传染他人或自身感染而患鹅掌风、灰指甲，故应及早治疗。

一、病因病机

(一) 湿热下注

久居湿地，或脚汗淋漓，或脚鞋闷气，湿邪外侵，阻滞脾胃，湿邪化热，循经下注而致本病。

(二) 疫毒相染

相互接触，公用脚盆、脚布、拖鞋、泳池等疫毒相染而致本病。

二、发病特点

1. 好发于成年人，尤其汗脚严重者。
2. 皮损：先起于趾缝间，后蔓延至全脚。或见脱屑，或见水疱或见糜烂，黏水似胶，脚臭熏人，搔痒难忍，夏日加重。旷日持久，皮肤干枯，甚者开裂，冬季为甚。

三、辨证论治

(一) 内治

1. 湿热下注

症状：密集水疱，糜烂流水，浸淫成片，瘙痒疼痛或有发热。舌苔薄黄，脉滑数。

治则：清热渗湿。

方药：萆薢渗湿汤　萆薢 10 g，薏苡仁 15 g，黄柏 10 g，茯苓 10 g，丹皮 10 g，泽泻 10 g，滑石 10 g，木通 6 g，苍术 10 g，赤小豆 10 g。

药膳：茅根生地茶　茅根 20 g，生地 20 g，煎水当茶饮。

2. 血虚风燥

症状：皮肤增厚，粗糙干裂，瘙痒不流水。舌红，苔薄，脉细。

治则：养血祛风。

方药：养血润肤饮(《外科证治全书》) 当归9克，熟地、生地、黄芪各12 g，天冬(去心)、麦冬(去心)各6 g，升麻、黄芩各3 g，桃仁泥、红花各2 g，天花粉4.5 g。

药膳：生地饮 生地15 g，黄精10 g，阿胶9 g。先将生地、黄精煎汤，冲服阿胶，适量白糖调味。

(二) 外治

1. 外用方药

(1) 癣洗药：地肤子30 g，蛇床子30 g，白鲜皮15 g，大黄10 g，丁香10 g，斑蝥3个，白醋500 g。共煎煮10 min，适温浸泡手足。每天1次，每次15 min。

(2) 脚气散验方

1) 六一散9 g，枯矾3 g，研细末，撒于患处。

2) 五倍子、海螵蛸各等分，研细末，撒于患处。

3) 青黛15克、海螵硝30 g，石膏120 g，冰片3 g，共研细末，撒于趾逢内。

4) 黄柏、苍术各20 g，研细末，撒于患处。

(3) 半边莲膏：半边莲煎汁，熬成半边莲膏，涂敷足部。

(4) 泡足液：黄精500 g，米醋500 mL，冷开水3 000 mL，浸泡足部。

(5) 槟榔油：黄柏、槟榔、苍术各10 g，冰片3 g，研细末，麻油调搽。

2. 针灸治疗

(1) 毫针

1) 取八邪、八风、足三里、三阴交。湿热下注者加合谷、阴陵泉、曲池。血虚风燥者加太溪、脾俞、肾俞。针刺手法为提插捻转，留针20～30 min，隔天或每天1次，10次为1个疗程。

2) 取承山，强刺激至针麻感传足趾。每天1次，5次为1个疗程。

(2) 水针

取穴：足三里、三阴交、太溪。每穴缓慢推注川芎注射液或复方丹参注射液1～1.5 mL，隔天或每天1次，10次为1个疗程。

(3) 灸法

1) 药线点灸：取阿是穴(患处)、太溪、行间等灸点，点燃药线，待药线刚燃时，即将火灭，迅速按压于灸点上，待冷后移开，由外向内，每个灸点灸1次，灸点间隔5 mm，太溪、行间交替使用，隔天1次。

2) 隔附子灸：用生附子切厚片于脚湿气上，以艾团灸之。隔天1次。

3. 其他疗法

1) 热烘疗法：用雄黄膏，随擦随用火烘烤。

2) 贴敷疗法：白芨粉少许，撒于患处，上面再贴盖伤湿止痛膏，3天一换。

四、预防护理

1. 注意个人卫生，避免使用未经消毒的公共浴堂、游泳池、浴巾、脚盆、脚布、拖鞋等，卫浴用具要专用。

2. 夏天尽可能不穿胶鞋，多穿布鞋或凉鞋。

3. 经常保持足部的清洁干燥。每晚洗足后扑痱子粉或枯矾粉。

4. 脚湿气者穿过的鞋、袜、脚盆、脚布等，应用开水烫或阳光下曝晒。

5. 避免长期服用皮质激素、抗生素、免疫抑制剂等。

6. 有脚湿气者，宜及早治疗，以免传染他人或感染自身其他部位。

7. 治疗期间避免接触肥皂、洗衣粉等碱性物质。

8. 本病较为顽固，治疗时间较长，需坚持治疗，才能彻底治愈。

第二十一节 疣 目

疣目是一种发生在手足皮肤上小如黍米，大如黄豆，状如花蕊，粗糙而坚硬的赘生物。又称“疣子”、“枯筋箭”、“ 疣疮”、“千日疮”、“木刺猴”、“雌雄狐刺疮”。俗称“刺瘊子”、“瘊子”。西医称 “寻常疣”。

疣目好发于颜面及手足的暴露部位，并且高出皮肤，不同常色，不光滑，破坏了皮肤的美感。故应予以治疗。

一、病因病机

(一) 风热毒邪侵袭

外感风热毒邪，侵袭肌肤，客于体表，搏于肌肉之间，则气血失和，凝聚成疣。

(二) 肝气郁结

肝藏血，主疏泄。情志不舒，肝气郁结，气机不畅，血行淤滞，气滞血瘀，阻于肌肤而成疣。

(三) 肝虚血燥

体质虚弱，病久不愈，肝虚血燥，内动肝火，复感毒邪，热毒血瘀壅结肌肤而成疣。

总之，正气不足，卫外不固是本病发生的主要原因。虚则生疣，风火热毒壅结，肝郁气滞血瘀是形成本病的主要机理。

二、发病特点

1. 多见于儿童及青年。

2. 好发于手背、手指、足部等处。

3. 皮损：皮损初起小如黍米，大如黄豆，呈半球状或多角形突起，色灰褐或污黄，蓬松枯槁，状如花蕊，粗糙而坚硬，数目少则一二个，多则数十个，亦可群集一处多个。

4. 一般无自觉症状，偶有压痛，遇磨擦和撞击时则易出血。

5. 本病有自愈倾向，多数呈慢性过程，有数年不愈者，亦有不治突然消退者，消退后不留瘢痕。

三、辨证论治

(一) 内治

1. 风火热毒

症状：疣目初起，散在或密集，或微痒，色黄褐或微红，伴口渴冷饮，尿短赤，舌红苔薄黄，脉浮数。

治则：清热解毒，散结软坚。

方药：桑菊消疣汤(《中医外科临床手册》) 桑叶 10 g，野菊花 10 g，蒲公英 30 g，大青叶 30 g，马齿苋 30 g，土茯苓 20 g，生龙骨、生牡蛎、磁石(先煎)各 30 g，薏仁 20 g。

药膳：黄芪薏米粥 黄芪 10 g，薏米 60 g，粳米适量。水煎黄芪，去黄芪留汁，汁内加薏米和粳米，煮成粥后，食用。

2. 肝郁化火

症状：疣目如豆，坚硬粗糙，色黄或红，伴急躁易怒，口苦，舌红苔黄，脉弦数。

治则：疏肝平肝，活血散结。

方药：治疣方(《中医外科学》) 灵磁石 15 g，紫贝齿 15 g，代赭石 15 g，生龙骨、生牡蛎各 30 g，桃仁 10 g，红花 10 g，山慈姑 10 g，白芍 10 g，地骨皮 10 g，黄柏 10 g。

药膳：红花饮 红花 12 g。将红花漂净，用沸水冲泡，代茶饮，至无色则弃去，每天 1～2 次，15 天为 1 个疗程。

3. 血虚血瘀

症状：病久不愈，疣目疏松，枯槁，色灰褐，伴头晕，腰膝酸软，舌暗淡，苔薄白，脉涩细。

治则：养血活血，消瘀散结。

方药：治瘊方(《中医外科学》) 熟地 15 g，首乌 10 g，杜仲 10 g，白芍 10 g，赤芍 10 g，桃仁 10 g，红花 10 g，丹参 10 g，赤小豆 10 g，白术 10 g，牛膝 10 g，穿山甲 10 g。

药膳：黄芪薏米粥 薏苡仁 50 g，黄芪 20 g，粳米 100 g。黄芪水煎取液 300 mL，加入薏苡仁、粳米，烧至沸后，文火炖至熟烂，常食用。

(二) 外治

1. 外用方药

(1) 鸦胆子泥：将鸦胆子仁捣烂如泥，外敷疣上，用玻璃纸及胶布包扎固定，3～5 天换 1 次。

(2) 黑色拔棍膏：将黑色拔棍膏加温后，趁热滴在疣体上，包扎，3～5 天换 1 次。

(3) 去疣洗剂：板蓝根 30 g，木贼 30 g，香附 30 g，煎水泡洗患部。

2. 针灸治疗

(1) 毫针：用毫针从疣顶部刺到基底部，四周再用针刺以加强刺激，针后挤出少量血液，有效者 3～4 天可以脱落。

(2) 艾灸：用艾柱放在疣体上灸之，每天 1 次，至脱落为止。

(3) 耳针：取肺、肝、心、内分泌。每天 1 次，毫针刺，留针半小时。

(4) 水针：取外关、曲池、足三里，两侧交替使用。常规消毒，用 5 mL 注射器，6 号针头刺入穴位，得气后，抽无回血，将板蓝根注射液缓缓注入，每穴注射 1～2 mL，3 天 1 次，7 次为 1 个疗程。

(5) 电针

主穴：取母疣。

配穴：取与母疣邻近的腧穴。

操作：常规消毒后，短针直刺母疣底部，得气后留针，再刺配穴，当得气后留针，用 626 电疗机正极接主穴，负极接配穴，电流量以患者能忍受为度，做 20～30 min，每天或隔天 1

次，10 次为 1 个疗程。

(6) 火针：局部常规消毒后，在酒精灯上将毫针针尖端烧至发红，对准母疣根部四周快速平刺后拔出，在疣中心加刺一针，使疣根部变成灰白色。1 周后自行脱落。

3. 其他疗法

(1) 推疣法：适用于头大蒂小的疣目。在疣的根部用刮匙与皮肤呈 30 度角，向前快速均匀用力推进，用力不可过猛，将疣体推掉后压迫止血，贴上创可贴，禁止沾水 3～7 天。

(2) 搓疣法：取去疣粉少许，放在疣体顶上，然后用拇指揉搓，边揉搓边加药粉，直至疣体完全脱落。

(3) 冷冻疗法：局麻后手术剪除疣体，再利用液氮冷冻头接触疣体根部，并施加一定压力，冷冻时间视疣体根部大小而定。每 2～3 周做 1 次。

(4) 高频电灼疗法：用针状电极在疣体根部进行烧灼直至脱落。

(5) 激光疗法：局麻后手术剪除疣体，再用 CO_2 激光对疣体根部进行碳化、气化，直至扫平创面。

(6) 手术切除。

四、预防护理

1. 本病可由自身接种而增多，故应避免搔抓皮损，以防自身传染。
2. 如有外伤、皮肤破损应及时消毒，避免感染十分重要。
3. 应避免摩擦和撞击疣体，以防出血。
4. 治疗中出现疣目突然增大，根部发红或瘙痒，为疣目消退前兆，此时应坚持治疗。
5. 增强体质，提高自身免疫力，对预防本病有积极意义。

第二十二节　灰指(趾)甲

灰指甲是指(趾) 甲增厚、变脆或蛀空，继而变色、变形、失去光泽呈灰白色或油灰色的甲病。又称“鹅爪风”、“油灰甲”、“油炸甲”。类似西医的甲癣。

指(趾)甲美也是人体外在美的组成部分。灰指(趾)甲虽无痛痒感，但指(趾)甲增厚、变脆、变色、变形、失去光泽，改变了指(趾)甲的正常形态、质地、色泽，影响了人的外在美。本病病程缠绵，难于根治，故治疗应有耐心。

一、病因病机

(一) 肝血亏虚

肝藏血，主筋，其华在爪。若肝血不足，爪甲失养，则变色、干枯。血虚生风，虚风内动，则爪甲变形、脆裂、脱落。

(二) 脾胃虚弱

饮食不节，损伤脾胃，脾胃虚弱，气血生化无源，爪甲失血濡养而得此病。

(三) 虫毒侵袭

鹅掌风或脚湿气日久延及甲壳；或手部不洁，直接沾染虫毒，损伤爪甲而致此病。

总之，本病是外因沾染虫毒，内因肝经血虚风燥所致。

二、发病特点

1. 多见于成年人。由素有脚湿气或鹅掌风，日久失治，病势蔓延至甲板所致。

2. 脚趾较多见。

3. 皮损：始于指(趾)远端或爪缘，逐渐扩大至全甲，可见指(趾)凹凸不平，质地疏松，逐渐甲壳变厚、变脆或蛀空，最后指(趾)变色、变形、失去光泽呈灰白色或油灰色，严重者甲壳与下方分离或枯脆而脱落。

4. 无痛痒感，病程缠绵，难于根治。

三、辨证论治

(一) 内治

1. 肝血亏虚

症状：爪甲干枯、增厚、色灰。面色萎黄，舌质淡，苔薄，脉细。

治则：补养肝血。

方药：补肝汤(《经验方》)　当归 6 g，白芍 10 g，川芎 6 g，熟地 10 g，枣仁 10 g，木瓜 15 g，麦冬 10 g，甘草 3 g。发于手指者，加桂枝、姜黄；发于脚趾者，加牛膝。

药膳：枸杞子粥　枸杞子 20 g，红枣 5 枚，核桃仁 20 g，花生 20 g，粳米适量。加入水中煮粥食用。

2. 血虚风燥

症状：病程迁延，爪甲增厚、色灰、枯槁、变形、脆裂、分离、脱落。腰酸、多梦，皮肤干燥，舌质淡，苔薄黄、少津，脉细数。

治则：养血润燥。

方药：养血润肤饮(《外科证治全书》)　当归 9 g，熟地、生地、黄芪各 12 g，天冬(去心)、麦冬(去心)各 6 g，升麻、黄芩各 3 g，桃仁泥、红花各 2 g，天花粉 4.5 g。

药膳：八宝茶　红枣、枸杞子、莲子、西洋参片、甘草片、冰糖、花生仁、红茶适量，沸水冲泡 20 min 饮用。

3. 湿热蕴结

症状：甲板色红，甲沟红肿，或有脓疱，瘙痒刺痛。舌红，苔薄腻，脉滑数。

治则：清热祛湿。

方药：龙胆泻肝汤(《医方集解》)　黄芩 9 g，山栀 9 g，龙胆草 3 g，木通 3 g，车前子(包煎)15 g，泽泻 12 g，生地 15 g，当归 10 g，柴胡 9 g，甘草 3 g。

药膳：上汤蒲公英　新鲜嫩绿蒲公英 200 g，上汤煮熟，盐油调味食用。

(二) 外治

1. 外用方药

(1) 黑色拔膏棍：生大黄、大枫子、白部、皂角刺各 60 g，鲜凤仙花、羊角花、透骨草、马钱子、苦杏仁、银杏、蜂房、苦参各 30 g，穿山甲、川草乌、全蝎、斑蝥各 15 g，蜈蚣 15 条，麻油 3 840 mL，桐油 960 mL，放入铁锅内煎炼成珠，取 480 mL 药油加樟丹 300 g，白及粉 30 g，藤黄粉、轻粉各 15 g，硇砂粉 9 g，松香 60 g，调匀炼成膏。取上药适量，加温外贴患甲，3 天更换

1次。

(2) 脱甲膏：全蝎5个，蜈蚣4条，斑蝥3个，蜂房10 g，山甲片3片，血余炭3 g，麻油500 g，煎药去渣，炼油成珠，加樟丹190 g炼成膏。取适量加温后敷患甲，3天1次。

(3) 白凤仙花泥：用白凤仙花(全草)捣烂，加入明矾末少许，涂甲上，用布包好，每天换1次，直至转好为止。适用于湿热蕴结者。

2. 针灸治疗　隔蒜灸：大蒜头(去皮)，捣烂成饼，在病甲上垫一块纱布放上蒜饼，再将艾柱放在蒜饼上灸。如感觉灼痛，可稍停片刻再灸，3天1次，每次10 min。

四、预防护理

1. 患有鹅掌风或脚湿气者要早期积极医治，以防日久蔓延成灰指甲。
2. 注意个人卫生，避免使用未经消毒的公共卫浴设备、拖鞋、浴巾等。
3. 用药前用刀片刮除灰化的病甲，每周1次。

第二十三节　皲 裂 疮

皲裂疮是一种手足部皮肤发生枯燥皲裂的皮肤病。又称"手足皲裂"、"麻裂疮口"、"皴痛"、"干裂疮"、"裂口疮"等。西医称"手足皲裂"。

皲裂疮以皮肤坚硬、粗糙、开裂为特征，从视觉和触觉两方面影响了手足的美感。此外，较深的裂隙疼痛难忍，使人呈现痛苦的面容，进而影响容貌之美。故本病的预防治疗对于美容具有积极意义。

一、病因病机

(一) 寒凝血瘀

冬季肌肤骤遇寒冷之邪，血脉凝滞，致使肌肤失养而皲裂。

(二) 燥伤阴津

外感燥邪，或酸碱物直接刺激肌肤，伤津耗液，致使肌肤失润而皲裂。

(三) 劳作过度

劳作过度，经常摩擦，或不断摩擦，或不断牵拉，或冷水久渍，肌肤破损，而成皲裂。

(四) 气血虚弱

素体禀赋不足或大病久病后，气血虚弱，肌肤失养而皲裂。

二、发病特点

1. 多见于成年人，尤其老人及女性居多。
2. 常发于手足，尤其足跟、手掌等经常受压、摩擦的部位。
3. 皮损：初起皮肤发紧，变硬，逐渐粗糙、增厚、失去润泽，继之出现深浅不一的裂隙。裂隙深者，疼痛难忍，并可伴有出血。
4. 病程缓慢，秋冬为甚，春夏减轻并可自愈。

三、辨证论治

（一）内治

1. 寒凝血瘀

症状：手足皲裂，不温，遇冷加重，多见于冷水久渍作业者或搬运工人。舌苔薄，脉沉细。

治则：温经散寒，养血润肤。

方药：当归桂枝汤(《医略六书》) 当归 9 g，桂枝 3 g，白芍(酒炒)6 g，大枣 3 枚，炙甘草 2 g，煨姜 2 片。

药膳：当归羊肉粥 当归 15 g，羊肉 50～100 g，粳米 30～50 g。煮烂成粥食之，每天 1 次或隔天 1 次。

2. 血虚风燥

症状：裂隙深者，疼痛难忍，伴有出血。多见于素体禀赋不足或久病失治者。舌质淡，苔薄，脉细。

治则：祛风养血润燥。

方药：养血润肤饮(《外科证治全书》) 当归 9 g，熟地、生地、黄芪各 12 g，天冬(去心)、麦冬(去心)各 6 g，升麻、黄芩各 3 g，桃仁泥、红花各 2 克，天花粉 4.5 g。

药膳：桑椹饮 桑椹 20 g，百合 20 g，大枣 10 枚，共煎汤饮用。每天 1 次，连服 2～4 周。

（二）外治

1. 外用方药

(1) 玉肌散：绿豆半升、滑石、白芷、白附子各 10 g，共研为细末，每用 3 匙，加水调匀洗患处，每天 2 次。

(2) 润肌膏：麻油 120 g，当归 15 g，紫草 3 g。同熬药枯去渣，将油再熬，加黄蜡 15 g，融化后倾入碗内备用，取适量涂搽患部。

(3) 白及膏：白及粉 15 g，凡士林 100 g，调成软膏外涂裂口处。

(4) 大黄蜜：大黄 50 g，白蔹 30 g，白芨 30 g，共研细末备用。治疗时取药粉少许加蜂蜜调成糊状涂裂口处。

(5) 三合油：蛋黄油、大枫子油、甘草油，等量混匀外搽。

2. 其他疗法

(1) 贴膏法：① 取适量杏胶粉放入水中调匀成糊状，涂在皲裂处，再用胶布贴紧。② 柏树胶、松香各等分，研极细末。取适量药末撒在胶布上，文火烊化，紧贴患处。③ 新鲜大叶桉叶加水煎成膏。用时取适量置火上烤软贴敷患处。④ 猪油加温后滴入皲裂处，用伤湿止痛膏或皲裂胶布膏或橡皮膏或太乙膏贴紧。

(2) 浸泡法：苍耳子、地肤子、土槿皮、蛇床子、苦参、百部各 15 g，枯矾 6 g。加水 3 000 mL，煮沸20 min 后，待温浸泡患处。每次 20～60 min，每天 1～2 次。

四、预防护理

1. 洗涤衣物时，戴上手套，尽量减少肥皂、洗衣粉及其他强酸、强碱和有机溶剂直接接触手足。

2. 注意手足防寒防燥。常涂护手霜;冬季常用温水浸泡手脚,擦干后抹护手油或防裂油或自制复合红花油外搽(甘草粉 1 g,青黛粉 5 g,甘油 50 mL,红花油 15 mL,75%乙醇20 mL)。

3. 劳动时应戴防护手套。减少水中作业。

4. 坚持到美容院进行手部护理。

5. 每晚入睡前先用蜂蜜再用米醋搓揉手足,并戴手套入睡。

第二十四节　蟹 足 肿

瘢痕是机体对多种损伤引起的良性结缔组织新生物,因形态如蟹足故名。又称为“肉龟疮”,类似西医的瘢痕疙瘩。

面部的皮肤出现形态大小不一的增生性硬实瘢痕疙瘩,从视觉及触觉上严重影响人体美;发生在关节活动处的“蟹足肿”使肢体活动度受到程度不等的障碍,同时导致患者产生审美缺陷性心理。

一、病因病机

(一) 气滞血瘀

外伤手术或水火烫伤,经治疗后,余毒未尽,与气血搏结,气血运行受阻,斑块形成。

(二) 瘀血阻络

先天禀赋不足,脏腑虚损,脉络空虚,加之后天为金刃所伤致气虚血运迟滞,进而瘀血阻塞经络;或瘀毒聚结日久,肌肤疏泄失畅,瘀血阻络,出现斑块。

二、发病特点

1. 好发生于胸前、头面、肩背和四肢受压迫部位。

2. 皮损为质地坚硬,表面平滑的扁平隆起,皮色呈淡红或正常,有时表面可见毛细血管扩张,或呈树枝状增生。

3. 多有手术,外伤或疖肿感染病史,与个人体质有关。

4. 自觉瘙痒或有刺痛感。

5. 病程较长,可逐渐增大,或长期保持原状,很少自行萎缩。

三、辨证论治

(一) 内治法

1. 气滞血瘀

症状:皮损坚硬,色淡红或正常皮色,或有痒痛。舌质多暗淡,苔白腻,脉沉缓。

治则:行气活血化瘀。

方药:蟹足肿方　香附、枳壳、桃仁、红花、苏木、三棱、莪术、土鳖虫、水蛭、土贝母各10 g,刘寄奴、煅牡蛎各 15 g,全虫 6 g,猪牙皂角 6 g。

药膳:桃仁粥　桃仁(去皮尖)10 g,青粱米(禾木科植物粟的一种青粱的种仁,也可作药用)或粳米50 g。先将桃仁研碎,同米煮粥如常法。每日早餐食用。

2. 瘀血阻络

症状:瘢痕疙瘩日久不消,结块高凸,色暗紫,多发生在关节活动处,肿胀疼痛,影响活动。舌有瘀点,苔薄,脉细。

治则:清热利湿,活血化瘀。

方药:蟹足肿Ⅰ号方　金银藤15 g,黄芩10 g,栀子10 g,生地15 g,青蒿10 g,连翘10 g,土茯苓30 g,当归10 g,茜草10 g,红花10 g,鬼箭羽10 g。

药膳:白僵蚕汤　白僵蚕、蜜适量。将白僵蚕研成细末,用蜜和匀即成。每天2次,1次6 g。温水调服。

(二) 外治法

1. 外用方药

(1) 黑布药膏:老黑醋2 500 g,五倍子860 g,金头蜈蚣10条,蜂蜜180 g,梅花冰片3 g。用沙锅盛黑醋火上熬开30 min,加入蜂蜜再熬至沸腾,用铁筛将五倍子粉慢慢地撒入,边撒边按同一方向搅拌,撒完后即改文火熬成膏状离火,再放入蜈蚣粉和梅花冰片粉搅匀即成。用时清洁患部皮肤后外涂此药2～3 mm厚,用黑布或厚布盖上,2～3天换药1次。

(2) 玉屑膏:玉屑60 g细研,密陀僧60 g,白附子60 g生用,珊瑚60 g。研成极细末,和匀,每次用药粉6 g以真牛酥调匀,夜卧时涂面,早上用温浆水洗之。

(3) 瘢痕软化膏:氧化锌、明胶、甘油各500 g,五倍子800 g,蜈蚣10条,冰片、樟脑各适量。上药共研末。使用时取药粉加入氧化锌膏中混匀外敷患处,3～4天换药1次。

(4) 组方:丹参30 g,三棱20 g,莪术30 g,乌梅30 g,五倍子30 g,紫草30 g,赤芍30 g。水煎成2 000 mL,待微温外洗患处。

2. 推拿按摩法

(1) 生姜摩擦法:生姜切片,轻轻摩擦瘢痕疙瘩,可以阻止其肉芽组织继续增生。

(2) 推揉按摩法:按摩前用热水浸泡瘢痕部位,根据瘢痕面积大小不等,采用揉、摩、捏、叩、推、拿等手法,力求发红、发热为佳。力度以患者耐受为度,尽量在瘢痕愈合后早期进行。

3. 局部封闭疗法:一般选用曲安奈德混悬液作皮损内注射,可用2%利多卡因稀释,每周或几周一次,可阻止其发展,连续使用可使大多数瘢痕疙瘩变平。

四、日常护理

1. 瘢痕体质者避免遭受外伤及手术。
2. 尽量避免搔抓瘢痕及各种刺激,躯干四肢处瘢痕疙瘩可用弹性绷带加压包扎。
3. 少食辛辣食品。若有刺痒感,应及时治疗,不要乱用腐蚀药物。

第二十五节　肥 胖 症

肥胖症是指体内脂肪堆积过多和(或)分布不均匀,导致形体或局部臃肿,体重增加的一种症状。中医称为"脂人"、"膏人"及"肉人"。由于本症过度发展,可导致一系列并发症出现,严重危害人体健康,因此,越来越受到人们的重视,当今减肥、瘦身已成为全球的热点。

西医的肥胖症是指体重指数≥25[BMI＝体重(kg)/身高(m^2)]者或超过标准体重的20％以上者[标准体重(kg)：[身高(cm)～100]×0.9]或在腹、腰、臀部皮下脂肪厚度超过2.5 cm者。通常轻度肥胖指超过标准体重的20％～30％者；中度肥胖指超过标准体重的30％～50％者；重度肥胖指超过标准体重的50％以上者。肥胖症分为单纯性肥胖症和继发性肥胖症。单纯性肥胖症占肥胖患者总数的90％以上，它与生活方式、过度进食、体力劳动过少等因素有关。继发性肥胖症约占肥胖患者总数的5％，由某些疾病所致。

本章节讨论的肥胖症，只限于无明显疾病原因引起的单纯性肥胖症。

一、病因病机

(一) 禀赋体丰

部分患者与先天禀赋有关，由于先天之精充盛与后天之精濡养过度，化为膏脂而肥胖。此类患者常自幼就显肥胖身型，或有明显家族史。

(二) 饮食不节

嗜食膏粱厚味之品，胃中积热，消谷善饥，则多饮多食，形体充养有余，化为膏脂而肥胖。或过食肥甘滋腻之品，困阻脾胃，脾失健运，水谷不能运化，蕴生痰湿膏脂积于体内，导致肥胖。正如《素问·奇病论》篇中云："数食甘美而多肥也。"

(三) 安逸过度

"久卧伤气"、"久坐伤肉"，久卧久坐、活动过少则气虚，气虚则脾胃运化无力，导致水谷不能化为气血充养机体而四肢乏力，蓄为痰湿浊脂堆积体内而肥胖。

(四) 情志失调

情志不遂，肝失疏泄，气机郁结而横逆犯胃，胃失和降，脾失健运，水谷不化，蕴湿生痰而肥胖；或影响胆汁的分泌与排泄，浊脂不能运化，蓄积体内而肥胖。

(五) 年高气衰

中老年肾气渐衰，肾阳虚不能化气行水，脾阳虚不能运化水湿，脾肾阳虚，水湿内停而肥胖。

总之，中医认为本病多与禀赋、饮食、运动、情绪、年龄、不良生活习惯等因素有关，其发病机理为脾、胃、肝、胆、肾功能失常，其中以脾失健运，水湿痰浊为主要发病机制。

二、发病特点

1. 形体或局部臃肿，体重增加。

2. 轻度肥胖者体重轻度增加，仅见形体或局部臃肿而无自觉症状。中度肥胖者，体重增加较为明显，形体臃肿，活动迟缓，伴有困倦乏力，怕热，易出汗，心悸，气短等。重度肥胖者，体重严重超标，形体臃肿，行动困难，喜坐嗜卧，动则心悸、气短、汗出不止，疲乏无力，生活难以自理，渐至卧床不起，男性则性欲降低，女性月经失调，经量稀少至闭经不孕等。

3. 多见于进食精细食物过度、体力活动过少或遗传或不良生活方式者。

三、辨证论治

(一) 内治

1. 痰湿蕴结

症状：形体臃肿肥胖，嗜睡，肢体困重，神疲乏力，痰多，纳呆，腹胀，便溏，舌苔白腻，舌质淡红，脉滑或濡缓。

治则：祛痰除湿，理气宽中。

方药：平胃散合二陈汤(《太平惠民和剂局方》)加减　苍术 15 g，厚朴 10 g，陈皮 15 g，半夏 15 g，茯苓 15 g，甘草 3 g。加荷叶 12 g，薏仁 15 g。

药膳：① 茯苓薏米赤小豆粥：茯苓(研粉)20 g，泽泻 10 g，薏米 50 g，赤小豆 50 g。先将泽泻放入水中煎煮取汁，用汁与茯苓粉、薏米、赤小豆同煮成粥食用。② 山楂橘皮茶：山楂 15 g，橘皮 3 g，绿茶 5 g。沸水冲泡，代茶饮。

2. 脾胃积热

症状：形体壮实肥胖，食欲亢进，多食易饥，怕热多汗，面色红润，口臭，便秘，尿短赤，舌红苔黄，脉弦滑有力。

治则：清胃通腑。

方药：防风通圣散(《宣明论方》)加减　防风、荆芥、连翘、薄荷、麻黄、川芎、当归、白芍、山栀子、大黄、芒硝(冲入)各 15 g，石膏(先煎)、黄芩、桔梗、滑石、甘草各 30 g。

药膳：① 荷叶薏米赤小豆粥：干荷叶 20 g，薏米 50 g，赤小豆 50 g，玉米 30 g。先将干荷叶、放入水中煎煮取汁，用汁与薏米、赤小豆、玉米同煮成粥食用。② 山楂荷叶茶：山楂 15 g，干荷叶 15 g，乌龙茶 5 g。沸水冲泡，代茶饮。③ 桑白皮饮：桑白皮 30 g，草决明 20 g，加水煮沸后闷盖几分钟，滤渣取汁，加适量糖饮用。

3. 肝郁化火

症状：形体臃肿肥胖，胸胁胀满，急躁易怒，头晕目眩，面红目赤，口苦咽干，失眠多梦，便秘，尿赤，苔黄腻，舌质暗红，脉弦数。

治则：疏肝行气，降火导滞。

方药：柴胡疏肝散(《景岳全书》)合调胃承气汤(《伤寒论》)　柴胡 10 g，陈皮 6 g，川芎 10 g，香附 10 g，枳壳 10 g，白芍 15 g，大黄 10 g，芒硝 10 g，甘草 3 g。

药膳：① 海带绿豆粥：海带、绿豆适量，海带浸泡好后切丝备用。先将绿豆放入水中煮烂，再将海带放入同煮 5 min 即可，加适量糖食用。② 山楂菊花饮：山楂 15 g，菊花 10 g，草决明 15 g，夏枯草 10 g，水煎后当茶饮用。

4. 脾虚湿盛

症状：形体臃肿肥胖，喜卧少动，神疲乏力，气短懒言，面色苍白或萎黄，口淡，纳呆，腹胀，便溏，舌淡胖，舌边有齿龈，苔白，脉濡缓或沉细。

治则：益气健脾，淡渗利湿。

方药：防已黄芪汤(《金匮要略》)合参苓白术散(《太平惠民和剂局方》)　防已 12 g，黄芪 15 g，白术 9 g，党参 12 g，茯苓 12 g，砂仁 6 g，薏仁 15 g，山药 15 g，白扁豆 15 g，莲子 12 g，桔梗 9 g，甘草 3 g。

药膳：① 参苓粥　人参 3 g，白茯苓 20 g，生姜 3～5 g，大米 100 g。先将人参切成薄片，茯苓，生姜捣碎，浸泡半小时，煎取药汁两次，药汁合并，与大米同煮成粥。② 参芪鸡丝冬瓜汤　鸡脯丝 200 g，党参、黄芪各 15 g，冬瓜 200 g，盐、味精、黄酒适量，鸡肉切丝，人参、黄芪洗净切片。鸡丝、参芪同入锅，加水 500 mL，用小火炖成八分熟，放入冬瓜，加盐、黄酒、味精，待冬瓜熟透即成。③ 防已黄芪粥　黄芪 15 g，防已 15 g，薏米 50 g，赤小豆 50 g。先将防已、黄芪放入水中煎煮取汁，用汁与薏米、赤小豆同煮成粥食用。

5. 脾肾阳虚

症状：形体臃肿肥胖，形寒肢冷，腰膝酸软，颜面虚浮，面色白，神疲乏力，食少纳呆，腹胀便溏，或五更泻，小便清长，男子阳痿不举，女子宫寒不孕，舌淡胖，苔白，脉沉细无力。

治则：温补脾肾。

方式：济生肾气丸（《济生方》）合理中丸（《伤寒论》）　熟地 15 g，山药 10 g，山茱萸 10 g，泽泻 10 g，茯苓 10 g，丹皮 10 g，肉桂 6 g，附子 6 g，牛膝 10 g，车前子 10 g，人参 6 g，干姜 6 g，白术 10 g，甘草 3 g。

药膳：① 鹿茸羊肉粥：鹿茸 3 g，陈皮 5 g，羊肉 50 g，粳米 150 g，生姜适量。粳米煮五成熟后，加入鹿茸、陈皮同煮，熟透后加入羊肉、生姜煮熟，调味即可食用。② 山药薏米粥：山药 50 g，薏苡仁 50 g，赤小豆 50 g，芡实 25 g，粳米适量煮粥食用。

（二）外治

1. 外用方药

（1）药浴方药：茯苓 30 g，玫瑰花 30 g，木瓜 30 g，菊花 30 g，海藻 30 g，川芎 15 g，荷叶 30 g，煎煮取汁，稍沸洗浴，每天 1 次，3 个月为 1 个疗程。

（2）脐疗方药

1）藿香减肥肚兜：佩兰 20 g，白术、苍术各 15 g，独活、广藿香各 10 g，花椒、艾叶各 5 g，桂枝 15 g。将上药煎煮，取汁过滤，蒸发水分，提取物烘干研粉，装入肚兜紧贴肚脐处。一周更换 1 次，6 次为 1 个疗程。适用于脾虚湿盛者。

2）大黄减肥膏：胡黄连 10 g，番泻叶 10 g，生大黄 10 g，细辛 3 g 共研细末，与凡士林调制成膏状，取适量敷于神阙穴，以胶布固定。每天 1 次，30 次为 1 疗程。适用于脾胃积热者。

2. 针灸治疗

（1）毫针

1）整体减肥

取穴：中脘、天枢、气海、滑肉门、大横、梁丘。痰湿蕴结者配足三里、阴陵泉、丰隆、公孙；脾胃积热者配合谷、曲池、丰隆、内庭；肝郁气滞者配三阴交、膻中、行间、阳陵泉、太冲；脾肾阳虚者配关元、足三里、三阴交、照海、太溪。

方法：针刺以泻法为主，脾肾阳虚者针刺以补法或平补平泻法。留针 30 min，每日或隔日 1 次，10 次为 1 疗程，疗程间隔 10 天，连续 3 个疗程。

2）腹部减肥　取肥胖阿是穴、梁丘、天枢。脐以上肥胖明显配中脘、下脘、滑肉门；脐以下肥胖明显配三阴交、关元、腹结、水分；全腹肥胖配建里、气海、大横。针刺以泻法为主，留针 30 min。每天或隔天 1 次，10 次为 1 疗程，疗程间隔 10 天，连续 3 个疗程。

3）臀部减肥：环跳、环中、委中、三阴交。以泻法针刺双侧穴位，留针 30 min。每天或隔天 1 次，10 次为 1 疗程，疗程间隔 10 天，连续 3 个疗程。

（2）耳针

取穴：脾、内分泌。痰湿盛者加肺、三焦、神门、脑；脾胃积热者加饥点、食道、大肠、胃。肝郁化火者加肝、胆、心、神门、交感；脾肾阳虚者加肾、肾上腺、皮质下、卵巢、交感。

方法：取一侧耳穴位，每次选 4～5 穴，双耳交替。用揿针刺入选定的穴位或王不留行籽粘贴在选定的耳穴上，胶布固定，患者每日饭前饭后按压 1～3 min，以感到痛、胀或热感为度，每周 2 次，10 次为 1 个疗程。

(3) 皮肤针：取背部两侧膀胱经，中下腹部两侧的脾经、胃经，带脉的腹前部位，每条经脉用皮肤针叩打三遍，以皮肤红晕为度，可重点扣刺脾俞、三焦俞等。每周2次，10次为1个疗程，疗程间隔10天。

(4) 三棱针：取耳尖、曲池、合谷、大椎、内庭、太冲、足三里、三阴交、血海。每次选择2～3个穴位，用三棱针点刺出血数滴，每周2次，10次为1个疗程，疗程间隔10天。

(5) 艾灸疗法

1) 隔姜灸：取主穴：阳池、三焦俞、脾俞。配穴：地机、命门、三阴交、大椎。每次选主穴及配穴各1穴，隔姜灸5～6壮。每天1次，10次为1个疗程，疗程间隔3～5天。

2) 回旋雀啄灸：神阙，配中脘、水分、气海、关元、足三里、丰隆。采用雷火灸条在穴位上施以回旋灸，结合雀啄灸，每次30 min，以皮肤红晕为度。每天1次，10次为1个疗程，疗程间隔3～5天。

(6) 穴位埋线：肥胖阿是穴、梁丘、天枢、中脘。三阴交、肾俞、血海、脾俞、公孙、曲池、关元、阴陵泉、地机。每次选6～8穴，采用一次性埋线针，埋入羊肠线。半个月埋线1次，3次为1个疗程。

3. 拔罐疗法：先用皮肤针扣刺背部两侧膀胱经，中下腹部两侧的脾经、胃经，带脉的腹前部位，呈微出血状后，再将火罐拔于其上，留罐10～15 min。

4. 刮痧疗法：取背部两侧膀胱经，中下腹部两侧的脾经、胃经，带脉的腹前部位，每条经脉用刮痧板中等力度刮拭，可重点刮拭肥胖阿是穴、大椎、肺俞、三焦俞、肾俞、中脘、关元、天枢、水分、曲池、合谷、梁丘、丰隆、三阴交、公孙。隔天1次，10次为1个疗程。

5. 推拿疗法

(1) 局部按摩法

1) 腹部按摩法：患者仰卧，施术者立于左侧，在患者腹部涂上大黄减肥膏，施行按摩手法：① 掌推腹部：施术者手横位。双手四指并拢，指尖相对，全掌着力于小腹部，用力向上推至肋骨下；然后双手向外滑至腰部后侧，拇指卡在第十二肋骨下，抖腕用爆发力向上提腰部，顺势双手放松。如此反复30次。② 掌揉腹部：施术者双手自然平伸，四指并拢，全掌着力于腹部两侧，以脐部为中心，双手交替顺时针方向掌揉腹部。如此反复20圈后，再逆时针方向掌揉腹部20圈。③ 重复掌推腹部。④ 推拉腹部：施术者手横位。左手五指并拢，全掌着力，按于患者腹部左侧；右手五指并拢，全掌着力，扣于腹部右侧。双手同时用力推拉按摩：左手从腹左侧推向腹右侧；右手从腹右侧拉向腹左侧。如此反复30次。⑤ 重复掌推腹部。⑥ 提捏腹部：施术者双手拇指与其他四指在腹部交错、快速、用力提捏腹部。如此反复30次。⑦ 扣拍腹部：施术者双手五指分别自然并拢稍屈，掌心呈空拳状，交替、快速叩拍腹部。如此反复30次。⑧ 切提腹部：施术者双手五指并拢、微弯屈，掌心相对，小指和小鱼际尺侧用力切于腹部，迅速合拢如捧沙状，提起腹部深层脂肪。如此反复30～40次。⑨ 重复掌推腹部。

2) 大腿部按摩法：患者俯卧位，施术者立于患者右侧，在患者大腿部后侧涂上大黄减肥膏，施行按摩手法：① 掌推腿部：施术者手横位双手平伸，指尖相对，全掌着力从腘窝上方推至臀横纹处，然后指尖向上，双手并拢，手部放松迅速下滑至腘窝上方。如此反复30次。② 揉捏腿部：施术者双手拇指与食指、中指、无名指提捏腿部，快速、用力交错S形揉捏，揉捏动作从左到右，再从右到左。从腘窝上方逐渐移动至臀横纹处，反复做30次。③ 推拉腿部：施术者手横位。左手五指并拢，全掌着力，按于患者腿部左侧；右手五指并拢，全掌着力，扣于腿部右侧。双手同时用力推拉按摩：左手从腿左侧推向腿右侧，右手从腿右侧拉向腿左侧。从腘窝上方逐渐上移至臀横纹处。如此反复30次。④ 推搓腿部：双手微握拳，交错在腿部推搓。从大腿腘窝上方推至臀横纹处30次。⑤ 重复掌推腿部。⑥ 拿按腿部：施术者双手将肌肉深层拿起稍停放开。从腘窝上方拿捏至臀横纹处，反复做30次。⑦ 扣击腿部：施术者双手半握拳，在抖腕的瞬间交替扣击腿部。从腘窝上方扣击至臀横纹处，反复做30次。⑧ 揉按腿部：施术者双手微握拳，旋转掌指关节，交错在腿部打圈，从腘窝上揉按至臀横纹处，反复做30次。⑨ 重复掌推腿部。

（2）经穴按摩法：① 患者俯卧位，施术者立于患者右侧，手竖位。双手自然平伸，全掌着力于腰骶部，沿脊椎向上推按至颈部；然后双手向外，两掌根相对，沿肩胛骨按抚至双腋内侧；如此反复，发热为度。然后用拇指按揉脾俞、大肠俞、肾俞、胃俞、肝俞、胆俞、三焦俞、肺俞等穴。② 患者仰卧，施术者立于左侧，双手重叠于脐上，以神阙为中心，先顺时针再逆时针按摩腹部10 min；然后双手反复拿捏、振颤脂肪堆积明显处；再以掌根在腹中部由下往上托提胃部，停留1 min，反复数次；最后拇指点按中脘、关元、天枢、气海、水分、梁丘、丰隆、三阴交。

四、预防调摄

1. 控制饮食：控制饮食对预防肥胖至为重要，中医认为预防肥胖须遵循以下原则：

（1）饮食有节："凡食总以少为有益……早饭可饱，午后即宜少食，至晚更必空虚。"（《老老恒言》）"食惟半饱无兼味。"（《寿氏保亢》）

（2）谨和五味："凡食无强厚味。"（《吕氏春秋》）"勿进肥浓美羹，酥油酪饮等"；"咸则伤筋……故每学淡食。"（孙思邈）"肥贵人，则高粱之疾矣。"（《素问·通评虚实论》）"蔬菜之属，每食所需。"（《养生随笔》）强调了预防肥胖宜低盐、低糖、低脂、高纤维的清淡饮食。

2. 适当运动："养生之道，常欲小劳。"（孙思邈）"终日屹屹端坐，最是生死。"（《医学入门》）因此，适当劳作或选择体育运动（如走路、跑步、爬山、打球、游泳、跳舞、跳绳、骑自行车等），有利于脂肪消耗，预防肥胖。

3. 培养良好的生活习惯：日常生活中应培养早睡早起，定时饮食，不嗜烟酒、不吃夜宵、少食零食及刺激性食物的良好习惯，有利于预防肥胖。

4. 保持良好的心情，使机体各项生理功能正常运行，亦利于预防肥胖。

第二十六节　消 瘦 症

消瘦症指体重轻，肌肉瘦削，骨骼显露，甚者骨瘦如柴之症状。又称"羸瘦"、"身瘦"、"大肉已脱"等。

西医消瘦是指人体体重低于标准体重的10％以上者。轻度消瘦为体重低于标准体重的10％；中度消瘦为体重低于标准体重的20％者；重度消瘦为体重低于标准体重的20％以上者。西医认为本病与遗传因素、精神因素、饮食习惯及某些疾病（如慢性消耗性疾病、消化系统疾病、代谢系统疾病、寄生虫病）有关。

形体美的标志是形体凹凸有致，皮下脂肪适中，皮肤光滑润泽。消瘦不仅是体重轻，肌肉瘦削，破坏形体之美，同时大多数消瘦者伴有虚弱症状。故采取一系列保健治疗措施，不仅可以增重，还可以改善虚弱症状。

一、病因病机

中医认为消瘦症多因先天不足、久病大病、纵欲过度、积劳虫伤、饮食不节、七情抑郁等因素所致。多属阴虚、气虚、血瘀体质。

（一）气血不足

多由先天不足或久病大病或失血之后或劳倦内伤或饮食不节、思虑过度或虫积肠腑，损伤脾胃所致。脾胃虚弱，水谷受纳、腐熟、运化乏力导致气血化生不足。气血不足，无以充养肌肉而致形体消瘦。

（二）阴精亏虚

多由先天肾精不足或热病迁延不愈耗阴或纵欲过度精亏或情志抑郁，化火伤阴所致。阴精亏虚，四肢肌肉失养而消瘦，多见于肝肾阴虚者。

（三）胃火亢盛

多由嗜食辛辣煎炒炙煿厚味之品或肝郁化火横逆犯胃，导致胃中积热，胃火亢盛，灼津伤阴耗气而致。气阴两伤，机体失养而消瘦。

二、发病特点

1. 多见于体质虚弱、偏食、营养不良者。
2. 体重减轻，轻则形体单薄，肌肉瘦削，皮肤干燥；重则骨瘦如柴，弱不禁风，肌肤甲错。

三、辨证论治

（一）内治

1. 气血不足

症状：形体消瘦，面色无华，神疲乏力，少气懒言，语声低怯，头晕眼花，心悸气短，失眠多梦，纳少，舌淡苔白，脉弱无力。

治则：补益气血。

方药：八珍汤（《正体类要》） 当归 10 g，川芎 9 g，白芍 10 g，熟地 15 g，人参 3 g，白术 10 g，茯苓 10 g，甘草 5 g。

药膳：① 莲子红枣粥：莲子 50 g，红枣 20 枚，大米适量，加少许白糖煮粥食用。② 参芪乌鸡汤：将去内脏乌鸡 1 只切成块，党参 15 g，黄芪 15 g，当归 6 g，枸杞子15 g，大枣 10 枚，生姜少许放入水中文火煲汤食用。

2. 阴精亏虚

症状：形体消瘦，五心烦热，颧红盗汗，口燥咽干，腰膝酸软，色红少苔，脉细数。

治则：滋补肝肾。

方药：六味地黄汤（《小儿药证直诀》） 熟地 15 g，山萸肉 15 g，山药 15 g，泽泻 10 g，茯苓 10 g，丹皮 10 g。

药膳：① 牛髓黑豆汤：黑牛髓、黑豆、生地，置入瓷器内，放于锅中炖汤加白蜜食用。

② 枸杞子猪腰粥：猪腰(切片)100 g，枸杞子 30 g，粳米 200 g，生姜 3 片，放入水中同煮粥，调味食用。③ 猪肺雪梨百合汤：猪肺(切块)250 g，雪梨(切片)1 个，百合 20 g，麦冬 20 g，地骨皮 15 g，放入水中文火煲汤食用。

3. 胃火亢盛

症状：形体消瘦，消谷易饥，多饮，多食，多尿，口燥咽干，色红苔黄，脉细数。

治则：清胃滋阴。

方药：玉女煎(《景岳全书》)　熟地 20 g，石膏 30 g，知母 10 g，牛膝 10 g，麦冬 10 g。

药膳：① 玉米须饮　新鲜生玉米须 250 g，麦冬 30 g，沙参 20 g，共煎水饮用。② 葛根绿豆糊　葛根粉 10 g，绿豆 50 g。先将葛根粉以少量冷水调匀备用，绿豆放入水中煮至微烂，去渣取其沸水冲调备用葛根粉成透明糊状即可食用。

(二) 外治

1. 外用方药：党参、白术、茯苓、陈皮各 10 g，半夏 15 g，木香、砂仁各 6 g。将上药烘干研粉，装入稀薄布制成 8 cm×8 cm 药芯，外用彩色绸缎制成肚兜，配以松紧腰带，紧贴肚脐处。每周更换 1 次药芯，使用 3～6 个药芯为 1 个疗程，一般 1～3 个疗程。

2. 针灸治疗

(1) 毫针：气血不足者取百会、脾俞、膈俞、足三里、中脘、关元、气海、血海、神门、太白；肝肾阴虚者取穴肝俞、肾俞、太溪、太冲、中封、三阴交、中脘、足三里；胃火亢盛者取穴胃俞、脾俞、膈俞、足三里、中脘、三阴交、公孙、内庭。气血不足者、肝肾阴虚者用补法，胃火亢盛者用平补平泻法，留针 30～40 min。每天 1 次，20 次为 1 个疗程。每疗程间隔 7～10 天。

(2) 耳针：取穴口、胃、肝、脾、肾、心、大肠、内分泌、肾上腺、皮质下。取一侧耳穴位，每次选 4～5 穴，双耳交替。用揿针刺入选定的穴位或王不留行籽粘贴在选定的耳穴上，胶布固定，患者每天按压 2 次，每次 1～3 min，每周施行 2 次，10 次为 1 疗程。每疗程间隔 7～10 天。

(3) 灸法

1) 温针灸：足三里、中脘、脾俞、气海、三阴交。肾虚加肾俞、关元、照海；肝郁加肝俞、期门、章门。操作：除期门、章门平补平泻法外，余均用补法，留针 20～30 min，留针中用温针灸，每穴 2～3 壮，隔日 1 次，20 次为 1 个疗程。

2) 艾条灸：百会、神阙、中脘、关元、气海、肾俞、脾俞、命门、足三里。每次选 5～6 穴，用艾条悬灸，每穴 20～30 min，以局部红晕为度，或用大艾炷无瘢痕灸，每穴 5～7 壮，隔日 1 次，20 次为 1 个疗程。

(4) 穴位埋线：取中脘、足三里、脾俞、三阴交，配关元、肾俞、气海。采用一次性埋线针，每次选 5～6 穴，埋入羊肠线。15 天埋线 1 次，3 次为 1 个疗程。

3. 推拿疗法

(1) 循经按摩：患者座位，医者在患者足部取足阳明胃经、足太阴脾经，由上而下按揉数十次，并按揉足三里 30 s。在背部取足太阳膀胱经，由下而上推按数十次，并按揉脾俞、胃俞、肝俞、肾俞穴，每穴按揉 30 s，中等力度。

(2) 摩腹点穴：患者仰卧位，医者双手重叠以中脘、关元二穴为中心分别以顺时针方向缓慢摩动腹部直至发热，然后用拇指指腹按揉中脘、关元、气海、足三里、三阴交；再嘱患者取坐位按揉脾俞、胃俞、肝俞、肾俞、中脘、命门。每穴按揉半分钟，中等力度，每天 1 次，10 次为

1个疗程。

(3) 捏脊：自长强穴至大椎穴两旁，由下向上挤捏6遍，在脾俞、胃俞、肝俞、肾俞，命门处分别用力按摩30次，每天1次，10次为1疗程。

4. 刮痧疗法　取穴：第一组为膈俞、肝俞、脾俞、肾俞；第二组为气海、关元、中脘；第三组为足三里、三阴交。三组交替使用，轻刺激刮拭，以出痧痕为度。隔天1次，10次为1个疗程。

四、预防护理

1. 增加营养摄入，注意补充蛋白质、脂肪、糖类及蔬菜、水果等，多进食浓汤、细粮、甜品、保健品等。增加餐次，晚睡前进食，平时多吃零食及辛辣厚味之品。避免偏食、少食等。

2. 保持充足睡眠，勿过度劳作。

3. 保持心情舒畅，戒烟酒。

4. 适当做健胃运动。具体方法如下：① 两腿盘坐，双手自然放在胸前平脐高度，深深呼吸，使胃部提高，再呼气，回复原状。② 仰卧，两腿伸直，然后深深吸一口气，将两膝屈起，使大腿紧贴腹部，可用双手抱大腿使它更紧贴腹部，呼吸数秒后，慢慢将两腿放松，呼气，恢复起始动作。③ 仰卧，两下肢一起往上举，两手扶住腰部，做下肢倒立动作。④ 仰卧，双手重叠以中脘、关元二穴为中心分别以顺时针方向缓慢摩动腹部直至发热。

第十三章　中医抗衰驻颜

抗衰驻颜是美容医学研究的核心课题。广义的抗衰驻颜指延缓人整体的衰老，狭义的抗衰驻颜是指通过延缓衰老，使颜面肌肤保持红润、细腻、光滑、富有弹性，体现自然的健美。驻颜是延缓衰老的结果之一。为保持春华长在，我国历代医家采取了各种驻颜之法，这些方法近年被不断挖掘，成为中医延缓衰老和中医美容的重要内容。

衰老是人体的自然生理现象，是随着脏腑功能下降，气血功能衰退，经络功能阻滞等所导致的人体自内到外发生的一系列变化。而外形的衰老是人类衰老的直接外部征象，是人体健美的大敌，尤其表现在颜面部：肌肤枯萎无泽，或苍白，或萎黄，或暗灰；皮肤干燥粗糙，萎缩皱纹等。衰老也是一个渐进的过程，"五八肾气衰"，"年四十而阴气自半"，故抗衰应从中年甚或更早一些开始。抗衰驻颜就是通过治疗、保健和养护，延缓衰老，使颜面肌肤保持红润细腻光泽弹性，体现自然的健美。

中医美容驻颜就是以中医基本理论为指导，利用药物和非药物的手段达到美容治疗和美容保健的目的。概而言之，其作用表现在：通过药物方剂、针灸推拿按摩及养生等方法祛除外感六淫之伤害，解除内伤七情之刺激，调整脏腑功能，疏通经络气血，养护颜面、五官和皮肤，提高人体的生理抗衰功能，延缓其自然衰老过程，从而保持人体的青春和健康美。与现代美容相比具有自己独特的优势，具有以下两大特色：

（一）注重整体，强调局部

表现在内外并重的全身调理和局部养治相结合，即重视内部脏腑经络气血的调理，调动人体的积极因素，祛除病因，达到稳定持久的美容效果，从根本上使人变美；又重视外部损容性疾病的治疗，选择中药方剂、针灸、按摩等，通过舒经活络，行气活血，促进器官组织的新陈代谢，祛除局部损容性病灶而美丽容颜。

（二）调治脏腑，未衰先防

各种损容性疾病和衰老变化均可用脏腑功能失调加以概括。脏腑通过经络将气血津液运行和输布到达体表肌肤五官，使面色红润，皮肤细腻，毛发润泽，驻颜青春。

衰老主要表现在皮毛的衰老，形体的衰疲和精神的衰败。所以抗衰驻颜三大基本思路和原则如下。

1. 皮肤抗衰：基本思路是补血活血，滋阴润燥。重在调补肺、脾、肾三脏。整体健康，饮食营养，质量睡眠，心情舒畅。保湿防晒是基本原则。

2. 形体抗衰：基本思路是健脾实肌肉，调胃控体重，补肝肾强筋骨。重在调补脾胃、肝、肾三脏。合理营养，运动锻炼，调控体重。动静结合是基本原则。

3. 精神抗衰：基本思路是安心神，健脾气，疏肝调气机。重在调补心、肝、脾三脏。质量睡眠，培养兴趣，豁达乐观。怡情养性是基本原则。

中医美容学认为生理衰老的过程是随着肾中精气的自然衰减而展开的，肾虚是生理性衰老的基础。容颜的抗衰也不例外，关键是以肾为中心，补肾抗衰，扶其根本。

第一节 皱　　纹

人体皮肤衰老一般是从面部最先开始的,其表现为皮肤变薄、皮脂分泌减少而显干燥、弹性降低且日渐减弱、失去光泽,逐渐变得松弛,出现微细至深、数量由少至多的皱褶。这就是皱纹。是皮肤老化的最初征兆。25岁以后,皮肤的老化过程开始,皱纹渐渐出现。出现的顺序一般是前额、上下眼睑、眼外眦、耳前区、颊、颈部、下颏、口周。

面部的皱纹可以分为三大类,即体位性皱纹、动力性皱纹和重力性皱纹。

体位性皱纹大都是颈阔肌长期伸缩的结果,主要出现在颈部。体位性皱纹的出现并非都是皮肤老化,但随着增龄,横纹变得越来越深,而出现皮肤老化性皱纹。

动力性皱纹是表情肌长期收缩的结果,主要表现在额肌的抬眉纹、皱眉肌的眉间纹、眼轮匝肌的鱼尾纹、口轮匝肌的口角纹和唇部竖纹、颧大肌和上唇方肌的颊部斜纹等。

重力性皱纹主要是由于皮下组织脂肪、肌肉萎缩,皮肤老化后,加上地球引力及重力的长期作用逐渐产生的。如鼻唇纹、眉梢纹等。

防皱抗皱就是运用中药方剂、药膳饮食、针灸推拿等中医美容医疗手段预防,减缓和消除面颈部皱纹。

一、病因病机

(一) 脾胃失调

多因脾胃虚弱,失其健运,气血化生不足,肌肤失其濡养。

(二) 饮食失宜

饮食五味,饥饱不当或五味偏嗜,影响气血运行,肌肤失其濡养。

(三) 劳思损伤

或劳倦过度,恣情纵欲伤肾;或思虑过度劳伤心脾,精血亏虚,肌肤失其濡养。

(四) 情志不畅

精神抑郁,情志不畅,肝气郁结,致气血不畅,脉络瘀阻,肌肤失其濡养。

(五) 现代医学认为皱纹产生的因素

皱纹是一种正常的生理现象,随着年龄的增长,由于皮肤萎缩、皮下脂肪减少、弹性纤维断裂、上皮组织松弛而产生皱纹,这一现象的发生,除了年龄因素外,还与许多客观因素有关。

1. 体内及皮肤水分不足:一般来说,皮肤含水量在10%～20%最合适,若低于10%,皮肤呈干燥状态,即显得粗糙松弛,时间长了,就会出现皱纹。

2. 精神因素:常常在面部表现出愁苦、紧张、拘谨的表情,这种表情牵动表情肌而产生纵向或横向的皱纹,使人逐渐出现衰老现象。

3. 长期睡眠不足:经常睡眠不足,会使皮肤的调节功能受损,致使容颜憔悴,容易衰老起皱。

4. 过度曝晒:过度曝晒可以造成皮肤损伤,使面部、颈部、手部的皮肤变干、变薄、失去弹性,使弹力纤维和胶质纤维失去正常的功能,皮肤逐渐变松起皱。

5. 营养状况：如果身体营养状况好，皮肤的营养供应充足，皮下组织丰满，皱纹就出现的晚；如营养状况不佳，致使皮肤肌肉组织营养不良，引起皮肤粗糙和松弛，容易产生皱纹。

6. 洗脸水温度过高：洗脸水以 30℃左右的温水最合适，如果水温太高，皮肤的皮脂和水分会被热气所吸收，皮脂洗净，水分蒸发，而使皮肤干燥，日久天长逐渐在脸部产生皱纹。

7. 化妆品使用不当：使用不适当的化妆品会破坏皮肤的质地，过多的扑粉也会使面部出现细密的小皱纹。

8. 过度吸烟、饮酒：长期过度吸烟、饮酒会加速皮肤的老化、从而过早产生皱纹，使人显得苍老憔悴。

二、美容内治

（一）气血亏虚

症状：面颈部皱纹，面色不华，或皖白，或萎黄，少气懒言，头晕乏力，舌淡苔白，脉沉细。

治则：益气补血。

1. 方药

(1) 容颜不老方（《奇效良方》）　生姜 5 000 g，大枣 500 g，白盐 60 g，丁香、沉香各 15 g，茴香 120 g。上药共捣粗末，和匀，每服 10～15 g，清晨煎服或沸水泡服。

(2) 八珍汤（《正体类要》）　人参 6 g，白术 9 g，茯苓 10 g，甘草 6 g，当归 9 g，熟地 9 g，白芍 10 g，川芎 6 g，生姜 6 g，大枣 3 枚。每天 1 剂水煎服，煎 2 次，每天服 2 次。

2. 药膳：银耳莲子糖羹　银耳 10 克，莲子 6 克，红枣 10 枚，冰糖适量，水、淀粉适量。银耳水发后，除去根部泥沙及杂质，放入碗中。红枣洗净去核，放入碗中备用。锅上火，加入适量清水，放入银耳、莲子、红枣。待银耳、莲子、红枣熟后，加入冰糖调味，盛入碗中即可。

（二）肾虚精亏

症状：面颈部皱纹早生，面暗如灰，腰膝酸软，头晕耳鸣，潮热盗汗，舌红少苔，脉细数。

治则：滋阴补肾

1. 方药：神仙驻颜延年方　熟地黄、干地黄、甘菊花、天门冬各 500 g，捣诸药为散，空腹服，每服 12 g，温酒送服。

2. 药膳：地黄抗皱粥　熟地黄、枸杞子各 20 g，甘菊花 10 g，鸡脯肉 100 g，粳米 60 g，细盐、生姜末、味精、葱花各适量。

将鸡脯肉洗净，剁肉泥，备用；将熟地黄等 3 味中药水煎 2 次，取汁，备用；粳米洗净，放沙锅内，加入药汁与鸡脯肉，文火煨粥，粥成时加入细盐、葱花、生姜末与味精调匀，再煮片刻即成。每天 1 剂，当早餐，1 次趁热吃完。每 20 剂为 1 个疗程，间隔 5 天后可用下 1 个疗程。具有滋阴补肾，抗皱抗衰作用。

（三）气滞血瘀

症状：面颈部皱纹，皮肤暗黑或暗青，干燥僵硬，伴胸闷喜叹息，烦躁易怒，头痛痛经，月经不调，舌暗瘀斑，脉弦数或沉涩。

治则：行气活血。

1. 方药：血府逐瘀汤　柴胡 10 g，当归 10 g，桃仁 10 g，川芎 15 g，香附 10 g，郁金 10 g，枳壳 10 g，红花 10 g，炙甘草 5 g。

2. 药膳：桃仁山楂粥　桃仁 10 g，山楂 10 g，玫瑰花 10 g，薄荷叶 5 g，粳米 60 g，将前四味药煎药汤去渣，入粳米煮粥。每天1剂，连服10～15天。

三、美容外治

（一）针灸疗法

1. 局部选穴　额纹：头维、阳白、头临泣、印堂、阿是穴；鱼尾纹：太阳、瞳子髎、丝竹空、角孙、阿是穴；鼻唇纹、颊纹：下关、迎香、四白、颊车、阿是穴；颈纹：风池、扶突、翳风、阿是穴。

2. 辨证辨经选穴

常用穴位　气血亏虚型：中脘、足三里、三阴交、脾俞；肾虚精亏型：关元、气海、命门、肾俞；气滞血瘀型：曲池、血海、肝俞、心俞。

方法：以局部穴位为主，阿是穴即皱纹局部穴，一般以皱纹较深处顺皱纹方向进针，平刺法，刺激宜轻，留针30～60 min，可加灸，隔天1次，20次为1个疗程。

操作方法：面部皱纹区局部取穴，其中阿是穴最为重要，即选择皱纹最深之处，用特制美容针（特点是针锋尖而细，针柄短，进针无痛感，不易出血，不遗留针刺斑痕）轻刺，根据皱纹的长短和深度，取3～5点，加上局部或邻近经穴，斜刺、平刺或透刺法，针尖需刺入真皮层，有轻度胀重感即可，不可重捣重提行强刺激，留针30～40 min。辨证辨经取穴，每次用3～5穴，采用温针灸最佳，或采用中艾炷无斑痕灸5～7壮，或艾条灸15 min，以皮肤出现潮红为度。隔天1次，或每周2次，20次为1个疗程。

3. 配合耳穴疗法

常用穴位：神门、心、内分泌、肾、皮质下、肝、脾、额、颞、面颊等。

根据皱纹部位及全身症状，每次选穴6～8个，采用耳针与耳穴贴敷合用之法。其中一侧穴位，用0.5寸28号毫针刺入，捻转半分钟后留针20 min；另一侧穴用王不留行籽或磁珠贴敷，嘱患者每天自行按压3～4次。每次贴一侧耳穴，2～3天换贴另一侧，两耳交替贴敷，疗程与针灸同步。

（二）按摩疗法

按摩局部皮肤，可促进皮肤良好的血液循环，促进新陈代谢，提高皮肤的供氧率，从而使皮肤恢复原有的弹性，面色红润，皱纹消除。

彭祖浴面法：清晨起床后用左右手摩擦耳朵，然后轻轻牵拉耳朵；再用手指摩擦头皮，梳理头发，最后把双手摩热，以热手擦面，从上向下14次。每日清晨或午睡起可做，睡前也可做1次。多做多效。疏通面部气血，防皱增颜。适宜于面色苍白无华、皱纹多者，并可预防头痛。

（三）外用药膜疗法

1. 白皙除皱法方：白附子、杏仁、香附、白檀香、紫檀香各等分，蜜适量；先将上药研细为末，用白蜜和匀。每晚睡前用以涂面，早晨用温水洗去。去面皱，润肌肤。适宜于多种面部皮肤疾病及粗糙面皱者，可令面色光白细润。

2. 展皱方：栗子上薄皮、蜂蜜各适量；上药粉末和蜜涂面。延缓衰老，展皱纹。适宜于老年人皱纹增多。

3. 三七面膜：三七粉10 g，加蛋清调匀涂面。

4. 杏仁膏（《备急千金要方》）：杏仁、鸡子白。

杏仁适量研碎，与鸡子清相合，于夜晚洗净脸后涂面，次日早上用温开水或米泔水洗净。此膏能绷紧面皮抗皱。

四、预防和护理

面部皱纹的出现，是皮肤老化的重要标志，它破坏了皮肤的光滑平整，影响了人体颜面的审美，而且还使人显得憔悴苍老，从而失去青春时期的光泽和风采，不能展示人体生命的活力和美感，为此也成为中老年人的心理负担。防皱，也是提高生命质量，生存质量和生活质量的价值所在。

1. 紫外线能破坏真皮弹性纤维，需注意防止紫外线的强力照射。

2. 加强体育锻炼，多呼吸新鲜空气，有利于皮肤新陈代谢排出废物，吸取营养。

3. 保证充足的睡眠，睡眠时最好取仰卧位，用低枕头，这样可使面部肌肤紧致。

4. 保持精神愉快，情绪开朗乐观。

5. 饮食平衡

（1）多吃富含硫酸软骨素的食物，多吃软骨素丰富的食物，可使人减少皱纹，使皮肤保持细胞活力并富有弹性。软骨素主要存在于鸡皮、鱼翅、鲑鱼头部及鸡与鲨鱼等的软骨、肉中。

（2）多吃富含核酸的食物：科学家试验证明，女性每天服用核酸约 800 mL，4 周后皱纹大部分消失，原已粗皱的皮肤变得光滑细胞，老年斑也逐渐减少。而核酸一般能从食物中摄取，含核酸丰富的食物有鱼、虾、动物肝脏、酵母、蘑菇、木耳、花粉等。

（3）多吃酸牛奶和肉皮：人体皮肤的外层每天都有几百万表皮细胞死亡，酸牛奶中含酸性物质，有助于软化皮肤的黏性物质，去掉死皮的旧细胞，在此过程中皱纹也就随之消失。而多吃肉皮，则可以通过体内与胶原蛋白结合的水，去影响特定组织的生理功能，从而减少皱纹，使皮肤保持光滑。

（4）要注意科学洗脸方法，不宜用含碱量大的肥皂。

（5）避免应用不良化妆品：由于含砷、汞、铅等化妆品不但对人体无益，达不到美容的目的，反而可刺激皮肤，引起色素沉着，加速皮肤的老化，易起皱纹。

第二节　眼　　袋

所谓眼袋就是指下眼睑浮肿下垂，即胞睑肿胀，虚软如球，皮色如常的一种眼部皮肤病证。《证治准绳》称之为“脾虚如球”，《眼科临证笔记》称为“胞虚如球”。

由于眼睑皮肤很薄，皮下组织薄而松弛，很容易发生水肿现象，从而产生眼袋。眼袋的形成有诸多因素，遗传是重要因素，而且随着年龄的增长愈加明显，睡眠不足或疲劳都会造成眼袋。

一、病因病机

（一）脾肺气虚

脾虚则不运行其水液，肺虚则不通调其水道，水湿内停，上泛溢肿于胞睑。

(二) 心脾两虚

心主神，脾志思。思虑过度，暗耗心血，损伤脾脏，运化乏力，水湿上泛，致胞睑水肿。

(三) 脾肾阳虚

阳气虚衰，无以温阳化气，则水湿内停，上泛于目，溢于胞睑。

总之，脾胃虚弱是导致眼袋生成的根本原因。脾胃就像加工机一样，消化摄入的水谷精微，代谢水液，把营养输送到需要的地方去，脾胃功能的好坏直接影响到人体营养物质与水的代谢。若从经络关系来看，眼袋发生的位置恰恰位于足阳明胃经的起始处，与脾胃的联系就更加紧密了。同时肺虚气机不畅，不能通调水道时，或肾阳虚不能温阳化气时，或心阳虚不能助脾阳时，也可助水湿内聚，眼袋生成。

现代医学认为眼袋的出现是下眼睑衰老改变的重要标志。随着年龄的增长，及地球引力的持续作用，下睑的皮肤松弛，眶隔膜支持力下降、眶隔膜随之脱垂，以及眼轮匝肌的张力下降、就会在眶下缘上方形成袋状膨大，这就是所谓的眼袋。从以上不难看出，眼袋实际上是由若干集合因素共同作用所造成。

二、美容内治

(一) 脾肺气虚型

症状：胞睑肿胀，虚软如球，皮色正常，时发时止，神疲乏力，咳嗽气短，食少便溏。舌淡苔白滑，脉细弱。

治则：健脾益肺渗湿。

方药：参苓白术散(《太平惠民和剂局方》)加减　党参 15 g，茯苓 15 g，白术 10 g，扁豆 15 g，陈皮 10 g，山药 15 g，炙甘草 6 g，莲子肉 10 g，薏苡仁 5 g，桔梗 10 g，砂仁 3 g，黄芪 15 g，防己 10 g。水煎服，每天 1 剂，分 2 次服。

药膳：鲤鱼芡实大枣汤　鲤鱼 1 条，芡实 100 g，大枣 10 个。鲤鱼去鳞及内脏，与芡实、大枣煮熟，食肉饮汤。2 天 1 条鱼，连服数次。

(二) 心脾两虚型

症状：胞肿虚软如球，神疲食少，虚烦失眠，怔忡健忘，舌淡苔白，脉细。

治则：健脾养心安神。

方药：归脾汤(《济生方》)加减　黄芪 15 g，党参 15 g，白术 10 g，茯神 10 g，龙眼肉 10 g，酸枣仁 10 g，木香 10 g，炙甘草6 g，远志 10 g，当归 10 g。水煎服，每天 1 剂，分 2 次服。

药膳：苡仁龙眼母鸡汤　苡仁 120 g，母鸡 1 只，龙眼肉 20 个。母鸡去内脏洗净，与苡仁，龙眼肉炖烂，撇去浮油，喝汤吃肉，每月 3～4 次。

(三) 脾肾阳虚型

症状：胞虚如球，皮色发白，或兼面浮肿，腰膝酸冷，倦怠无力，小便清长。舌淡胖齿痕，脉沉迟无力。

治则：温补脾肾。

方药：金匮肾气丸(《金匮要略》)加减　熟地 10 g，丹皮 10 g，山茱萸 10 g，山药 10 g，茯苓 15 g，泽泻 10 g，肉桂 3 g，附子 10 g，牛膝 10 g，车前子 10 g。水煎服，每天 1 剂，分 2 次服。

药膳：姜附烧狗肉　熟附子 30 g，干姜 100 g，狗肉 1 000 g，大蒜、葱适量。狗肉切小块，与其他几味一起入锅内，加水适量，炖至狗肉熟烂即可。去熟附子、干姜，食狗肉、喝汤。

三、美容外治

(一) 外用方药

1. 铅砂蒸剂:铅白砂 12 g,玫瑰露 36 g,烧酒 18 g。煎沸,趁热熏洗眼目。

2. 马蹄莲藕渣汁:洗净马蹄、莲藕,马蹄刮皮,然后将莲藕、马蹄切碎捣烂,取浓汁。临睡前敷效果最好。有散血去瘀作用。

(二) 针灸疗法

1. 毫针法:取足三里、丰隆、脾俞、太阳、球后、四白、阿是穴。中等刺激,留针 20 min,每天 1 次或隔天 1 次,10 次为 1 疗程。

2. 电针法:取相应穴位如太阳、承泣、球后、四白、阿是穴,接通电源,脉冲电流引起眼睑肌肉明显收缩跳动,加速局部脂肪分解,收紧松弛之眼睑。隔天 1 次,10 次为 1 疗程。

3. 温灸法:温灸眼袋相应穴位,以局部皮肤红热为度。疏通经脉,温经活血,改善眼周皮肤的微循环,每天 1 次,30 次为 1 疗程。

(三) 按摩疗法

穴位按摩:在眼周皮肤上涂上眼部按摩霜或眼部营养霜。用无名指按压太阳、球后、四白、睛明、足三里、丰隆,每个穴位按压 3～5 s 后放松,连续做 10 次。用中指和无名指放在下眼睑轻轻地由内眦向外眦轻拉按摩,连续 10 次。用食指、中指、无名指指尖轻弹眼周,3～5 圈。

四、预防护理

本病胞睑浮肿,虚软如球,可导致眼裂变窄,目光无神,不能展示眼睛的神采,而给人一种倦怠疲惫,未老先衰的感觉,从而影响了面部和谐的形式美和整体的生命活力美感。

1. 坚持进行眼周的穴位按摩。

2. 调节饮食,限制食盐和水的摄入量。

3. 做到有规律和有质量的睡眠。

4. 结合全身情况,根据病因对症治疗。

第三节 上胞下垂

上胞下垂它是指上胞不能自行提起或提起不全,遮盖部分或全部瞳孔,而影响视物的一种眼病。隋代的《诸病源候论》称为"睢目",又名"侵风"、"目睑垂缓"、"胞垂"、"睑倦"等。症重者,《目经大成》中称为"睑废"。本病有先天性和后天性两大类型,可单眼发病,也可双眼同时发病。《诸病源候论》曾描述本病:"其皮缓纵,垂复于目,则不能开,世呼为睢目,亦名侵风。"并论述了本病的病因病机。

本病类似于西医中的"上睑下垂",西医认为上睑下垂是由提上睑肌的功能不全或丧失所导致。分先天性和后天性两大类型。先天性上睑下垂多为双侧,有遗传性,主要是因为动眼神经核或提上睑肌发育不良所致。后天性上睑下垂多有眼睑本身的病变引起或伴有其他症状,例如重症肌无力症,也可由于沙眼睑板增厚或睑板肿瘤所致等。

一、病因病机

（一）命门火衰，脾阳不足

先天禀赋不足，命门火衰，致脾阳不足，筋肉失养而致胞睑下垂。

（二）脾气不足，中气下陷

胞睑称为“肉轮”，肉轮属脾，脾主肌肉，脾虚中气下陷，则筋肉失养，胞睑升举无力而纵缓下垂。

（三）肝虚血少，风邪袭络

肝开窍于目，肝虚血少，易遭受风邪外袭，邪客胞睑，阻滞经络，气血运行不畅，筋肉失养而致胞睑下垂。如《诸病源候论》所云：“血气虚则肌腠开而受风，风客于睑肤之间，所以其皮缓纵。”

二、美容内治

（一）命门火衰型

症状：多自幼单侧或双侧上胞下垂，无力抬举，视物时仰首举额张口，或以手提睑。常与遗传有关。

治则：温肾阳，补脾阳。

方药：右归饮（《景岳全书》）加减　熟地 30 g，淮山药 15 g，肉桂 9 g，枸杞 15 g，山萸肉 15 g，熟附子 9 g，杜仲 12 g，炙甘草9 g。

药膳：猪肚升芪粥　枳壳 50 g，升麻 20 g，黄芪 30 g，附子 10 g，猪肚 500 g，大米 100 g，葱、姜、无味调料。药物用纱布包扎，同猪肚共煮七成熟，捞出药包、猪肚，将猪肚切成细条，取 100 g，和大米一起加入猪肚药汤中，煮成粥。加葱、姜调料，经常食用。

（二）脾虚失运型

症状：上胞提举无力，掩及瞳神，晨起或休息后减轻，午后或劳累后加重。症重者，眼珠转动不灵，视一为二，并伴神疲肢倦，食欲不振，大便溏薄等症，舌淡苔薄，脉弱。

治则：益气升阳。

方药：补中益气汤（《脾胃论》）加减　黄芪 15 g，柴胡 10 g，陈皮 8 g，白术 10 g，炙甘草 5 g，当归 10 g，升麻 3 g，枸杞 10 g，川芎 8 g，茯苓 10 g。水煎服，每天 1 剂，日服 2 次。

药膳：益脾糊　粳米锅巴（两面黄，焦者不取）1 000 g，蚕豆（炒、去壳）500 g，白扁豆子（炒）、白术（炒）各 300 g，党参、黄芪、当归各 250 g，升麻、柴胡各 100 g，陈皮 50 g。共研末，每次用 40 g，开水调成糊状，加糖适量，每日早晚各服 1 次。

（三）风邪袭络型

症状：多为单侧上胞下垂，起病突然，多伴有目珠转动失灵，目偏视，视一为二，常伴眉额酸胀。舌红，苔薄，脉弦。

治则：祛风通络。

方药：寄生钩藤汤加减　桑寄生 15 g，钩藤 12 g，地龙干 9 g，石菖蒲 6 g，干地黄 12 g，白蒺藜 12 g。头痛者，加蔓荆子 12 g；目珠呆滞者，加细辛 3 g，五味子 6 g。水煎服，每天 1 剂，日服 2 次。

药膳：天麻钩藤白蜜饮　天麻 15 g，钩藤 15 g，全蝎 10 g，地龙 10 g，干地黄 12 g，白蜜适量。将5药同煎，去滓取汁，调入白蜜，空腹服，每日2～3次，每次20 mL。

三、美容外治

(一) 针灸疗法

1. 毫针法：取睛明、攒竹、瞳子髎、颊车、地仓、阳白、承泣、风池、太阳、丝竹空、颧髎、足三里、三阴交、合谷、外关、脾俞穴。每次取眼周穴及全身穴各2～4个，轮换取穴，平补平泻或先泻后补，留针5 min。每天1次。也可用攒竹透睛明，鱼腰透丝竹空，太阳透瞳子髎。

2. 电针法：取头临泣、攒竹、阳白、丝竹空等穴。斜刺1.3～1.5分，得气后加电刺激10 min，每天1次，7～10天为1疗程。

3. 灸法：可用艾灸三阴交、足三里穴，每天1次，10次为1疗程。或隔姜灸百会穴和涌泉穴，每次15 min，每天2次，10天为1疗程。

4. 耳压法：取穴眼区、肝区、肾区、脾区。以王不留行籽贴压，每天自行按压3～5次，每次3 min，以微痛为度，3天1次，5次为1个疗程。

(二) 推拿按摩疗法

采用面部美容经穴按摩常规手法，加强眼部及头部按摩。在眼周按摩时，眉弓提捏的次数增加为15～20次，并向上方用力。最后点按风池、三阴交，掐合谷各10～15次。

(三) 功能锻炼法

立正，精神集中向前方平视5 min后，用双手食指在太阳穴及眼周轻轻揉按20 min，然后持儿童望远镜向远处尽力眺望，单眼睑下垂者可闭上健侧眼睛，15 min后休息2 min。每日早晚各1次。

(四) 其他疗法

神经干电刺激疗法：取眶上神经与面神经刺激点(位于耳上迹与眼外角连线中点，即面神经的分布点)，眶上神经接负极，面神经接正极。每次20 min左右，隔天1次，10次为1疗程，间隔5天，再行第2个疗程。

四、预防护理

上胞下垂，提举无力，视物时需仰首皱额，甚至用手提起上胞方能视物，日久出现额皮隆起，眉毛高耸，失去了容貌的自然美和协调美。同时由于眼睛不能自然睁开，瞳孔被上睑部分或全部遮盖，使眼裂变小，从而给人一种倦怠无神之感，使人体失去了生命活力美感。

1. 坚持进行眼周及头部的穴位按摩。

2. 先天性上睑下垂应早期手术矫正，特别是单眼上睑下垂遮挡了瞳孔者，早期手术对防止弱视尤其重要。

3. 后天性上睑下垂应首先针对病因治疗，并配合各种中医疗法进行治疗。

4. 病因治疗半年以上无效时，或有可能发展成弱视时应考虑手术治疗。

第四节　须 发 早 白

须发早白，又称“发白”，系指部分或全部毛发变白，它包括老年性白发、青少年白发和某些疾病所伴有的白发。

白发生成是因黑素细胞、黑素体较少或因酪氨酸酶活性降低所致。白发的形成主要与头发的皮质、髓质中含有色素颗粒的多少有关，色素颗粒多则发黑而泽，色素颗粒少则发色白而无华。

一、病因病机

（一）气滞血瘀

或因五志过极，情志内伤，如多愁善感，思虑过度，愤怒急躁等；或因血热偏盛、情绪激动，致使肝旺血燥，血热偏盛，毛根失养；或因经脉不畅，精血不能循经上荣毛发，毛发失养；气滞血瘀久之，而致精血乏损，毛根失养，而致须发早白。

（二）气血不足

“发为血之余”，肝脾不调，心脾两虚，脾伤运化失职，久病、久劳则气血生化无源，血虚不能上营头皮，因此发失所荣，故而白发。

（三）肝肾精亏

肾主藏精，肝主藏血，“肾主骨生髓，其华在发”，“肝藏血”肝肾精亏，不能化生阴血，阴血亏虚，导致毛发失其濡养，故而花白。

总之，本病与肝、肾、脾三脏关系密切，以气血不能荣养毛发为其主要病机。避免气血衰退，保持头部气血循环良好，让血液中的营养精微能充分涵养发丝，对毛发的生长发育及韧性都是很重要的作用。

西医认为毛发颜色的深浅与毛干中黑素含量、性质及分布有关。须发早白为毛囊中黑素细胞数量减少或酪氨酸酶活性丧失，不能制造黑素颗粒，从而使毛发色素消失而致。白发发生的年龄、范围、程度在个体之间有较大差异，与遗传、营养、精神、环境、疾病等因素有关。

白发在临床中分为青少年白发、中年发早白、先天性白发和后天性白发。

1. 青少年白发：可见白发散在发生于全头各处，青少年白发多因用脑过度，心神扰动，应激反应等精神过度紧张、不良环境因素，导致毛发营养的血管发生痉挛。毛根营养不良，毛母黑素细胞分泌黑色素功能减退，或因肠道功能紊乱，缺乏氨基苯甲酸和泛酸有关。

2. 中年发早白：中年发早白的典型症状是白发最先发生在两侧鬓角，逐渐向头顶蔓延。常见病因有：精神紧张，情绪压抑，工作劳累，长期睡眠不足及思虑过度等终致肝肾不足、气血亏虚而成。

青少年白发为可逆性，老年白发可逆程度很低。

3. 先天性白发：先天性白发与遗传有关，往往有家族史，表现为未到老年的早期灰发或白发，常有家族史，表现为常染色体显性遗传。

4. 后天性白发：老年、青少年和疾病白发均属于后天性白发。全头性白发往往有家族史，如白化患者群。

二、美容内治

（一）血热内盛型

症状：多见于青壮年，头发干黄花白，成束多见，有的静止数年不再发展，有的迅速发展而变白，成为"少白头"。伴烦恼易怒，头面烘热，口干苦，失眠多梦，便结尿黄，舌红苔黄，脉数。

治则：清热凉血乌发。

方药：凉血地黄汤加减　生地 30 g，丹皮、赤芍、黄芩、当归各 12 g，生槐花、白茅根、桑叶、旱莲草、何首乌各 15 g，每天 1 剂，日服 2 次。失眠多梦者加朱砂、龙骨。口干阴伤甚者加天冬、麦冬。

药膳：乌须神效方　何首乌、黑豆、生地黄、蜂蜜各 4 800 g。将上述四味药研末，搓成丸放在坛内，重汤煮成砂糖样埋土 1 周取出备用。不拘时服用。

（二）气滞血瘀型

症状：不良情绪史，多从两鬓开始，病情进展较快，短时间内迅速变白，伴焦虑紧张，精神忧郁，脘腹胀满，纳差失眠，胸胁痞闷，喜太息，乳胀，经带不调，舌暗有瘀点，脉弦。

治则：疏肝解郁，行气活血。

方药：血府逐瘀汤(《医林改错》)加减　当归 15 g，生地 15 g，桃仁 15 g，红花 15 g，川芎 15 g，赤勺 10 g，柴胡 10 g，桔梗 10 g，枳壳 10 g，香附 10 g，炙草 10 g。烦躁易怒者加青黛、川楝子。纳差胀满者加山楂、陈皮、砂仁。每天 1 剂，日服 2 次。

药膳：桃仁煎黑豆　枸杞子、何首乌各 60 g，黑豆 240 g，大核桃 12 个。先将核桃取仁，炒香后切碎备用，取枸杞子、何首乌放入沙锅内，加水 1 000 mL 煎煮，煎至 500 mL 去药渣留汁，再将核桃仁与黑豆一同入药汁中煎，煎至核桃肉熟烂，药汁全部被黑豆吸收为度，取出黑豆晒干食用。每次食黑豆 50 粒，分早晚空腹嚼服。

（三）肝肾不足型

症状：老年白发多见，亦可见于少数青少年白发。多为营养不良所致。白发过早出现或明显增多，从根发白，伴毛发稀疏，腰膝酸软，头晕眼花，听力下降，耳鸣耳障，舌淡苔白或舌红少苔，脉沉细。

治则：滋补肝肾 养血乌发。

方药：七宝美髯丹(《医方集解》)加减　何首乌 30 g(后期 15 g)，菟丝子 15 g，茯苓 15 g，牛膝 10 g，补骨脂 10 g，当归 12 g。视物昏花者加枸杞子、杭菊花；腰酸甚者加杜仲、续断。每天 1 剂，日服 2 次。

药膳：黄芪黑豆蜂乳汤　黑大豆 30 g，生黄芪 15 g，蜂乳 20 mL。按上述比例配制。将生黄芪(布包)、黑大豆加入清水 3 大碗文火煎至 1 大碗，起锅时去黄芪渣，加入蜂乳。每日清晨空腹时服，饮汤食黑大豆。

（四）治疗须发早白小单方

1. 取黑芝麻洗净晒干，用文火炒熟，碾轧成粉，配入等量白糖，贮于瓶中早晚用温水调服 2 匙。

2. 取黑芝麻、大米煮粥，经常食用。

3. 黑豆 500 g 加盐少许，九蒸九晒后装瓶备用。每天 2 次，每次 6 g，经常食用。

4. 核桃 50 g，枸杞子 50 g，小黑豆或大黑豆 500 g，何首乌 60 g，熟地 50 g，山萸肉 50 g，先将枸杞子、何首乌、熟地、山萸肉加水同煮；取汁再煮直至核桃肉稀烂，全部被小黑豆吸收为度，取出晾干即可食用。每天 2 次，每次 6～9 g，早晚空腹服用。

5. 何首乌 15 g，菟丝子 15 g，红枣(剥开)5 枚，黑芝麻粉 2 茶匙，黑豆粉 1 茶匙。加水同煮，水滚后 20 min，去何首乌、菟丝子，可加少许蜂蜜，即可饮用。

三、美容外治

（一）外用方药

1. 黑发方：垂杨柳、柏叶、诃子皮、青胡桃(核桃)皮、南乌梅各120 g。上为末，加胡桃油一大勺。用新汲水三大碗，表里白瓷瓶一个，将药连水装封在内，闭半日。每日临卧、早晨梳掠。

2. 掠发膏：白蔹、白牵牛、白及、青黛、甘松各等分。上6味为细末，水调搽之。

3. 养血生发方：熟地、党参、麦冬、白芍、潼沙苑(潼蒺藜)、女贞子、黄芪、玉竹、归头、穞豆、刺蒺藜各30 g。上药加麻油300 mL，用锅煎煮至枯黄色，去渣后加黄蜡30 g溶化，装瓶备用。每日涂抹于头皮上，适当按摩。

（二）针灸疗法

1. 毫针法

血热内盛型：血海、太冲、大陵、阳陵泉、足三里、风池、百会、四神聪、头维、率谷等。每次取5～6穴，用泻法，留针20 min。隔天1次，10次为1个疗程。

气滞血瘀型：心俞、脾俞、肺俞、足三里、太白、三阴交、百会、太阳、印堂等。选穴5～6穴，用平补平泻法，留针20 min。隔天1次，10次为1个疗程。

肝肾不足型：肝俞、肾俞、太溪、曲泉、三阴交、足三里、照海、百会、四神聪等穴。每次选5～6穴，用补法，留针20 min。隔天1次，10次为1个疗程。

2. 耳针法：取皮质下、垂体、肝、脾、肾、三焦、交感、迷走神经等耳穴，埋豆、埋针均可。10次为一疗程。

3. 水针法

(1) 维生素B_{12}注射液，曲池、足三里，每穴0.5 mL，隔天一次，10次为1个疗程。

(2) 3%～5%归芪注射液，取穴足三里、三阴交、肾俞，每穴注射1 mL，隔天1次，10次为1个疗程。

4. 刺络拔罐法：取胸椎3～12椎旁夹脊穴、肝俞、肾俞、膈俞。夹脊穴用梅花针中度手法，上下叩刺，至皮肤潮红；肝俞、肾俞、膈俞用较重手法叩刺，至皮肤出现渗血为止。然后加拔火罐。隔天1次，10次为1个疗程。

（三）按摩疗法

1. 第一步：指梳头法。两手五指微屈，以十指指端从前发际起，经头顶向后发际推进。反复操作20～40次。第二步：按头皮。两手五指自然张开，用指端从前额开始，按压头皮至枕后发际，然后按压头顶两侧头皮，直至整个头部。轻轻用力向上提拉，直至整个头部。按压时头皮有肿胀感，每次2～3 min。第三步：提拉头发。两手十指分开抓满头发，轻轻用力向上提拉，直到全部头发都提拉一次，时间2～3 min。第四步：干洗头发。用两手十指按摩整个头部的头发，如洗头状约2～3 min。第五步：拍打头皮。双手四指并拢，轻轻拍打整个头部约1～2 min。以上5个步骤的按摩法，每日早、晚各做一次。长期坚持，可防治白发、脱发、头发干燥、枯黄等。

2. 简易按摩法：经常用十指由头部前发际向后做梳头式按摩30次，用手指轻柔叩击头皮，并配合点揉太阳穴、攒竹、鱼腰、丝竹空、百会、四神聪、风池、头维等。既可疏通经络气血，改善头部血液供应，又可缓解疲劳，放松紧张神经，使身体休息。

四、预防护理

乌黑秀发不仅使人美丽，同时也是健康的标志。而白发使人苍老，尤其是青少年白发给人以早衰病态的感觉。在社会交际中处于不利地位，对工作、生活、婚姻亦有影响。因此，宜及时就医，正确治疗。

1. 合理营养：多食具有补肾乌发的食物如芝麻、核桃、黑豆等，多食用绿色蔬菜及动物肝脏，尽量少食糖及脂肪类食物。

主食可常食紫珠米(紫米、黑米)、黑豆、赤豆、青豆、红菱、黑芝麻、核桃等；蔬菜类常食胡萝卜、菠菜、紫萝卜头、紫色包心菜、香菇、黑木耳等。动物类常食乌骨鸡、牛羊猪肝、甲鱼、深色肉质鱼类、海参等。水果类常食大枣、黑枣、柿子、桑椹、紫葡萄等。总之，凡具有深色(绿、红、黄、紫)的食物都含有自然界的植物体与阳光作用而形成的色素，可以补充人体的色素，对头发色泽的保健有益。另外注意保证充足的蛋白质、维生素等。多吃植物油，少吃动物类油脂，少吃白糖，可以用蜂蜜或红糖少量代替。

2. 良好情绪：避免情绪焦虑紧张，心情放松，调节心态，保持心境平和舒畅。严重白发要及时治疗，保持心情舒畅。

3. 充足睡眠，劳逸结合，锻炼身体，保持良好睡眠。

第五节 润面泽面

润面泽面是指改善面部肌肤粗糙，晦暗，萎黄，干燥，虚浮等不正常的肤质和肤色，使之达到细腻红润，白皙有光泽的健美肌肤。肌肤的质地和光泽和人种的遗传、年龄、疾病和养护等因素有关系。当外环境的变化和机体内部组织器官发生病变时，可直接引起面部皮肤质地和色泽的病理改变而影响健美。中医认为，面色的健美是建立在人体脏腑经络功能正常，气血津液充足的基础上。因此中医美容泽面的目的除了从根本上美化容貌外，还有促进健康及延缓和减轻衰老的效果。

一、病因病机

(一) 气血精亏

“血华其色”，故血之充盛与颜面红润与否关系密切，“气华其泽”，气的舒畅盛衰，则决定着肌肤的光泽与否。肌肤干燥或虚浮还与津液的敷布正常与否有关。

(二) 太阴气衰

是指手太阴肺和足太阴脾。肺所吸入的清气和脾胃所运化的水谷精气是构成气的物质基础，气又是维持肺脾功能活动的动力。故肺脾气虚时，津液的生成敷布均受影响，则肌肤失养枯槁不泽。如《望诊遵经》：“皮肤润泽者，太阴气盛，皮肤枯槁者，太阴气衰。”

(三) 血瘀痰阻

多种因素导致的瘀血和痰饮内蓄，均可影响血液和津液的正常输布，则面色晦暗。如《难经 · 二十四难》说：“脉不通则血不流，血流则色泽去。”情志内伤，气机紊乱则津液不能上养头面而颜面失色。

（四）情志内伤

五志过极，均可致脏腑功能失调，气机紊乱，则气血悖逆，不能上荣于面而使颜面失泽。

（五）饮食不调

饮食不节，营养失调，营养不良则肌肤失养而无泽五色。

（六）衰老和疾病

肌肤的润泽与年龄密切相关。随着年龄的增长，组织器官的老化和脏腑经络、气血津液的失调，导致肌肤失养而枯槁无泽。“故老者之色多憔悴，少者之色多润泽也”。

（七）外邪侵袭

面部终年暴露在外，易受六淫外邪之侵袭，尤其外触花毒、漆毒、彩毒等不良因素，均可致肤质肤色异常。

此外，多种面部疾病或全身性疾病均可影响到面容的润泽。

现代医学认为，遗传、炎症、慢性病及营养不良等多种因素是皮肤粗糙无泽的主要原因。如角质细胞中某些生化缺陷引起的遗传性疾病，丘疹、斑块、鳞屑、苔藓样变等多种炎症疾病；甲状腺功能减退症，肾上腺皮质功能减退症，肝炎、肾炎等某些慢性病；中老年人汗腺和皮脂腺分泌减少或干性皮肤因缺乏水分和油分；营养不良缺乏烟酸、蛋白质及维生素 A、维生素 C 等，均可出现皮肤粗糙或面色晦暗无泽或引起”糙皮病”等。

二、美容内治

润面泽面以内部调理为主，可以从根本上改变肤质和肤色，但外用面霜和面膜可以直接补充皮肤水分、油脂和营养成分，迅速改变局部皮肤，亦是不可忽视的重要方法。

（一）方药

1. 纯阳红妆丸（《普济方》）：破故纸、胡桃肉、葫芦巴各 120 g，莲肉 30 g。上药为细末，酒糊为丸，梧桐子大。每次服 30 丸，空腹酒下。补肾壮阳，悦泽红颜。适宜于脾肾阳虚、腰膝酸冷、面色皓白者。

2. 令好颜色方（《千金翼方》）：白瓜子 1.5 g，白杨皮 0.9 g，桃花 30 g。将上药研为散，用开水送服，每次服 3 g，每天 3 次。利湿活血，白面红颜。适宜于痰饮、瘀血所致容颜晦暗无泽者。

3. 增色菊花末（《中医中药健身美容》）：白菊花、白茯苓各 500 g。两药共碾细末为散。每次服 6 g，温酒调下，每天 3 次。清肝健脾，红颜泽面。适宜于脾气亏虚、面色萎黄者。

4. 当归饮子（《重订严氏济生方》）：当归 10 g，芍药 10 g，川穹 6 g，生地 15 g，白蒺藜 12 g，荆芥 10 g，防风 12 g，首乌 15 g，黄芪 20 g，甘草 3 g，水煎，每天服 2～3 次。

（二）药膳

1. 骨髓养颜膏（《补养篇》）：骨髓（牛羊猪均可）360 g，炒米粉适量；骨髓洗净，焙干磨粉，加入炒米粉拌匀，贮于瓷罐中备用。每天 1 次，每次用 1 汤匙调冲鲜热奶饮用。滋阴补髓，养颜泽面。适宜于肾阴亏虚、头晕目眩者。

2. 花生红枣饮：花生仁 50 g，红枣 10 枚，每天煎饮一次。补血润肤。

3. 莲子龙眼汤：莲子、芡实各 30 g，桃仁 50 g，龙眼肉 8 g，蜂蜜适量。加水 500 mL，微火煮一小时即成，加少量蜂蜜调味。益气补血，化瘀亮肤。

三、美容外治

（一）外用中药

1. 双花白面液(《普济方》)：桃花 360 g，杏花 360 g，每晚用温水浸泡 1 h 后，去花，用纱布沾汁洗面。活血祛瘀亮面。

2. 永和公主洗豆方(《太平圣惠方》)：白芷、川芎、瓜蒌仁各 150 g，皂荚 300 g，大豆、赤小豆各 240 g；上药捣为末，和匀。日用洗面。祛风活血，润肤泽面。适宜于风邪或血瘀所致面部肌肤粗糙不泽者。

3. 令面白净润泽方(《千金方衍义》)：白蔹、白术、白附子、白芷各 60 g，藁本 90 g，猪胰(水渍去赤汁，研烂)3 具；上药研为末备用。芜菁子(蔓菁子)、酒各 300 mL，相合煎煮数沸，研如泥，再和前药末，调匀。装入瓷器中密封 3 天即可用。每天敷面。适宜于风湿或脾虚所致面部肌肤粗糙或瘙痒者。

（二）针灸疗法(《中医美容学》)

1. 选穴：行间，太冲，平补平泻。每天 1 次，15 次为 1 个疗程，美白泽肤。虚证用补，实证用泻。

2. 灸关元，左命关(食窦穴，膻中旁开 6 寸)法：将艾柱放入皮肤上直接施灸，左命关 50 壮，灸关元 30 壮，经常施用。健脾壮肾，悦泽面颜。适宜于面色无华或萎黄或晦暗者。

（三）按摩疗法

干洗面：两手五指并拢，用双手掌相互摩擦至发热，用指掌自颜部向下旋转摩面，反复 10～15 次，使整个面部都被旋摩，且有发热和皮肤红润为宜。

四、预防护理

面部皮肤是最引人注意的审美器官，也是人体美感效应的起点。白洁红润、光泽细腻、富有弹性的肤质和色泽，是具有生命活力的体现，也能给人以无限的美感。由于机体衰退、养护不当或疾病所致面部肌肤晦暗无光、粗糙或萎黄等，严重影响容貌审美。

预防调护如下：

1. 注意饮食营养平衡，多食富含蛋白质、维生素类的水果、蔬菜；多食植物油以保持皮肤润泽光滑。忌食酒、浓茶、咖啡、辣椒等刺激性食物。

2. 注意养护，夏日防晒，冬日防御风寒。

3. 保持精神愉快，具有开朗的乐观情绪。

4. 注意选择使用适合自身肤质的化妆品和护肤品。

5. 有条件者可定期进行皮肤护理。

6. 如为疾病所致者，应及时治疗。

附：生活美容美体技术

第一节　面部皮肤护理概述

面部皮肤护理，又称脸部保养，是指在科学美容理论的指导下，运用科学的方法、专业的美容技艺、美容仪器及相应的护肤产品作用于面部，来维持面部皮肤的结构和功能、改善面部皮肤问题、延缓衰老的护理方法。

一、面部皮肤护理的分类

1. 预防性皮肤护理：预防性皮肤护理是利用深层清洁、按摩、面膜等护理方法来保持皮肤弹性、增强皮肤保湿性、维护皮肤健康状态，以减少皮肤问题的发生，延缓皮肤衰老。

2. 改善性皮肤护理：改善性皮肤护理是针对色斑、痤疮、老化、敏感等常见的皮肤问题（医学上称为“损美性皮肤病”），运用专业的美容仪器、疗效性的护肤品以及特殊的方法对其进行处理和保养，达到改善皮肤问题、恢复皮肤健康的目的。

二、面部皮肤护理的重要性

面部皮肤长期暴露于空气中，受环境因素影响大，且面部表情丰富，皮脂腺分泌旺盛，易产生晒伤、敏感、痤疮、老化等多种皮肤问题。良好的面部皮肤护理有助于增加皮肤水合程度，保持毛孔通畅，减少色素沉着，增加皮肤弹性，延缓皮肤衰老。归纳起来，有以下 4 个作用：

1. 深层清洁皮肤：专业的面部皮肤护理是以卸妆、洁面、蒸面、脱角质、真空吸啜等多种方法联合使用，深层清洁面部皮肤，去除面部残留污垢和彩妆，清除老化角质，畅通阻塞毛孔，使面部恢复光泽，减少痤疮的形成。

2. 补充皮肤营养：面部皮肤护理通过蒸面、按摩、面膜等方法可有效增强皮肤的水合程度，有利于皮肤对营养物质的吸收，再选择相应的美容仪器将美容护肤品中的有效成分导入皮肤，可补充皮肤所需养分，使其散发健康的光彩。

3. 改善皮肤问题：正确的面部皮肤护理有助于改善皮肤不良状况，如晦暗、色斑、肤质粗糙等，特定的美容方法和疗效性产品的应用可以预防和缓解痤疮、色斑、敏感等皮肤问题，使皮肤保持健康、美丽。

4. 缓解压力，增强自信：面部护理中，柔和的按摩手法、舒适的环境、轻松的音乐，有助于精神、肌肉的放松，舒缓压力。面部护理在改善皮肤不良状况的同时，更能增添被护理者的自信心。

三、皮肤护理的原则

1. 根据皮肤类型选择护理方法和护肤产品：正常皮肤分为中性皮肤、油性皮肤、干性皮肤和混合性皮肤四种类型。在皮肤护理操作前，应运用仪器检测、问卷调查及咨询等方式进行全面的皮肤分析，判断皮肤的类型，发现皮肤问题，再根据受术者的皮肤情况选择适合的护理方法和护肤产品。

2. 面部皮肤出现感染、溃疡、伤口，或患传染性皮肤病等，不宜进行皮肤护理。面部皮肤护理所用的产品、仪器和手法不宜在有破损的皮肤上操作，除此之外，某些炎症，如重度痤疮、面部皮炎等，也要慎重操作，必要时，建议受术者及时就医诊治。

3. 护理方法应选择适度，既要达到效果，又不能过度保养：一般面部皮肤护理的时间为60～90 min，频率为1次/周，每次护理选择卸妆、洁面、蒸面、脱屑、按摩、仪器、面膜等多个步骤，同时选择多种护理产品。选择皮肤护理方法时，应根据具体情况，不可在频率、时间、步骤、产品上做过度保养，以免损伤皮肤，适得其反。

4. 操作手法宜柔和、连贯，保持环境舒适：受术者身心放松是良好的面部皮肤护理的保障，因此施术者在操作中应心平气和，手法柔和、连贯，力度适中，并保持环境整洁、舒适，温度适宜，可选择轻松舒缓的音乐，使受术者放松心情，提高护理效果。

第二节　专业皮肤护理程序

一、皮肤检测

正确认识和判断皮肤类型是进行皮肤保养和护理的前提，现在常用的检测方法主要有肉眼观察法、手指触摸法、仪器检测法和问卷调查法。

1. 肉眼观察法：肉眼观察法是最直观、最基本、最常用的检测方法，主要观察皮肤的颜色、毛孔的大小、纹理的状态、皮肤的湿润性、光泽度以及常见的皮肤问题等情况，根据不同类型皮肤的特点，做出正确的判断。

2. 手指触摸法：手指触摸法是指用拇指和食指在局部做推、捏、按摩等动作，体验皮肤的弹性程度以及粗糙、光滑、柔软或紧实程度等。此外，还有一种纸巾拭抹法，是在晨起盥洗前将纸巾轻按于前额、鼻翼两旁及两颊(勿用力)约1～2 min后取下，观察纸巾上的透明油渍。如果纸巾上油点极少，少于2点/cm^2，且不融合的是干性皮肤；纸巾上油点多于5点/cm^2，并且相互融合呈透明状的是油性皮肤；纸巾微透明，介于两者之间的是中性皮肤。

3. 仪器检测法

(1) 美容放大镜：洗净面部，待皮肤紧绷感消失后，用放大镜仔细观察皮肤纹理及毛孔状况。操作时用棉片将受术者双眼遮盖，防止放大镜折光损伤眼睛。皮肤纹理不粗不细，为中性皮肤；皮肤纹理较粗，毛孔较大，为油性皮肤；皮肤纹理细致，毛孔细小不明显，常见细小皮屑，为干性皮肤。

(2) 滤过紫外线透视仪(吴氏灯)：美容透视灯内装有紫外线灯管，紫外线对皮肤有较强的穿透力，可以帮助了解皮肤表面和深层的组织情况。使用透视灯之前，应先清洗面部，并用湿棉块遮住双眼，以防紫外线刺伤眼睛。使用吴氏灯的时间不宜超过2 min，以免损伤皮肤。

不同类型的皮肤在透视灯下呈现不同的颜色。健康的中性皮肤呈青白色，油性皮肤呈青黄色，干性皮肤呈青紫色，超干性皮肤呈深紫色，粉刺皮脂丰富部位呈橙黄色，粉刺化脓部位呈淡黄色，色素沉着部位呈褐色、暗褐色；敏感皮肤呈紫色。此外，面部的老化角质呈悬浮白色，灰尘或化妆品表现为亮点。

（3）电脑皮肤测试法：通过皮肤测试探头，收集皮肤含水量、油脂分泌程度、色素沉着情况、皮肤纹理和皱纹等多种图像和数据，进行综合分析判断，得出准确结论。此方法使用方便，数据准确，现在广泛应用于医院、美容院及化妆品销售等领域。

4. 问卷调查法：问卷调查法可以保留受术者的年龄、性别、生育情况、身体状况、职业等基本信息，并从皮肤性质、皮肤问题、生活习惯和皮肤保养等多方面了解受术者的情况，为更准确的选择面部护理方法提供依据。

二、准备工作

为了保证护理工作能够有条不紊地顺利进行，美容师应在客人来临之前将所有用品和器具准备就绪，包括美容房间、美容床、美容物品和美容仪器等。充分准备是开展一次成功的美容皮肤护理的前提。准备工作的基本程序如下：

1. 皮肤护理场地准备：皮肤护理场地应干净、整齐，环境幽雅，空气新鲜。场地应具有上、下水道及热水供应和足够容量的电源。拥有良好的、具有可调节明暗的照明设备，环境温度保持在25℃左右。

2. 常规仪器设备准备

（1）美容床、美容椅、美容推车：调整好美容床的位置、角度，床头部稍微抬起（不得高于30度），使受术者以最舒适的姿势接受护理。更换床上用品，准备1条大毛巾、4条小毛巾和1条美容薄被，并铺好。将美容椅置于美容床床头位置。将美容推车放置于施术者随手可取放的位置，以方便取用物品。

（2）美容仪器：常用的美容仪器有奥桑喷雾仪、多功能美容仪、美容放大镜等，检查美容仪器的电路是否畅通、安全，运转是否正常，并将仪器设备配件、附属用品配齐、消毒就位。如使用喷雾仪应在烧杯内注入适量蒸馏水或纯净水。

（3）美容用品用具：将美容用品和用具放在美容推车上，排列整齐。

1）美容护肤品：建议美容推车上的用品摆放按皮肤护理流程依次摆放产品，一般从左至右包括：75%酒精或其他有效消毒杀菌液→卸妆乳、霜→清洁乳→爽肤水→脱角质霜→按摩膏或按摩油→精华素→面膜→眼霜→面霜→防晒霜等。

2）美容护理用具：美容推车上摆放的用品主要包括：镊子、挖勺、脱脂酒精棉、棉棒、棉片、纸巾、一次性洗面巾、面膜碗、调棒、盛器以及暗疮针等。

3. 受术者准备

（1）请受术者更换美容护理专用衣服，同时为了避免在使用电疗仪器护理时发生意外，应告知受术者将身上所佩戴的饰物，如戒指、项链、手镯、耳环等取下。

（2）请受术者平躺于美容床上，盖好美容薄被，再将1条毛巾盖在受术者胸前作为肩巾，然后为受术者包头。包头的方法：将毛巾的长边向下折叠2 cm左右，垫在受术者头下，折边与后发际平齐，左手拿住折边一端沿发际从耳后往右方拉紧至额部压住头发，右手掌同时配合将包住的头发拢向耳后，然后用同样方法拉起毛巾右角边往左方压住发际头发，然后将毛巾塞进折边内固定好，双手四指扣住毛巾边缘，轻轻将包好的毛巾向后拉至发际。将受术者头发轻轻卷至头部一侧，再将毛巾压于受术者头下。检查毛巾松紧是否适度，敷面膜之前可重新包头，将耳朵全部包进。

4. 消毒：施术者工作前应按照卫生规范洗手，并以2～3粒浸有75％酒精或其他有效消毒剂的脱脂棉球对准备使用的器皿和用具进行消毒，必要时应对双手进行消毒。严格的消毒规范是面部皮肤护理程序的必要步骤，可保证卫生操作，避免交叉感染，同时严谨、认真、专业的工作态度会带给受术者安全感和信任感。

三、皮肤清洁方法

正确的皮肤护理程序，必须由彻底的清洁开始。清洁的主要目的是清除皮肤上的污垢，污垢主要包括三种：一是来自皮肤本身分泌的油脂、汗水和死亡的角质细胞；二是化妆品形成的污垢；三是空气中的尘埃污垢。这些污垢会阻碍皮肤的吸收与排泄，影响皮肤正常的生理功能。因此，清洁是皮肤护理的重要步骤。通过清洁皮肤，可以去除皮肤表面的污垢，调节皮肤 pH 值，保持皮肤表面正常的酸碱度，防止细菌感染，保持汗腺和皮脂腺分泌畅通，促进皮肤新陈代谢，有利于皮肤吸收营养物质。

正确的清洁包括卸妆、洁面、蒸面和脱角质四个步骤。

1. 卸妆：卸妆是利用卸妆产品去除面部彩妆的过程。面部的彩妆包括粉底、眼影、睫毛膏、眉毛、唇膏、腮红等，卸除粉底的方法称为全脸卸妆，卸除眼妆、唇妆等的方法称为重点卸妆。

(1) 卸妆的作用：卸妆是清洁皮肤的第一步，卸妆除可卸除面部彩妆，还可以清洁由化妆品(尤其是彩妆)形成的污垢，空气中的尘埃、污物以及皮肤自身分泌的油脂。由于卸妆对油脂的清洁度好，因此此步骤不能省略，也不能用洗面奶代替卸妆产品。

(2) 卸妆用品的选择：① 卸妆产品：主要有卸妆油、卸妆液、卸妆乳、洁面霜等。② 卸妆工具：棉片、棉签、纸巾等。

(3) 操作方法：① 将正方形纸巾对折，包住左手的食指、中指、无名指，轻按于面部，清除面部的汗垢、油脂等。② 将两张棉片沾湿，分别置于两眼睫毛下方，用沾有洁面霜的棉签沿着睫毛生长的方向清洗睫毛，并由内而外分别擦拭上、下眼线。③ 将湿棉片对折，由内眼角向外擦拭眼睑部的眼影。④ 再取两张沾有洁面霜的湿棉片分别擦拭眉毛。⑤ 取一张沾有洁面霜的湿棉片，将左手中指固定在受术者左侧嘴角上，右手用湿棉片从左至右分别擦拭上、下嘴唇。⑥ 取两张沾有洁面霜的湿棉片直接擦去两侧腮红。⑦ 将洁面霜置于右手虎口部，再用五点法(五点：额部中央、左脸颊、右脸颊、鼻梁、下颌)将洁面霜置于面部，均匀涂开，并以打圈的方式做轻度按摩。按摩后用一次性洗面巾将洁面霜擦拭干净。

(4) 注意事项：1) 卸妆顺序：睫毛→眼线→眼影→眉→唇→腮红→全脸。2) 由于眼部皮肤比较薄嫩，可选择去污力强而无刺激性的眼部卸妆液来清洗眼妆。3) 若受术者眼部彩妆较浓，可将洁面霜置于卸妆部位浸润片刻后再行手法。4) 卸妆主要集中在眼部和唇部，因此动作易轻柔，不能将卸妆产品误入受术者眼睛和口中。

2. 洁面：洁面是利用洁面乳等清洁类产品及清水去除皮肤表面的污垢的方法。

(1) 洁面的作用：洁面可以清洁皮肤表面的污垢、皮肤分泌物，保持皮脂腺、汗腺分泌畅通。调节皮肤的 pH 值，恢复正常的酸碱度，防止细菌感染，为皮肤护理做好准备。

(2) 洁面用品的选择：常用的洁面产品是洁面乳，常称为洗面奶。

(3) 操作方法 ① 涂抹洁面乳：将洁面乳倒在左手手背虎口的上方或倒入消毒后的容器中，用中指、无名指将洁面乳分别放置于受术者面部6点，即前额、双颊、鼻头、下颌部、颈部，再均匀涂抹至全脸。也可将洁面乳直接置于掌心打圈抹散后，轻轻涂抹于下颌、口周、面颊、鼻翼、额头及颈部。② 颈部：双手四指轻柔地交替从受术者颈根向上拉抹至下颌，往返两遍。再双手五指并拢，交替从下颌滑至耳根。③ 口周、鼻部：双手中指、无名指指腹在上下唇周滑动，到人中部位时仅用中指。双手拇指交叉，中指搓鼻梁及两侧，鼻翼部重点打圈。④ 额部：双手中指、无名指指腹由额中向外打圈至太阳穴。⑤ 面颊：双手中指、无名指腹沿脸部三线打圈(三线分别为下巴至耳垂、人中至耳门、鼻翼至太阳穴)。⑥ 眼周：双手中指、无名指指腹沿由眉头→眉尾→下眼眶→目内眦的顺序绕眼眶按摩，到内眼角处时仅用中指。⑦ 洗面结束，用一次性洗面巾将洁面乳擦拭干净。

(4) 注意事项 ① 根据皮肤性质选择适宜的洁面产品。② 洁面应按照一定方向和顺序依次进行操作，按摩方向是由下向上、由内向外，洁面顺序依次为颈部、口周、鼻部、额部、面颊，最后是眼周。③ 面部"T"区(额部、鼻部、口周和下颌)较油，可重点清洁。④ 颈部结构较为复杂，故在清洁时需双手四指关节彻底放松，轻柔的触摸皮肤，切忌小面积用力，以免引起刺激和不适。⑤ 洁面动作宜轻柔、轻快，每个步骤重复3～5遍，洁面乳在皮肤表面停留的时间不宜过长，至洁面乳充分与脸部、颈部接触即可，一般以2～3 min为宜。⑥ 避免清洁产品进入受术者的口、鼻、眼内。⑦ 结束时，应注意将洁面产品从面部彻底清洗干净。

3. 蒸面：蒸面是采用喷雾仪将蒸汽喷于面部，促使毛孔张开，增加皮肤含水量的护理方法。喷雾仪分为普通喷雾仪与冷喷仪，普通喷雾仪又称奥桑喷雾仪，仪器内电热元件将水加热至沸腾后蒸汽从导管内喷出，作用于面部，是一般面部皮肤护理中最常用的方法。

(1) 蒸面的作用：蒸面过程中，热蒸汽成雾状喷至皮肤表面，可促使毛孔张开，便于深入清洁毛孔里的污垢、油脂等。促进皮脂腺、汗腺的正常分泌和排泄，并可促进面部的血液循环，加快皮肤的新陈代谢，使皮肤柔软、红润。蒸面可软化表皮角质细胞，补充皮肤水分。如用奥桑喷雾，可起到杀菌消炎的作用。此外，温热的蒸汽可使受术者感觉放松、舒适、安全。

(2) 蒸面用具用品：① 奥桑喷雾仪；② 准备两片湿棉片用于盖住受术者眼部，并准备纸巾备用。

(3) 操作方法：① 将两张湿棉片分别盖住受术者的双眼及眉毛。② 打开喷雾仪开关，待蒸汽喷出后，用准备好的纸巾置于喷口前5～10 cm处，确认无水滴喷出，再将喷口移至受术者面部，进行蒸面。③ 调整喷雾仪喷口与受术者面部的间距，喷雾应从受术者头部上方向颈部方向喷出，喷雾间距和时间根据皮肤性质而定，具体如附表-1。④ 蒸面的同时可打开包头毛巾，进行按摩头部指压。⑤ 蒸面结束后，先将喷口从面部移开，再关闭开关。⑥ 重新包头，消毒双手，取下盖住眼部的棉片，并轻拭面部。

附表-1 喷雾仪操作的距离和时间

皮肤类型	喷口与面部距离	喷雾时间
中性皮肤	25 cm左右	3～5 min
油性皮肤	25 cm左右	5 min
混合性皮肤	25 cm左右	5 min

续 表

皮肤类型	喷口与面部距离	喷雾时间
干性皮肤	35 cm 左右	3 min
痤疮皮肤	25 cm 左右	8 min(奥桑喷雾)
色斑皮肤	35 cm 左右	8 min
老化皮肤	35 cm 左右	3 min
敏感皮肤	25 cm	20 min(冷喷)

(4) 注意事项：① 蒸面应使用不含有杂质的蒸馏水或纯净水，如水中含有较多杂质，热水系统易结碱，缩短仪器使用寿命。② 向喷雾仪的烧杯内加水时，最高水位不要超过烧杯上的红色标线；最低水位要高于电热元件。③ 根据皮肤性质调好喷口与面部的角度与距离，避免喷出的蒸汽直射鼻孔，使受术者呼吸不畅，产生憋闷的感觉。④ 根据皮肤性质掌握喷雾时间，最长不能超过 15 min，以免皮肤出现脱水现象。⑤ 打开喷雾仪及调整喷口位置时均应使用纸巾，保证操作过程卫生清洁。⑥ 色斑皮肤、敏感皮肤、微血管暴裂的皮肤，不宜做奥桑喷雾。⑦ 头部指压后要注意消毒手部。

4. 脱角质：脱角质是在面部清洁及蒸面之后，使用脱角质产品，施以特定手法，帮助去除堆积在皮肤表层老化或死亡的角质细胞，也称脱屑、去死皮。脱角质分为物理性和化学性两种方法：物理性脱角质是指使用磨砂膏或电动磨面刷与皮肤摩擦，使角质层老化或死亡细胞发生位移、脱落；化学性脱角质是将含有化学成分或植物成分(如木瓜蛋白酶、果酸等)的去角质膏霜、去角质液涂于皮肤表面，软化或分解皮肤表面角质层老化或死亡细胞，从而达到去角质的作用。物理性脱角质对皮肤的刺激性较大，不方便清洗，尽量不用或少用；化学性方法温和、刺激性小，适用于正常皮肤。

(1) 脱角质的作用：皮肤表皮层的角质形成细胞在自身新陈代谢的作用下，从基底层细胞角化形成扁平、复层、无细胞核的角质层细胞，角质层的细胞不断脱落，保持皮肤不断生长的动力。但受机体衰老、健康状况、环境变化等多种因素的影响，皮肤的新陈代谢速度会随着年龄的增长而逐渐减缓，致使老化、死亡细胞脱落的过程缓慢，这些坏死细胞在皮肤表面堆积并逐渐干燥，使皮肤变得粗糙、脱屑，没有光泽。此时，采用一定方法去除老化角质，不但可以去除皮肤表面角质层的老化、死亡细胞，加速新陈代谢，还可以深入清洁毛孔，防止毛孔阻塞，预防痤疮发生。从而改善肤色、肤质，帮助皮肤恢复光泽、细腻、白皙、柔软。

(2) 脱角质用品：根据肤质选择脱角质霜或磨砂膏，并准备纸巾备用。

(3) 操作方法

1) 脱角质霜脱屑方法：① 将脱角质霜均匀涂于前额、鼻尖、双颊、下颌及颈部，露出眼、鼻孔、嘴唇，然后在整个面部和颈部薄薄地涂抹开(注意不能使用打圈手法，只能平推)，让它留在脸上 5 min 左右，不要等完全干掉，否则难以清除。② 取两张纸巾分别遮住受术者两耳及发迹，以免皮屑脱落至耳部、头发，难于清洁。③ 一手中指、无名指指腹按住皮肤固定，另一手中指、无名指指腹按照由内向外、由下向上的方向拉抹皮肤进行脱屑。④ 一般按照下巴→人中→左脸颊→右脸颊→鼻部→额部的顺序依次进行操作。⑤ 将纸巾退出脸颊，用洗面巾将面部擦拭干净，脱角质结束。

2）磨砂膏脱屑方法：① 取适量磨砂膏置于前额、鼻尖、双颊及下颌，用中指、无名指蘸水将磨砂膏抹开。② 用中指、无名指指腹从下颌至两边脸颊、从额中至太阳穴以打圈的方法按摩，再以手指相对运动，沿口周绕半圈，双手拇指交叉，中指、无名指沿鼻梁上下滑抹至眉心，在鼻尖及鼻翼部位打圈。③ 用洗面巾清洁面部，务必将砂粒清除干净，并用棉片蘸化妆水轻拭脸部。

（4）注意事项：① 脱角质并非将皮肤的角质层全部去掉，而是去掉皮肤表面老化或死亡的角质细胞，因此脱角质应遵循一定的时间和频率。一般中性皮肤角质形成细胞的表皮通过时间是 28 天，即新生表皮细胞从基底层的柱状细胞角化成角质层的扁平细胞，再由新生角质细胞脱落的时间一共是 28 天。因此中性皮肤的脱角质频率应是 28 天/次，油性皮肤新陈代谢略快，每 28 天脱角质 1～2 次，干性皮肤新陈代谢缓慢，脱角质的频率应尽量减少，以免损伤皮肤。② 根据不同皮肤的性质选择适合的脱角质方法。物理性脱角质方法刺激性较大，油性皮肤、混合性皮肤的“T”区，可选择此种方法；化学性方法较为温和，适合一般的正常皮肤，尤其是干性皮肤、色斑皮肤等，只能选择此种方法。③ 严重痤疮、敏感性皮肤、皮肤发炎、外伤均不能进行脱角质护理。④ 在脱角质之前，一定要将皮肤彻底清洁干净，并做蒸面，使皮肤表面老化、死亡的细胞软化，更易于清除。⑤ 眼周皮肤较薄，不宜进行脱角质。⑥ 脱角质手法轻重要适度，尤其是使用磨砂膏的过程中，力度过大易损伤皮肤；使用脱角质霜时一手中指、无名指应固定住操作部位皮肤，以免牵拉过度。⑦ 脱角质操作一般在 3～5 min，油性皮肤“T”形区时间可稍长。⑧ 脸上的磨砂膏砂粒务必清洗干净，以免影响后续护理项目的进行。

四、面部按摩方法

面部美容按摩是面部皮肤护理中的一个重要环节，是通过施术者的双手在受术者头面部按照皮肤组织结构和生理特点进行的一系列柔和的机械运动，产生良性的物理刺激，是一种安全、舒适、有效的延缓衰老手段。一次专业的美容按摩，会给人带来生理上和心理上极大的舒适、愉悦和轻松，并能达到真正的美容效果。

1．面部按摩的作用

（1）促进血液循环：按摩可以促进血液循环，加强细胞对血液中营养物质的吸收，促进细胞新陈代谢，使皮肤得到滋养。同时有利于排除废物，改善皮肤晦暗、苍老、无光泽的状态。

（2）促进皮肤分泌与排泄：按摩可以促进皮脂腺、汗腺的分泌和排泄，使毛孔通畅，减少油脂堆积，使皮肤滋润、细腻。

（3）消除水肿：面部按摩可排除积于皮下过多的水分，促使淋巴回流，消除肿胀和皮肤松弛现象，延缓皮肤衰老。

（4）增强皮肤弹性：面部按摩持之以恒地进行，可以增加真皮纤维组织功能，使皮肤结实而富有弹性，有效延缓衰老。

（5）放松肌肉：按摩时对穴位的刺激可疏通经络，使面部肌肉得到放松，消除疲劳，减轻肌肉紧张和疼痛。

（6）免疫作用：按摩带来的愉悦感受有利于健康，增强酶的活性、细胞的新陈代谢和抗体的免疫力。

(7) 促进吸收：按摩可使皮肤温度升高，毛孔张开，血液循环增加，有利于按摩膏、油以及面膜等营养物质的吸收，为后续步骤的进行提供了良好的保证。

2. 面部按摩常用手法：面部美容按摩不同于一般的推拿手法，是以安抚为主要特点的西式按摩手法和以按压点穴为主要特点的中式按摩手法的结合。"安抚"可以放松肌肉，增强舒适感；"按压点穴"疏通经络，加强保健治疗功能。常用的面部按摩手法主要有以下几种：

(1) 安抚法：用手指或手掌以一定力度有节奏地在皮肤表面滑行。多用于按摩开始、结束和动作之间的连接，具有促进血液循环等作用。

(2) 打圈法：腕关节带动手指关节运动，用无名指和中指，或中指指腹在面部皮肤上打圈。多用于眼部、额部及面颊部皮肤，具有舒缓皮肤、促进吸收等作用，是面部按摩的常用手法。

(3) 抹法：用手指或手掌轻柔地单向移动。多用于眼部及松弛和浮肿的皮肤，具有提升及促进淋巴回流的作用。

(4) 压法：用手掌或手指局部施压，多用于面部穴位及额部。压法包括掌压法和指压法，掌压是双手叠掌于额部；指压是指腹用力按压于穴位。压法具有深层刺激、疏通经络等美容保健功能。

(5) 轮弹法：从食指到小指依次快速轮弹，主要用于面颊，具有恢复肌肉弹性，防止肌肉松弛下垂的作用。

(6) 提捏法：拇指和食指、中指、无名指相对，做有节奏地快速提捏肌肉，主要用于面颊、额部或油性皮肤，对局部组织产生适当的压力，增加皮肤弹性，促进皮脂的排泄，增加皮肤的吸收功能。

(7) 震颤法：利用前臂、手部肌肉迅速收缩，将手掌产生的振动感传导至皮肤，一般用于按摩即将结束时，使肌肤深层产生振动，得到全面放松，消除疲劳。

3. 面部美容按摩的基本原则：面部美容按摩应顺肌肉纹理走向、神经分布及穴位进行操作，才能发挥理想的效果，主要遵循以下原则：

(1) 按摩方向：按摩方向应按照由下向上、由里向外、从中间向两边的顺序，并且按摩方向与肌肉走向一致，与皮肤皱纹方向垂直。遵循以上方向按摩可以抵抗地心引力的作用，上提松弛下垂的皮肤，舒展皱纹，放松肌肉。反之，则可能起到相反的按摩效果。

(2) 按摩力度：按摩应持久、有力、均匀、柔和、深透。力度应虚实结合、轻重结合，向下向外时用虚力，向上向内时用实力；动作先慢后快，先轻后重。同时应根据皮肤的不同状况、位置调节按摩力度，如额部可稍用力，眼周应轻柔施力。此外，尽量减少肌肤的位移，以免使皮肤因过度牵拉而松弛，加速衰老。

(3) 按摩速率：按摩应缓慢、轻柔、稳定而有节奏感或韵律感。按摩应连贯，避免中途停止，若有必要停止的话，双手离开面部时应轻如羽毛。

4. 面部按摩操作方法

(1) 展油：将按摩霜涂于掌心，均匀抹开后涂于脸部及肩颈部，并均匀打开膏体。

(2) 按摩开始动作

1）面部安抚：双手四指并拢，全掌着力，包下巴，中指指压翳风穴（附图-1）；双手掌安抚左侧两颊、额部、右侧脸颊。要求全掌着力，动作舒缓、柔和。

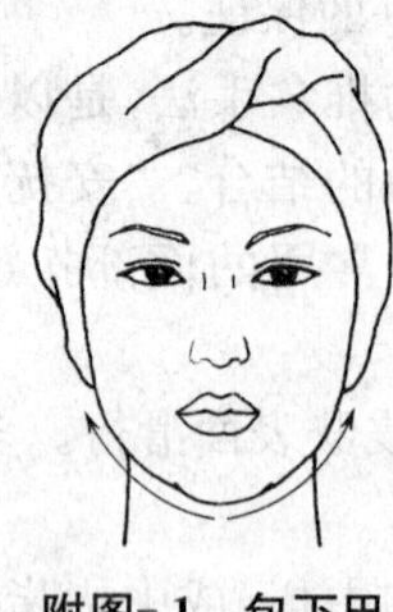

附图-1　包下巴

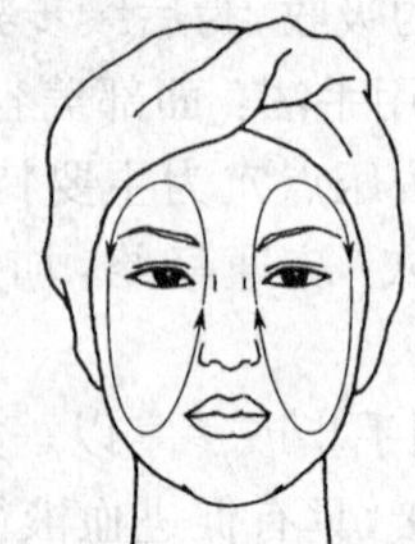

附图-2　全面部打圈

2）全面部打圈：双手中指、无名指指腹在整个面部打大圈，经过鼻侧时，无名指抬起，仅用中指（附图-2）。要求动作舒缓，重复4～5遍。

（3）额部按摩

1）额部打圈：双手中指、无名指指腹从额中打3圈至太阳穴，并指压太阳穴（附图-3a）；左手固定不动，右手中指、无名指指腹从右至左打5圈，然后双手回到额中，中指、无名指分别滑向两侧太阳穴，并指压太阳穴（附图-3b）。要求打圈速度均匀，具有一定力度，指压轻重适中，每个动作重复3～4遍。

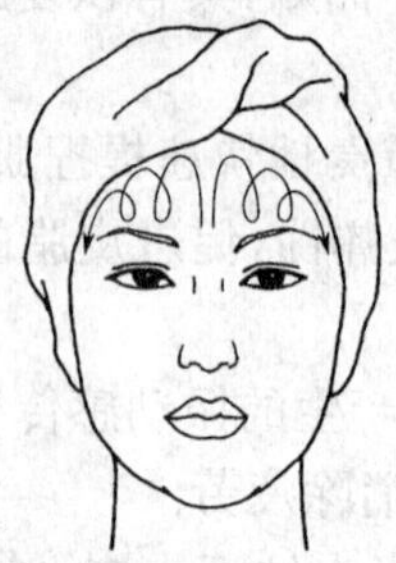

附图-3a 额头3圈

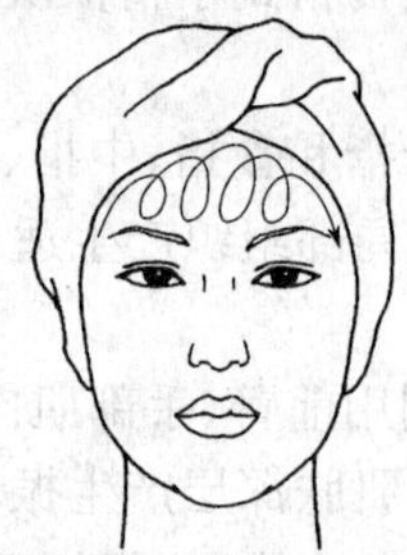

附图-3b 额头5圈

2）额部"V"字抹法：双手拇指交叉，中指、无名指指腹并拢在额部走"V"字，从右侧眉尾滑动至左侧眉尾，再回到右侧，最后再滑动至眉中，双手同时由额中分别滑至两侧太阳穴，并指压（附图13-4）。要求向上提抹时用力，向下不用力，动作重复2遍。

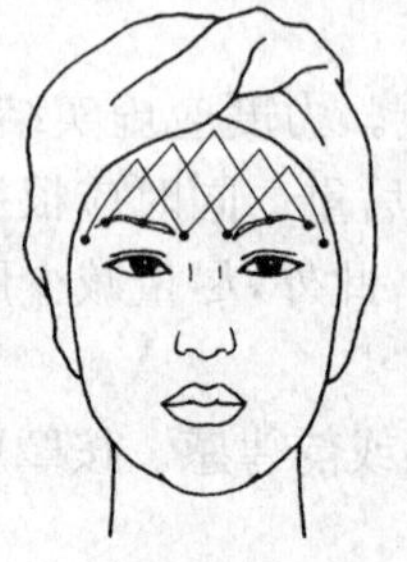

附图-4　额部"V"字抹法

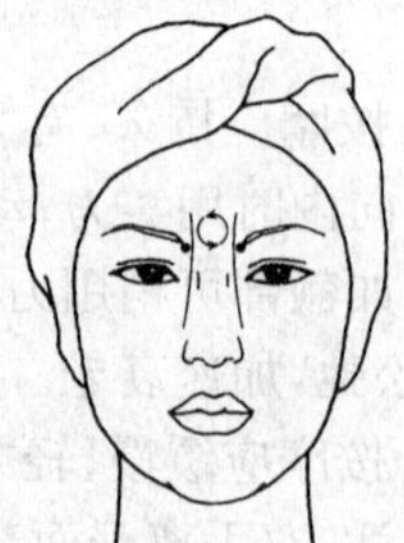

附图-5　按揉印堂穴

3）按揉印堂穴：左手食指、中指由两侧鼻翼提至攒竹穴处，点按提升该穴，随即向上撑开印堂穴的"川"字纹，右手中指、无名指在左手食指、中指间打圈（附图-5）。要求提升时用力，撑开“川”字纹要固定好两侧，可重复操作 2 遍。

4）安抚额头：双手掌着力，交替提抹额头，要求动作舒缓、柔和。

（4）眼部按摩

1）眼部安抚：双手四指并拢，交替安抚左侧整个眼部(附图-6)；换右侧。双手同时由左、右眼部分别向两侧拉抹至太阳穴，并指压。要求动作柔和，重复 10 遍。

2）眼部打圈：双手中指、无名指从太阳穴沿下眼眶打小圈至鼻根两侧，四指抬起，中指沿鼻梁滑上，点按攒竹、鱼腰、丝竹空穴(附图-7)。要求力度适中，不要过度牵拉皮肤，重复 3～4 遍。

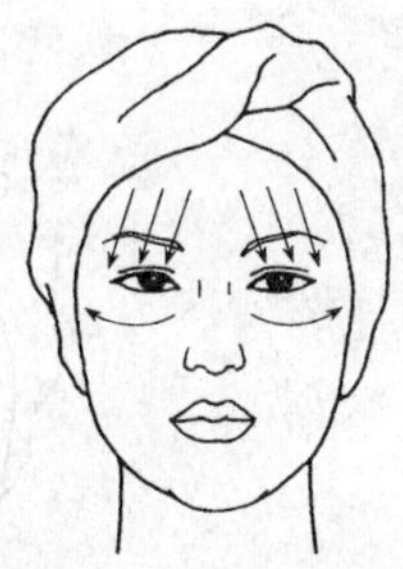

附图-6　眼部安抚

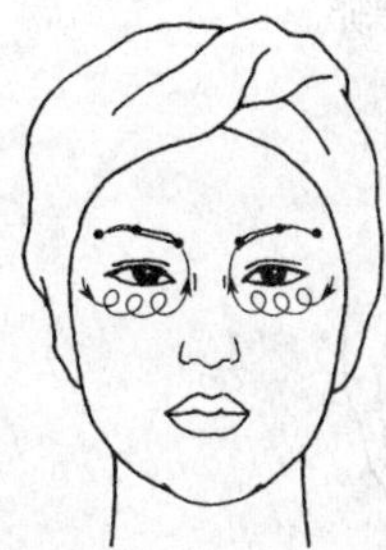

附图-7　眼部打圈

3）眼部穴位指压：双手中指、无名指由内而外绕眼眶三遍后，点按瞳子髎、球后、承泣、四白、睛明、印堂、攒竹、鱼腰、丝竹空、太阳穴(附图-8)。要求指压力度适中，以穴位微酸胀感为宜。

4）眼部“8”字打圈：双手中指、无名指重叠，右手在下，沿左、右眼眶打“8”字圈(附图-9)。

5）揉抹鱼尾纹：左手食指、中指撑开左侧“鱼尾”纹，右手中指、无名指在左手食指、中指间打圈；换右侧(附图-10)。重复 10 遍。

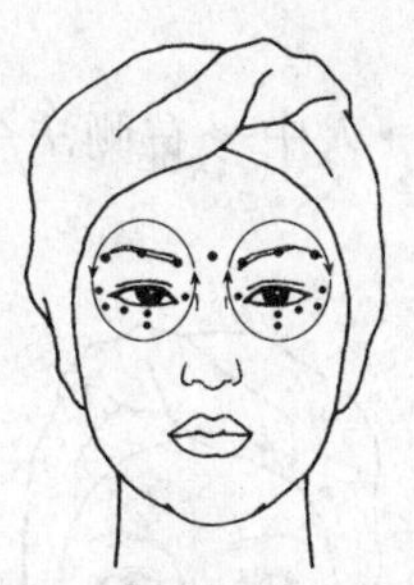

附图-8　眼部穴位指压

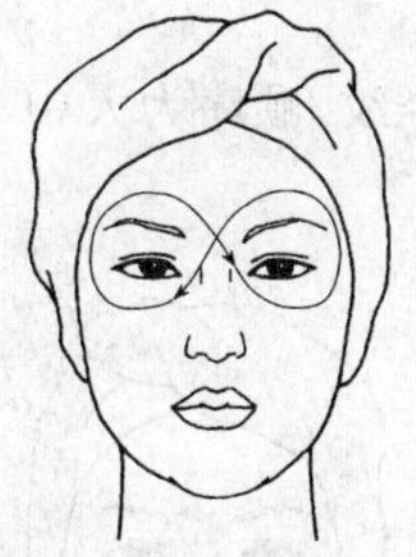

附图-9　眼部“8”字打圈

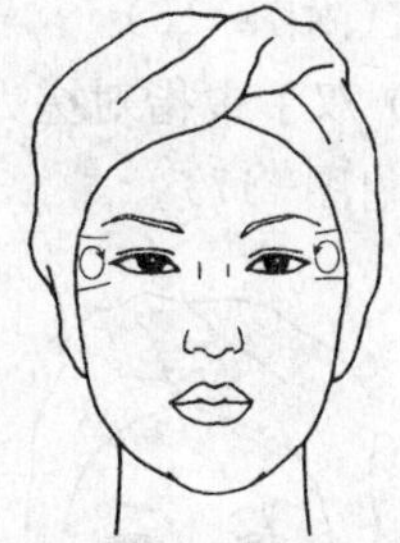

附图-10　揉抹鱼尾纹

6）分抹眼眶：双手拇指固定在额部，四指并拢，同时由内向外绕眼眶安抚(附图-11)。重复 5～6 遍。

7）按压眼部：双手竖位，全掌着力，双掌平行从发际向下轻推至眼部，手掌完全盖住眼部时轻压一下眼球，随即向两侧抹开。要求掌心劳宫部位对准眼球，以免压迫眼球，重复 2～3 遍。

（5）面颊部按摩

1）面颊部打圈：双手中指、无名指由下巴打圈至耳垂处，指压翳风

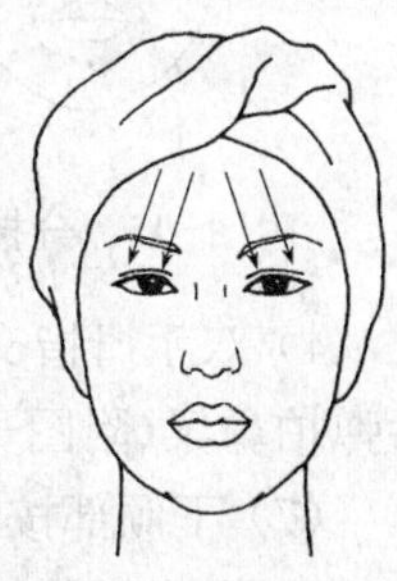

附图-11　分抹眼眶

穴；由口角打圈至耳门处，指压听宫穴；由鼻翼打圈至太阳穴处，指压太阳穴（附图-12）。打圈方向是由下向上，由内向外，重复2遍。

2）提捏面颊：双手拇指与中指配合，沿面颊部打圈三线做快速提捏。重复2～3遍。

3）面颊部穴位指压：双手中指依次指压颊车、上关、下关、颧髎、迎香和地仓穴。重复2遍。

4）中段手指背侧打圈：双手微握，用食指、中指、无名指中段手指背侧面在双颊向外、向下滚动打圈（附图-13）。重复8～10遍。

5）轮弹双颊：双手四指由下向上轮弹双颊（附图-14），约10遍后，再双手交替轮弹左侧脸颊，再换换右侧脸颊。

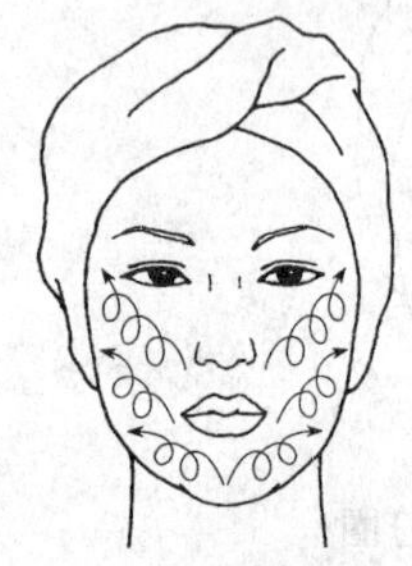

附图-12 面颊部打圈

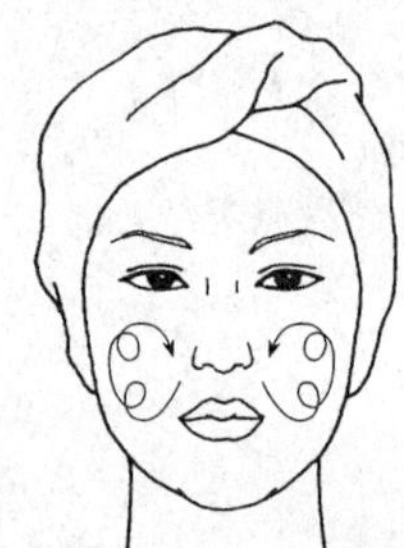

附图-13 中段手指背侧打圈

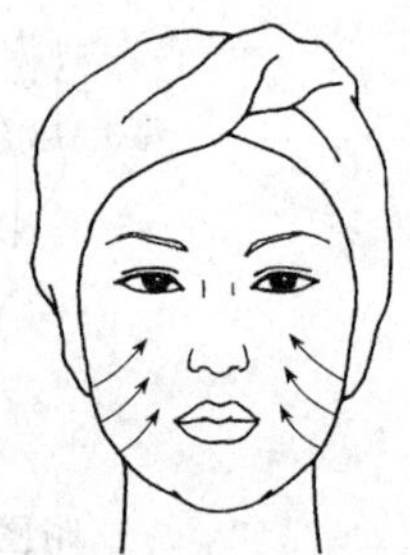

附图-14 轮弹双颊

(6) 口鼻部按摩

1）分抹口周：双手中指、无名指滑动上、下唇，到人中部位时仅用中指；三遍后双手中指叠按承浆，两手指分开向两侧拉抹至地仓，并指压；中指叠按人中，两手指分开向两侧拉抹至迎香，并指压（附图-15）。重复2遍。

2）双手食指、中指撑开，交替拉抹口周。数遍后，双手同时由唇部做拉抹至颊车，并指压该穴（附图-16）。

3）双手中指对搓人中及两侧法令纹，顺序为人中→左侧法令纹→人中→右侧法令纹→人中（附图-17）。

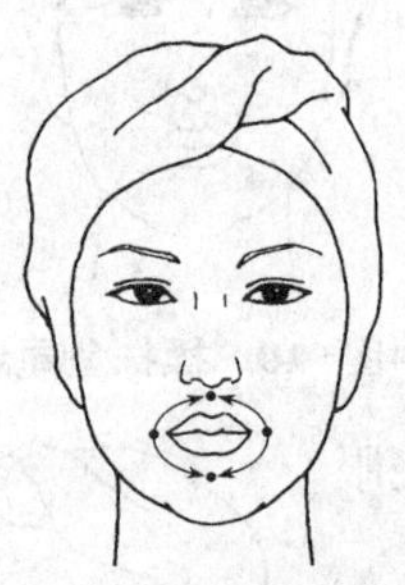

附图-15 分抹口周

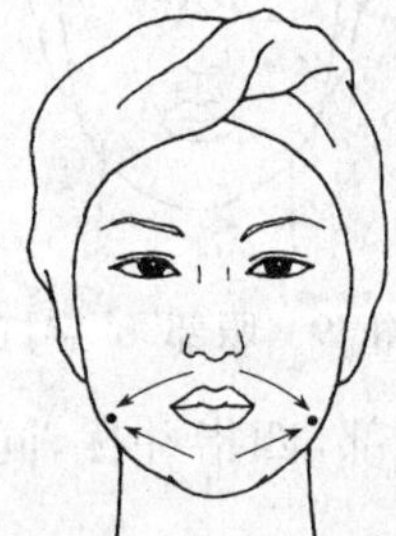

附图-16 拉抹口周

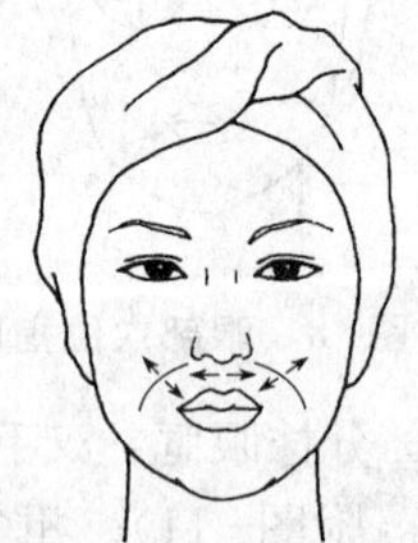

附图-17 对搓法令纹

4）双手拇指交叉，中指搓鼻沟、鼻梁，中指绕双侧鼻翼，指压迎香，双手中指、无名指交替弹拍鼻梁（附图-18）。

(7) 下颌部按摩

1）拇指搓下巴：双手微握，拇指交错以指腹轻搓下颏（附图-19）。

2）下颌部穴位指压：双手拇指叠按承浆，中指同时叠按廉泉穴。点此二穴，力度要轻。

3）下颌部打圈：双手微握，用食指、中指、无名指中段手指背侧面在下颏处滚动打圈（附图-20）。

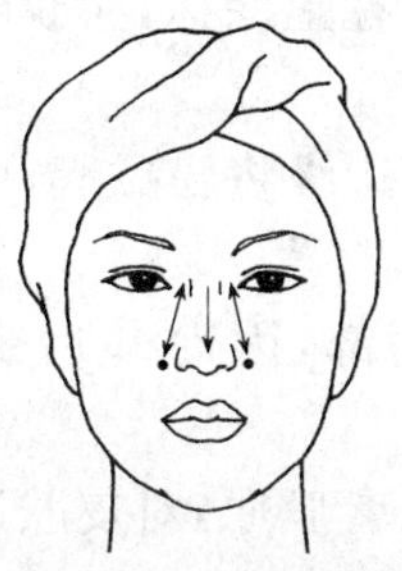

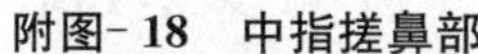

附图-18　中指搓鼻部

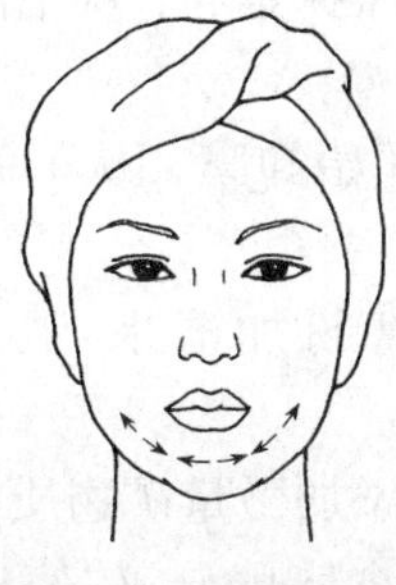

附图-19　拇指搓下巴

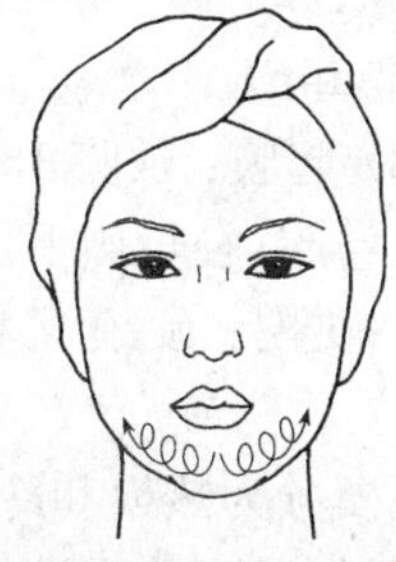

附图-20　下颌部打圈

4）提捏：双手虎口向上，在下颏两侧同时做快速提捏。重复2遍。

5）安抚：双手五指并拢，全掌着力，交替包下巴。要求力度柔和，重复8～10遍。

(8) 脸部按摩结束动作

1）按压眼部：双手竖位、全掌着力，从发际轻推至全掌盖住眼部，轻按眼球后向两侧拉开。

2）按压面颊：双手掌从额部向下推，至双掌盖住脸颊后向两侧拉开。

3）震颤安抚：双手横位、全掌着力，一手按于额部，另一手抚住下颏，双手同时加力，做静止性震动；再双手交换。

4）上提下颌：双手五指交叉对握，腕部置于客人额中部，向两边拉抹，手腕到太阳穴时，手掌向下旋转90度，全掌着力，沿双颊轻推至下颌，五指交叉，快速向上提下颏。

5. 注意事项

(1) 按摩中必须选用介质，如按摩膏、按摩霜和复方精油等，使用介质可以达到减轻手与皮肤的摩擦力、减少肌肤位移、增强按摩功效、保护皮肤的作用。

(2) 进行穴位指压时，应有渗透力，在穴位上停留足够的时间能够通经活络、行气活血。

(3) 按摩时间一般在15～20 min，最长不宜超过30 min。按摩时间过长不仅对皮肤无益，反而会使皮肤疲劳，导致肌肉下垂，皱纹出现。

(4) 按摩次数视皮肤性质而定，一般1周1次。

(5) 敏感皮肤、痤疮皮肤可应用局部穴位指压代替全脸按摩（或不按摩）。

(6) 日光性皮炎、传染性皮肤病或近期做过换肤、皮肤手术的客人不宜做按摩；孕妇、有严重身体疾病的客人应慎做。

五、面膜护理方法

面膜是含有多种营养成分的浆状物，具有渗透性，可以营养皮肤，并缓解和治疗皮肤的疾病。常用的面膜有硬模、软膜、蜡膜、骨胶原面膜等，本章节介绍软膜和硬模的使用方法。

1. 软膜：软膜是一种性质温和、柔软、无刺激、直接接触皮肤即可保持皮肤水分的面膜。因其最后凝固形成的膜细腻柔软故称软膜。软膜的使用方法简单，效果显著。

(1) 调膜：将适量膜粉置于消毒后的容器内，加入适量纯净水（冬季可用温水），用调棒迅速将其调成均匀糊状。

(2) 敷膜：用消毒浸泡后的柔软面膜刷或调棒将糊状软膜均匀涂于面部。涂抹顺序为：前额→双颊→鼻→下颌→颈→口周。涂抹走向：从中间向两边，从下往上涂抹，涂膜时间约为 1～2 min。

(3) 起膜：敷膜 15～20 min 后，开始卸膜。从下颌、颈部的面膜边缘将膜掀起，而后慢慢向上卷起，轻轻撕下。

2. 硬模：硬模又称倒模，以石膏粉加清水，调成糊状倒于面部，因冷却后变硬而得名。

硬模分为热模和冷模。热模一般添加微量矿物质、活性元素以及骨胶原，对皮肤进行热渗透，可促进皮肤血液循环以及汗腺、皮脂腺分泌，使皮肤吸收能力增加，减少皱纹，收紧皮肤，主要用于干性和中性皮肤。冷模中多添加冰片、薄荷等具有收敛、消炎作用的药物，通过对皮肤的冷渗透达到抑制皮脂腺分泌、清热消炎、镇静肌肤的作用，主要用于油性皮肤和痤疮皮肤。

(1) 准备：① 询问受术者是否有感冒、咳嗽、哮喘、支气管炎等呼吸道疾病，是否有心脏病、胸闷、恐黑等症，以便确定在倒模时是否可以将口眼盖住。② 根据受术者的皮肤特点和保养目的，选用适合的营养底霜，均匀地涂于整个面部。对于汗毛过密、偏长的人，应将底霜适当涂厚。③ 用湿棉片或两层纱布将眼睛、眉毛、嘴盖住，并用纱布盖住全面部，留出鼻孔部位。

(2) 调膜：① 将 250～300 g 左右的倒模粉置于消毒后的干燥容器内。② 加入适量纯净水（冬季敷热膜时应用温水），用调棒将倒模粉迅速调成均匀糊状。

(3) 敷膜：用调棒将糊状倒模粉迅速、均匀地涂敷于面部，涂抹顺序、走向与敷软膜相同，盖住眼部、唇部，只留出鼻孔，时间为 1～2 min。倒模后，应立即将盛模粉的容器、调棒用纸巾擦拭干净，并随时询问受术者的感受，如有不适应情况应立即取下。

(4) 卸模：① 倒模后约 15～20 min 后，当面膜凝固后，开始卸模。② 双手从倒模下颌处将模轻轻托起，再将模与皮肤分开，稍离开客人面部 1 cm 左右，停留 3～5 s，待客人眼睛适应光线后，将模取下丢入垃圾桶。

(5) 注意事项：① 患有以下疾病的客人禁用硬模：心脏疾病、呼吸道感染、面部急性炎症、化脓性感染、传染性疾病、皮肤破溃等。② 调膜时，要注意掌握好水量的多少，并且膜质要均匀。③ 敷硬模通常只需 15～20 min，不能让硬模在面部停留的时间超过 30 min。④ 起模时要从下向上，慢慢起模。

六、基本保养

基本保养也称润肤。在操作时，应首先根据客人的年龄、肤质及气候选择适合的护肤类化妆品。

1. 拍（喷）化妆水：用棉片蘸取温和的化妆水以面部按摩基本方向擦拭面部，再以轻拍、点弹的手法按摩，促进渗透吸收，增加皮肤弹性。

2. 涂润肤营养霜：根据受术者的皮肤性质及气候环境特点，选择适合的润肤霜和眼霜，涂于面部和颈部，再以点弹手法按摩至护肤品吸收，白天还可涂抹防晒霜等。

七、结束工作

1. 解开受术者头上的包巾，注意不要使污染物弄脏受术者衣服。

2. 帮助受术者起身、整理发型等。

3. 整理用品、用具，做好工作区域的清洁工作，如手推车、地面、垃圾桶等的清洁。

4. 清洁、消毒用品、用具。

第三节　常用美容仪器

美容仪器是美容皮肤护理中必不可少的部分，随着科技的发展，美容仪器种类越来越多，功能越来越强，应用于美容的各项皮肤护理中，发挥着越来越重要的作用。

常用的美容仪器分为检测类仪器、清洁类仪器、治疗类仪器和美体护理仪器等。

一、皮肤测试仪

1. 冷光放大灯

(1) 作用原理：冷光放大灯主要利用放大镜聚光原理来仔细检查患者的皮肤状况，找出皮肤的微小瑕疵，帮助鉴别皮肤类型，增加皮肤治疗的专业性，并具有辅助照明作用。

(2) 操作方法：将冷光灯打开，将放大镜置于皮肤之上，仔细观察皮肤；若进行挑刺等操作，也可在放大镜下操作。

(3) 注意事项：① 打开放大镜前，先用棉片盖住受术者双眼，以免放大镜的折射光刺伤眼睛。② 检查时，应根据面部的不同区域，有步骤有顺序地进行。③ 要轻拿轻放，以免摔碎镜片。

2. 皮肤检查灯(吴氏灯)

(1) 工作原理：皮肤测试仪主要由紫光管和放大镜构成，不同性质的皮肤在吸收紫光后，会反映出不同的颜色特点。皮肤测试仪就是基于不同物质对光的吸收、反射的差异原理及紫光的特点而工作的。

(2) 操作方法：① 皮肤清洁后，用湿棉片覆盖被测者眼部。② 施术者手持皮肤测试仪，灯管朝向受术者，水平面置于面部。测试仪与面部间距约为 15～20 cm。③ 观察测试仪下皮肤的颜色：参见本章第二节皮肤检测部分。④ 确定皮肤性质与问题，测试完毕及时关闭开关，将测试仪放回原位。

(3) 注意事项：① 测试前必须用湿棉片覆盖被测者眼部。② 测试的时间最长不能超过 2 min。③ 掌握好测试仪与被测者面部距离，不能近于 15 cm。④ 有色斑的皮肤不宜使用。

3. 光纤显微皮肤、毛发成像检视仪

(1) 作用原理：主要是利用光纤显微技术，采用新式的冷光技术，清晰的高效视像通过鲜艳的彩色银幕使受术者亲眼见到自己皮肤与毛发的情况，并通过足够的放大倍数直视皮肤的基底层。

(2) 操作方法：接通电源，调整好镜头，将触头轻触皮肤(注意皮肤要保持干燥)，即可出现高清晰图像，继而加以测试、分析。

4. 高科技皮肤测试仪　高科技皮肤测试仪有以下 3 种：

(1) 皮肤水分、油脂、酸碱度测试仪：主要测试皮肤的含水量、表面脂肪含量及酸碱度，以正确判断皮肤类型，并正确选择美容方法。

(2) 皮肤色素测试仪：可以测试皮肤内黑色素及血红素的含量，从而帮助分析红斑、色斑、瘢痕及敏感皮肤的状况，并测出药物的功效和副作用，找到真正有效地治疗方法。

(3) 皮肤弹性、皱纹测试仪：通过专用的软件对皮肤表面进行三维显示和分析，从而找出皮肤弹性降低及皱纹出现的原因，正确评价产品对皮肤的影响及治疗效果。

二、清洁类仪器

1. 喷雾仪：常用的喷雾仪分为奥桑蒸汽仪、冷喷仪。

(1) 奥桑蒸汽仪：参见本章第二节。

(2) 冷喷仪：冷喷仪的作用原理是通过水质软化过滤器，把水中的钙、镁等离子分离出来，使水质清纯无杂质，再经过超声波振荡，产生出带大量负氧离子的微细雾粒，使受术者置于自然森林之境。

冷喷仪可以起到镇静、保湿、滋润肌肤、收缩毛孔等作用。冷喷仪操作方法简便，先在水箱内注满清水(最好是蒸馏水或纯净水)，水已流入雾化室后打开开关，调节离子雾大小，直至适合为止，将喷雾器对准受术者面部，时间为 20 min 左右。

2. 真空吸啜仪：真空吸啜仪内有气泵，工作时产生负压，使软管内形成真空，吸出污垢。

(1) 主要功能：① 深层清洁皮肤，清除毛孔内污垢和油脂。② 刺激纤维组织，增强皮肤弹性。③ 促进局部血液循环，将血液引向表皮，供给表皮营养。④ 促进淋巴循环，排除皮肤内有害毒素。

(2) 吸啜方法：① 根据部位选择吸管：额头部位使用扁管，脸颊部位使用大管(葫芦管)，鼻部使用无孔管，下巴或全脸可用普通圆管。② 根据皮肤状况选择吸啜方法，主要有间断吸啜、连续吸啜和强力吸啜，操作方法如下表(附表-2)。③ 根据护理需要选择吸力：一般油性、粗厚皮肤吸力较大，干性、松弛、衰老皮肤吸力较小。按下开关，先在手背上试吸力，调整力度旋钮。

附表-2　真空吸啜仪的吸啜种类、方法和适合皮肤

吸啜种类	方　法	适合皮肤
间断吸啜	中指在透气孔上频繁有节率的点按	细嫩、松弛、较薄的皮肤
连续吸啜	中指闭住吸管孔在皮肤上连续移动一定时间再放松	油脂较多，皮肤较厚的皮肤
强力吸啜	闭住透气孔的中指始终不放松，管口对着多脂部位一吸一放	鼻尖、鼻翼

(3) 蒸汽吸啜过程：为有效清洁皮肤，清除皮肤污垢，一般采用蒸汽吸啜法，具体过程如下：① 将两张湿棉片盖住受术者双眼及眉毛，打开蒸汽仪(手法同前)。② 打开吸啜仪器，先在手背上试吸力，调整力度旋钮。③ 左手中指固定住下巴左侧，右手捏住吸管，中指一吸

一放，在下巴竖吸四条。④ 左手中指、无名指固定在左侧脸颊，右手沿脸部三线(同面颊部按摩三线)进行间断吸啜，方向由下往上。⑤ 左手中指、无名指固定住右侧脸颊，右手沿脸部三线做间断吸啜。⑥ 左手中指固定住鼻翼，右手连续吸啜鼻翼。⑦ 左手中指固定额部左侧，右手在额部横吸三条。⑧ 吸啜结束，移开蒸气仪。

(4) 注意事项：① 吸管移动要快，不能在一个部位过长时间的吸啜。② 眼周部位皮肤薄，不可做真空吸啜。③ 注意手法，不同部位使用不同的吸啜方法。④ 各种配件轻拿轻放，玻璃吸管用后要消毒。

三、治疗类仪器

1. 超声波美容仪：超声波美容仪是一种利用超出人类正常听觉范围的声波作用于人体肌肤的美容仪器。

(1) 作用：① 机械作用：引起组织间隙增大，增加细胞膜的新陈代谢和通透性，有利于营养物质的渗入。② 温热作用：使组织细胞震动摩擦，产生热能，加快血液循环，细胞吞噬作用增强，加速炎症消失等。③ 理化作用：促进细胞内蛋白复合物的生长过程，对受损部位组织有再生的作用；降低药物或化妆品的黏度，利于吸收。

(2) 操作方法：① 根据使用部位的面积大小选择声头并消毒。面积小的部位用小声头，声波强度调至低档($0.5\sim0.75\ W/cm^2$)；面积大的部位用大声头，声波强度调至高档($0.75\sim15\ W/cm^2$)。② 打开电源开关，预热 3 min。③ 根据皮肤类型选择合适的介质。④ 手持声头在面部做"之"字形移动：右脸颊→下颌→左脸颊→额头。⑤ 使用完毕，从面部移下声头，关掉电源。⑥ 保留药物 10 min，使其充分渗透。

(3) 注意事项：① 操作前，必须清洁皮肤，并涂抹足够的介质，禁止声头直接接触皮肤。② 操作时，声头紧贴皮肤，并轻柔的不断移动声头。③ 严禁将声头直接对着受术者的眼睛。④ 超声波护理时间最长 15 min。⑤ 声头使用后，必须清洁消毒，以防交叉感染。

2. 高频电疗仪

(1) 工作原理：高频电疗仪是利用高速的电流振动，在高频振荡电路板的作用下，产生续断的高压高频电流，这种高频电流可使玻璃电极产生放电现象，玻璃电极管内充有氦气或氖气，发出一种蓝色或粉红色的光线，同时伴有噪音出现("吱吱"声)，使人体局部的末梢血管交替出现收缩与扩张，使空气中的氧气电离而产生臭氧，从而起到改善血液循环和杀菌消炎的作用。

(2) 仪器功能：① 促进血液循环，增加表皮营养供给，排除有害物质。② 增强细胞新陈代谢，帮助皮肤呼吸和排泄。③ 在纤维组织上产生热效应，增强细胞通透性，帮助溶剂渗透皮肤。④ 杀菌消炎，加快伤口愈合，增强皮肤免疫功能。

(3) 操作方法

1) 直接电疗法：直接电疗法以温热的振动起到镇静安抚皮肤的功效，可促进血液循环，供给皮肤营养，使皮肤光泽有弹性，增强细胞新陈代谢，帮助皮肤呼吸和排泄。在皮肤上产生热效应，增加细胞的通透性，有助于皮肤吸收能力的提高，加强护理效果：① 根据护理部位选择适当的电极棒，将消毒好的玻璃电极管插进塑胶电极棒并旋紧。② 将溶解皮脂的精华素或面霜敷于皮肤上。③ 施术者一手握电极棒，一手打开电源开关，并调节电流强度调节钮，由小到大慢慢调节，可在自己手上感觉仪器的强度，一般以不刺痛皮肤并有微热感为准，然后将电极置于受术者额部，再移向面部其他部位，根据受术者的需要调节强度。④ 电极棒在面部以螺旋式或“之”字形按摩。按照额头→鼻梁→鼻翼→右脸颊→下巴→左脸颊→鼻翼→鼻梁→额头的顺序。⑤ 操作完毕将电流强度归零，关闭开关，取下玻璃电极管，并用酒精棉球消毒。

2）间接电疗法：间接电疗法可刺激纤维组织，保持和恢复皮肤弹性，适用于干性皮肤和衰老性皮肤：① 根据护理部位选择适当的电极棒。② 将消毒好的玻璃电极管插进塑胶电极棒并旋紧。③ 受术者手沾滑石粉握住玻璃电极管，施术者按下开关，使电流经过受术者手部通向身体。④ 施术者以安抚的手法按摩，由颈部至颏、面颊和额头。⑤ 操作完毕后将电流强度调至归零，关闭开关，取下玻璃电极管，并用酒精棉球消毒。

3）火花电疗法：火花电疗法具有杀菌，加快伤口愈合的作用，适用于暗疮发炎皮肤和疮面皮肤：① 用湿消毒棉片盖住受术者眼部，施术者手持电极棒按下开关，调整电流强度，进行点状接触，点击炎症部位，一个部位一次最长点击时间 10 s。② 将玻璃电极与皮肤接触时，电极与皮肤间会产生一连串火花，略有针刺感属于正常现象。③ 将电流强度归零，关闭开关，取下玻璃电极，并用酒精棉球消毒。

（4）注意事项：① 对于细嫩皮肤进行火花治疗时，应用薄纱覆盖皮肤，使电流经过薄纱渗透皮肤，减少电流对皮肤的刺激；进行直接电疗法时也可以在面部垫一张干燥的纱布，减少刺激。② 使用前必须先装好玻璃电极再按下开关，电流从弱调到强，用毕电流强度归零。③ 用直接电疗法电极管要贴紧面部，不要留出空隙，否则很容易产生电火花而刺激皮肤。④ 应用火花电疗法，操作前应先用湿棉片盖住客人眼部，点击时一个部位一次性时间不得超出 10 s。⑤ 在面部操作的时间，油性皮肤控制在 8 min 左右，干性皮肤时间要短些控制在 3～5 min。油性皮肤的电流强度稍大，干性皮肤的电流强度低于油性皮肤。⑥ 敏感皮肤、色斑皮肤以及怀孕、酒糟鼻患者禁用。⑦ 进行间接电疗法操作时，施术者至少有一只手停留在受术者面部，以免电流中断影响效果。⑧ 受术者在使用此仪器前应将身上所有金属物品摘下，体内有金属植入者不能使用此仪器。⑨ 电极管在使用前后应注意消毒及保管，每次使用前，检查玻璃电极是否有破损。⑩ 随时检查电极管的密闭性，使用时轻拿轻放，并注意消毒。定期用干布擦拭仪器并放置在干燥通风处保存，仪器导线应理顺不要打结。

第四节　美体舒缓按摩

人的皮肤是非常敏感的感觉器官，无论平滑还是粗糙的，潮湿还是干燥的，柔软还是坚硬的，皮肤都能够准确的感受。皮肤的触摸还可以传递情感，妈妈以手抚摸了孩子的头，孩子就会停止哭泣，这一简单的抚摸动作确实具有镇定作用，是传达爱的信号。按摩正是通过皮肤触觉作用于人体的一种治疗手段，可定义为一种促进健康或提供安慰的系统的触摸形式。

一、美体舒缓按摩的作用

1. 身体按摩可以使人放松神经，平稳呼吸，安抚心灵，释放压力。
2. 促进皮肤血液循环，增加皮肤细胞的营养供给。

3. 促进皮肤组织液（或淋巴液）的流动，加速皮肤内废物的排出，减轻水肿现象。

4. 按摩可以放松肌肉，减少乳酸堆积，减轻酸痛感。

二、常用美体舒缓按摩手法

在美体舒缓按摩中，常用的推拿手法主要有推法、摩法、按法、揉法和压法等，具体手法操作要领详见第五章按摩美容与美体技术和本章第二节内的面部按摩方法。其中推法常用拇指平推法、掌平推法和分推法，按法以掌按为主，压法以指压为主，揉法以按揉居多。此外还有撑法和推挤法。背部、腿部用撑法，即双手掌放受术部位的两端，用力向两侧撑开，起到舒展肌肉的作用；背部、腹部、腿部可用推挤法，即用双手手掌分别置于受术部位的两侧，同时向对侧推，使皮肤和浅表肌肉向中间部位挤压，起到增加肌肉张力和弹性，降低肌肉紧绷酸痛的作用。

三、按摩的禁忌

1. 患有高血压、低血压、心脏病、甲状腺功能亢进、严重静脉曲张、肿瘤、艾滋病等疾病的患者禁止按摩。

2. 处于极度疲劳、酒后神志不清，或饥饿及饭前饭后 1 h 的人，不宜进行按摩。

3. 体质虚弱，如久病、年老体虚、儿童等，不宜进行按摩。

4. 疾病急性期，如气管炎急性发作、流感、发烧等，不宜进行按摩。

5. 有皮肤病或皮肤破损有感染者，如开放性伤口、皮肤炎症、晒伤、灼伤等，不宜进行按摩。

6. 身体急性扭伤、拉伤、骨折等，不宜进行按摩。

若以上情况不能确定时，亦不宜按摩。

四、施术者的要求和准备

1. 施术者的形象

(1) 指甲短而不利。

(2) 不能佩戴饰物。

(3) 穿着整洁、宽松，穿合适的衣服和鞋子。

(4) 束发，无发丝垂于面部。

2. 按摩接触受术者身体前必须温暖双手。

3. 按摩时使用适当的介质油。

4. 按摩动作要轻、慢、深、沉，且连续不间断，有节奏感。

5. 双手动作柔和，包裹并顺着身体曲线按摩，不能僵硬。

6. 施术者要端正态度，以积极的、正面的、关爱的、放松的心态来按摩，做到“身、心、灵”的交流，不能把不悦的、轻忽的、疲倦的、压力的情绪施注于受术者身上。

7. 施术者要善于观察和修炼自己，能够“看见”受术者的问题和需求，如肌肉紧绷、结节、皮肤纹理等身体状况，并给予相应的帮助。

8. 环境准备要求：① 室内光线柔和，不直射受术者的眼睛。② 室温 25℃左右。③ 准备大浴巾、小毛巾各 2 条。④ 播放柔和、舒缓的音乐。

五、美体按摩操作

（一）背部舒缓按摩

1. 全背部按摩程序：请受术者俯卧，施术者站立于受术者腰侧。

（1）展油：施术者将精油均匀涂抹于手掌，双手掌同时从受术者腰骶部至肩部，将精油轻按于背部皮肤，并将精油均匀展开。

（2）安抚：双手掌同时从腰骶部推向肩部，分抹肩部至手臂，再从两侧划回腰骶部（附图-21）；要求速度均匀且较慢，有一定力度，重复3～4次。

（3）双掌对撑：双手掌置于背部中心，沿脊柱同时向上、下推，推至大椎和骶部撑按。要求速度均匀且较慢，有一定力度，重复2～3次。

（4）单手撑：左手按大椎穴，右手从大椎推至腰骶，撑按。要求速度均匀且较慢，有一定力度，重复2～3次。

（5）推挤背部：双掌分别置于背部两侧，同时向脊柱推挤背部肌肉（附图-22）。要求有一定力度，将两侧皮肤肌肉向上推挤，从肩部至腰骶部，来回2～3次。

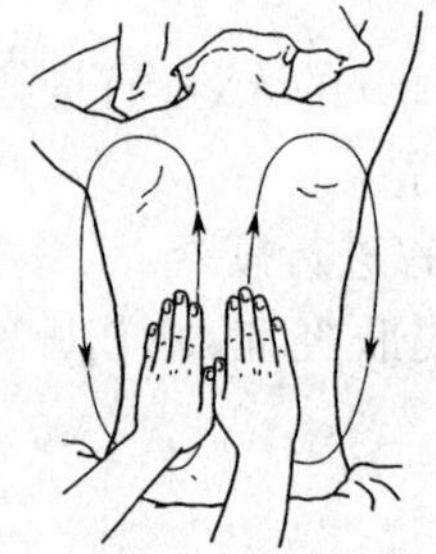

附图-21　背部安抚

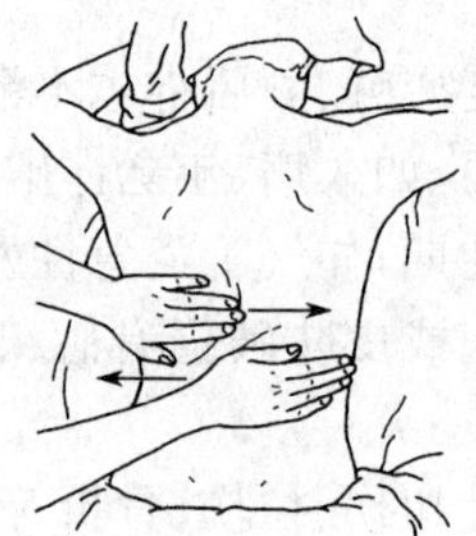

附图-22　推挤背部

（6）掌推脊柱：双掌交替沿脊柱从腰骶部推至大椎，再分抹肩部。要求重复3～4次。

（7）拇指交替推膀胱经：双手拇指交替沿一侧膀胱经从腰骶部推向肩部，再换对侧。要求速度均匀且较慢，有一定力度，重复2～3次。

（8）拇指同时推膀胱经：双手拇指同时沿双侧膀胱经从腰骶部推向肩部（附图-23）。要求速度均匀且较慢，有一定力度，重复2～3次。

2. 肩背部舒缓按摩程序

（1）安抚：施术者站立于受术者头部前方，双手掌从斜方肌直推至腰骶部（附图-24）。重复3～4次。

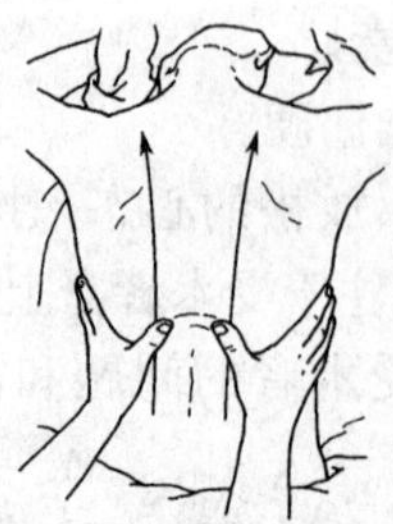

附图-23　拇指同时推膀胱经

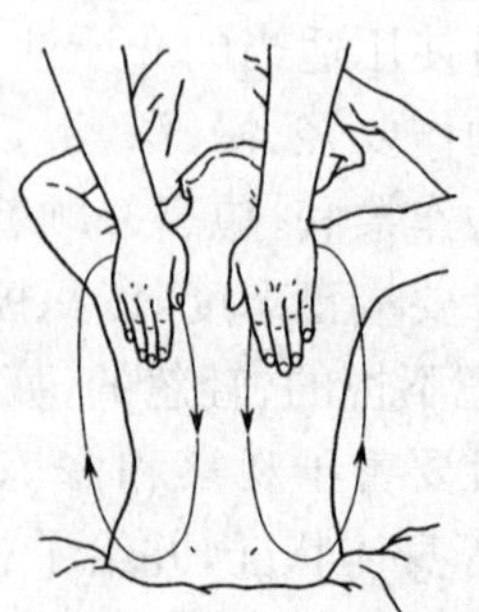

附图-24　肩部安抚

(2) 拇指交替推肩胛边缘：双手拇指交替推一侧肩胛边缘。要求推至斜方肌处力量加重，次数增加，每侧重复 3 次。

(3) 拇指同时推肩胛边缘：双手拇指同时推双侧肩胛边缘(附图-25)。要求推至斜方肌处力量加重，次数增加，重复 3 次。

(4) 按揉冈上窝：双手掌按揉双侧冈上窝 10 次。要求以大、小鱼际为着力点。

(5) 叠掌推脊柱：叠掌直推脊柱，从大椎至腰骶。要求全掌着力，有一定力度。

(6) 按揉冈下窝：双手掌按揉双侧冈下窝 10 次。要求以大、小鱼际为着力点。

3. 腰部舒缓按摩程序

(1) 安抚：施术者站立于受术者腰侧，双手掌同时从骶部推向腰部，再分抹至两侧，安抚腰部(附图-26)。重复 3～4 次。

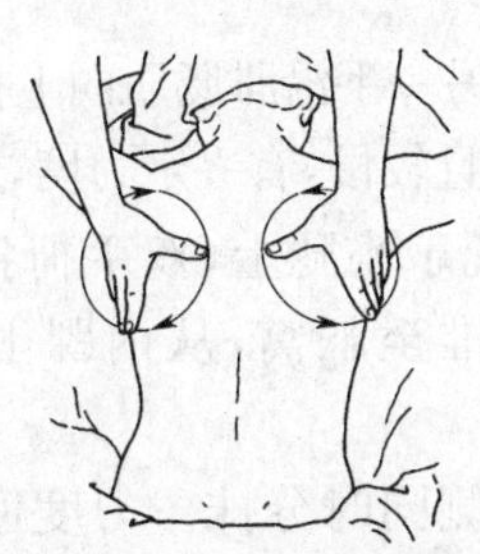

附图-25 拇指同时推肩胛边缘

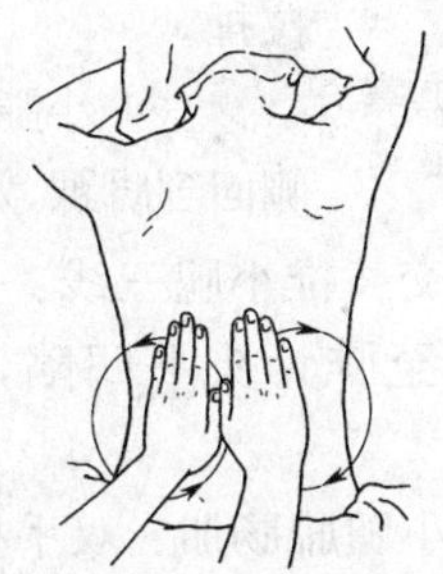

附图-26 腰部安抚

(2) 分推腰骶部：双手掌根在脊柱部位靠拢，向两侧推抹，从骶部至腰部来回 3 次(附图-27)。

(3) 掌揉环跳：双侧掌根向内按揉环跳。要求有一定力度，共 10 次。

(4) 臀部四指打圈：拇指置于次髎，四指微屈，用四指中节由内向外打圈(附图-28)，共 10 次。

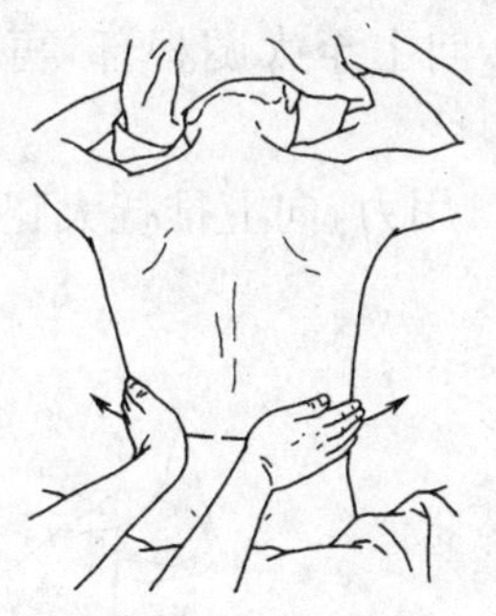

附图-27 分推腰骶部

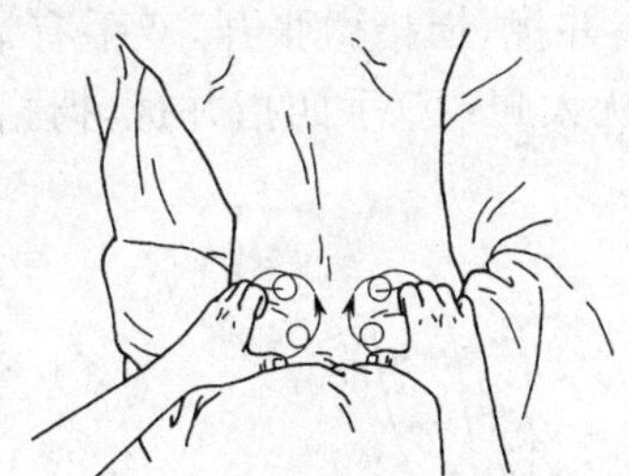

附图-28 臀部四指打圈

(5) 点穴：拇指依次指压次髎、大肠俞、肾俞。要求有一定力度，以受术者感觉酸胀为宜，重复 2 次。

(6) 叠掌按腰部：叠掌按压腰部 10 秒钟。要求力度适中。

(二) 下肢舒缓按摩

1. 下肢后面舒缓按摩程序

(1) 双掌撑腿部：受术者俯卧，腿部覆盖毛巾，双掌置于一腿腘窝，同时向上、下推，推至臀部和脚踝处撑按；换另条腿，重复 2～3 次。

(2) 展油：施术者将精油均匀涂抹于手掌，两手掌指尖相对，同时从足趾开始，沿足底→小腿后面→大腿后面→大腿侧面→小腿侧面→足趾，将精油均匀涂抹于腿部。先双腿再单腿展油。

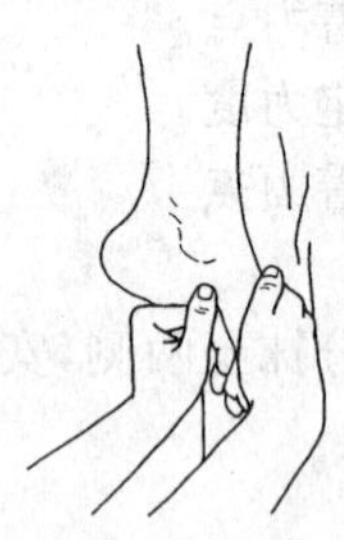

附图-29　单手握拳滚足底

(3) 拇指按压足底：双手拇指从足跟到足趾按压足底。要求力度较大，重复 2～3 遍。

(4) 单手握拳滚足底：一手扶脚背，另一手微握拳，微握拳的手依次用中节指骨、近侧指骨间关节、近节指骨、掌指关节滚压脚底，从足跟到足趾(附图-29)。

(5) 揉拉足趾：一手扶脚背，另一手拇指和食指揉各个足趾，并向外拉扯。

(6) 小腿打大圈：一手附于脚踝，另一手沿腓肠肌向上推至腘窝，再从腿侧回到脚踝，双手交替。要求速度均匀且较慢，有一定力度，重复3～4 次。

(7) 拇指交替推小腿三线：一手位于小腿下，一手抚于小腿上，双手拇指依次交替从外踝上方向上推至腓骨头下凹陷，沿小腿后正中线向上推至腘窝，从内踝上方向上推至阴陵泉。

(8) 分抹小腿腓肠肌：双手拇指从小腿正中线向两侧同时分抹。力度适中(附图-30)，重复 2～3 次。此动作可以有效缓解腓肠肌紧张，促进其血液循环和淋巴回流，改善腿部疲劳，并有一定减脂作用。

(9) 按压小腿：施术者一只手置于腘窝处，另一手握住受术者脚踝将腿屈曲，用力将小腿尽量向大腿按压。要求力度适中，以受术者感受到大腿前侧肌肉有轻微拉伸感为度，按压 6～8 次。

(10) 大腿打大圈：一手附于腘窝，另一手沿大腿后侧肌肉向上推至大腿根部，再从腿侧回到腘窝，双手交替(附图-31)。要求速度均匀且较慢，有一定力度，重复 3～4 次。

(11) 推挤大腿：从腘窝开始双手交替推挤大腿肌肉，向上至大腿根部，再向下，不断往返。双手四指并拢，拇指微张开，双手有节律地上下推挤。

(12) 推抚大腿：双手四指并拢，拇指微张开，双手虎口用力，向上推抚大腿两侧肌肉(附图-32)。

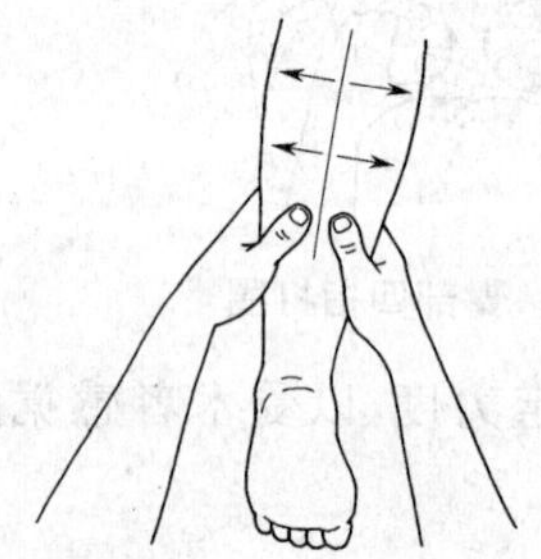

附图-30　分抹小腿腓肠肌

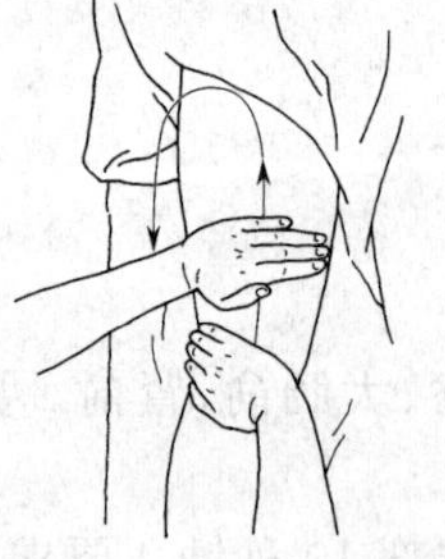

附图-31　大腿打大圈

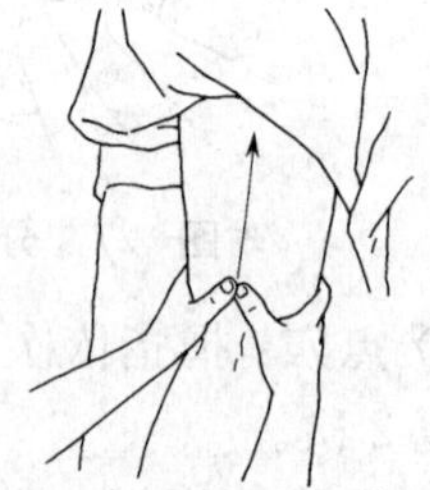

附图-32　推抚大腿

2. 下肢前面舒缓按摩程序

(1) 展油：受术者仰卧，施术者将精油均匀涂抹于双手；两手掌指尖相对，同时从足趾开始，沿足背→小腿前面→大腿前面→大腿侧面→小腿侧面→足底→足趾，将精油均匀涂抹于腿部。先双腿后单腿展油。

(2) 脚部安抚：一手置于足底，一手置于足背，双手同时上下安抚。

(3) 分推足底各趾趾间隙，点按涌泉穴：双手拇指向上分推足底各趾趾间隙，点按涌泉穴，并安抚。重复2～3次。

(4) 分推足背各趾趾间隙：双手拇指向下分推足背各趾趾间隙。重复2～3次。

(5) 拇指分推解溪穴：双手拇指交替分推解溪穴，双手拇指叠压解溪穴5 s。

(6) 四指环绕外踝打圈：四指指腹由内向外打圈。要求向外时指腹稍用力。

(7) 小腿打大圈：一手附于脚踝，另一手沿小腿前正中线向上推至膝盖，再从腿侧回到脚踝，双手交替，要求速度均匀且较慢，有一定力度，重复3～4次。

(8) 拇指交替推小腿内、外侧两线（内侧指压三阴交，外侧指压阳陵泉）：一手位于小腿下，一手抚于小腿上，双手拇指交替从外踝上方向上推至膝关节下阳陵泉处（附图-33）。当手推至阳陵泉处时，两拇指叠压该穴位5 s；双手拇指交替从内踝上方向上推至膝关节下阴陵泉处。当手推至三阴交处时，两拇指叠压该穴位5 s。

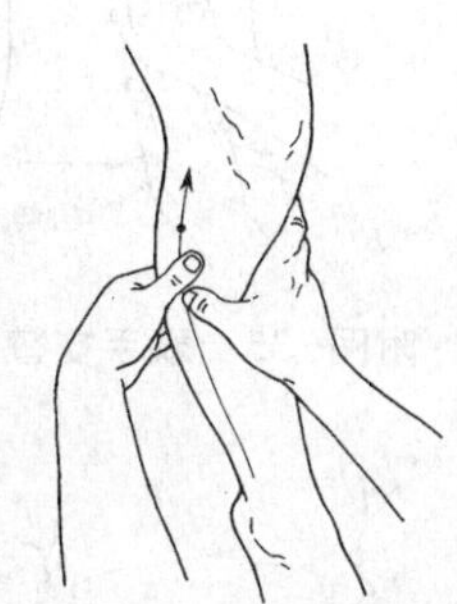

附图-33 拇指交替推小腿三两线

(9) 指揉跟腱凹陷处：一手将足微抬，另一只手用四指和拇指揉搓内外侧跟腱凹陷处。要求力度适中，重复2～3次。

(10) 四指交替绕膝盖打圈：双手四指指腹由内向外交替打圈，需有一定力度。

(11) 点穴：双手拇指同时指压膝盖上两个阿是穴及膝盖下两个阿是穴，按压穴位5 s。

(12) 拇指交替绕膝盖打圈：双手拇指指腹由内向外交替打圈，要求有一定力度。

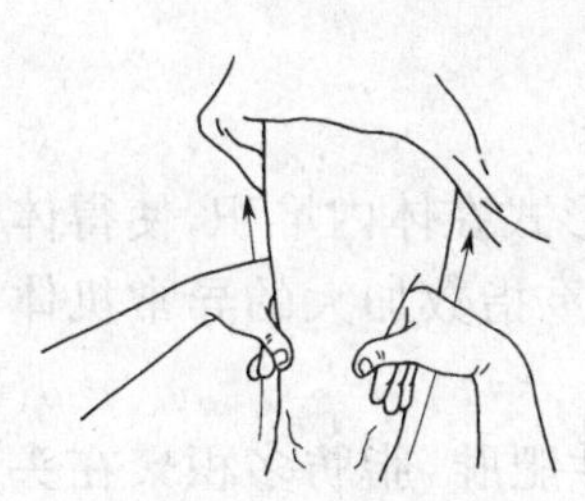

附图-34 向上、向下推大腿两侧

(13) 大腿打大圈：一手附于膝盖，另一手沿大腿前侧肌肉向上推至腹股沟，再从腿侧回到膝盖，双手交替，可不断重复。要求速度均匀且较慢，有一定力度。

(14) 推挤大腿：从膝盖开始双手交替推挤大腿肌肉，向上推挤至大腿根部，再向下，不断往返，手掌四指并拢，拇指微张开，双手有节律地上下推挤。

(15) 向上、向下推大腿两侧：四指中节指骨背面向上或向下推抚大腿两侧肌肉，向上推抚结束后稍做停顿，再做向下推抚的动作（附图-34）。

（三）腹部舒缓按摩

1. 展油：施术者将双手掌均匀涂满精油，双手从耻骨上方至剑突下，将精油轻按于腹部，由中线向两侧打圈，将精油均匀展于腹部皮肤上。

2. 顺时针打圈：双手掌在腹部顺时针打圈。要求力度由浅入深，打圈面积覆盖整个腹部，可反复操作数遍。

3. 双手交替抹腹部：双手交替抹腹部中线，从剑突至肚脐（附图-35）。要求全手掌着力，动作柔和，有一定深度，反复操作5～6遍。

4. 推腹部边缘：双手交替推腹部边缘，四个部位顺序为：右侧肋弓、右侧髂前上棘、左

侧髂前上棘、左侧肋弓(附图-36)。要求全手掌着力,动作柔和,有一定深度,反复操作2~3次。

5. 推挤腹部:双掌分别置于腹部两侧,四指并拢,拇指张开,同时向脐中推挤腹部肌肉(附图-37)。要求推挤有一定力度,受术者可微有痛感,反复操作2~3遍。

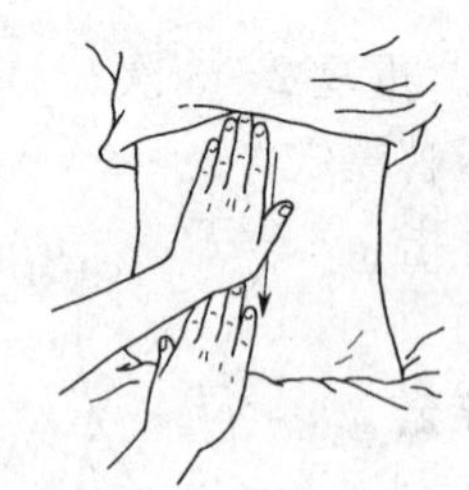
附图-35 双手交替抹腹部

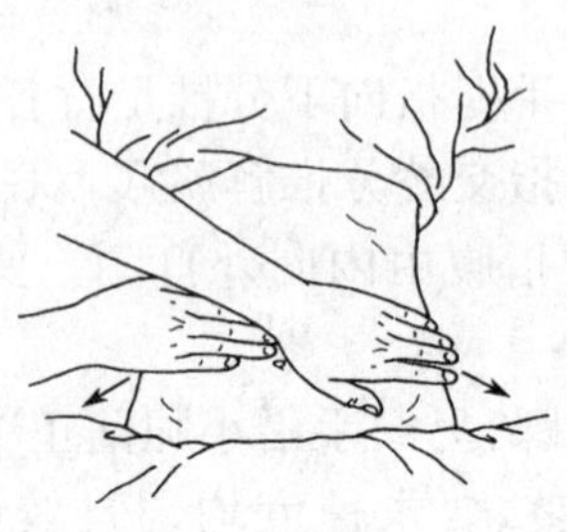
附图-36 推腹部边缘

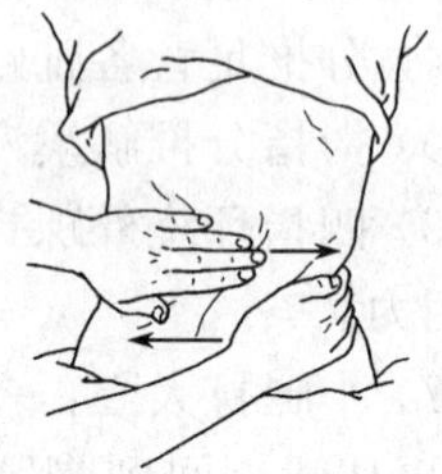
附图-37 推挤腹部

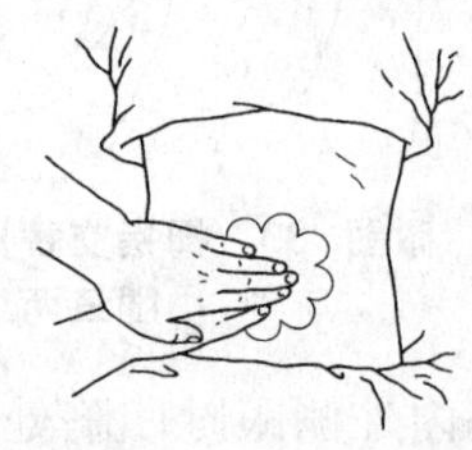
附图-38 腹部打小圈

6. 腹部打小圈:右手按住左手,用四指从升结肠至横结肠打小圈,一圈结束后可以增大直径打圈(附图-38)。要求有一定力度,受术者可微有痛感,反复操作2~3遍。

7. 点穴:双手拇指依次指压以下穴位:上脘、中脘、下脘,两侧肋弓,天枢、大横,气海、关元、中极。要求指压腹部中线(任脉)上穴位时双手拇指叠按,指压有一定力度,反复操作2~3遍。

8. 按压脐中:叠掌按压脐中10 s。要求全掌着力,力量不宜过大,以五分力为宜。

第五节 减肥与塑身

肥胖是人体由于各种诱因导致热量摄入超过消耗,并以脂肪的形式在体内堆积,使得体内脂肪与体重的百分比增大,体重超过标准体重的20%以上,或体重指数加大的异常机体变化。

脂肪容易积存的部位有头颈、背部、乳房、腹部、臀部。其中男性肥胖,脂肪多积聚在头颈、背部和腹部;女性肥胖,脂肪多积聚在乳房、臀部、腹部、大腿,身体外形多表现为胸高、腹大、臀部宽圆。

一、肥胖的标准

1. 理想体重

理想体重标准计算公式:

长江流域以北的“北方人”:理想体重(kg)=[身高(cm)-150]×0.6+50

长江流域以南的“南方人”:理想体重(kg)=[身高(cm)-150]×0.6+48

指数百分比=(实际体重-理想体重)/理想体重×100%

指数百分比在±5%均为正常体重,指数百分比在5%~10%为超重,指数百分比在10%~25%为轻度肥胖,指数百分比在25%~40%为中度肥胖,指数百分比在40%以上为重度肥胖，指数百分比在$-5\%\sim-20\%$为消瘦。

2. 身体质量指数：身体质量指数（BMI）是世界卫生组织广泛推崇的计算方法。公式为：目前体重（kg）÷［身高（m）］^{2}。其中正常范围是$18.5\leqslant BMI<25$；$25\leqslant BMI<28$，为超重；$28\leqslant BMI$，为肥胖。

3. 人体的标准"三围"

测量人体的"三围"（胸围、腰围、臀围）可以了解人的肥胖程度及体型变化，标准三围如下公式：

标准胸围＝身高的 1/2（或 ＋ 2～4 cm）

标准腰围＝（身高 cm － 100 cm）± 3 cm

标准臀围＝胸围或腰围 ＋（20～30）cm

二、肥胖的原因

肥胖的病因尚未完全明确，但其具体发病机制是一致的，即热量的摄入大于热能消耗，最终以脂肪的形式贮存于体内，形成肥胖。目前所知的病因主要有以下几种：

1. 遗传因素：肥胖具有家族化倾向。据统计，双亲中一人肥胖，子女肥胖发病率为50%；双亲均肥胖，则子女肥胖发病率高达 70%。

2. 内分泌异常：内分泌紊乱往往伴有继发性肥胖，如体内胰岛素分泌过多、垂体前叶功能低下、甲状腺功能减退、长期使用某种激素等，均可引起肥胖。

3. 饮食因素：经常摄入高糖、高脂饮食，或好吃零食、喜食甜食、睡前进食以及经常大量饮啤酒等均是导致肥胖的原因。

4. 运动量改变：现代社会交通工具发达，家务劳动电器化，使人们体力活动大大减少，能量消耗低，脂肪大量堆积，造成肥胖。

5. 精神因素：精神紧张、生活及工作的压力、各种精神刺激等均通过神经递质和植物神经而影响下丘脑食欲中枢及胰岛素分泌，进而产生多食肥胖或厌食消瘦。

三、肥胖的分类

1. 单纯性肥胖：又称原发性肥胖，此种肥胖的发生与年龄、遗传、生活习惯以及脂肪组织的特征有关，无明显的内分泌与代谢性疾病和特殊临床症状，属于非病理性的肥胖。包括体质性肥胖和获得性肥胖。临床上 95% 的肥胖者属于此型。

2. 病理性肥胖：又称继发性肥胖，因中枢神经系统或内分泌系统的病变等引起。临床上较少，只有 5% 的患者属于此型。常见病因有糖尿病、甲状腺功能低下、脑部肿瘤、外伤等。

四、肥胖的危害

肥胖不但使人体态臃肿，失去美感，行动不便，还会危害身体健康，造成很多疾病。

肥胖常导致乏力、气急、不耐受体力劳动，走路、登高会心悸，运动能力和劳动能力下降。使心脏周围有大量脂肪堆积，心脏的收缩和舒张受到影响，容易继发心脑血管疾病，如冠心病、心力衰竭、高血压、脑溢血等。肥胖导致糖尿病，肥胖者中糖尿病的发病率比正常人高6～9 倍。此外，肥胖可引起性功能衰退，男子阳痿，女子月经过少、闭经或不孕。妊娠期肥胖易使孕妇分娩时伴有胎位异常、延迟分娩、难产等合并症。如果小儿肥胖，则易导致发育迟缓。

五、中医对肥胖的认识

中医称肥胖为“肥人”、“形盛”，早在《内经》中就有记载。主要与先天禀赋、过食肥甘和高粱厚味，以及长期精神抑郁有关。肥胖多属标实本虚之证，标实以湿、水、痰、食、血瘀为主，本虚以脾肾虚弱为主。治疗主要是以清热除湿、健脾化湿、舒肝理气等方法内服中药，或采取针灸、拔罐、耳针等方法治疗。

六、按摩减肥塑身操作程序

1. 准备：主要需准备的物品有按摩床、大浴巾（2 条以上）、毛巾（2 条以上）、身体清洁霜、减肥膏（或减肥精油）、体膜、乳液、酒精、减肥仪器等。此外，还可以根据要求或仪器操作的需要，准备减肥精华素、保鲜膜、棉片、浴袍、一次性内衣裤等。

2. 体型分析：包括目测和手工测量。手工测量包括体重测量和围度测量。体重测量一般使用电子体重计，围度测量使用软尺。计算受术者的 BMI 等指数，确定减肥目标，有利于减肥操作顺利有效的进行。

3. 消毒：使用 75%的酒精棉片对接触皮肤的减肥仪器和施术者的双手进行消毒。

4. 清洁：局部减肥塑身时，可以先用热毛巾进行表层清洁，也可以先让受术者进行全身沐浴，再使用身体清洁霜进行清洁。清洁的方向为由内至外，由下向上。

5. 按摩：减肥按摩以减肥膏代替按摩膏，时间为 25～30 min，主要作用是使皮肤毛细血管扩张，使皮肤温度升高，增加皮肤对减肥药物的吸收，促进皮下脂肪的分解。现以腰腹部减肥为例介绍按摩程序。

（1）腰部减肥按摩操作程序：① 展油：受术者俯卧，施术者将双手掌均匀涂满精油，双手从骶部至腰部，将精油轻按于腰骶部，由脊柱中线向两侧打圈，将精油均匀展于整个腰骶部。② 安抚：双手掌从骶部沿脊柱中线向上直推至腰部，由脊柱中线向两侧打圈，将精油均匀展于整个腰骶部。要求力量由轻变重。③ 提拉腰部：双手拇指、四指同时提拉腰侧肌肉，顺序可由左侧至右侧。要求双手交替，有一定力度，可反复操作数次。④ 腰部打圈：双手掌在腰部顺时针打圈。要求力度由浅入深，打圈面积覆盖整个腰部，可反复操作数次。⑤ 推挤腰部：双掌分别置于腰部两侧，同时向脊柱推挤腰部肌肉，从骶部至腰部，再从腰部至骶部，来回 2～3 次。要求有一定力度，将两侧皮肤肌肉向内侧推挤。⑥ 提捏腰部：双手交替提捏右侧腰部数次，再提捏左侧腰部数次。要求提捏有一定力度，受术者可微有痛感。⑦ 带脉点穴：拇指同时指压带脉在腰部循行部位，重复 3～4 次。⑧ 膀胱经点穴：拇指同时指压腰骶部膀胱经穴位，穴位分别为：脾俞、肾俞、大肠俞、次髎。要求有一定力度，重复 3～4 次。⑨ 按揉环跳，指压环跳：双侧掌根按揉环跳，并指压环跳。要求有一定力度，共 10 次。⑩ 叠掌按揉脊柱：手叠掌按揉脊柱，从腰部至骶部，再从骶部回至腰部，来回 2～3 次。要求手臂竖直，全掌着力，力量适中。⑪ 叠掌按压腰部：双手叠掌按压腰部（命门穴）10 秒钟。要求手臂竖直，全掌着力，力量不宜过大，以五分力为宜。

（2）腹部减肥按摩操作程序：同腹部舒缓按摩操作程序，要求力度更大，且整套动作中需大量使用顺时针打圈及推挤、拿、提捏等动作。

6. 敷体膜：以腹部减肥为例，先用减肥膏打底，再将体膜均匀薄涂于腹部，涂抹方向由外向内，由下向上，注意肚脐部位不要涂抹。然后将保鲜膜用力平展的包裹于腹部 2～3 层，再使用毛巾热敷或减肥仪器加热。30～40 min 后取膜。

7. 清洁：使用热毛巾对敷膜部位进行有效清洁。

8. 基本保养：涂抹美体乳液，保持皮肤滋润。

9. 再次测量尺寸：重新测量尺寸，并进行前后比较。

第六节　胸部乳房护理

乳房，是女性第二性征的体现，健康、挺拔而富有弹性的乳房，展现了女性独特的魅力。现在，随着美容概念内涵的延伸、女性对完美身材曲线的追求以及对自身健康的重视，越来越多的女性都在寻求安全有效，无副作用的美胸方式。

一、乳房生理知识概述

1. 乳房的外观标准

(1) 丰满、匀称、柔韧而富有弹性。

(2) 乳房位置在第 2 至第 6 肋间，成年未妊娠妇女的乳头位于第 4 肋间隙或第 5 肋。

(3) 两乳头的间隔大于 20 cm，乳房基底面直径为 10～12 cm，乳轴(由基底面到乳头的高度)为 5～6 cm。

2. 乳房的解剖生理

乳房主要由 15～20 个乳腺腺叶组成，每一乳腺叶分成若干个乳腺小叶，每一乳腺小叶又由 10～100 个腺泡组成。这些腺泡紧密地排列在小乳管周围，腺泡的开口与小乳管相连。多个小乳管汇集成小叶间乳管，多个小叶间乳管再进一步汇集成乳腺导管，又名输乳管。输乳管共 15～20 根，以乳头为中心呈放射状排列，汇集于乳晕，开口于乳头，称为输乳孔。

乳房内的淋巴管网非常丰富，它由皮肤、乳腺小叶和腺泡周围间隙的淋巴网组成，并与整个胸、颈、腋、腹部的淋巴管网相连通，主要有以下四条途径：① 经腋窝至锁骨上淋巴结；② 经肋间至胸骨旁淋巴结；③ 经两乳皮下交通淋巴管至对侧乳房；④ 注入膈下腹内淋巴结。

二、乳房的衰老与疾病

乳房松弛、下垂、萎缩等现象是乳房衰老的表现。造成乳房衰老的原因很多，如哺乳后乳房萎缩、下垂；不适当的快速减肥；剧烈的运动；不良的姿势也可造成乳房下垂。此外，急性乳腺炎、乳腺增生、乳腺肿瘤等疾病也可加速乳房的衰老，甚至是严重的后果。现代女性工作繁忙，压力较大，乳房疾病的发病率明显上升。预防乳房衰老，进行有效的乳房保养是现代女性保健的重要内容。

三、美胸护理操作程序

1. 检查乳房情况：胸部按摩可疏通乳腺，促进乳腺的发育，并可促进脂肪分解和淋巴回流，是乳房保健的良好方法。但是乳房按摩适用于正常健康的乳房，如有乳房疾病，如乳腺炎、乳腺癌等疾病，不宜做胸部按摩。因此，在操作前，应检查受术者的乳房。主要方法如下：

(1) 观察乳房形态：仔细观察每一侧乳房的外观，大小、皮肤颜色或者乳头颜色的变化，乳房是否有湿疹，或者皮肤是否出现凸痕，两个乳头高度的差别，乳头有无液体或者血液渗出。请受术者抬起一侧手臂看另一侧乳房是否像正常一样随之抬起。检查乳房上部与腋下结合部有无异常。双手举过头顶，身体转向一侧反复观察乳房的侧面。用同样的方法观察另一侧。

(2) 检查淋巴结：请受术者仰卧位，先检查锁骨上淋巴结，双手中指、食指、无名指轻按锁骨上方的锁骨上淋巴结，如有淋巴结肿大、突出，则不能进行按摩操作；再检查腋窝下淋巴结，双手置于腋窝下，四指依次检查腋窝底部、前侧、内侧、后侧、外侧。如发现有淋巴结肿大、突出，或有疼痛，则不能进行按摩。

2. 受术者直立，测量胸围及乳头至胸骨中线距离、乳头至锁骨垂直距离。

3. 受术者仰卧位，用温热毛巾轻柔的清洁胸部。

4. 美胸按摩操作程序：乳房按摩是常用的美胸方法，做按摩时，需安排受术者仰卧于按摩床上。首先涂抹美胸膏霜或丰胸精油。以柔力做胸部按摩，注意不要触碰乳头。按摩以打圈安抚、点穴、手法提升为主，按摩打圈的方向为由内上至内下，再至外下、外上。具体操作方法如下：

(1) 展油：施术者立于受术者头部前方，将双手掌均匀涂满精油，双手从天突至剑突，再由乳根至乳外侧，将精油轻按于胸部及其周围皮肤，再以天突至剑突、乳根至腋下的顺序打圈，将精油均匀展于胸部及其周围皮肤上。

(2) 分抹胸上部：五指并拢，双手同时向外分抹胸上部，双手顺肩部向上提拉颈部，中指按压风池穴。要求颈部提拉有一定力度。

(3) 按压胸上部及肩部：四指并拢，拇指张开，双手同时用力按压前胸及双肩。要求用力适度。

(4) 单侧分抹胸上部：五指并拢，双手同时向外分抹单侧胸上部，换另一侧，各重复3～4次。

(5) 安抚：安抚动作与展油相似，由天突至剑突、乳根至腋下的顺序打圈。具有温暖、放松、抚慰胸部的作用。

(6) 穴位指压：双手依次指压以下穴位：双手拇指叠按天突穴，双手中指叠按膻中穴，双手拇指指压乳根、期门、日月及中府穴。要求指压有一定力度，每个穴位指压5秒钟以上，可反复操作3～4次。

(7) 按揉乳房：双手食指、中指、无名指，顺乳房外下、外上、内上、内下四个象限的方向依次按揉。要求动作轻柔且有一定力度，根据受术者乳房情况重复数次。

(8) 提升胸部：双手掌由天突至剑突、乳根至腋下的顺序打圈，在双乳外侧用力提升乳腺脂肪。要求动作轻柔且有一定力度，根据受术者需求可重复操作数次。

(9) 上推乳腺：双手拇指交替上推外侧乳腺。要求动作柔和，速度均匀，反复操作8～10次。

(10) 推淋巴：操作者立于手术者侧面，双手四指交替沿身体侧面向腋窝淋巴结方向用力上推，至腋下结束，换对侧，各重复3～4次。

5. 美胸仪器护理：美胸仪器主要运用吸附原理和理疗作用进行胸部护理，是丰胸操作中常用的方法。

（1）工作原理：① 吸附原理：通过负气压的原理，加速血液循环，疏通乳腺组织，加速淋巴循环，令胸部自然丰满挺立。功能是丰胸，矫正胸形和乳头内陷。② 理疗原理：通过仿生物电流对乳腺导管进行刺激，疏通乳腺导管，再通过红外线的温热效应，加速血液循环，活化细胞，补充养分，加速新陈代谢功能。功能是疏通乳腺导管，软化乳房内结节及硬块。

（2）真空吸啜机丰胸操作程序：① 根据受术者乳房大小选择不同型号罩杯。用软管将罩杯与吸气插口连接好。② 受术者半卧，胸部挺出。③ 杯内气压调节旋钮调到最小，按下电源开关，将功能选择开关按下，使吸杯内处于负压状态。④ 用罩杯按乳房正确位置罩在双乳上，使罩杯边缘与双乳房密贴。⑤ 调节强弱旋钮要由弱至强，将杯内气压调整至受术者满意为止。⑥ 20 min 后将强弱旋钮归零，即可取下罩杯。⑦ 涂抹丰胸乳霜。

（3）注意事项：① 在使用时，必须要先打开仪器后面的电源开关，再插入仪器配件到相应的输出孔内，以免出现回流电的现象。② 在使用各项功能时，必须将受术者及操作者身上所佩带的金属饰品取下，以免出现电流加大的现象。③ 严重高血压、心脏病、孕妇、经期时不宜使用。④ 隆胸、皮肤外伤、有传染病者不宜使用。

仪器操作后，还可涂抹美胸膜，结束后再次清洁胸部，并做滋润胸部皮肤的保养工作。

参考文献

1. 严振国,张建华.中医应用美容解剖学[M].上海：上海科学技术出版社,2005.10
2. 黄霏莉,余靖.中医美容学(第二版)[M]. 北京：人民卫生出版社,2005.8
3. 张晓梅,刘进.中国美容美学[M].成都：四川科学技术出版社,2002.11
4. 彭庆星,何伦,秦守哲.美容医学基础[M]. 北京：科学出版社,1999.9
5. 孙翔.医学美容技术[M]. 北京：人民卫生出版社,2002.7
6. 彭庆星.医学美学导论[M]. 北京：人民卫生出版社,2002.7
7. 赵永耀.中医美容学[M].北京：人民卫生出版社,2002.7
8. 梁繁荣.针灸学[M]. 上海：上海科学技术出版社,2006.8
9. 徐恒泽.针灸学[M].北京：人民卫生出版社,2002.12
10. 吴景东,刘宁.中医美容技术[M].北京：科学出版社,2006.8
11. 冀来喜.针灸学[M]. 北京：科学出版社,2002.2
12. 王富春.灸法医鉴[M].上海：上海科学技术文献出版社,2009.4
13. 严隽陶.推拿学[M]. 北京：中国中医药出版社,2003.6
14. 许济群,王锦之.方剂学[M]. 上海：上海科学技术出版社,1985.6
15. 王侠生,廖康煌.杨国亮皮肤病学[M]. 上海：上海科学技术文献出版社,2005.7
16. 吴景东,刘宁.中医美容技术[M]. 北京：科学出版社,2006.8
17. 黄霏莉.美容中医学[M]. 北京：科学出版社,1999.8
18. 高学敏,党毅.中医美容学[M].北京：中国科学技术出版社,2000.1
19. 刘大有,贡济宇.实用美容中药[M]. 北京：人民卫生出版社,1998.3
20. 高学敏.中药学[M].北京：中国中医药出版社,2007.1
21. 徐三文,汪文洁,吴晓春.新编中国美容秘方全书[M]. 北京：科学技术文献出版社,2004.9
22. 陈可冀,李春生.中医美容笺谱精选[M]. 北京：人民卫生出版社,1992.4
23. 黄霏莉,阎世翔.实用美容中药学[M]. 沈阳：辽宁科学技术出版社,2001.9
24. 王葆方、程艳红,新编美容本草[M]. 北京：军事医学科学出版社,2006.6
25. 张成元,戚刚.实用中医药美容法[M].北京：人民军医出版社,2002.3
26. 江景芝,郭爱廷.护肤美容效验良方[M].北京：北京科学技术出版社,2003.8
27. 张湖德,马烈光.实用美容大全[M].北京：人民军医出版社,2004
28. 林俊华.临床中医美容学[M].北京：中国医药科技出版社,2004
29. 刘宁.中医美容学[M].北京：中国中医药出版社,2006.11
30. 王富春.中医独特疗法——刮痧疗法(第二版)[M]. 北京：人民卫生出版社,2003.8
31. 王敬.一刮灵：跟王敬学刮痧[M]. 北京：北京科学技术出版社,2010.8
32. 张秀勤,郝万山.全息经络刮痧法[M]. 北京：新华出版社,2003.9
33. 张秀勤,王振山.全息经络刮痧美容——21世纪中医美容精粹[M]. 北京：人民军医出版社,2005.7
34. 蒋钰.美容营养学[M]. 北京：科学出版社,2006.8
35. 郭永洁.中医饮食美容[M]. 上海：上海中医药大学出版社,2006.11
36. 戴玉.中医美容大全[M]. 北京：中国中医药出版社,1998.1
37. 派翠西亚·戴维斯.芳香疗法大百科[M]. 台北：世茂出版社,2000.10
38. 茹丝·冯·布朗史万格,温佑君.精油图鉴[M].台北：商周出版社,2003.5
39. 卓芷聿.芳香疗法全书[M]. 汕头：汕头大学出版社,2005.4
40. 毕亚联,李其忠.香薰美容与保健[M]. 北京：中国劳动社会保障出版社,2004.4
41. 李芳莉,吴昊.实用美容美体熏浴术[M]. 沈阳：辽宁科学技术出版社,2005.1
42. 冯亚萍.中华药浴[M]. 北京：长虹出版公司,2000.1
43. 彭洁.熏洗疗法[M].南宁：广西科学技术出版社,1999.11
44. 刘宜群. 中医美容学[M].北京：人民卫生出版社,2008
45. 刘宁,聂莉.美容中医技术[M].北京：人民卫生出版社,2010